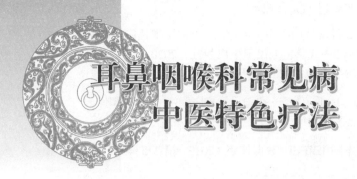

耳鼻咽喉科常见病中医特色疗法

主 编 李 浩 李凡成 刘元献

副主编 付文洋 何伟平 周小军 杨 龙

编 委（按姓氏笔画排序）

于 枫（深圳市中医院）　　　　张勤修（成都中医药大学附属医院）

付文洋（深圳市中医院）　　　　周小军（中山市中医院）

刘元献（深圳市中医院）　　　　赵江涛（甘肃省中医院）

李 莉（山西中医药大学）　　　袁晓辉（中国人民武装警察部队北京市

李 浩（深圳市中医院）　　　　　　　总队医院）

李凡成（湖南中医药大学）　　　郭 宏（广州市中西医结合医院）

李许娜（深圳市中医院）　　　　梅祥胜（河南中医药大学第一附属医院）

李韵霞（深圳市中医院）　　　　曹 志（深圳市中医院）

杨 龙（深圳市中医院）　　　　韩秀丽（山东中医药大学）

何伟平（广州中医药大学）　　　谢 慧（成都中医药大学附属医院）

佟 彤（深圳市中医院）　　　　雷剑波（中国中医科学院广安门医院）

参与编写者：刘 霞 曾萍萍 谢 强

U0235541

人民卫生出版社

图书在版编目（CIP）数据

耳鼻咽喉科常见病中医特色疗法 / 李浩，李凡成，
刘元献主编 . —北京：人民卫生出版社，2020

ISBN 978–7–117–29280–1

Ⅰ . ①耳… Ⅱ . ①李…②李…③刘… Ⅲ . ①耳鼻咽
喉病 – 常见病 – 中医治疗法 Ⅳ . ①R276.1

中国版本图书馆 CIP 数据核字（2019）第 275349 号

人卫智网	www.ipmph.com	医学教育、学术、考试、健康，购书智慧智能综合服务平台
人卫官网	www.pmph.com	人卫官方资讯发布平台

耳鼻咽喉科常见病中医特色疗法

主　　编：李　浩　李凡成　刘元献
出版发行：人民卫生出版社（中继线 010-59780011）
地　　址：北京市朝阳区潘家园南里 19 号
邮　　编：100021
E - mail：pmph @ pmph.com
购书热线：010-59787592　010-59787584　010-65264830
印　　刷：河北新华第一印刷有限责任公司
经　　销：新华书店
开　　本：710×1000　1/16　印张：26
字　　数：480 千字
版　　次：2020 年 1 月第 1 版　2020 年 1 月第 1 版第 1 次印刷
标准书号：ISBN 978-7-117-29280-1
定　　价：68.00 元
打击盗版举报电话：010-59787491　E-mail：WQ @ pmph.com
质量问题联系电话：010-59787234　E-mail：zhiliang @ pmph.com

《临床常见病中医特色疗法》
丛书编委会

学术顾问 邓铁涛　张　琪　张大宁

总　主　编 李顺民　彭立生

副总主编（按姓氏笔画排序）

万力生　曲敬来　张剑勇　李　浩　李惠林　杨志波　周大桥
易无庸　彭力平

常务编委（按姓氏笔画排序）

付文洋　叶永安　刘元献　刘旭生　孙　伟　池晓玲　闫　英
李凡成　李志英　李佳曦　李振彬　汪栋材　邱　侠　陈　生
庞国明　易铁钢　罗毅文　郑　敏　娄玉铃　段　戡　赵恒侠
袁　斌　高　雪　鲍身涛　熊　广　熊　辉　熊益群

编　　委（按姓氏笔画排序）

丁邦晗　于　枫　万晓刚　王小琴　王世军　王立新　王爱华
王颂歌　王清坚　王耀献　尹　霖　石　现　石克华　朱　辉
朱莹莹　朱跃兰　朱章志　任永魁　刘　敏　刘文赫　刘心亮
刘彦卿　刘雪梅　刘晴晴　祁爱蓉　孙绍裘　李　全　李伟林
李建明　李满意　李增英　杨　龙　杨洪涛　杨署辉　杨曙东
肖　敏　肖语雅　何升华　何立群　何伟平　余　燕　张　诚
张志玲　张国辉　张佩青　张奕星　张勤修　张燕英　陈　亮
陈小朋　陈争光　陈海勇　武　青　武李莉　范冠杰　林逸民
易海魁　罗欣拉　周小军　郑义侯　封　哲　赵江涛　赵欣欣
胡年宏　钟　力　袁长深　袁晓辉　莫玉霞　莫劲松　钱　芳
高月求　郭艳幸　黄　晶　黄肖华　梅祥胜　阎　闯　董彦敏
韩正雪　韩秀丽　鲁艳平　谢　纬　谢　慧　谢静静　熊国良
黎　芳　潘宏伟

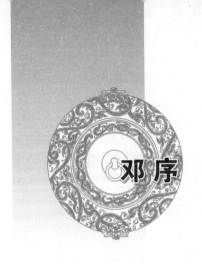

邓序

　　近半个世纪来,随着医学科学的飞跃发展,中医药事业在各个领域均有了长足的进步,各种行之有效的(包括传统的以及近年各地不断总结的)特色治疗方法愈来愈受到人们的关注,逐渐成为了我国医疗卫生体系中的重要组成部分。鹏城深圳是我国近年来发展最为迅速的地方,昔日的边陲小镇如今已是国际知名的现代化大都市,是对外改革开放的重要窗口。在短暂的三十余年的发展历程中,这里的政治、经济、文化、科技事业取得了举世瞩目的成就,中医药事业亦伴随着时代的发展而不断涌现出可喜的成果,同样走在了全省乃至全国的先进行列。之所以如此,是因为这里的一大批中青年中医药专家学者为了中医事业,刻苦钻研业务,勤奋工作学习。他们在繁忙的临床之余,认真做好科研、教学工作,乃至著书立说。诸如《内科疑难病中医治疗学》《现代肾脏病学》等大型中医专著相继出版发行,为中医药事业的发展不断添砖加瓦,实是值得称道。

　　我的学生,广东省名中医、深圳市中医院院长李顺民教授为牵头人,并组织全国各地知名中医药专家集体编著的《临床常见病中医特色疗法》系列丛书乃是众多专著中的一部缩影。综观各个分册所撰内容,充分体现了"详于治疗方法,略于基础理论"组稿原则;所选择内容以体现中医特色治疗方法为主,如各种行之有效的古今经方效方,外治法中之针灸、推拿、敷贴、灌肠疗法等。凡具中医特色,均被详细收录。其间既有全国各地已被中医学界公认的临床防治各科疾病的有效成果,亦有广东以及深圳地方特色的治疗经验;辨证论治是中医治疗疾病的精髓,本套丛书虽然是以介绍临床各科疾病的中医特色治疗方法,但所选特色疗法处处体现了中医辨证论治法则,颇有独到之处。

　　长江后浪推前浪,深圳中医药事业的良性发展,不但是各级政府高度关注的结果,更离不开一代代中医人的勤奋努力。我深为这些年来全国各地一批又一批的中青年中医学者迅速成长而感到自豪;我深为深圳市中医学界的学子们的辛勤劳动并结出丰硕的成果而激励;我尤其为中医事业后继有人而备感欣慰；我相信，这套由人民卫生出版社出版的《临床常见病中医特色疗法》系列丛书的出版发行，将会成为一部对临床、教学、科研有着重要参考价值的好书。适逢书稿陆续付梓之际，特谨致数语，乐为之序。并推荐给关爱中医药事业的朋友们参考借鉴！

国医大师　邓铁涛

2013 年 9 月 25 日于广州中医药大学

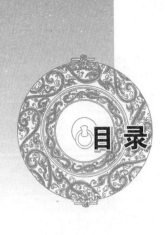

目录

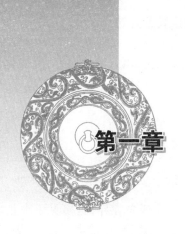

第一章　鼻及鼻窦疾病

第一节　鼻前庭炎

　　鼻前庭炎是指鼻前庭皮肤的弥漫性炎症,分急性和慢性两种。常导致鼻前庭及附近上唇部皮肤出现发痒、焮热疼痛、异物感等临床症状,并局部皮肤呈现红肿、糜烂、结痂、皲裂、肥厚及鼻毛脱落稀少等体征。本病全年均可发生,多以冬、春季较为常见,且无性别及年龄差异。本病属于耳鼻喉科常见与难治疾病之一。

　　根据本病的临床表现,一般将其归类于中医学鼻疳范畴。历代文献有关鼻疳的记载很多,最早见于隋·巢元方的《诸病源候论》:"鼻之状,鼻下两边赤,发时微有痛而痒是也,亦名赤鼻,亦名疳鼻。"《疡医大全》记载:"鼻乃肺之窍,肺有蕴热,或醇酒炙煿,胃热熏金,或肺火亢盛,是以鼻窍生疮,燥裂作痛,多起赤屑",则是强调了此病的发生及演变与肺脾二脏的关系甚为密切。本病在历代医籍中又有鼻疮、赤鼻等别称,但其含义不尽相同。

　　中医学治疗鼻前庭炎的关键在于,在辨证论治基础上推崇内、外治并用,遵循急则治标,缓则治本的原则。

【病因病机】

一、中　医

　　鼻前庭炎发病常为内外因共同作用之结果;内因为肺脾二脏功能受损为主,外因以风、热、湿邪侵袭为多。

　　1. 肺经蕴热,邪毒外袭　肺经素有蕴热,又因起居不慎,复感风热邪毒,或挖鼻损伤肌肤,或患鼻疾脓涕经常浸渍,邪毒乘虚侵袭,外邪引动肺热,上灼鼻窍,熏蒸鼻前孔肌肤而为病。

2. **脾胃失调,湿热郁蒸**　饮食不节,脾失运化,以致湿浊内停,湿郁化热;或因小儿脾胃虚弱,积食化热,疳热上攻,致湿热之邪循经上犯,熏蒸鼻窍肌肤而为病。

3. **阴虚血燥,鼻窍失养**　患病日久,热留恋不去,内耗阴血,阴虚血燥,血虚生风,虚热上攻,久蒸鼻窍,而致鼻疳久治不愈。

二、西　医

经常挖鼻,急、慢性鼻炎和鼻窦炎,变态反应或鼻腔异物(多见于小儿)的分泌物刺激,长期在粉尘(如水泥、石棉、皮毛、烟草等)环境中工作,及糖尿病患者均易诱发或加重本病。

【临床表现】

一、症　状

急性者,鼻前庭处剧痛,尤以擤鼻涕或挖鼻时明显,部分患者出现发热、头痛及轻微的全身不适症状;慢性者,鼻前庭处皮肤局部出现瘙痒,异物感。小儿可有纳呆、腹胀、便溏、啼哭不安等表现。

二、体　征

急性者,可见鼻前庭皮肤局部充血、肿胀,浅表糜烂,渗液;慢性者,可见鼻前庭处皮肤暗红、粗糙、脱屑、皲裂、结痂、肥厚及鼻毛脱落稀少。

【辅助检查】

血常规检查:急性鼻前庭炎患者血常规可出现炎症改变。

【诊断与鉴别诊断】

一、诊　断　标　准

1. 有过敏、挖鼻或长期流鼻涕等病史。
2. 鼻前庭处肿痛,或鼻前庭处皮肤局部瘙痒。
3. 检查见鼻前庭处皮肤局部充血、肿胀,或糜烂,渗液及结痂。

二、鉴 别 诊 断

1. **西医** 本病应与鼻疖及鼻前庭湿疹相鉴别。
2. **中医** 主要是与鼻疖相鉴别。

【治疗】

一、一 般 措 施

1. 加强体育锻炼,如坚持跑步、打太极拳等,增强抗病能力,防止外邪侵入。

2. 戒除挖鼻及拔鼻毛之恶习,积极治疗各种鼻病,保持鼻部清洁。

3. 合理饮食,平素应以清淡饮食为主,荤素搭配有度,多食瓜果蔬菜,忌食辛辣炙煿、肥甘厚味之品,保持大便通畅。

4. 不可乱用外用药,并注意其用药后的反应,禁用有致敏可能的药物。

5. 患有消渴病者,应积极治疗。

二、中 医 治 疗

(一)辨证论治

1. 肺经蕴热,邪毒外袭

主症:鼻前庭及周围皮肤灼热干燥,微痒微痛,皮肤出现粟粒状小丘,继而浅表糜烂,流黄色脂水,周围皮肤潮红或皲裂,鼻毛脱落。一般无明显全身症状,症重者可见头痛发热,咳嗽气促,便秘,舌质红,苔黄,脉数。

治法:疏风散邪、清肺泄热。

方药:黄芩汤加减。黄芩、栀子各10g,连翘、桑白皮、桔梗、赤芍、麦冬各15g,薄荷、荆芥、防风、甘草各5g。若热毒炽盛,燋热疼痛甚者,加黄连5g,丹皮10g;大便秘结者,加瓜蒌仁、大黄各10g;红肿热盛者加大青叶、板蓝根各15g。

2. 脾胃失调,湿热郁蒸

主症:鼻前孔肌肤糜烂、潮红燋肿,常溢脂水或结黄浊厚痂,痒痛,偶见皲裂出血,鼻毛脱落,甚者可侵及鼻翼及口唇,纳呆,大便黏滞不爽或便溏,小便黄浊,舌质红、苔黄腻,脉滑数。小儿可见啼哭躁扰,搔抓鼻部。

治法:清热燥湿,解毒和中。

方药:草薢渗湿汤加减。草薢、滑石、苡仁、茯苓各20g,黄柏、泽泻、通草、丹皮各10g。若湿热壅盛者,加黄连5g,苦参15g,土茯苓30g;痒甚者,加荆芥、防风各 5g,白鲜皮、地肤子各 15g;病情缠绵,反复发作者,加黄芪、党参各 20g,白术 15g。小儿脾弱,腹胀便溏者,可合用参苓白术散。

3. 阴虚血燥,鼻窍失养

主症:鼻前孔及周围皮肤干燥、瘙痒或灼热干痛,皮肤粗糙、增厚、皲裂,鼻毛脱落,或伴口干咽燥,面色萎黄,大便干结,舌质红,少苔,脉细数。

治法:滋阴润燥,养血息风。

方药:四物消风饮加减。生地 20g,当归、赤芍、白鲜皮、独活各 15g,黄芩、荆芥、防风、川芎、甘草各 5g,柴胡、蝉蜕、薄荷各 10g。若鼻部肌肤干燥、皲裂甚者,加玄参、麦冬各 15g;痒甚者,加僵蚕、全蝎各 10g;肌肤色红、干燥、疼痛者,加金银花、野菊花各 15g。

以上方药,水煎服,每日 1 剂。

(二)特色专方

1. 张赞臣验方 牛蒡子、赤芍、丹皮、金银花、野菊花、黄芩、连翘各 9g,薄荷叶 3g,煎汤内服,日 1 剂,分早晚温服,3 剂为 1 疗程。本方具有疏风散邪、清肺泄热功效,适用于邪毒炽盛,鼻疔早期治疗。

2. 麦门冬汤加减 麦冬、天冬、北沙参、杏仁各 15g,五味子、黄芩、薄荷、甘草、荆芥、蝉衣、僵蚕各 5g,半夏、金银花、连翘各 10g,石斛、白芍各 20g,煎汤内服,日 1 剂,分早晚温服,3 剂为 1 疗程。本方具有滋阴润燥,养血息风功效,适用于久病,阴血亏虚,鼻窍失养者。

(三)外治疗法

1. 外洗

(1)苦楝树叶、桉树叶、漆大姑各 30g,煮水,外洗病变部位,每日 2~3 次。

(2)菊花、蒲公英各 60g,煮水,外洗病变部位,每日 2~3 次。

(3)马齿苋、地肤子、黄柏、枯矾各 30g,煮水,外洗病变部位,每日 2~3 次。

以上诸法适用于本病早、中期,局部皮肤潮红、焮热疼痛,糜烂、渗液较多者。

2. 外敷

(1)青蛤散:青黛、蛤蚧各 5g,研末,少许麻油调匀,用消毒棉签蘸取涂敷于患处肌肤表面,每日 2~3 次。适用于本病早、中期,局部皮肤红肿、糜烂、渗液较多者。

(2)紫草油:紫草、忍冬藤、地榆、白芷各 62.5g,五倍子、白蜡各 12.5g,冰片 3.1g,芝麻油 1 000g。将芝麻油加热至 130℃,加入以上中药,再加热至 150℃,加入白蜡,熔化,待油冷却,将冰片研细,慢慢加入,混匀,高温高压消毒后备用。

(3)大黄猪脂膏:生大黄 30g,研末,加猪脂适量搅匀,装瓶备用。生理盐水清洗创面,用消毒棉签蘸取大黄猪脂膏适量涂敷患处表面,每日 2 次。

（4）苦冰油:苦参、黄柏各 30g,硼酸 2g,冰片 5g,芝麻油 100ml,苦参、黄柏浸泡于芝麻油 2 天以上,后置于火上熬至褐色时,捞出,离火后放入硼酸,待油冷却后放入冰片,装瓶备用。用消毒棉签蘸取适量涂敷患处表面,每日 3 次。

（5）复方黄连膏:黄连、黄柏、姜黄各 20g,归尾 30g,生地 60g,麻油、凡士林各 250g,制成药膏,涂于患处。每日 2 次,7 日为 1 疗程。本方具有清热解毒、消肿止痛功效,适用于鼻疖早期,邪毒炽盛者。

（6）青黛软膏:石膏 9g,薄荷、黄柏、川莲各 15g,煅月石 80g,冰片、青黛各 30g,以上药物研末,用凡士林调制成软膏,涂于患处。每日 2 次,3 日为 1 疗程。本方具有清热解毒、消肿止痛功效,适用于邪毒炽盛者。

（四）中药成药

1. **牛黄上清丸**　本品含牛黄、冰片、白芷、川芎、栀子、黄连、连翘、赤芍、当归等,具有清热泻火,散风止痛功效,每次 1 丸,每日 2 次,温开水送服。适用于热毒炽盛,鼻窍焮热疼痛,鼻疖早、中期治疗。

2. **银翘解毒丸**　本品含金银花、连翘、薄荷、荆芥、牛蒡子、淡竹叶、甘草等,具备疏风解表,清热解毒功效;现代药理学研究表明:银翘解毒丸具有解热、抗菌、抗炎、抗过敏镇痛,提高机体免疫力作用。每次 4 片,每日 2~3 次,温开水送服。适用于鼻疖早期,兼有发热、汗出等风热表证者。

3. **马应龙痔疮膏**　马应龙痔疮膏内含有麝香、牛黄、珍珠、梅片等,具有清热解毒,活血化瘀,去腐生肌功效。

（五）针灸疗法

1. **体针**　取合谷、曲池、外关、少商等穴,用提插捻转泻法,每日 1 次。

2. **耳针、耳穴贴压**　取鼻、肺、胃、下屏间等穴,或埋针,或用王不留行籽贴压,经常用手轻压贴穴,维持刺激。

（六）其他特色疗法

1. **迎香穴封闭疗法**　75% 乙醇或碘伏常规消毒两侧鼻翼上方迎香穴,由鼻孔外侧 0.5cm 处迎香穴,向鼻根部斜刺进针 0.5~1cm,回抽无血后,缓慢注入封闭液(地塞米松 5mg+硫酸庆大霉素 2 万 U+0.5% 利多卡因 2ml,共 4ml),每侧注射 2ml,每日 1 次,5 天为 1 疗程。

2. **激光治疗**　患者坐位,2% 的卡因棉片置于双侧鼻前庭 15 分钟,局部表面麻醉。光纤末端距离照射部位 2~3mm,间断照射,每次 2~3 秒。于糜烂、皲裂处光纤末端接触凝固,使之变微黄色,每次持续时间不超过 2 秒。每日 1 次,15 天为 1 疗程。

3. **微波理疗**　选择小型理疗辐射器,将辐射器治疗面贴于病变部位,然后启动理疗,辐射器输出微波(微波输出功率多调至 12~15W,或根据患者耐热性的不同,将微波调至适当功率),理疗时间约 10 分钟,每日 1 次,以 7 天为 1 疗程。

三、西医药常规治疗

1. **病因治疗** 治疗鼻部疾病如鼻炎、鼻窦炎、鼻部占位性病变,改变不良的生活习惯。

2. **急性期** 温生理盐水或硼酸液湿敷,或配合理疗,局部外用抗生素软膏(红霉素软膏等),也可辅以全身广谱抗生素治疗。

3. **慢性期** 可用 3% 双氧水清除皮痂,外用抗生素软膏,也可适当辅以激素治疗(如地塞米松等)。

4. **治疗全身疾病** 长期不愈或多次发病者需注意有无全身疾病,如糖尿病等。

【特色疗法述评】

1. 鼻前庭炎作为临床常见病与多发病,通常分急性与慢性两种。前者的治疗相比后者而言,要容易得多,效果亦比较明显,但不少患者因诸多原因常转化为慢性鼻前庭炎。慢性鼻前庭炎因其病程迁延,经久不愈,反复发作,往往给患者的工作及生活带来了诸多不便。为此,寻找一种集高疗效、少副作用、低复发率等优点于一身的治疗方案是面临的一项长期课题。

2. 以往,西医对本病的治疗,通常以抗生素软膏外用、激光照射、封闭治疗为主,最近有学者主张配合激素治疗;但临床实践证实,其疗效皆难以令人满意,且存在诸多弊端。

3. 中医在继承古人经验基础上,使本病的中医药辨证论治体系日趋完善,治法亦丰富多样。因其具备疗效显著,毒副作用小,适用面广等优点,中医药及中西医结合治疗已成为当今治疗鼻疮的一线方法。

【主要参考文献】

1. 王士贞.中医耳鼻咽喉科学[M].北京:中国中医药出版社,2007.

2. 朱世增.近代名老中医经验集:张赞臣论五官科[M].上海:上海中医药大学出版社,2009.

3. 王斌全.眼耳鼻喉口腔科学[M].5 版.北京:人民卫生出版社,2006.

4. 程勤余.独一味软胶囊局部用药治疗慢性鼻前庭炎的疗效分析[J].当代医学,2011,32(17):153.

5. 闫春力. 迎香穴封闭治疗鼻前庭炎[J]. 中国实用乡村医生杂志,2006,13(6):47-48.
6. 樊玉敏. 苦冰油外用治疗鼻疖 106 例[J]. 中医外治杂志,2006,15(6):9.
7. 张万红,王明绘,刘喜富. 马应龙痔疮膏治疗鼻前庭炎[J]. 华北煤炭医学院学报,2000,2(2):204-205.

（于 枫）

第二节 鼻 疖

鼻疖是鼻部毛囊、皮脂腺或汗腺的局限性急性化脓性炎症。多发生于鼻前庭、鼻尖和鼻翼处。疖肿一般单个出现,少数可同时多个出现,其典型的临床特点为患处出现红、肿、热、痛。鼻部疖肿,与身体上其他部位所发生的疖肿相同,但因它位处危险三角区(鼻根至两侧嘴角的三角形区域)范围之内而格外危险。本病作为临床的常见病、多发病,临床治愈率较高,但早期失治、误治亦可转为海绵窦血栓性静脉炎、败血症等重症而危及生命。

根据本病的临床表现,一般将其归类于中医学鼻疔范畴。古人钉、疔,俱作丁字。疖肿的脓栓,很像钉子,故称为疔。鼻疔一名最早见于《证治准绳》。历代文献有关鼻疔的记载很多。如《医宗金鉴》所云:"鼻疔生在鼻孔中,鼻窍肿引脑门痛,甚则唇腮俱浮肿,肺经火毒蟾离宫。"本病又有白疔、白刃疔、鼻尖疔、鼻柱痈等别称。

【病因病机】

一、中 医

本病多因挖鼻、拔鼻毛等损伤肌肤,风邪热毒乘机外袭,火毒上攻鼻窍,熏蒸肌肤所致。

1. **邪毒外袭,火毒上攻** 因挖鼻、拔鼻毛损伤鼻窍肌肤或毛根,风热邪毒趁虚而入,内犯于肺,郁而化火,内外邪毒壅聚鼻窍而致病,或因恣食膏粱厚味、辛辣炙煿之品,肺胃积热,以致火毒结聚,循经上犯鼻窍而为病。

2. **火毒炽盛,内陷营血** 正气虚弱,火毒势猛,致邪毒内陷,或早期失治、误治,导致邪毒内窜,入犯营血及心包,而成疔疮走黄之危候。诚如《疮疡经验全书》所言:"疔疮初生时,红英温和,忽然顶陷黑,谓之黄走,此证危矣。"

二、西　医

金黄色葡萄球菌是主要的致病菌,挖鼻、拔鼻毛等不良的生活习惯是重要诱因,也可继发于鼻前庭炎,同样机体抵抗力下降的情况下易发病。

【临床表现】

一、症　状

本病为急性化脓性炎症,局部可表现为红、肿、热、痛,并伴有发热、头痛、肌肉酸楚及周身不适等症状。病情严重,出现颅内并发症即海绵窦血栓性静脉炎者,临床表现为寒战、高热、头剧痛等症状。

二、体　征

初期,局部皮肤丘状隆起,周围皮肤因浸润而质硬、充血;约1周内疖肿成熟后,顶有黄白色脓点,可触及波动感,溃破则流出脓液,有时排出黄绿色脓栓。在发病过程中,不少患者在颏下及颌下可触及肿大的淋巴结。炎症控制不当,并发上唇及面颊部蜂窝织炎或严重颅内并发症者,可出现患侧眼睑及结膜水肿、眼球突出、固定,甚至失明。

【辅助检查】

1. **血常规**　多符合急性化脓性炎症改变。
2. **脓液培养**　多为金黄色葡萄球菌。

【诊断与鉴别诊断】

一、诊　断　标　准

1. 多有挖鼻、拔鼻毛史,部分患者有消渴病史。
2. 局部红肿、胀痛,成脓后跳痛,可伴有发热和全身不适等症状。
3. 疖肿成熟后顶部有黄白色脓点,可触及波动感,溃破则流出脓液,不少患者在颏下及颌下可触及肿大的淋巴结。
4. 辅助检查　血常规多符合急性化脓性炎症改变;脓液培养多为金黄色葡萄球菌。

二、鉴 别 诊 断

1. **西医**　本病应与鼻前庭炎及鼻前庭湿疹相鉴别。
2. **中医**　主要应与鼻疔及鼻部丹毒相鉴别。

【治疗】

一、一 般 措 施

1. 普及个人卫生知识,加强体育锻炼,增强抗病能力。

2. 戒除挖鼻及拔鼻毛之恶习,积极预防及治疗鼻炎、鼻窦炎,保持鼻部清洁。

3. 合理饮食,平素应以清淡饮食为主,忌食辛辣炙煿、肥甘厚味之品,保持大便通畅。

4. 禁忌早期切开引流及一切挤压、挑刺灸法,以免毒邪走窜,引起疔疮走黄之危候。

5. 患有消渴病者,应积极治疗。

二、中 药 治 疗

(一) 辨证论治

1. 邪毒外袭,火毒上攻

主症:病初起表现为外鼻部局限性潮红,继则渐次隆起,状如粟粒,渐长如椒目,周围发热硬,焮热微痛,3~5 天后,疮顶现黄白色脓点,顶高根软。一般症状不明显,或伴头痛、发热、全身不适等症,舌质红,苔白或黄,脉数。

治法:清热解毒,消肿止痛。

方药:五味消毒饮加减。金银花、蒲公英各 15g,野菊花、紫花地丁、紫背天葵子各 10g。疼痛者加归尾、赤芍、丹皮各 10g;恶寒发热者加连翘、荆芥、防风各 10g;脓成不溃者加穿山甲、皂角各 5g。

2. 火毒炽盛,内陷营血

主症:疮头紫暗,顶陷无脓,根脚散漫,鼻肿如瓶,目胞合缝,局部红肿灼痛,头痛如劈。可伴有高热、烦躁、呕恶、神昏谵语、惊厥、口渴、便秘等症,舌质红绛,苔厚黄燥,脉洪数。

治法:泄热解毒,清营凉血。

方药:黄连解毒汤合犀角地黄汤加减。黄连、黄芩、黄柏、栀子、芍药、牡丹皮各 10g,犀角(今用水牛角代,下同)30g,生地黄 20g。神昏谵语者加安宫牛黄丸、至宝丹;气阴耗伤者加生脉散。

以上方药,水煎服,每日1剂。

(二)特色专方

张赞臣验方:赤芍、丹皮、黄芩、野菊花、芙蓉花各9g,紫花地丁、金银花各12g,绿豆壳18g,甘草3g,煎汤内服,日1剂,分早晚温服,3剂为1疗程。本方具有清热和营、消肿解毒功效,适用于鼻疖初期。

(三)外敷疗法

1. **芙蓉叶外敷** 芙蓉叶粉30g,加入蜂蜜和红茶汁适量,调成糊状,敷于患处,用消毒纱布固定,每日更换1次,3天为1疗程。适用于鼻疖初期。

2. **半枝莲与斑叶兰外敷** 半枝莲、斑叶兰鲜全草各2株,重3~5g,清水洗净,捣烂如泥,加入75%乙醇适量,氮酮两滴拌匀,敷在疖肿表面最隆起部,每隔4小时更换1次,以3天为1疗程。适用于鼻疖初期。

3. **紫金锭、四黄散调敷** 紫金锭、四黄散各10g,加入蜂蜜和红茶汁适量,调成糊状,敷于患处,每日1次,以2周为1疗程。适用于鼻疖初期。

4. **梅花点舌丹** 梅花点舌丹以醋化开,敷于患处,每次3粒,每日1~2次,2周为1个疗程。适用于鼻疖初期或成脓期。

5. **生肌散外敷** 生肌散9g,涂抹在太乙膏或红油膏上,盖于患处,每日1次,3天为1疗程。适用于鼻疖后期,脓尽生新时。

(四)中药成药

1. **牛黄解毒丸** 本品具备清热解毒、消肿止痛功效,每次3片,每日2~3次。现代药理研究表明:此药具备抗炎、止痛杀菌作用,能减少醋酸致小鼠扭体反应次数,延长热板法引起的小鼠疼痛反应潜伏期,对金黄色葡萄球菌、耐药金黄色葡萄球菌、变形杆菌和白色葡萄球菌有抑制作用,且随剂量增加作用亦随之增强。适用于鼻疖初期治疗。

2. **安宫牛黄丸** 本品具备清心解毒、开窍醒神功效,每次服1丸,每日3次,脉虚者,人参汤送服,脉实者,银花薄荷汤送服,适用于鼻疖中、后期,毒邪壅盛或脓毒走散者。

3. **清解片** 本品具备清热解毒、化湿降浊、通便功效,成人每次5~10片(儿童酌减),每日2~3次,温水送服,适用于鼻疖初期,脓成未溃兼有大便秘结者。

4. **清开灵注射液** 含牛黄、郁金、黄连、黄芩、山栀、朱砂等。每次20~40ml加入5%葡萄糖注射液250~500ml静滴,每日1次。适用于鼻疖中、后期,毒邪壅盛或脓毒走散,症现寒战、高热、神昏谵语、头痛如劈者。

(五)针灸疗法

刺血法:取同侧耳尖、耳背或耳垂,用三棱针点刺放血,或少商、商阳、中冲点刺放血以泻热解毒。

（六）挑破排脓法

脓成顶软者，局部消毒后，用尖刀片挑破脓头，小镊子钳出脓头或吸引器吸出脓栓。切开时不可切及周围浸润部分，且忌挤压，以免脓毒走散。

三、西医药常规治疗

1. 疖肿未成熟者，可进行局部热敷、红外线照射等物理治疗，患处可抹10% 鱼石脂软膏。

2. 疖肿成熟者，可行消毒挑破，吸出脓栓，或纯石炭酸或50% 硝酸银腐蚀脓头，促进脓栓排出，局部涂以抗生素软膏（红霉素软膏等）。

3. 病情严重者，首选青霉素大剂量注射，无效时再改用其他抗生素（头孢菌素），或联合使用抗生素抗感染治疗，控制炎症，防止并发症。

4. 对并发海绵窦血栓性静脉炎和败血症的患者，应予住院治疗，在眼科和神经科医师的共同诊治下，静脉滴注足量、敏感的抗生素类药物，切不可掉以轻心。

【特色疗法述评】

1. 鼻疖作为临床的常见病、多发病，其病因病机相对明确；在继承古人经验基础上，本病的中医药辨证论治体系日趋完善，治法亦丰富多样。目前，中医药及中西医结合治疗已成为鼻疖的一线治疗方法，因其具备疗效显著，毒副作用小，适用面广等优点，深受众多患者及广大医务工作者所关注。

2. 缘于本病多因挖鼻、拔鼻毛等损伤肌肤，风邪热毒乘机外袭，火毒上攻鼻窍，熏蒸肌肤所致。中医学主张鼻疖初期应以清热解毒、散结止痛为法，予辛凉苦寒、清热解毒之品外敷，并于辨证论治基础上配合汤药内服治疗；而鼻疖的后期，因疖肿成脓，邪毒炽盛或入营血，则常以清热解毒、清营凉血为主要治疗法则，挑刺排脓、汤药内服联合抗感染综合治疗成为治疗鼻疖的首选疗法。

3. 目前，鼻疖的临床治愈率虽较高，但早期失治、误治亦可转为海绵窦血栓性静脉炎、败血症等重症而危及生命。故早期做出准确的诊断，并予以合理、科学、规范的处理对鼻疖的治疗与预后而言，显得尤为重要。

4. 近年来，有关鼻疖的中医药临床研究不断取得了新的进展，大量的临床实践证实中医药治疗鼻疖疗效独特。但中医药治疗鼻疖的临床研究在样本同质性、随机化实施、病例筛选记录、疗效评价、退出与失访病例报告、结局指标选择、结论推导等重要环节方面，尚存在不足之处，总体研究的质量不高。

尤其是对作用机制和具体的作用靶点尚需进一步研究。因此,在今后中医药治疗鼻疖的研究中,还需在中医理论的指导下运用现代科学方法,充分借鉴循证医学和 DME 的方法,进行严格的科研设计,遵循随机化原则并设立对照组、统一疗效标准、观察远期疗效、重视与疗效有关的各种因素的研究、最大限度地减少各种偏倚对研究结论的影响,从而提高中医药治疗鼻疖临床研究的科学性和可重复性,使中医药对鼻疖的疗效提高到新的水平。

【主要参考文献】

1. 王惠兴.半枝莲与斑叶兰外敷治疗鼻疖 36 例[J].中医外科杂志,2001,10(6):52.

2. 楼正才,陈家海,楼兴华,等.中西医结合治疗儿童鼻疖疗效观察[J].中医外科杂志,2004,12(1):33.

3. 梁润旋,刘荣坤.中西医结合治疗鼻疖[J].暨南大学学报,1995,16(4):105-106.

(于　枫)

第三节　鼻前庭囊肿

鼻前庭囊肿系指位于鼻前庭底部皮肤下、上颌骨牙槽突浅面软组织内的一种囊性肿块。曾有鼻牙槽突囊肿、鼻底囊肿、鼻黏液样囊肿等命名,现多称为鼻前庭囊肿。囊肿生长缓慢,早期多无症状,随着囊肿逐渐增大,一侧鼻翼附着处、鼻前庭内或梨状孔缘的前外方等处渐隆起,可有局部膨胀感或胀痛感。如继发感染则迅速增大,局部疼痛加重。可伴有病侧鼻塞。该病临床上较为少见。中年女性患病较多,发病年龄多在 30~50 岁。

根据本病的临床表现,一般将其归类于中医学的鼻痰包,属于耳鼻咽喉科少见病之一。古代医籍中无鼻痰包之名,其所论痰包乃指发生于舌下的一种疾病,如《外科正宗·痰包》曰:"痰包,乃痰饮乘火流行,凝注舌下,结而匏肿,绵软不硬,有碍言语,作痛不安,用利剪刀当包剪破,流出黄痰,若蛋清稠黏难断,捺尽,以冰硼散搽之,内服二陈汤加黄芩、黄连、薄荷数服,忌炒煎、火酒等件。"其他医著亦有类似之论。由此可见,痰包是因痰邪为患,结肿如包,绵软不硬,内有蛋清样液体的一种疾患。

对鼻前庭囊肿临床治疗,西医手术切除治疗为主,中医从痰湿论治可降低其术后复发可能。

【病因病机】

一、中　医

饮食劳倦伤脾,运化失常,津液停聚,痰浊内生,复遇邪热外犯,痰热互结,循经流注鼻窍,逐渐聚集而成包块。

二、西　医

本病病因目前还不十分清楚,主要学说仍为腺体潴留学说和面裂学说,认为系鼻腔底的黏液腺腺管阻塞,以致腺体分泌物潴留而成囊肿。最新研究认为,鼻泪管系统的发育异常在鼻前庭囊肿的发生机制中可能起主要作用。

【临床表现】

一、症　状

囊肿生长缓慢,早期多无症状。随着囊肿逐渐增大,一侧的鼻翼附着处、鼻前庭内或梨状孔的前外方等处逐渐隆起,可有局部胀感或胀痛感。如合并感染则迅速增大,局部疼痛加重。可伴有患侧鼻塞。

二、体　征

一侧鼻前庭外下方、鼻翼附着处或梨状孔前外部有隆起,囊肿较大者可使鼻唇沟消失,上唇上部或口前庭等处均有明显膨隆。联合触诊:以戴手套或指套的一手指放在口前庭,另一指放在鼻前庭,行口前庭—鼻前庭联合触诊,可触知柔软而有弹性、有波动感、可移动的无痛性半球形囊性肿块。如有感染则可有压痛。

【辅助检查】

1. **穿刺检查**　可抽出透明、半透明或浑浊如蜂蜜样液体,大多无胆固醇结晶。

2. **影像学检查**　X 线平片可见梨状孔底部有一浅淡均匀的局限性阴影,无骨质及上列牙的病变。囊内造影可显示囊肿大小、形状和位置。CT 检查可见梨状孔底部局限性类圆形软组织影。

【诊断与鉴别诊断】

一、诊 断 标 准

根据症状及局部体征,结合 X 线或 CT 检查,诊断一般不难。必要时可行细胞学穿刺检查。

1. 早期无症状,囊肿增大,可引起局部肿胀、鼻塞。有继发感染,则迅速增大,局部肿痛。局部所见囊肿较小时,仅鼻前庭外下方稍隆起,囊肿长大,局部会明显突起,鼻唇沟消失,鼻翼附着处,口腔前庭均可隆起。

2. 触诊。双手食指分别放口前庭及鼻前庭,触之囊肿柔软,有弹性、波动,无压疼。

3. 囊肿穿刺多为黄色液体。

4. X 线摄片,梨状孔底部可见一个浅淡均匀局限阴影,周围组织无病变。注入对比剂可显示囊肿大小及位置。

二、鉴 别 诊 断

1. **西医** 本病须与鼻部牙源性囊肿鉴别。
2. **中医** 需注意与鼻瘤等相鉴别。

【治疗】

一、一 般 措 施

1. 加强体育锻炼,增强抗病能力,可坚持跑步、打太极拳等,适时增添衣被,防止外邪侵入。

2. 注意鼻腔及口腔清洁,以防感染。

3. 忌辛辣、烟酒、肥甘厚味。

二、中医中药治疗

对于鼻前庭囊肿的中医病因病机,近年来国内中医界进行了深入而有意义的研究。古代对于痰包的病因病理认识多从痰浊留滞理论。现代医著中亦多认为由痰湿或邪毒留滞为患。因此,本病治疗应以除湿化痰,散结消肿为主,合并感染者兼加清热解毒。

（一）辨证论治

主症:初起时多无明显症状,较大时可出现一侧鼻前庭底部隆起或鼻翼变形、鼻塞、鼻部胀满感、间歇性鼻流黄涕,甚或头痛等症。舌苔微腻,脉滑。

治法:除湿化痰,散结消肿。

方药:二陈汤加减。半夏、橘红各15g,白茯苓9g,甘草4.5g,生姜7片,乌梅1个。为加强祛痰浊之功,可酌加枳壳、瓜蒌仁各10g。局部焮热微肿者,可加黄芩、黄连各6g;胃纳差,可加神曲、麦芽、谷芽各6g;局部红肿热痛、舌红苔黄者可加金银花、蒲公英、野菊花、紫花地丁、冬葵子各10g。水煎服,每日1剂,分两次服。

（二）特色专方

1. **涤痰汤** 南星、半夏各7.5g,枳实、茯苓6g,橘红4.5g,石菖蒲、人参各3g,竹茹2g,甘草1.5g,加生姜3片,水煎服,日一剂,分两次服。可随症加味。本方具有涤痰开窍的功效。适合于痰浊内阻、气机不畅者。

2. **清气化痰丸** 陈皮、杏仁、枳实、黄芩、瓜蒌仁、茯苓各30g,胆南星、制半夏各45g,姜汁为丸。每服6g,温开水送下。小儿酌减。临床可改水煎服,随症加减。本方具有清热化痰、理气止咳的功效,用于痰热阻滞者。

3. **海藻玉壶汤合桂枝茯苓丸** 海藻玉壶汤:海藻、贝母、陈皮、昆布、青皮、川芎、当归、连翘 半夏、甘草节、独活各3g,海带1.5g。日1剂,水400ml,煎至320ml,量病上下,食前后服之。本方具有化痰软坚,理气散结之功。桂枝茯苓丸:桂枝、茯苓、丹皮、桃仁、芍药各9g,共为末,炼蜜为丸,每日饭前服,每日服3~5g,汤药送服。本方用于血瘀证。服药期间,先断厚味荤腥,次宜绝欲虚心。两方合用于气滞血瘀痰凝者。

4. **参苓白术散** 莲子肉、薏苡仁、缩砂仁、桔梗各500g,白扁豆750g,白茯苓、人参、甘草(炒)、白术、山药各1 000g,上为细末,每服6g,枣汤调下。亦可作汤剂,水煎服,用量按原方比例酌减,每日1剂。本方功可益气健脾利湿,用以脾虚湿盛者。

（三）外治疗法

1. **敷药法** 用芒硝30g,溶水100ml,用纱布浸湿敷于痰包处,日3~4次。局部红肿者,敷用黄连膏或如意金黄散等。另有报道用五倍子粉加玉米粥(两者量为1∶1.5)调成糊状外敷取效。

2. **穿刺抽液** 常规以碘伏消毒,以5ml注射器经鼻前庭囊肿的隆起处穿刺进入囊腔,尽量抽出囊腔内囊液,并拔出针头,鼻前庭再次碘伏消毒。穿刺后予口服抗生素或清热解毒药。

3. **囊腔内注射** 碘伏常规鼻前庭皮肤消毒,以5ml注射器经鼻前庭囊肿的隆起处穿刺进入囊腔,尽量抽出囊腔内的囊液,记录抽出囊液量,保留针头。

另换一事先抽好 8mg 平阳霉素 +2% 利多卡因 5ml 经保留针头注入囊腔,注入量与抽出量一致。待约 10 分钟后,再次抽出囊腔中的平阳霉素 +2% 利多卡因液,并拔出针头,鼻前庭再次碘伏消毒。口服抗生素 3~5 天,以预防感染。酌情可间隔 1 周左右再注射 1 次,一般 1~3 次即可。

其他,无水酒精、四环素、复方奎宁、鱼肝油酸钠、碘酒、消痔灵、5% 磺胺嘧啶等均可用于鼻前庭囊腔内注射治疗。

4. **微波治疗** 1% 丁卡因行鼻黏膜表面麻醉,利多卡因加肾上腺素溶液(1% 利多卡因 +0.1% 盐酸肾上腺素 3 滴)于患侧鼻行唇龈沟、鼻底及鼻翼处局部浸润麻醉。用鼻镜撑开鼻前孔,充分暴露鼻前庭,先穿刺抽出囊液,再从唇龈沟、鼻前庭、鼻部、鼻翼处插入电极,对囊肿形成包围状态,功率 10~20W,时间 5 秒,多点凝固囊肿,以局部皮肤变白为宜。治疗范围应超出囊肿外 2~3mm。检查无遗漏处后,用金霉素眼膏局部涂抹手术腔创面,用 3% 过氧化氢擦拭唇龈沟处,术后常规应用抗生素 1 周。

5. **低温等离子射频消融** 患者取 30° 仰卧位,用含适量 0.1% 肾上腺素的丁卡因棉片表面麻醉鼻前庭及前段鼻腔,再用含微量 0.1% 肾上腺素的 1% 利多卡因作患侧眶下神经阻滞麻醉,鼻前庭及唇下囊肿周围局部浸润麻醉。在鼻内镜直视下,用剥离器探查囊肿范围及囊肿与下鼻甲的关系。用低温等离子手术治疗仪,功率设置在 3~4 挡。将刀头对准囊肿最高点,从皮肤向下直达囊肿顶壁,形成一个直径 0.4~1.0cm 的缺口,吸尽流出囊液,再用探针探查囊腔大小及深度,继续用刀头沿缺口向下深入,直到完整消除整个鼻前庭囊壁组织,使整个囊腔向鼻前庭开放,并与鼻前庭融合成一个腔。

6. **手术疗法** 内外治疗效果不佳,痰包不消者,可行鼻前庭囊肿摘除术。

【特色疗法述评】

1. 现代中医对本病的辨证论治沿袭了历代从痰论治的思路,形成了以除湿化痰、散结消肿为代表的内治方法。外治方面则以西医学手术切除的理念和方法为主进行根治,疗效确切可靠。

2. 本病手术治疗可完全治愈,预后良好。所以,对于本病有手术指征者,可应予手术切除治疗,但可能复发。

3. 对于很多需手术的疾病来说,围手术期的中医药干预治疗是非常有必要的。本病同样如此。手术前期进行中医药干预治疗可调整机体阴阳的偏盛或偏衰,提高机体对手术创伤的耐受力及心理上的承受能力,使机体以最佳状态来迎接手术。手术后期进行中医药干预,可消除手术后患者出现的各种不适,如疼痛、出血、食欲不振、大便不调以及抵抗力下降所致的各种不良反应;

可促进创面的愈合,提高机体的抵抗力,预防伤口感染及其他并发症;巩固疗效,消除潜在的致病因素,减少复发。

【主要参考文献】

1. 黄选兆,汪吉宝,孔维佳.实用耳鼻咽喉头颈外科学[M].2.版.北京:人民卫生出版社,2011.

2. 王永钦.中医药高级丛书:中医耳鼻咽喉口腔科学[M].2版.北京:人民卫生出版社,2011.

3. 蔡泽银,麦春华.鼻前庭囊肿的CT表现[J].罕少疾病杂志,2012,19(1):28-30.

4. 李福军,杨蓓蓓,王海军.鼻前庭囊肿发生机制的探讨[J].临床耳鼻咽喉头颈外科杂志,2007,21(2):82-83.

5. 江剑桥.平阳霉素囊腔内注射治疗鼻前庭囊肿疗效分析[J].西部医学,2012,24(3):569.

6. 佘国跃,唐兵华.鼻内镜下揭盖法治疗鼻前庭囊肿24例临床观察[J].西部医学,2012,24(7):1318-1319.

7. 钟伦坤,孙永东,胡文健.低温等离子射频消融治疗鼻前庭囊肿疗效观察[J].现代医药卫生,2012,28(1):72.

8. 刘峰.鼻前庭囊肿临床治疗84例分析[J].陕西医学杂志,2012,41(7):834-835.

(付文洋)

第四节　急性鼻炎

　　急性鼻炎是由病毒感染引起的鼻黏膜急性炎性疾病,俗称"伤风","感冒"。四季可发病,但冬春季更为多见。症状包括鼻塞、流涕、发热等,病程通常在7~10天。成人通常平均每年感染2~5次,儿童每年可发病6~10次(学龄儿童平均高达每年12次)。而由于免疫系统的退化,老年人每年有症状的感染增加。

　　根据本病的临床表现,一般将其归类于中医学中的伤风鼻塞。古代医家对本病的论述多散载于"鼻塞""中风""感寒""伤风""感冒"等病症范围内。《素问·五常政大论篇》:"大暑以行,咳嚏、鼽衄、鼻窒"。说明气候变化而致鼻塞不通。《伤寒论》:"太阳中风,阳浮而阴弱。阳浮者,热自发,阴弱者,汗自出。啬啬恶寒,淅淅恶风,翕翕发热,鼻鸣干呕者,桂枝汤主之"。《全生指迷方》："若其人洒淅恶寒，欲厚衣近光，隐隐头痛时重，鼻窒塞，浊涕如脓，咳嗽，动则汗出或无汗，甚则战栗，此由寒中于外，或由饮冷伤胃，内外合邪，留而不去，谓之感寒"。《伤寒标本心法类萃·伤风》："伤风之证，头痛项强，支节烦疼，或目痛、肌热、干呕、鼻塞、手足温、自汗出、恶风，其脉阳浮而缓，阴浮而弱，此为邪在表"。《仁斋直指方》首次提出"感冒"一词。首次提出"伤风鼻塞"一名始见于《世医得效方》："茶调散治伤风鼻塞声重，兼治肺热涕浊。"对该病从临床特点到治疗方法都有详尽论述，实为本病治疗提供了理论依据。

中医药在治疗外感疾病方面发挥了显著的疗效，为大家所公认。同时中药药理研究抗病毒有其独特优势，在治疗病毒性疾病中具有不可替代的作用。而本病正是由病毒感染引起，故中药效果显著，且不产生耐药性。

【病因病机】

一、中　医

伤风鼻塞的发生，多因气候变化，寒热不调，或生活起居不慎，过度疲劳，风邪侵袭鼻窍而为病。因风为百病之长，常夹寒夹热侵袭人体，故本病之发，又有风寒、风热之分。

1. **风寒犯鼻**　肺开窍于鼻，外合皮毛。若风寒之邪外袭，皮毛受邪，肺失宣肃，风寒上犯，壅塞鼻窍而为病。

2. **风热犯鼻**　风热之邪，从口鼻而入，内犯于肺；或因风寒之邪束表，郁而化热犯肺，致肺气不宣，风热上犯鼻窍，鼻失宣畅而为病。

二、西　医

1. 致病微生物为病毒。各种呼吸道病毒均可引起本病，以鼻病毒和冠状病毒为主。当机体抵抗力降低，鼻黏膜的防御功能遭到破坏时，即可引起病毒侵入机体，生长繁殖而发病，原存在于患者鼻部和咽部的致病菌也乘机活跃繁殖，形成继发感染。

2. 全身因素，如受凉，过劳，营养不良，烟酒过度，内分泌失调（甲状腺功能紊乱等）及全身慢性疾病（心、肝、肾疾病）等均可影响新陈代谢的正常过程，造成血管痉挛，组织缺氧，鼻黏膜温度降低，免疫功能下降等，使呼吸道黏膜，特别是鼻腔黏膜的抵抗力下降。此外，居住拥挤，室内通风不良，空气干燥等环境因素也是诱因之一。

3. 局部因素主要由于鼻中隔偏曲,慢性鼻炎,鼻息肉等,致鼻腔通气受限,影响鼻腔生理功能,有利于病原体繁殖,对急性鼻炎的发生有诱发作用。

【临床表现】

症状及体征:

潜伏期为 1~3 天。整个病程可分为 3 期:

1. **初期(前驱期)** 数小时或 1~2 天。鼻内有干燥、灼热感或异物感,痒感,少数患者眼结膜亦有异物感,患者畏寒,全身不适。鼻黏膜充血、干燥。

2. **急性期** 2~7 天,此期出现鼻塞,逐渐加重,频频打喷嚏,流清水样鼻涕伴嗅觉减退,说话时有闭塞性鼻音,还可能出现鼻出血;同时全身症状达到高峰,如发烧(大多为低热),倦怠,食欲减退及头痛等,如并发急性鼻窦炎则头痛加重。鼻黏膜弥漫性充血,肿胀,总鼻道或鼻腔底部充满水样或黏液样分泌物。由于大量分泌物的刺激和炎性反应,鼻前庭可发生红肿、皲裂。

3. **恢复期** 清水鼻涕减少,逐渐变为黏液脓性,合并细菌感染时,鼻涕为脓性,全身症状逐渐减轻。如无并发症,7~10 天后可痊愈。而鼻黏膜的纤毛输送功能一般在 8 周左右方能完全恢复。

小儿体内缺少各致病病毒的相关抗体,易患本病。小儿患病时,全身症状较成人严重,多有发烧,倦怠,甚至高烧,惊厥。常伴有较明显的消化道症状,如呕吐,腹泻等。合并腺样体肥大时,鼻塞比一般重,妨碍吮奶,患儿哭闹不已。

【辅助检查】

1. **前鼻镜检查** 鼻黏膜充血肿胀,下鼻甲肿大,鼻腔狭窄,总鼻道鼻底可见分泌物,早期浆液性,后转为黏液性,合并感染者为黏液脓性。

2. **实验室检查**

(1)血常规检查:病毒性感染见白细胞计数正常或偏低,淋巴细胞比例升高。细菌感染有白细胞计数与中性粒细胞增多和核左移现象。

(2)病原学检查:病毒和病毒抗原的测定,视需要可用免疫荧光法、酶联免疫吸附检测法、血清学诊断法和病毒分离和鉴定,以判断病毒的类型,区别病毒和细菌感染。可通过细菌培养判断细菌类型并进行药敏试验。

3. **X 线检查** 可明确有无并发鼻窦感染。

【诊断与鉴别诊断】

一、诊 断 标 准

1. **病史** 发病前多有着凉或疲劳史。

2. **临床症状** 初起鼻痒、灼热感、鼻塞,流清水样鼻涕;随病情发展,鼻塞渐重,清涕渐呈黏黄涕,嗅觉减退,语声重浊。全身或周身不适、发热、恶风、头痛等。小儿全身症状较重,可有高热、惊厥,常出现消化道症状,如呕吐、腹泻等。

3. **检查** 鼻腔黏膜充血肿胀,鼻腔内有较多鼻涕,初起为清水样,后渐转为黏性或黏脓性。

二、鉴 别 诊 断

1. **西医** 本病应与流感、变应性鼻炎、急性鼻窦炎、急性传染病等鉴别。

2. **中医** 主要应与时行感冒、鼻鼽、鼻渊等相鉴别。

【治疗】

一、一 般 措 施

全身治疗:休息、保暖,发热的患者应卧床休息;清淡饮食,多饮水;使大小便通畅,以便于排出毒素。

二、中医中药治疗

急性鼻炎的中医病因病机,近年来国内中医界进行了深入而有意义的研究。传统中医学理论认为:本病的发生,多因气候变化,寒热不调,或生活起居不慎,过度疲劳,风邪侵袭鼻窍而为病。本病有风寒、风热之分。

(一)辨证论治

1. 风寒犯鼻

主症:鼻塞声重,喷嚏频频,流涕清稀,头痛,恶寒发热,舌淡红,苔薄白,脉浮紧。检查见鼻黏膜淡红肿胀,鼻内积有清稀涕液。

治法:辛温解表,散寒通窍。

方药:辛夷散加减。羌活、藁本、辛夷、木通、川芎、升麻、炙甘草各10g;防风、白芷、细辛各5g。若咽痛者,则加玄参、射干、牛蒡子各10g,以清利咽喉;

咳嗽痰多者,可加半夏、白前各 10g,以止咳化痰;脾虚不足者,可酌加藿香、神曲、砂仁、麦芽。

2. 风热犯鼻

主症:鼻塞声重,鼻流黏稠黄涕,鼻痒气热,喷嚏时作,发热,头痛,微恶风,口渴,咽痛,咳嗽痰黄,舌质红,苔薄黄,脉浮数。检查见鼻黏膜色红肿胀,鼻内有黄涕。

治法:疏风清热,宣肺通窍。

方药:银翘散加减。金银花、芦根各 15g、连翘、薄荷、荆芥、牛蒡子、淡竹叶、桔梗、甘草各 10g,淡豆豉 5g。如鼻塞甚者,酌加辛夷、苍耳子以加强散邪通窍之功;若头痛甚者,可酌加蔓荆子、菊花以清利头目;咽喉肿痛者,酌加板蓝根、射干以清热解毒利咽;咳嗽痰黄者,酌加前胡、瓜蒌以宣肺止咳化痰。

以上方药,水煎服,每日 1 剂。

(二) 特色专方

1. **川芎茶调散**　薄荷、香附各八两,川芎、荆芥各四两,防风一两五钱,白芷、羌活、甘草各二两。为末,每服二钱,饭后茶水调服。

2. **通窍汤**　治疗感冒风寒,鼻塞声重流清涕。防风、羌活、藁本、升麻、干葛、川芎、苍术、白芷各一钱,麻黄、川椒、细辛、甘草各三分。上锉一剂,姜三片,葱白三根,水煎热服。肺有邪火,加黄芩一钱。

3. **参苏饮**　人参、紫苏叶、葛根、前胡、法半夏、茯苓各三分,枳壳、橘红、桔梗、甘草、木香各五钱。为粗末,每服三钱,加生姜七片,大枣一枚,水煎服。

4. **香苏散**　香附、紫苏各四两,炙甘草一两,陈皮二两。为粗末,每服三钱,水煎服。

(三) 中药成药

1. **鼻渊舒口服液**　本方具有清热燥湿、通利鼻窍之功效。用于鼻塞不通、流黄稠涕、急慢性鼻炎、鼻窦炎。还能明显改善鼻塞不通,头昏胀痛,鼻腔分泌物增多,鼻窦区压痛,鼻甲肥大等症状。口服,一次 10ml,一日 3 次。本品治疗范围广泛,除治疗鼻窦炎外,对感冒鼻塞、流涕、头昏胀痛效果均佳。

2. **千柏鼻炎片**　清热解毒,活血祛风,宣肺通窍。用于风热犯肺,内郁化火,凝滞气血所致的伤风鼻塞,时轻时重,鼻痒气热,流涕黄稠,或持续鼻塞,嗅觉迟钝,急、慢性鼻炎,鼻窦炎。口服,一次 3~4 片,一日 3 次。

3. **速效感冒胶囊**　用于感冒引起的鼻塞、头痛、咽喉痛、发热等。本品为复方制剂,其组分为每粒含对乙酰氨基苯酚 250mg、咖啡因 15mg、马来酸氯苯那敏 1mg、人工牛黄 10mg。口服,1~2 粒,1 日 3 次。

4. **感冒清**　疏风解表,清热解毒。用于风热感冒,发烧,头痛,鼻塞流涕,喷嚏,咽喉肿痛,全身酸痛等症。口服,1~2 粒,一日 3 次。

5. **银翘片** 疏风解表,清热解毒。用于风热感冒所致的发热头痛,咳嗽口干,咽喉疼痛。口服,一次 4~8 片,一日 2 次。

(四)针灸疗法

1. **针刺疗法** 以循经取穴与局部取穴相结合为主,用毫针浅刺。外感风寒者应以祛风寒,散表邪为主,用泻法;并可用灸法。外感风热者应以疏风散热,清肃肺气为主,用泻法。针刺取穴主要有:迎香、印堂、鼻通、攒竹、风池、上星、合谷等。每次取穴 3~5 个,用泻法,留针 15~30 分钟,每日或隔日一次。

2. **耳针疗法** 常用内鼻、肺、神门、肾上腺、内分泌、皮质下等耳穴。每次取穴 3~5 个,行耳穴针刺,或压穴法。

3. **灸法** 多用于外感风寒证。灸法多以温热悬灸为宜,以温经散寒,解表通窍。常用灸穴为百会、肺俞、迎香、印堂等,每次取穴 1~2 个,用艾卷温灸。每日 1~2 次,每次 20~30 分钟。

(五)其他特色疗法

1. **外治疗法** 外治疗法亦为古代医家治疗伤风鼻塞的重要治疗方法,创造了散剂吹鼻、膏剂涂鼻、散剂"棉裹塞鼻中"或"蜜和棉裹塞鼻"等方法。现代有关伤风鼻塞外治的研究,主要集中于滴鼻药物的研究方面,从而使滴鼻法成为现代外治伤风鼻塞的主要方法。利用蒸汽吸入法和超声雾化吸入法治疗伤风鼻塞,则是现代外治法的一种创新。

2. **滴、涂鼻法** 多数方剂均选用辛散通窍的药物,如鼻炎灵、滴鼻灵、复方鹅不食草滴剂、柴胡注射液等,风热证者,可加双黄连注射液、板蓝根注射液等,用生理盐水稀释后滴鼻,每日 3~4 次。膏剂则用于涂鼻。

3. **吹、塞鼻法** 常用辛散通窍,或清热解毒的药物粉剂吹入鼻腔内,常用的如碧云散、鱼脑石散、苍耳子散、西瓜霜喷剂等。每日 2~3 次,亦可用药棉、吸收性明胶海绵裹药塞入鼻腔之中。

4. **贴鼻法** 用鼻炎膏每晚睡前贴于鼻部。

5. **熏鼻、雾化吸入法** 用内服中药蒸汽吸入鼻腔,或据证选用辛温通窍或辛凉通窍的药物煎煮熏蒸吸入治疗,每日 1~2 次。或用柴胡注射液、鱼腥草注射液、板蓝根注射液等药物经超声雾化吸入或蒸汽雾化吸入鼻腔,每日 1 次。

6. **按摩导引法** 《保生秘要》曰:"先擦手心极热,按摩风府百余次,后定心以两手交叉紧抱风府,向前拜揖百余次,俟汗自出,勿见风,定息气海,清坐一香,饭食迟进,则效矣"。现代对本病的按摩疗法有宣肺通络法、开窍行气法、醒脑泻浊法、指针法等。

(1)足反射区按摩:鼻,按摩 5 分钟左右。相关反射区:肾上腺、垂体、甲状腺、副甲状腺、生殖腺、扁桃体、喉食管气管及胸部淋巴管、脾、大肠,每区按摩 30 秒左右。

（2）经穴按摩：点按迎香 2 分钟，推五脏 200 下，推六腑 200 下，推背 5 分钟，捏脊 9 次，弹拨素髎 200 下。

（六）西医药常规治疗

急性鼻炎是一种自限性疾病，病程为 7~10 日。目前尚没有可直接治愈的药物，主要以支持治疗和对症治疗为主，并注意预防并发症。可在发病早期使用抗病毒药物。合并细菌感染或有可疑并发症时，全身应用抗菌药物治疗。局部治疗可使用减充血剂滴鼻，可以减轻黏膜充血、肿胀而减轻鼻塞，改善引流，如 1% 麻黄碱滴鼻液，或 0.05% 羟甲唑啉，小儿用药浓度适当降低。减充血剂的使用应在 1 周以内。

【特色疗法述评】

1. 本病为常见病，多发病，疗效较好。根据近年来文献的记载，中医认为外感风热和外感风寒为本病的病因，风热为患多为外感风热之邪直犯肺经，上袭鼻窍所致，或由于风寒之邪外束，肺失宣降，寒从热化而出现风热之证。风寒为患多为外感风寒，袭于肌表，上犯鼻窍所致。西医研究认为本病主要为病毒感染，与下列诱因有关：气候、环境，营养不良和维生素缺乏，过度疲劳，烟酒过度，鼻阻塞，慢性病灶，免疫状态改变，鼻腔分泌物 pH 改变，全身疾病等。

2. 目前，西医对本病无针对性药物治疗，以局部用药或全身应用抗病毒或抗生素类药物为主，症状重者多加入激素治疗。采用麻黄素、地塞米松、庆大霉素鼻腔雾化吸入治疗该病，其优点是：作用迅速，疗效确切，明显改善鼻腔通气，有利于分泌物排出，维持时间长，雾化温湿度适合，药雾可达鼻窦窦口，可有效防止有关并发症的发生。

3. 对单独中药方内服或辅以其他特色中医治疗及中西医联合治疗急性鼻炎进行了大量的临床和实验研究，在临床上均取得良好疗效。近年来，运用中西医结合临床研究主要在中西药的联合，以发挥各自优势。如用鱼腥草溶液联合地塞米松雾化吸入，临床疗效明显优于庆大霉素联合地塞米松雾化吸入。为临床系统治疗急性鼻炎提供有利依据。

4. 急性鼻炎是耳鼻咽喉科的常见病、多发病，当前临床治疗手段相对成熟。虽然该病很少危及生命，但已成为严重影响人类生活的一种常见急性疾病。若感染严重或治疗不及时，将并发他病，或迁延不愈，而成慢性鼻病。所以，患者应及时治疗该病，并注意预防并发症。

5. 总之对于急性鼻炎的治疗由于目前尚无特效抗病毒药物，而该病初期抗生素无使用指征，加之抗生素的广泛使用和滥用，容易产生一定的副作用或产生耐药菌株。中医、针灸等特色治疗可减轻西医的不良反应且具备良好的疗效,但应从改变给药方式、扩大治疗途径、减少诱发因素、预防保健等方面积极努力,多学科结合,提高临床疗效。

【主要参考文献】

1. 郭宏. 现代耳鼻咽喉疾病中医诊疗学[M]. 北京:中医古籍出版社,2005.

2. 邓阜生,孙守军. 浅谈抗病毒类中药的应用研究[J]. 中国卫生产业,2012,(6):153.

3. 丁汉忠. 按摩治疗少儿急、慢性鼻炎[J]. 双足与保健,2012,(3):36-37.

4. 冯燕军. 与过敏性鼻炎相似疾病的鉴别[J]. 中国社区医师,2011,3,18:(7).

5. 胡启煜,王洪波,刘学俊. 急性鼻炎的中西医治疗近况[J]. 江西中医药,2010,41(10):72-74.

（付文洋）

第五节　慢　性　鼻　炎

慢性鼻炎是鼻黏膜及黏膜下层的慢性炎症。其主要特点是炎症持续 3 个月以上或反复发作,迁延不愈,间歇期亦不能恢复正常,且无明确的致病微生物,伴有不同程度的鼻塞,分泌物增多,鼻黏膜肿胀或增厚等障碍。本病的发病率较高,无年龄差异,在地域上西北地区发病率高与气候干燥相关性较大。

据本病的主要症状是鼻塞、涕多、嗅觉减退,相当于中医的鼻窒。鼻窒一名,首见于《素问·五常政大论篇》:"大暑以行,咳嚏鼽衄鼻窒。"《素问玄机原病式》曰:"鼻窒,窒,塞也",又曰"但见侧卧上窍通利,下窍窒塞",指出了鼻窒的主要症状特点。《太平圣惠方》中多处有"鼻塞不闻香臭""鼻塞不通,常有涕"的记载,尤其突出了一个"常"字,来证实本病是一个旷日持久的慢性病,同时说明在宋代之前,对慢性鼻炎就有了准确的认识。

本章节主要探讨的是慢性单纯性鼻炎和慢性肥厚性鼻炎。

慢性单纯性鼻炎是鼻黏膜由于局部性、全身性或环境性因素所致的可逆性炎症。主要病理改变为鼻黏膜自主神经功能紊乱,黏膜血管扩张,通透性增高;血管和腺体周围有以淋巴细胞和浆细胞为主的细胞浸润;黏液腺功能活跃,分泌物增多。主要症状表现为鼻塞流涕。

慢性肥厚性鼻炎多由慢性单纯性鼻炎发展而来,以鼻黏膜、黏膜下甚至骨质的局限性或弥漫性增生肥厚为特征。

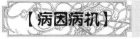

【病因病机】

一、中　医

本病因正气虚弱,外感寒热之邪,伤于皮毛,肺气不利,壅塞鼻窍而致。肺开窍于鼻,肺和则鼻窍通利,嗅觉灵敏;若肺气不足,卫阳不固,则易受邪毒侵袭,失去清肃功能,以致邪滞鼻窍;或饥饱劳倦,损伤脾胃,脾气虚弱,运化不健,失去升清降浊之职,湿浊滞留鼻窍,壅阻脉络,气血运行不畅而致鼻窍窒塞。又体虚之人,正不胜邪,外邪侵犯鼻窍,邪毒久遏,阻于脉络,以致气滞血瘀,鼻塞加重。

《东恒试效方》:"若因饥饱劳役损伤脾胃,生发之气既弱,其营运之气不能上升,邪害空窍,故不利而不闻香臭也,宜养胃气,使营运阳气宗气上升,鼻则通矣"。

1. **肺经蕴热,壅塞鼻窍**　伤风鼻塞失于调治或反复发作,迁延不愈,邪热伏肺,久蕴不去,致邪热壅结鼻窍,鼻失宣通,气息出入受阻而为病。

2. **肺脾气虚,邪滞鼻窍**　久病体弱,耗伤肺卫之气,致使肺气虚弱,邪毒留滞鼻窍而为病,或饮食不节,劳倦过度,病后失养,损伤脾胃,致脾胃虚弱,运化失健,湿浊滞留鼻窍而为病。

3. **邪毒久留,血瘀鼻窍**　伤风鼻塞失治,或外邪屡犯鼻窍,邪毒久留不去,壅阻鼻窍脉络,气血运行不畅而为病。

二、西　医

本病病因可分为局部原因和全身原因。

局部原因大多由急性鼻炎反复发作或发作后未获彻底治疗,而演变为慢性鼻炎,或因鼻腔及鼻窦慢性疾病的影响,如慢性化脓性鼻窦炎时,鼻黏膜长期受脓液的刺激;严重的鼻中隔偏曲或嵴突,因长期妨碍鼻腔的通气引流,以至于鼻黏膜炎症反复发作,不易彻底恢复;鼻腔用药不当,或用药过久,如萘甲唑啉或麻黄素滴鼻,可导致血管扩张、黏膜肿胀,引发药物性鼻炎;职业环境因素:长期或反复吸入粉尘或有害的化学气体,或生活或工作环境中温度和湿度的急剧变化,均可导致本病。

全身原因主要因许多慢性疾病:如贫血、糖尿病、风湿病、结核、痛风、急性传染病后,以及心、肝、肾脏疾病和自主神经功能紊乱,慢性便秘等,可引起鼻黏膜血管长期瘀血,或反射性充血;在青春期和妊娠后期,鼻黏膜常有生理性充血、肿胀,而有慢性鼻炎的表现,故而有"青春期鼻炎"或"妊娠期鼻炎"之称。这种生理现象大多在青春期后或分娩期后自行缓解,少数"妊娠期鼻炎"可演变为"产褥期肥厚性鼻炎。

【临床表现】

1. 慢性单纯性鼻炎

(1)鼻塞特点为间歇性:白天、夏季、劳动或运动时鼻塞减轻,而夜间、静坐或寒冷时鼻塞加重;交替性:侧卧位,下侧之鼻腔阻塞,上侧鼻腔通气良好,当转向另侧卧后,鼻塞又转而出现于另一侧鼻腔,由于鼻塞,间或有嗅觉减退,头痛、头昏、说话时出现闭塞性鼻音等症状。

(2)多涕:多为半透明的黏液性鼻涕,继发感染时可有脓涕。

2. 慢性肥厚性鼻炎 局部症状与单纯鼻炎相同,但鼻塞较重,多为持续性,有闭塞性鼻音,嗅觉可减退,鼻涕不多,为黏液性或黏稠性,肥大的下鼻甲后端压迫咽鼓管咽口,可出现耳鸣及听力下降,下鼻甲前段黏膜肥厚时,可阻塞鼻泪管开口,引起溢泪或继发性泪囊炎,结膜炎。由于经常张口呼吸以及鼻腔分泌物的长期刺激,易引起慢性咽喉炎。肥大的中鼻甲压迫鼻中隔,刺激三叉神经第一支的分支筛前神经可引起三叉神经痛,引起头痛头晕,失眠。

【辅助检查】

1. 慢性单纯性鼻炎 鼻黏膜肿胀,表面光滑,以下鼻甲最为明显,鼻甲柔软,富有弹性,用探针轻压成凹陷,移开后立即恢复。鼻黏膜对血管收缩剂敏感,滴用后下鼻甲肿胀可在 3~5 分钟内消退。鼻腔内有较黏稠的黏液性分泌物,多聚集于鼻底、总鼻道或下鼻道。

2. 慢性肥厚性鼻炎 长时间炎症可导致鼻黏膜增生、肥厚,成暗红色或淡紫色。下鼻甲黏膜肥厚,下鼻甲骨亦可肥大,下鼻甲表面不平呈结节状或桑椹状。探针轻压下鼻甲有硬实感并且不易出现凹陷,或凹陷出现但不易恢复。对血管收缩剂反应差,鼻黏膜不收缩或收缩甚微。有时鼻底或下鼻道可见黏液或黏脓性分泌物。

【诊断与鉴别诊断】

一、诊断标准

根据症状、鼻镜检查及鼻黏膜对麻黄素等血管收缩剂的反应,诊断多无困难。

二、鉴 别 诊 断

1. **西医**　应与鼻中隔偏曲、过敏性鼻炎、慢性鼻窦炎等鉴别。
2. **中医**　应与鼻渊、鼻鼽、鼻息肉等鉴别。

【治疗】

一、一 般 措 施

注意休息,防止感冒及上呼吸道感染,保持鼻腔通畅,清淡饮食。

二、中医中药治疗

(一)辨证论治

1. 肺经蕴热,壅塞鼻窍

主症:鼻塞时轻时重,或交替性鼻塞,鼻涕色黄量少,鼻气灼热,常有口干,咳嗽痰黄,舌尖红,苔薄黄,脉数,检查见鼻黏膜充血,下鼻甲肿胀,表面光滑,柔软有弹性。

治法:清热散邪,宣肺通窍。

方药:黄芩汤加减。黄芩、栀子、桑白皮、连翘、荆芥、赤芍、麦冬、桔梗各10g,薄荷、炙甘草各5g。

2. 肺脾气虚,邪滞鼻窍

主症:鼻塞时轻时重,或呈交替性,涕白而黏,遇寒冷时症状加重。可伴有倦怠乏力,少气懒言,恶风自汗,咳嗽痰稀,易患感冒,纳差便溏,头重头昏,舌淡苔白,脉浮无力或缓弱。检查见鼻黏膜及鼻甲淡红肿胀。

治法:补益肺脾,散邪通窍

方药:肺气虚为主者,可选用温肺止流丹加减,细辛、荆芥、人参、桔梗、鱼脑石、五味子、白术、黄芪各10g,甘草5g;若脾气虚为主者,可用补中益气汤加减,以健脾益气,升阳通窍。易患感冒或遇风冷则鼻塞加重者,可合用玉屏风散以益气固表。

3. 邪毒久留,血瘀鼻窍

主症:鼻塞较甚或呈持续性鼻塞,鼻涕黏黄或黏白,语声重浊或有头胀痛,耳闭重听,嗅觉减退,检查见鼻黏膜暗红肥厚,鼻甲肥大质硬,表面凹凸不平,呈桑椹状,舌质暗红或有瘀点,脉弦或弦涩。

治法:行气活血,化瘀通窍。

方药:通窍活血汤加减。桃仁、红花、赤芍、川芎、僵蚕各 10g;麝香(可用人工麝香代)、老葱 3 根、黄酒适量。鼻塞甚、嗅觉迟钝者可选加辛夷花、白芷、石菖蒲、丝瓜络;头胀痛、耳闭重听者,加柴胡、蔓荆子、菊花以清利头目。

以上方药,水煎服,每日 1 剂。

(二) 特色专方

1. **苍耳子散** 苍耳子、辛夷、白芷、川芎、黄芩、薄荷、川贝母(或浙贝母)、淡豆豉、菊花、甘草各 10g,日煎 1 剂,趁热熏鼻,待温服之。功效益气健脾、清肺泄热、凉血解毒、宣通鼻窍。

2. **辛夷散** 辛夷、羌活、白芷、川芎、藁本、防风、升麻、甘草、细辛、木通各10g。功效:祛风散寒、通窍除涕,用于外感风寒,恶寒发热,头痛鼻塞,清涕不收。

3. **辛夷苍耳汤** 辛夷、苍耳子、细辛、薄荷各 15g,玄参 20g,甘草 10g。水煎服,日一剂,分两次服。具有清热通窍养阴治疗。

(三) 中药成药

1. **鼻炎灵片** 苍耳子(炒黄)、辛夷、白芷、细辛、黄芩、川贝母。功效:透窍消肿,祛风退热。用于慢性鼻窦炎、鼻炎及鼻塞头痛,浊涕臭气,嗅觉失灵等。饭后温开水送服,一次 2~4 片,一日 3 次,两周为一疗程。

2. **辛夷鼻炎丸** 苍耳子、山白芷、菊花、三叉苦、薄荷、南板蓝根、广藿香、鹅不食草、防风、鱼腥草、辛夷、甘草等 13 味,功能祛风、清热、解毒,用于治疗鼻炎。口服每次 3g,每日 3 次。

3. **鼻渊舒口服液** 苍耳子,辛夷,薄荷,白芷,黄芩,栀子,柴胡,细辛,川芎,黄芪,川木通,桔梗,茯苓组成的复方制剂。故全方可抑菌杀菌、清热疏风、排脓解毒、通利鼻窍。

4. **补中益气丸合玉屏风散** 两药分别由黄芪、党参、白术、当归、防风、炙甘草等组成。具有补中益气、祛风之功效,适用于体虚自汗、易于外感、鼻塞流涕及过敏性鼻炎的治疗。口服补中益气丸每次 6g,玉屏风散口服液 1 支(10ml),均每日 3 次。

5. **通窍鼻炎片** 由苍耳子、防风、黄芪、白芷、辛夷、白术、薄荷组成。功能益气、祛风通窍,用于反复感冒,体虚自汗,鼻塞,流涕。口服每次 5~7 片(每片含生药 1.1g),每日 3 次。

6. **千柏鼻炎片** 清热解毒,活血祛风,宣肺通窍。用于风热犯肺,内郁化火,凝滞气血所致的伤风鼻塞,时轻时重,鼻痒气热,流涕黄稠,或持续鼻塞,嗅觉迟钝,急、慢性鼻炎,鼻窦炎。口服,一次 3~4 片,一日 3 次。

(四) 针灸疗法

1. **体针** 主穴:迎香、印堂。配穴:百会、风池、太阳、合谷、足三里。每次取主穴加配穴 2~3 个,针刺,辨证施用补泻手法。

2. 耳针 取鼻、内鼻、肺、脾、内分泌、皮质下等穴,用耳针针刺或用王不留行籽贴压耳穴。

3. 艾灸 对于肺脾气虚者,取迎香、人中、印堂、百会、肺俞、脾俞、足三里等穴,温灸。

(五)其他特色疗法

1. 局部治疗

(1)滴鼻:主要成分为等质量的薄荷脑和樟脑,溶剂为液状石蜡,具有滋润及保护鼻腔黏膜作用外,还具有刺激鼻黏膜的细胞再生的作用以及防止鼻出血。用量:滴鼻,每次 1~2 滴,每日 3~4 次。

(2)吹鼻:鹅不食草、樟脑、冰片研细末和匀,装瓶密封,每用少许吹鼻,每日 3 次。

(3)塞鼻:冰片、白芷、赤芍、丹皮各适量,研细粉,和入适量凡士林,制成 20% 药膏,再将剪成合适大小的纱条搅入凡士林药膏中,取纱条塞入鼻腔,每次保持 1 小时以上,每日一次。

(4)嗅剂:用辛夷、细辛、薄荷制成一种新型的鼻腔嗅剂,通过患者鼻嗅的方式达到缓解鼻塞症状,有利于减轻鼻腔黏膜炎症。

(5)鼻腔冲洗:将装有温生理盐水的灌洗桶悬挂于距患者头顶约 1m 高度的吊架上,右手持橄榄头,塞入一侧前鼻孔,缓慢松开控制夹,冲洗中患者张口发"呵"音,使桶内的冲洗液缓缓冲入一侧鼻腔,由另一侧鼻腔流出,此时鼻内痂皮及分泌物随水冲出。

(6)下鼻甲注射术:用 1% 丁卡因进行下鼻甲黏膜表面麻醉,用细长 7 号针头自下鼻甲前端刺入黏膜下,沿下鼻甲游离缘直达后端,但不可刺破后端黏膜。边拔针边注射。针拔出后立即塞入棉片止血。注射剂量每侧 1~2ml。

2. 中药雾化吸入 苍耳子、辛夷、白芷、防风、薄荷,每次取中药制剂 30ml,放入雾化吸入器做雾化吸入,每次 30 分钟,一天两次,连续 2 周。

3. 激光疗法 用氦-氖激光器等,照射患者鼻道区,每次 5~10 分钟,每日或隔日 1 次,5 次为 1 疗程。

4. 超短波理疗 应用波长为 10~1m 的超高频交流电作用人体,以达治疗目的的方法,国内一种是手提式小功率(25~80W)治疗机,输出电流为数安培,适用于小部位、浅层组织,特别是五官科疾病的治疗。

5. 引导 盘膝趺坐,暂停呼吸或内呼吸 3 次,接下去端坐伸腰,徐徐以鼻纳气(慢慢吸入),以右手捻鼻,它的目的,就是使潴留的积液得以排出而恢复通窍与嗅气。

6. 按摩 用中指尖,于掌心搓令极热,熨搓迎香二穴,可时搓时运,现代大多按摩两侧迎香穴,按摩到产生灼热,之后再按摩鼻翼,也使生热,并掐迎香穴,一般可掐 2~3 分钟,中间稍歇 2~3 分钟,再掐再歇,5~6 次为一疗程,还可将两手拇指两节垂直弯曲,其他四指向掌面自然环屈成空心拳,环屈的食指紧压在拇指上,使拇指固定不摇摆,两拇指指甲相对方向,将拇指指甲上下搓鼻翼两侧。

7. 穴位注射　用生理盐水、地塞米松、普鲁卡因混合液或是转移因子注射液于迎香穴、鼻通穴进行穴位封闭治疗,隔日一次,7 次为一疗程。

8. 低温等离子、激光（CO₂激光、YAG 激光等）、微波下鼻甲手术　可通过消融肥大的下鼻甲黏膜或黏膜下组织,使鼻甲组织变小,从而改善鼻塞的症状。此方法简便易行,但可能会引起术后鼻腔干燥。

三、西 医 治 疗

（一）局部治疗

1. 局部糖皮质激素鼻喷雾剂　局部糖皮质激素可以在炎症的各个阶段都发挥强大的抗炎、抗水肿效应,并能促进损伤的纤毛上皮修复,是目前治疗鼻黏膜炎症性疾病的一线药物。

2. 减充血剂　只有在慢性鼻炎伴发急性感染时才可使用减充血剂滴鼻,每天 1~2 次,并且一般应用时间不宜超过 7~10 天,此类药物长期使用可引起药物性鼻炎。

（二）手术治疗

对于药物及其他治疗无效并伴有明显的持续性鼻塞的患者,可行手术治疗。目前手术多在鼻内镜下进行,可提高手术安全性和准确性。

1. 下鼻甲切除术　通过手术切除下鼻甲的一部分,使鼻甲组织变小,可以降低鼻腔阻力,改善鼻腔通气的状态。包括下鼻甲黏膜部分切除术和下鼻甲黏膜下骨部分切除术。

2. 下鼻甲骨折外移术　下鼻甲骨局部肥大或向内过度伸展者可行此手术。将器械置于下鼻道,骨折下鼻甲,将下鼻甲向鼻腔外侧壁移位,总鼻道由此变宽而改善鼻塞症状。

【特色疗法述评】

根据 WHO 的规定并基于 Shekelle 等的原则,在 2001 年版和 2008 年版的 ARIA 中,将所有鼻炎划分成变应性鼻炎和非变应性鼻炎两大类。其中,非变应性鼻炎则被从病因学的角度分为感染性鼻炎、职业性鼻炎、药物性鼻炎、内分泌性鼻炎、与理化因素相关的鼻部症状、吸烟者鼻炎、食物诱发性鼻炎、NARES 和嗜酸性粒细胞性鼻炎、老年性鼻炎、情绪萎缩性鼻炎、原因不明的特发性鼻炎等。

1. 慢性鼻炎的发病率高,而且病情反复,时间长,是临床上难以根治的病证,合理用药与综合治疗是控制病情的关键。临床疗效方面,中医药具有缓效、稳效、持久的特点,尤其是对于反复发作的患者,充分显示出中医药的优势和特点。而西医药则给药途径方便、控制病情迅速、控制感染效果好,单纯的西药喷雾剂虽然可临时缓解症状,但有可能造成鼻黏膜的损害及毒副作用,中药制剂毒副作用小,临床及实验研究、有关生化指标的观测,仍未达到高层次水准,因此在今后的研究中重点在于中药制剂的稳定性及持久性。

2. 近年来中医中药鼻腔局部给药有了一定新进展,将中药制成新的剂型,通过鼻腔滴鼻、雾化、喷雾、鼻腔冲洗、嗅入等不同形式将药效直达鼻腔,对鼻黏膜刺激小,起效快,但是由于中药成分复杂,中药经鼻腔给药系统有必要尽量精简、优化处方;同时应重视鼻用制剂的气味掩盖及长期给药毒性研究,基于现代提取技术和先进包装材料对其进行剂型改革,以提高患者依从性是今后研究的重点。

【主要参考文献】

1. 干千,徐轩,陈国丰. 干氏耳鼻咽喉口腔科学[M]. 南京:江苏科学技术出版社,1999.
2. 田道法. 中西医结合耳鼻咽喉科学[M]. 北京:中国中医药出版社,2005.
3. 许庚. 非变应性持续性鼻炎(慢性鼻炎)局部糖皮质激素治疗新概念[J]. 临床耳鼻喉科头颈外科杂志,2007,636-637.

（付文洋）

第六节　萎缩性鼻炎

萎缩性鼻炎是一种发展缓慢,以鼻腔宽大、黏膜萎缩、伴有黄绿色脓痂及嗅觉障碍为主要表现的鼻腔慢性炎症。黏膜的萎缩性改变可发展到鼻咽、口咽、喉咽等部位。本病多发于青壮年,发病率女性高于男性,在发达国家已经日益少见,在发展中国家仍较多见。我国发病率也逐渐减少,但在贫困、边远地区仍较多见。

根据本病的临床症状,可将其归为中医的鼻槁,又称鼻藁、鼻槁腊、臭鼻症等。鼻槁一词,最早见于《内经》。《灵枢·寒热病》中云:"皮寒热者,不可附席,毛发焦,鼻槁腊,不得汗。取三阳之络以补手太阴。"《圣济总录》中曰:"小儿肺脏壅滞,内有积热,上攻于脑,津液内涸,故令鼻干无涕也。"《难经》《金匮要略》及后世医著亦有"鼻槁"记载。明代《万氏秘传片玉心书》说："鼻干者，心脾有热，上蒸于肺，故津液枯竭而结，当清热生津。"宋代《太平圣惠方》中提出了用桑根白皮散、木通散、犀角散内服和吹鼻散外治法，元代《世医得效方》中记载了百草霜末冷水调服治疗鼻槁的方法。后世医家也逐渐丰富了对本病的认识，并提出了各种内服和外治方药。

【病因病机】

一、中 医

1. **肺脏亏虚，鼻失滋养** 肺为燥金之脏，若过食辛辣炙煿助阳生热之物，或吐利亡津，病后失养，致使气津亏损，无以上输，鼻失濡养，则黏膜枯槁而为病。或可因气候干燥，或屡为风热燥邪，熏蒸鼻窍，久则耗伤阴津，蚀及肌膜，以致鼻内干燥，黏膜焦萎。

2. **脾气虚弱，湿蕴生热** 脾土为肺金之母，主运化水谷精微，若饮食失节，劳倦内伤，脾弱失运，气血精微生化不足，无以上输充肺而濡养鼻窍，肌肤失于濡养，兼以脾不化湿，蕴而生热，湿热熏灼，肌膜逐渐干萎。

此外，肾为一身阴液之根，肾阴不足则肺津亦少，故肾阴亏虚也可致鼻失滋养而发病。

二、西 医

本病按病因不同可分为原发性和继发性两类。原发性萎缩性鼻炎的病因目前仍不十分清楚。多因全身因素如营养不良、维生素缺乏、内分泌功能紊乱、自主神经功能紊乱、细菌（臭鼻杆菌、类白喉杆菌等）感染、遗传等因素有关。可发生于幼年，青年女性患者相对较多。继发性萎缩性鼻炎病因明确，多继发于鼻腔疾病。如有害粉尘、气体的长期刺激；多次或不适当的鼻腔手术所致鼻黏膜广泛损伤，特殊性感染等。

【临床表现】

一、症 状

1. **鼻及鼻咽干燥感** 由于鼻黏膜腺体萎缩、分泌减少和长期张口呼吸所致。

2. **鼻塞** 一侧经常性鼻塞，也可为双侧，多脓涕伴恶臭，自觉鼻内有臭气。常伴有慢性鼻炎或鼻窦炎的其他症状,如嗅觉减退、流泪、眼部灼热感及上呼吸道感染症状等。由于鼻腔内脓痂阻塞,空气不能通过,或者因为鼻黏膜萎缩,神经感觉迟钝所致。

3. **鼻出血** 一般出血不多,由于鼻黏膜萎缩变薄和干燥,或因挖鼻和用力擤鼻致毛细血管损伤。

4. **头痛、头昏** 因鼻黏膜萎缩,鼻腔过度宽大,鼻腔的调温保湿功能减退,鼻黏膜受大量吸入冷空气的刺激,或因鼻腔内有脓痂压迫鼻黏膜所致,常表现在前额、颞侧或枕部疼痛。

5. **嗅觉障碍及恶臭** 鼻腔内脓痂堆积,空气中的含气味分子不能到达嗅区或因嗅区黏膜萎缩,或因嗅神经发生萎缩而致嗅觉丧失。恶臭呼气带特殊的腐烂臭味,是由于臭鼻杆菌等细菌使鼻内分泌物和结痂内的蛋白质分解而产生臭味。

6. **其他** 萎缩性病变侵及咽鼓管则产生非化脓性中耳炎,导致耳鸣及听力减退等。累及咽喉部则发生咽喉干燥不适、声嘶及刺激性干咳等。

二、体 征

自幼发病影响外鼻发育者可呈鼻梁宽平,形成鞍鼻,严重者可引起颊部肿胀变形或眼球移位等。鼻腔检查可见鼻腔宽敞,从前鼻孔可直接看到鼻咽部。鼻甲缩小,有时几乎不可辨认,但中鼻甲有时稍肥大或呈息肉样变。病变轻微者,下鼻甲和中鼻甲前端或嗅裂处可见少许痂皮,鼻黏膜呈轻度萎缩。病变严重者,鼻腔黏膜覆盖一层灰绿色脓痂,可闻及特殊恶臭,取出后,可见鼻黏膜色红或苍白,发干、渗血,有肉芽组织生长,骨质可有破坏。

【辅助检查】

1. **鼻腔分泌物培养** 常见有臭鼻杆菌和类白喉杆菌,但并非真正致病菌。
2. **X线摄片或CT检查** 可见鼻甲缩小,鼻腔增宽,鼻窦可发育不良。

【诊断与鉴别诊断】

一、诊 断 标 准

1. **病因** 病因不明,或有继发性萎缩性鼻炎的相关病史。
2. **症状** 以鼻内干燥感、嗅觉减退或消失为主要症状,可伴有浊涕、头昏、头痛等症,或容易少量鼻出血、鼻内有恶气而不自知。

3. **检查** 鼻腔黏膜干燥、枯萎,鼻甲变小,鼻腔宽大,鼻道内可有大量黄绿色脓痂。

二、鉴别诊断

1. **西医** 本病应与恶性肉芽肿、恶性肿瘤、特异性肉芽肿及鼻部特殊传染病,如结核、梅毒、鼻硬结、鼻白喉、鼻麻风等相鉴别。

2. **中医** 本病应与鼻窒、鼻渊等相鉴别。

【治疗】

一、一般措施

1. 禁烟酒,忌辛辣香燥之品。进食应营养均衡,多食蔬菜、水果、豆类等食物。

2. 改善工作与生活环境,避免高温、干燥,减少粉尘及有害化学物质吸入,保持居家空气湿润并注意通风。

3. 鼻腔禁用血管收缩剂滴鼻。

4. 鼻腔干燥甚者,可用温盐水,或油剂湿润鼻腔;涕多者可用药棉蘸温盐水清洗鼻腔,去除痂皮与浊涕。

5. 鼻腔肌膜萎缩严重,鼻窍宽大,畏冷或头痛者,可用药棉蘸油剂塞入鼻腔,以减轻冷风刺激等。

6. 要及时治疗可能诱发本病的隐性疾病,如急慢性鼻炎、鼻窦炎等。

二、中医治疗

(一)辨证论治

古代文献资料中,缺少"鼻槁"的系统论治资料,从历代医家论治燥证的治法中来看,主要采用甘寒滋润、养阴生津、养血润燥等法则。如《素问玄机原病式·燥类》:"宜以退风热,活血养液,润燥通气之凉药调之。"《张氏医通》:"燥之病,皆属燥金之化……阴中伏火,日渐煎熬,血液衰微,使燥热转甚,而为诸病,在外则皮肤皲揭,在上则咽鼻干燥……在脉则细涩而微,此皆阴血为火热所伤,法当治以甘润滋养之剂"。《万氏秘传片玉心书·鼻病门》用导赤散吞服抱龙丸。《医学见能》中曰:"鼻根红赤,孔内干燥结煤者,阳明经燥气也,宜加味升葛汤。"《杂病源流犀烛》:"咽干鼻燥,必清上部也,宜清凉饮。"现代对于鼻槁的辨证论治主要从肺、肾、脾三脏虚损立论,主要分为阴虚肺燥、阴虚湿热、肺胃郁热、气血亏虚等证型。

1. 阴虚肺燥

主症:鼻内干燥,鼻息灼热,嗅觉减退,鼻黏膜萎缩,鼻腔宽大,或鼻腔干痂较薄,少量黄绿秽涕,伴咽痒干咳,秋季或气候干燥时症状加重,舌质偏红,少苔,脉细数。

治法:养阴润燥,生津复萎。

方药:养阴清肺汤加减。生地、麦冬、玄参、贝母各 10g,白芍、薄荷、牡丹、甘草各 5g。若嘈杂易饥、口干便秘,可加玉竹、麻仁、蜂蜜等;若腰膝酸软、月经不调,可加牛膝、知母、百合等。

2. 阴虚湿热

主症:鼻内干燥感,涕浊腥臭,色微黄绿,痂皮量多,嗅觉减退或丧失;检查见鼻黏膜色淡,鼻甲萎缩较甚,中鼻道有多量黄绿脓涕;舌质偏红,苔微黄腻,脉细濡数或细滑。

治法:养阴润燥,清热化浊。

方药:甘露饮加减。生地、熟地各 20g,天冬、麦冬、茵陈各 15g,黄芩、枇杷叶、枳壳各 10g,甘草 5g。若口苦烦躁,可加黄芩、鱼腥草、石菖蒲等;若倦怠纳差者,可加黄芪、茯苓、白术等。

3. 肺胃郁热

主症:鼻内干燥灼热,嗅觉减退,鼻黏膜干红萎缩,鼻腔宽大,鼻腔可有干痂、黄绿秽涕,时有口干、便秘、小便黄;舌质红,苔黄,脉有力而略数。

治法:清宣郁热,生津润燥。

方药:加味升麻葛根汤加减。升麻、黄芩、桑白皮、地骨皮、生地、赤芍、木通各 10g,麦冬 20g,葛根 15g,甘草 5g。如大便秘结,可加火麻仁、桃仁、杏仁;口苦咽干、烦躁易怒,可加龙胆草、青黛。

4. 气血亏虚

主症:鼻内干燥,鼻黏膜干燥萎缩较甚,鼻腔宽大,遇冷则头脑冷痛,鼻腔可有少量干痂,黄绿秽涕,乏力纳差;舌淡红,苔薄白,脉细弱。

治法:益气养血,升清润窍。

方药:补中益气汤合四物汤加减。黄芪、人参各 15g,熟地黄、柴胡 12g,当归、白术、炙甘草各 10g,陈皮、升麻、川芎各 6g,白芍、生姜各 9g,大枣 6 枚。如纳差腹胀,可加枳壳、神曲、麦芽等;如形寒肢冷,可加肉桂、附子。

以上方药,水煎服,每日 1 剂。

（二）特色专方

1. 升阳生津方　升麻、赤芍、焦山楂各 15g,柴胡、玄参、麦冬、知母、丹皮各 10g,葛根 30g,太子参 9g,生地、百合、女贞子、桑椹各 12g。每日 1 剂,水煎服,每日 2 次。60 天为 1 个疗程。本方有升举清阳,养阴生津的功效。适用于清阳下陷,阴虚肺燥的患者。

2. 增液活血汤 生地、玄参各15g,麦冬25g,当归、赤芍10g,田七末3g(冲服),毛冬青30g,柴胡、川芎各5g。每天一剂,水煎,早晚各服一次,15天为一疗程。根据患者具体情况,一般选择治疗3~4个疗程。功效:养阴生津,活血通络。适用于肺肾阴虚,血脉受损的患者。

3. 养阴生津汤 沙参、麦冬、天花粉各20g,红花、茯苓各12g,桔梗10g,乌梅30g。每天一剂,水煎,早晚各服一次,15天为1疗程。功效:敛阴生津,活血祛痰。适用于阴虚内热的患者。

(三)中药成药

1. 二冬膏 由天冬、麦冬、蜂蜜等组成。功效:养阴润肺。用于肺阴不足引起的鼻干咽痛。口服,每服9~15g,每天2次,温开水送服。

2. 甘露消毒丹 滑石、茵陈、黄芩、石菖蒲、川贝母、木通、藿香、射干、连翘、薄荷、白豆蔻等。功效:清热解毒,利湿化浊。适用于脾胃湿热所致的鼻槁。口服,每次6~9g,每天2次,温开水送服。

3. 知柏地黄丸 知母、熟地黄、黄柏、山茱萸(制)、山药、牡丹皮、茯苓、泽泻。功效:滋阴清热。口服,每次8丸,每天3次,温开水送服。

4. 补中益气丸 炙黄芪、党参、炙甘草、白术(炒)、当归、升麻、柴胡、陈皮。功效:补中益气,升阳举陷。口服。一次5~10g,1日2~3次,温开水送服。

(四)局部治疗

1. 复方鱼肝油滴鼻剂 薄荷脑、樟脑各0.5g,清鱼肝油100ml。制备方法:取薄荷脑、樟脑置干燥的容器中研磨,然后加入鱼肝油适量,随加随研,最后加鱼肝油至足量,混合均匀即得。用法:滴鼻,1日3~4次,1次1~2滴,小儿酌减。功效:能维持鼻黏膜的正常结构,滋润鼻黏膜上皮细胞,并有除臭的作用。

2. 蝮蛇抗栓酶溶液 蝮蛇抗栓酶10支加入生理盐水400ml中备用,避光保存,配置液pH为6.4,浓度为0.06%,应用时装入眼药水瓶内。用法:每日4次,每次每侧3~4滴。7日为1个疗程。功效:具有溶栓、抗凝、扩血管、改善微循环的作用,可减少炎症渗出,促进黏膜表面纤毛运动及细胞再生。

3. 生肌玉红膏 当归、白蜡、白芷、紫草、甘草、轻粉、血竭、麻油。制法:白芷、当归、紫草浸入麻油3日,放锅内熬至药枯,去渣,将油再熬至滴水成珠,入血竭化尽,再入白蜡,微火化开,待冷后研细轻粉,搅匀备用。将制好的生肌玉红膏适量平摊于消毒备用的长约8cm、宽约4cm的凡士林油纱片上,备用。待脓痂清理干净后,将此油纱片(单层)贴敷包裹于萎缩之中鼻甲、下鼻甲黏膜表面,若鼻中隔黏膜萎缩较重,亦可贴敷在鼻中隔黏膜表面。每日1次,15天为1个疗程。功效:化腐生肌,消肿止痛,和血止血。可以有效改善鼻腔局部营养,促进黏膜再生和腺体分泌,疗效明显。

4. **鱼腥草注射液** 以鱼腥草注射液 50ml 加入温生理盐水 500ml 中,对双侧鼻腔进行灌洗,灌洗后以吸引器清理鼻腔、鼻咽、口咽脓痂。每日 1 次,15 日为一个疗程。功效:清热解毒、消痈排脓。可以有效清除鼻腔脓痂,对多种病毒和细菌有较强的抑制作用,且不易导致菌群失调。

5. **单验方** 蜂蜜、麻油各半,加冰片少许滴鼻;或以生地黄 10g、生大黄 10g、牡丹皮 10、赤芍 10、麦冬 10,加适量生麻油过药面,浸泡一夜,文火(小火)煎至赤芍焦黄为度,去渣(趁热加入冰片 0.5~1g,搅匀),装入滴鼻剂的药瓶内,待凉后以油滴鼻,日 3 次。

6. **中药针剂注射下鼻甲** 采用复方丹参注射液,成分为丹参、降香的提取物。行下鼻甲黏膜表面麻醉后,用 5 号长针从下鼻甲前端黏膜穿刺,沿下鼻甲游离缘平行进针达下鼻甲中后部分,注意切勿刺穿后端黏膜(且不可注入空气,否则会导致血管栓塞引起失明等并发症)。回抽无血后,边退针边注药,每次注入 1~2ml 药液,每周 2 次,2 周为一个疗程,治疗 2 个疗程。其中丹参活血通络,能促进局部组织的修复与再生,改善鼻黏膜血液循环。降香芳香理气,增强丹参的活血化瘀功能,因此,对鼻黏膜血管闭塞或黏膜萎缩为特征的萎缩性鼻炎起到良好的治疗作用。

7. **中药熏蒸结合微波鼻腔照射** 采用鱼腥草去腐生肌汤(鱼腥草、桃仁、红花、当归、赤芍等)进行熏蒸,输出功率调至患者感到鼻腔有轻度热感为宜,一般在 20~30W 之间,照射时间一般 30 分钟,双鼻腔交替进行,每日 1 次,2 周为 1 个疗程。可疏松腠理,活血通络,对多种病毒、细菌有抑制作用,对萎缩性鼻炎有较好的疗效。

(五)针灸按摩疗法

1. **体针** 取迎香、三阴交、禾髎、足三里、内庭、肺俞、脾俞、肾俞等穴,直刺或斜刺,补法或用电针,留针 15~20 分钟,每日 1 次,10 日为一个疗程。

2. **迎香穴埋线** 通过羊肠线对穴位的持续刺激以疏通经络,治疗本病。方法:常规消毒,局部麻醉,用埋线针将羊肠线 1cm,埋入迎香穴皮下。每日 1 次,连续 1 周左右。

3. **贴耳穴** 取内鼻、皮质下、肺、脾、肾、胃等,用王不留行籽贴压,每日按压 3~4 次,隔日换压,连续 1 周为 1 个疗程。

4. **按摩疗法** 每晚临睡前自行按摩迎香、合谷、印堂、鱼际、关元、足三里等穴,每日 2~3 个穴位。

三、西医常规治疗

(一)全身治疗

1. **维生素疗法** 如:维生素 A、维生素 B_2、维生素 C、维生素 E 等,以用量较常规用量大为佳,有利于黏膜上皮的恢复,促进细胞的氧化还原作用。

2. **微量元素疗法**　铁、锌制剂对本病有一定的治疗作用。

3. **抗生素治疗**　肌内注射链霉素可减轻鼻臭、头痛等症状,可控制鼻腔继发感染。

(二)局部治疗

1. **鼻腔冲洗**　用温热生理盐水或高锰酸钾溶液(1∶2 000~5 000)、1%~3%碳酸氢钠冲洗鼻腔,可清除痂皮及臭味,刺激萎缩的鼻腔黏膜。

2. **滴鼻剂**　可用 1%~3% 链霉素溶液滴鼻,以抑制细菌生长;用 1% 薄荷樟脑油、清鱼肝油、液状石蜡等滴鼻,以润滑黏膜、软化脓痂;蛋白水解酶溶液滴鼻,可促进痂皮脱落;用 0.5% 己烯雌酚油滴鼻,可减少痂皮;用 25% 葡萄糖甘油滴鼻,可抑制鼻分泌物分解;用 50% 葡萄糖滴鼻,可刺激黏膜腺体分泌。

(三)手术治疗

保守治疗无效者可采用手术治疗,主要目的为缩小鼻腔、减少鼻腔通气量,降低鼻腔水分蒸发,减轻黏膜干燥和结痂形成。手术方法有:鼻腔黏膜骨膜下埋藏术、鼻腔外侧壁内移加固定术、带蒂颊肌瓣鼻腔黏骨膜下植入术、前鼻孔闭合术等。

【特色疗法述评】

1. 目前对本病的病因学研究认为,环境因素、营养缺乏、免疫功能下降、细菌感染、微量元素缺乏等多种因素导致了本病的发生。有学者从遗传学角度探索本病的病因,也取得了一定的成果,认为遗传因素是导致本病的一个重要因素。

2. 近年来,有学者研究本病患者的基因表达谱发现,白介素 1β 基因及其上调子均表达下调比较明显,说明本病的发生可能存在较为复杂的炎症网络机制;谷胱甘肽-S-转移酶 W1、谷胱甘肽-S-转移酶 W2 表达上调,谷胱甘肽合成酶表达轻微下调,提示除了长期接触高浓度有害粉尘、气体的外界因素外,还与鼻黏膜组织本身的谷胱甘肽-S-转移酶的解毒能力下降有关。总之,基因芯片技术是筛选本病基因的一个很好的手段,值得进一步深入研究,但其结果还有赖于相关技术的提高。

3. 本病的治疗虽有大量文献报道,但目前尚无疗效确切的方法。西医治疗的内服药物以抗生素、维生素、微量元素为主,主要是针对病因的治疗;外用药物有樟脑油、鱼肝油、蛋白水解酶、抗生素、葡萄糖等,主要目的为扩张血管、清除脓痂、刺激黏膜腺体分泌等。保守治疗无效时,可采用手术治疗。手术治疗的目的是缩小鼻腔、减少鼻腔水分蒸发、减轻黏膜干燥和结痂形成。目前的手术方式以鼻黏膜下填塞术报道较多，填塞材料有生物陶瓷、颊肌、腭扁桃体、肋软骨、髂骨、腹部脂肪、聚氯乙烯、丙烯酸酯、硅橡胶、象牙骨等，还有鼻腔外侧壁内移加固定术、前鼻孔闭合术等手术方式。患者术后主要并发症有供区组织感染、长期疼痛感、局部畸形成等，因此，填塞材料的选择是手术成功及远期疗效的关键，选择时要考虑移植体供区的损伤、移植物的韧性、移植物的固定、手术操作的要求及手术结果评估等多种因素。

4. 中医对于本病的研究最早出现于《内经》，后世医家在文献记载中也多有论述，并创立了桑根白皮散、木通散、犀角散、吹鼻散等方剂，但是缺乏系统的病因研究和辨证论治分析。现代医家认为本病大多与肺经燥热、肺肾阴虚、肺脾气虚、气滞血瘀等有关，治疗上多以养阴润燥、益气养血、活血通络等为法。近年来，对本病也进行了很多探索，包括中药经典方剂如六味地黄丸、玉屏风散、桃红四物汤等的加减运用，以及自拟方药如升阳生津方、增液活血汤等，在临床上均取得了较为显著的疗效。本病的中医外治法有鼻腔滴剂、鼻腔灌洗、鼻腔熏蒸等，特色疗法包括针灸、耳针、按摩等，对本病的治疗可起到一定的辅助作用。总之，中医药治疗本病有疗效稳定、创伤小、方法简便等优点，并可保护鼻腔正常生理环境，改善鼻黏膜及腺体功能，相对于西医治疗手段有一定的优势，值得进一步推广应用。如何进一步开展中西医结合防治本病的研究，包括病因、治法、药理等，可作为以后重点探索的内容。

5. 萎缩性鼻炎是临床上难以短时间内根治的疾病，文献中有关本病的报道并不少见，但是基础和临床研究还有待进一步开展。尤其是基因方面，随着检测技术的提高，本病的病因学研究有望取得突破性进展。另外，组织工程学及再生医学的发展也为本病的治疗提供了更为有效的治疗方法。中医药对本病的研究，目前缺乏大样本的临床和基础实验数据，对中药方剂的药理学研究也需要进一步开展。

【主要参考文献】

1. 林尚泽. 耳鼻咽喉科疾病诊断疗效评定依据及有关解剖生理数据[M]. 贵阳. 贵州科技出版社, 2002.

2. 熊大经, 李凡成. 今日中医耳鼻喉科[M]. 北京; 人民卫生出版社, 2011.

3. 王振荣. 复方鱼肝油滴鼻剂的制备与应用[J]. 中国医院药学杂志, 2000, 20(3): 176.

4. 何招手, 毕瑞鹏, 谭祖林. 蝮蛇抗栓酶溶液滴鼻治疗萎缩性鼻炎临床观察[J]. 空军总医院学报, 1995, 11(1): 10.

5. 张守杰, 王瑞华. 升清阳补阴津法治疗萎缩性鼻炎 86 例[J]. 辽宁中医杂志, 2005, 32(9): 912-913.

6. 杨大鉴,黄定强,何成松,等. 组织工程骨技术在萎缩性鼻炎治疗中的应用[J]. 中国康复,2006,21(4):225-226.

（李许娜）

第七节　变应性鼻炎

变态反应性鼻炎（变应性鼻炎），亦称过敏性鼻炎，是指特应性个体接触变应原后主要由 IgE 介导的介质释放，并有多种免疫活性细胞和细胞因子等参与的鼻黏膜非感染性炎性疾病。以突然发作鼻痒、喷嚏频作、流大量清涕、鼻塞等为主要临床症状。常在清晨发作，或在接触某些物质、刺激性气体、温度变化时发作。本病有常年性与季节性之别，是一个全球性健康问题，全球患病率 10%~40%，并有不断升高的趋势；患者中的 30%~40% 可发展为支气管哮喘。本病虽无生命危险，但涉及面广，其影响远超出鼻腔范围，并有不断升高的趋势。本病可于任何年龄，但以青少年居多。可伴有呼吸道变态反应病史，病程长者可并发鼻息肉。由于本病发病率高，症状严重并不易治愈，可严重影响患者及家人的生活质量、工作效率及学习效果，造成经济和健康上的沉重负担。

根据本病的临床表现，一般将其归类于中医学鼻鼽病。鼻鼽之名出自《素问·脉解篇》："所谓客孙脉，则头痛、鼻鼽、腹肿者，阳明并于上；上者则其孙脉太阴也，故头痛、鼻鼽、腹肿也。"《内经》认为鼻鼽与时令气候及与肺、肾有关。历代文献中还有"鼽嚏""鼽""嚏"等病名，论述丰富，对其病因病机，历代医家有主寒、主热之分，隋·巢元方认为肺脏虚冷是本病发病的主要原因，明·戴思恭《秘传证治要诀及类方》说："清涕者，脑冷肺寒所致，宜细辛、乌、附、干姜之属。"指出治疗本病应用辛温之品。金·刘河间则从火热论。这些认识均具有代表性，对后世影响深远。

【病因病机】

一、中　医

鼻居头面正中，为呼吸之门户。本病的发病内因肺、脾、肾三脏虚损或肺胃郁热，外与感受风寒、吸入异气或食入某些食物等有关。

1. **肺虚感寒**　肺主鼻，司呼吸，外合皮毛，主宣发和肃降。先天不足，素体虚弱，或病后失养，致肺气亏虚，卫外不固，腠理疏松，营卫失调，风寒异气乘虚侵袭,为鼽为嚏。如《灵枢·本神》说:"肺气虚则鼻塞不利";隋·巢元方《诸病源候论》也说:"肺气通于鼻,其脏有冷,冷随气入乘于鼻,故使津涕不能自收"。明·张景岳《景岳全书》曰:"凡由风寒而鼻塞者,以塞闭腠理,则经络壅塞而多鼽嚏"。

2. 脾气亏虚 清·马茹人校注的《医方辨难大成》中说:"鼻窍属肺,鼻内属脾。"久病体虚,饮食偏嗜,或后天失养,劳倦过度,致脾气亏虚,土不生金,清阳不升,肺失所养,卫表不固,易感外邪侵袭,发为鼽嚏。如《素问·玉机真脏论篇》云:"脾为孤脏……其不及则令人九窍不通"。

3. 肾阳亏虚 肾阳不足,肺失温煦,卫表不固,易感外邪侵袭;命门火衰,或脾肾两虚,不能温化固摄水液,寒水上犯,以致清涕下注为鼽。如《素问·宣明五气论篇》说:"五气所病……肾为欠为嚏";金元时期李东垣在《内外伤辨惑论》中说:"元阳本虚弱,更以冬月助其冷,故病者善嚏……"清·郑寿金《医法圆通》说:"肾络通于肺,肾阳衰而阴寒内生,不能收束津液,而清涕亦出。"《医学纲目》中说:"阳明所至为鼽嚏,治以温剂是也。"指出了脾气虚弱所致鼻鼽的治法。

4. 肺胃郁热 肺主通调水道,脾胃主运化水湿。肺胃有热,通调、运化功能受损,水液凝聚鼻窍,下为清涕。《素问·至真要大论篇》:"少阴之复,懊热内作,烦躁鼽嚏。"开热邪为患致鼽嚏认识之先河。刘完素在《素问玄机原病式》中云:"嚏,鼻中因痒而气喷作于声也。鼻为肺窍,痒为火化,必火邪热干于阳明,发于鼻,而痒则嚏也","或言鼽为肺寒者误也,彼但见鼽涕鼻塞,遇寒则甚,遂以为然,岂知寒伤皮毛则腠理致密,热气怫郁,而病愈甚也"。

总之,肺气虚损,表虚卫弱,机体御邪能力下降,是本病的基本病理,病位在肺。脾、肾亏虚,肺失所养及肺胃郁热,熏蒸鼻窍也是发病的重要病因病机。现代也有人从寒热错杂、气滞血瘀、肝胆不和、风痰痹阻等方面探讨本病的病因病机。

二、西 医

1. 变应性鼻炎是一种由遗传基因与环境互相作用的多因素诱发的疾病。吸入或食入某些动物、植物、真菌或理化物质是本病的主要原因。变应性鼻炎患者具有特应性体质,通常显示出家族聚集性。

2. 变应原进入鼻黏膜后,经抗原递呈细胞传递抗原肽信号,引起 T 细胞反应之间的平衡出现 Th1 耐受而 Th2 高敏感。Th2 类淋巴细胞释放 IL-3、IL-4 和 IL-5、GM-CSF 等多种细胞因子,与肥大细胞和嗜碱性粒细胞表面的受体结合,当同一变应原再次进入体内,通过与肥大细胞表面的 IgE 结合,激活肥大细胞,使其脱颗粒,释放炎症递质(组胺、激肽类、白三烯等)和细胞因子等,作用于鼻黏膜的血管和神经产生相应的临床症状。

【临床表现】

一、症　状

变应性鼻炎的典型症状主要是阵发性喷嚏、清水样鼻涕、鼻塞和鼻痒。部分伴有嗅觉减退、头昏胀、记忆力下降、注意力不集中等症。

1. **喷嚏**　每天数次阵发性发作，每次少则数个，多则数十个，常在清晨、遇风冷刺激或接触变应原后立刻发作。

2. **清涕**　大量清水样鼻涕，有时可不自觉从鼻孔滴流而下。

3. **鼻塞**　间歇或持续，单侧或双侧，轻重程度不一。

4. **鼻痒**　大多数患者鼻内发痒，季节性患者可伴眼痒、耳痒和咽痒。

二、体　征

发作时鼻黏膜苍白水肿，鼻道内可见大量清水样分泌物，间歇期鼻黏膜可为苍白、淡紫、暗红或正常。病程长者可并发鼻息肉。

【辅助检查】

1. **皮肤点刺试验**　使用标准化变应原试剂，在前臂掌侧皮肤点刺，20分钟后观察结果。每次试验均应进行阳性和阴性对照，阳性对照采用组胺，阴性对照采用变应原溶媒。按相应的标准化变应原试剂说明书判定结果。皮肤点刺试验应在停用抗组胺药物或激素类药物至少7天后进行，否则将影响试验结果，或致误诊。

2. **血清变应原及特异性 IgE 检测**　抽患者静脉血，做变应原检测，可以查出具体引起过敏反应的吸入性物质比如尘螨，花粉等和食入性过敏源如虾、蟹、牛奶等以及特异性 IgE。

确诊变应性鼻炎的过敏原，需要结合临床表现病史、皮肤点刺试验，血清变应原及特异性 IgE 检测结果综合考虑。

3. **鼻黏膜激发试验**　可采用抗原吸入法（粉剂）或滴入法（液体）进行，接触抗原 15~20 分钟后出现黏膜水肿和苍白，患者出现鼻痒，流涕，喷嚏等症状可即判为阳性反应。由于鼻黏膜激发试验导致患者变应性鼻炎症状发作而不适，故不作为常规检查方法。

【诊断与鉴别诊断】

一、诊断标准

1. **临床症状** 喷嚏、清水样涕、鼻塞、鼻痒等症状出现2项以上（含2项），每天症状持续或累计在1小时以上。可伴有眼痒、结膜充血等眼部症状。

2. **体征** 常见鼻黏膜苍白、水肿、鼻腔水样分泌物。

3. **实验室检查** 变应原皮肤点刺试验阳性，和（或）血清变应原、特异性IgE检测结果阳性，必要时可行鼻激发试验。

4. 具有突发性、反复发作的特点，发作快，缓解也快。多与接触变应原、冷空气、物理、化学性刺激等有关。

二、变应性鼻炎的分期

1. **发作期** 指喷嚏、清水样涕、鼻塞、鼻痒等症状突然发生或症状加重，症状≥4天/周，且持续4周以上。常因接触变应原等刺激物或治疗不当所致。

2. **临床缓解期** 指经过治疗或未经治疗，症状、体征消失并维持4周以上。

三、鉴别诊断

1. **西医** 本病需与急性鼻炎、脑脊液鼻漏及血管运动性鼻炎相鉴别。
2. **中医** 应与伤风鼻塞（风寒感冒）、鼻窒、鼻渊等疾病相鉴别。

【治疗】

一、一般措施

1. 加强体育锻炼，增强抗病能力，适时增添衣被，预防感冒。在空调环境停留时间不宜过长，温度不宜太低；电扇不宜直吹。

2. 积极找出各种致敏原，以免再次接触，对花粉、油漆、染料、工业粉尘等易过敏者，应尽可能少接触。

3. 对花粉过敏者不宜在家种花或插花，植物扬花季节外出时应戴口罩。

4. 对螨虫过敏者不宜养猫、狗、鸟等带有绒毛的宠物，不宜铺地毯，床单、被褥、枕头要经常洗晒，儿童患者不宜玩绒毛玩具。

5. 应忌食寒凉生冷食品，慎食虾、蟹类"发物"及已确定的过敏性食物。

二、发作期治疗

变应性鼻炎患者一般在发作期就诊治疗。

（一）辨证论治

1. 肺气虚弱，感受风寒

主症：鼻窍奇痒，喷嚏连连，流大量清涕，鼻塞不通，嗅觉减退，每遇风冷则易发作，反复不愈。检查可见鼻内黏膜淡苍白肿胀，双侧鼻甲肿大。患者平素恶风怕冷，易患感冒，全身可见倦怠懒言，气短音低，或有自汗，面色㿠白，舌质淡苔薄白，脉虚弱。

治法：温补肺脏、祛散风寒。

方药：小青龙汤合玉屏风散加减。黄芪、白术、白芍、防风、地龙、桂枝、干姜、法半夏各10g，炙麻黄、五味子、细辛、甘草各5g。

临床上亦常选用桂枝汤加减。

2. 肺脾气虚，水湿泛鼻

主症：鼻塞鼻胀较重，鼻涕清稀，鼻塞不通，淋漓而下，嗅觉迟钝。双下鼻甲肌膜肿胀较甚，苍白或灰白，或呈息肉样变。患者患病日久，反复发作，平素常感头重头昏，神疲气短，怯寒，四肢倦怠，大便或溏，舌质淡或淡胖，舌边有齿印，苔白，脉濡缓。

小儿患本病多表现肺脾气虚之证。

治法：健脾益气，固表止嚏。

方药：参苓白术散加减。党参、黄芪、茯苓、白术、山药、莲子肉、桔梗、白扁豆各10g，薏苡仁20g，五味子、炙甘草各5g。

3. 肾阳亏虚，肺失温煦

主症：鼻鼽多为长年性，鼻痒不适，喷嚏连连，时间较长，清涕难敛，早晚较甚，鼻窍苍白、水肿，平素畏风冷，甚则颈项、肩背亦觉寒冷，四肢不温，面色淡白，精神不振，或见腰膝酸软，遗精早泄，小便清长，夜尿多，舌质淡，脉沉细弱。

治法：补肾益气，温阳固表。

方药：金匮肾气丸加减。熟地黄、鹿角霜各15g，茯苓、山药、山茱萸、牡丹皮、泽泻、桂枝、熟附子（先煎）各10g，肉桂（后下）、炙甘草各5g。

4. 肺胃郁热，上凌鼻窍

主症：鼻塞鼻胀，酸痒不适，喷嚏频作，鼻涕清或黄色，鼻窍肌膜肿胀，色红或淡红，全身或可见咳嗽，咽痒，口干烦热，脉弦或弦数，舌质红，苔黄或白。

治法：清解胃肺，通窍。

方药：辛夷清肺饮加减。黄芩、知母、桑白皮、枇杷叶、地龙干、栀子、升麻、辛夷花各10g，生甘草5g。

以上方药,水煎服,每日 1 剂。

（二）特色专方

1. **脱敏汤（干祖望经验方）**　紫草、茜草、徐长卿、旱莲草各 10g,蝉蜕 3g。水煎服。症状严重者,加地龙干、乌梅。涕多不敛者,加石榴皮、益智仁、诃子肉。体虚者,加黄芪、百合。

2. **御风健鼻汤（耿鉴庭经验方）**　苍耳子、蝉蜕各 6g,防风、白蒺藜、玉竹各 10g,炙甘草 4.5g,薏苡仁、百合各 12g。水煎服。表现气虚之象者,加黄芪、白术各 10g(若患者多怒,黄芪应少用或免用),也可再加党参 10g、山药 12g。头痛者,加白芷 10g。若喷嚏时涕泪俱下,且头额有紧束之感者,加蔓荆子10g。鼻痒者,重用蝉蜕。若表现血郁之象,如局部苍白,且现有青蓝之色者,可加当归 9g。若顶门发冷畏风,遇外风或受寒则更重,且腰脊酸者,加鹿脊髓或鹿角 10g。

3. **扶正止鼽汤（张重华经验方）**　黄芪、炒白术、防风、丹皮、蝉衣、煅牡蛎、山萸肉、仙灵脾、炙甘草。

4. **脱敏止嚏汤（王琦经验方）**　乌梅 20g,蝉蜕、辛夷花(包煎)、黄芩各10g,百合 30g,苍耳子、鹅不食草各 6g,细辛 3g。功效:脱敏散邪,清肺养阴,宣通鼻窍。主治伏热蕴肺,外邪诱发,鼻窍不利所致者。

5. **严道南经验方**　生黄芪、党参、乌梅、紫草、茜草、墨旱莲各 10g,干姜9g,生麻黄 6g。适用于肺气虚寒、卫表不固者。

6. **清热止嚏汤（李凡成经验方）**　葛根、赤芍、牡丹皮、生地黄、紫草各15g,黄芩、知母各 10g,泽泻 12g,黄柏、红花各 6g,肉桂 1g(兑服),细辛 3g。具清热利水,凉血化瘀,祛风止嚏之效,适用于本病属热证者。

7. **小青龙汤（《伤寒论》）**　麻黄、芍药、细辛、干姜、甘草、桂枝、五味子、半夏。功能解表散寒,温肺化饮。适用于鼻鼽属寒证者。

（三）中药成药

1. **鼻炎康片**　广藿香、苍耳子、鹅不食草、麻黄、野菊花、当归、黄芩、猪胆粉、薄荷油、马来酸氯苯那敏。功能清热解毒,宣肺通窍,消肿止痛。适用于鼻鼽属热证者。口服,一次 4 片,一日 3 次。小儿酌情减量。

2. **通窍鼻炎片**　苍耳子、防风、黄芪、白芷、辛夷、白术、薄荷。功能疏风固表、宣通鼻窍。适用于鼻鼽虚寒证者。口服,一次 5~7 片,一日 3 次。小儿酌情减量。

3. **四君子丸**　党参、白术(炒)、茯苓、甘草(炙)。功能益气补中,健脾养胃。适用于鼻鼽属脾虚者。口服:水丸剂,每次 3~6g,每日 3 次;温开水送服。小儿酌情减量。

4. **鼻炎宁胶囊**　由中华蜜蜂或意大利蜜蜂的蜂巢经高纯度提取浓缩加

工而成。功能清湿热,通鼻窍,疏肝气,健脾胃,适用于鼻鼽属热证者。1 日 3 次,每次 5 粒。小儿酌情减量。

5. **鼻渊舒口服液** 苍耳子,辛夷,薄荷,白芷,黄芩,栀子,柴胡,细辛,川芎,黄芪,川木通,桔梗,茯苓。疏风清热,祛湿通窍。一次 10ml,一日 2~3 次,七日为一疗程。适用于鼻鼽属热证者。

6. **附子理中丸** 附子、党参、白术、干姜、甘草。每次 2 丸,早、午饭后 30 分钟温服,每日 2 次,10 天为一疗程。并嘱患者每日清晨配合温热生姜红糖水服用,以增药效。方中附子历来被称为"百药之长""回阳第一药",附子、干姜补火助阳,散寒止痛,祛寒以补肾虚,肾阳充实,脾胃健运,则阴寒消散;人参大补元气,强壮脾胃,白术健脾燥湿;炙甘草益气和中,调和诸药。总之,附子理中丸具有温阳散寒、健脾补肾、增强免疫力及抗过敏作用,对于肺气虚弱及脾肾阳虚型的鼻鼽均有一定的临床疗效。

(四)鼻腔用药

鼻腔用药作为一种局部治疗方法,可使药物直达病所,具有见效快、效果好、经济实惠的优点,并在某种程度上可以减少口服药物的使用。常用辛散风寒,行气活血,芳香通窍的药物滴鼻、吹鼻或涂鼻。

1. **滴鼻法** ①辛夷、百部、牛蒡子、白蒺藜、鱼腥草、地肤子、鹅不食草各 160g,荆芥 120g,加清水 7 000ml,浸泡 4~6 小时,煮沸后文火煎 1.5~2 小时,加入薄荷 70g,再煎 0.5 小时,过滤去渣,冷却,用生硼砂粉调节 pH 至 8,加 3% 苯甲酸钠防腐,静置 2~3 天,取澄清液装瓶。每日滴鼻 4~5 次,每次 2~3 滴。②苍耳子(敲碎)、紫草各 30g,浸泡于麻油或花生油中 4~5 天后,炸成棕色,去渣滤液,装瓶。用时取药油滴鼻,每日 3~4 次,每次 1~2 滴。③辛芷滴鼻剂:辛夷、鹅不食草、白芷、鱼腥草、夏枯草、路路通各适量,煎水过滤。每日滴鼻 3 次,每侧鼻腔每次 2~3 滴。

2. **吹鼻法** ①碧玉散:硝石 0.3g,龙脑、青黛各 3g,研极细末,吹鼻,每日 3~4 次。②荜茇适量,研末,每用少许吹鼻内,每日 2~3 次。③辛夷花、炒苍耳子各 5g,薄荷 2g,白芷 30g 研为细粉,每次用 0.3~0.6g 吹入鼻腔,每日 3 次。

3. **涂鼻法** ①用鹅不食草药膏,涂入鼻腔,每 2~3 次。②干姜适量研末,蜜调涂鼻内,每日 2~3 次。因鼻黏膜娇嫩,用膏剂涂鼻可减轻药物的刺激,并可延长药物在鼻腔停留时间,更好发挥治疗作用。

4. **塞鼻法** ①五倍子、辛夷、蔻仁、石榴皮、细辛各等分,为末,早晚绵裹塞鼻半小时。左右鼻交替使用(《干氏耳鼻咽喉口腔科学》)。②鲜鹅不食草捣碎取汁,用棉球蘸药汁塞鼻孔内,每日 1~2 次。③辛夷、白芷、防风、乌梅、五味子、甘草各 2 份,苍耳子、鹅不食草各 1 份,研粉,装瓶。使用时以干棉球蘸药粉塞入鼻内,每天数次,1 周为 1 疗程。

5. **洗鼻法**　洗鼻液通过呈正压、负压或喷雾状进入鼻腔,通过机械作用直接清除鼻腔内变应原、致病菌、尘埃等,减少炎性介质,增强纤毛廓清功能,有助于黏膜修复,防止致敏或感染,并可软化鼻腔内硬痂,促进排出,改善血管渗出、黏膜水肿,达到减轻或消除症状的目的。临床常用鼻腔冲洗剂或双黄连粉针剂溶入 200ml 生理盐水中,用鼻腔冲洗器进行鼻腔冲洗,每天 1~2 次,7 次为 1 疗程。也可用生理性海水喷雾洗鼻液,每天早晚各 1 次,每次每个鼻孔各 4 喷。

6. **闻味法**　①以白兰花为主药,配麻黄、藿香、紫苏叶、当归、丁香置于袋中,置睡枕旁闻吸药香气味。②苍耳子、辛夷花、细辛、桑叶、菊花、薄荷、荆芥、防风、蝉衣、桂枝、黄芪、党参、白术、茯苓各 30g,冰片 20g,杵碎,装入口袋制成鼻炎药枕,嘱患者日常睡枕,每昼夜不少于 8 小时,2 个月为 1 疗程。③细辛、白芷、藁本、苏子、皂角填塞到口罩中做成温补祛风口罩,嘱患者佩戴口罩,每日 2 次,每次 20 分钟,20 次为 1 疗程。

7. **雾化吸入法**　①用黄芪 20g,苍耳子、茯苓、辛夷、白芷、防风、蝉蜕、白术、薄荷各 10g,细辛 5g。浸泡煎煮 30 分钟后去渣,得药液约 100ml,装瓶冷藏。使用时取 20ml 置入超声雾化器的雾化瓶中,开机,用面罩扣在鼻部,经鼻吸入雾化颗粒,每次 15 分钟,每日 1 次,5 次为 1 疗程。②鹅不食草、川芎、辛夷、皂荚各 10g,细辛 3g。水煎过滤成 300ml 装瓶备用,使用时取药液 50ml 置雾化器药杯中,同时加入氯苯那敏 40mg,锡类散 0.15g,行超声雾化吸入,每日 2 次,每次 20 分钟。③白芷、辛夷、苍耳子、薄荷、黄芪、白术、防风、五味子、茯苓、蛤蚧等制成药剂,真空保存。每次用药液 50ml 进行超声雾化吸入,每天 1 次,每次 15~20 分钟。喷雾量根据患者的适应情况进行调整。每疗程治疗 4 次。方中玉屏风散有益气固表之功,苍耳子散有辛散风邪、芳香通窍之效,加五味子补肺敛气,茯苓健脾益气,蛤蚧补肾纳气。上药合用共奏补肺健脾益肾祛寒散邪通窍功效。借助超声雾化器的作用,使药液成雾状直接作用于鼻黏膜部位,起到比口服更好的疗效。

8. **下鼻甲注射法**　辛夷花、白背叶各 150g,紫花地丁 250g,当归 100g,泼尼松龙 1 000mg,丙二醇 50ml,甘油 25ml。共制成复方辛夷注射液 500ml,每次下鼻甲注射 1.5ml,2~3 天 1 次,6 次为 1 疗程。也可用当归注射液、黄芪注射液、胎盘组织液等行下鼻甲注射。

(五)针灸推拿疗法

1. **针刺法**

(1)辨证取穴:主穴取迎香、攒竹、上星等。肺气虚证加风门、肺俞;肾气虚证加命门、肾俞;脾气虚证加脾俞、足三里。主穴均采用捻转泻法 1 分钟,以酸胀为度,配穴采用捻转补法,每次 30 分钟,每天 1 次,12 次为 1 个疗程,疗程间隔 1 天。

（2）主穴取迎香、上星、禾髎、风池、风府、肾俞、水沟、天牖、足三里。配穴取合谷、百会、阳白、脾俞、肺俞、肾俞、足三里。每次选主穴及配穴各 1~2 穴，用较重刺激捻转提插，待针下有沉重吸附感时留针 20 分钟，留针 10 分钟时捻转 1 次。每日针刺 1 次，7~10 日为 1 个疗程。

（3）电针：取穴印堂、迎香、上迎香、合谷、肺俞。针刺得气后接多功能电针仪，强度以患者能耐受为限。时间 30 分钟，每日 1 次，10 天为 1 个疗程。

（4）温针：取督脉之大椎、肺俞、命门。操作方法：患者取俯卧位，穴位常规消毒后，选用普通 1.5 寸毫针，直刺进针约 0.8 寸，捻转得气后行补法 1 分钟左右，然后将准备好的隔热纸板穿过针身放置在穴位区；另取约 2cm 的艾条一段套在针柄上，使艾条段的下端距皮肤 2~3cm，从艾条段的下端点燃施灸。留针 30 分钟，艾条燃烧完全后、出针前各施补法一次，快速出针后用无菌干棉球紧按针孔。每日治疗 1 次，10 次为 1 个疗程。连用 2 个疗程。督脉为"阳经之海"，统领一身阳气；命门穴可培元固本、补肾壮阳；肺俞为肺脏在背部的精气所聚；大椎穴为三阳经与督脉的交会穴，有扶阳益气之功。诸穴合用，复借艾灸之力，既能温阳宣肺、利气散寒，又能益气扶正，达到治疗变应性鼻炎的目的。

（5）针刺蝶腭神经节：蝶腭神经节左右各一，位于颜面两侧深部之翼腭窝内。选用针身长度 55~60mm 的毫针，嘱患者保持头部固定不动，施术者坐于患者针刺一侧稍后方，局部严格消毒后，于颧骨弓的下沿约相当于颞骨颧突和颧骨颞突合缝线部分稍显膨大处下方将针尖先刺进皮肤，再调整针身方向，沿前上方蝶腭神经节所在的位置徐徐送入，进针约 55mm 时患者即感觉面部发麻或者放电样感觉，鼻腔通气可不同程度立即改善。操作时首先应熟悉该部位解剖结构，严格按照其解剖位置及毗邻关系进针，才能成功。小儿患者难以配合，耐受性差，不适合本方法。

2. **鼻针**　①鼻三针：即取双侧迎香加印堂三个穴位。操作方法：患者取仰卧位，穴位常规消毒后，双侧迎香穴用 1.5 寸毫针向睛明方向斜刺，印堂穴用 1 寸毫针向下斜刺入骨膜下，采用捻转手法。留针期间共行针 3 次，每次 1 分钟。5 天为 1 个疗程，休息 2 天后再行下一疗程。②针刺鼻丘疗法：取 4 寸毫针刺入鼻丘，向斜上方外眼角方向进针 4mm 左右，留针 20 分钟，每日 1 次，10 天为 1 疗程，疗程之间间隔 3 天。

3. **灸法**

（1）艾灸：取百会、上星、身柱、印堂、涌泉、命门、肺俞、脾俞、肾俞、足三里、三阴交等穴。每次选 1~3 穴，悬灸 15 分钟，灸至局部焮热感，皮肤出现红晕为度。每日 1 次，7~10 日为 1 个疗程。

（2）隔药灸：①隔蒜灸：取大蒜切片，置肺俞、脾俞、肾俞、印堂穴。每次灸15~20壮，使皮肤潮红而不起疱为度，每日1次，10天为1个疗程，休息3天，再进行下1个疗程。②隔附子饼灸：取肺俞（双）、脾俞（双）、肾俞（双）。将附子片放置以上诸穴，上置艾炷，施灸，使皮肤潮红而不起疱为度。每日1次，10次为1个疗程，间隔2~3天行第2个疗程，治疗3个疗程。然后改为每月施灸1次，连灸1年为巩固期治疗。背俞穴是脏腑经气输注于背腰部的腧穴。艾灸可以通过局部皮肤温热刺激，达到改善循环，促进抗体产生，提高机体免疫功能的目的。同时，附子具有温补脾肾，温阳逐寒之功，故隔附子灸肺俞、脾俞、肾俞穴可产生温肺散寒、益气健脾、补肾壮阳的作用，并可调节肺脾肾三脏气血，加强肺抗病能力，促使鼻功能尽快恢复。③神阙穴隔药灸：用芪梅散（黄芪、乌梅、麻黄、细辛、五味子、肉桂），将药物各自碾成粉。临用前以4:2:1:1:1:1的比例，共取6g药粉，姜汁适量调成稠面状，直径约3cm，敷于神阙穴上，再点燃精制纯艾条10cm，插入单孔艾灸盒中，放在神阙穴上方，艾条距药面1.5cm左右，灸治30分钟。其间根据患者热感随时调节艾条高度，患者自觉热感扩散至整个腹部。每天1次，治疗6次为1个疗程，共4个疗程。神阙穴（肚脐）是胚胎发育过程中腹壁的最终闭合处，与人体十二经脉、五脏六腑、四肢百骸、皮毛骨肉有着极密切的生理、病理联系。皮肤敏感度高，表皮角质层最薄，脐下无脂肪组织，皮肤筋膜和腹膜直接连接，故渗透性强，药物分子较易透过神阙穴进入细胞间质，迅速弥散入血达到全身而取效。

（3）发疱灸：按"同部同组"和"同经同组"的原则选取4组穴位。第1组：大椎、上星；第2组：肺俞、脾俞；第3组：关元、命门；第4组：飞扬、至阴。每次治疗取一组穴位，每隔两天治疗1次。四组穴位全部灸完为一疗程（共12天）。肺俞、脾俞为肺、脾两脏精气输注之所，灸之可培土生金，宣肺化饮；大椎、上星为督脉穴位，督脉为阳经之海，灸之振奋卫阳，固表行津；关元、命门位居下焦，灸之有培元固本、温壮命火之功，并上助肺脾阳气；飞扬、至阴同属足太阳经，太阳主开，为一身之藩篱，风邪自去。诸穴合用，标本兼顾，使肺气得宣、卫阳得布、水津得化而鼻鼽自除。研究结果表明，患者在发疱灸1疗程后，机体血清总IgE、IL-4水平呈下降趋势，IFN-γ水平呈增高趋势，这表明发疱灸可能通过调节IgE介导的I型变态反应细胞因子网络来产生抗过敏效应。在这一调节过程中，IFN-γ水平的变化可能起着关键的作用，发疱灸可以过提高机体IFN-γ水平来产生对变应性鼻炎的治疗作用。

4. 推拿 ①患者取卧位，医者站其右侧，先用双拇指指腹自攒竹穴沿鼻翼轻推至迎香，往返5次，以梳理经络，通利鼻窍。后用一手拇指与食指对称揉捏其鼻根部至其鼻内有发热感，再慢慢向下沿鼻翼两侧揉至迎香穴。此法可活血通气，达到止喷、敛涕的目的。接着用一手的拇指腹按揉其根部，至其鼻内有酸胀感,此可行气血、开鼻窍。最后点按两侧四白、迎香、禾髎等穴位,拇指、食指对称捏掐其素髎穴。以上各穴均需操作约1分钟,以宣通鼻窍。②患者取俯卧位,医者站其左侧,先在其背部,施用滚法2~3分钟,以疏风解表、宣肺利气。然后自其天柱至督俞行指捏法3~5分钟。以清头散风、调理肺气。最后依次点按肺、脾、肾俞等穴各1分钟,均以得气为佳,以此温肺、养脾、固肾。③患者取坐位,医者站其后,先点、按、掐承灵、脑空、风池等穴各2分钟,以驱头风、通鼻窍,达到通经活络、调理气血的目的。并嘱患者配合深呼吸5次。最后再提拿两侧肩井穴5次,以此宣通气血、利气散风。以上手法均为每日1次,每5次为1疗程,一般休息2天后再进行第2个疗程。

(六)其他特色疗法

1. 穴位注射疗法

(1)常规穴位注射:取迎香、合谷、足三里、三阴交、肺俞、脾俞、肾俞、风池、风府等穴。方法:穴位常规消毒,选用5~7号针头,直刺穴内,一般深度为0.5~1cm;当患者感觉有酸、麻、胀并感到得气时,即停止进针,抽吸无回血后,将药液缓慢注入穴内。每次选用1穴(双侧),注入药液0.5~1ml,每日或隔日1次,10次为1个疗程。选用药物如黄芪注射液、当归注射液、人参注射液、胎盘组织液等。

(2)自血穴位注射疗法:采取患者肘静脉血液,注射入迎香(双)、鼻通(双)、肺俞(双),三组穴位轮流使用,每次1组穴位,3天1次,3次为1个疗程。间歇3天继续下一疗程。

2. 穴位埋线疗法 选穴:以耳门、迎香、肺俞为主穴,足三里、脾俞、肾俞为配穴。操作方法:穴位常规消毒,利多卡因局麻,取9号腰穿针(针芯磨平),先将针芯向外拔出2~3cm,将已消毒的羊肠线1~2cm放置腰穿针管的前端,左手拇指、食指绷紧或捏起进针部位皮肤,右手持针快速刺入穴位。得气后,向外拔针管,向内推针芯,将羊肠线植入穴位的皮下组织或肌层内,检查肠线段无外露后,用创可贴固定24小时。每次选取2组或3组穴位,每周治疗1次,10次为1个疗程。

3. 穴位点刺放血疗法 在印堂、山根、双迎香、鼻通、曲池、合谷、鼻骨端以刺血针快速点刺,并挤压出血2滴,2天1次,10次为1疗程。针刺耳背血管使其出血2~3滴,每次每侧以1~2根血管为宜,针刺出血后用棉球压迫止血,每周1~2次,10次为1疗程。

4. 耳穴疗法 《灵枢·口问》说:"耳者,宗脉之所聚也。"以经络循环来看,六阳经皆上行于耳,六阴经则通过脉络或经别与阳经相合,间接上达于耳。根据"经脉所过,主治所及",通过耳穴刺激疏通经络、调整脏腑,达到治病、防病的目的。

（1）耳针：取肺、气管、内鼻、外鼻、大肠、过敏点、肾上腺为主穴,脾胃虚弱加脾、胃、三焦;阴虚内热加肝、肾、交感、神门。常规消毒后取图钉形耳针刺入,胶布固定,每隔 3 日 1 次,两耳交替,每日按 4~5 次,每穴按 3~5 分钟,8 次为 1 个疗程。

（2）耳穴贴压：取肾上腺、内分泌、神门、鼻、肺、脾、肾、额、枕等穴。每次选 2~5 穴,隔 3 日 1 次。方法：将王不留行籽或耳珠贴在胶布上,患者取坐位,将耳郭常规消毒,医者左手固定患者耳郭,右手将已粘好王不留行籽的防过敏胶布对准穴位压贴好,压贴时要稍施压力,每贴一个穴位要按压至患者穴位有刺痛、灼热、胀痛感,力度以患者能承受为度。并嘱患者平时用手按压刺激穴位,每次按压 2~3 分钟。每周更换 2 次,两耳交替治疗,5 次为一疗程。对于不甚敏感的穴位,稍微调整按压时的用力方向,便可获得满意反应。

（3）耳穴药物注射疗法：取内鼻、外鼻、肺、肾上腺、风溪、内分泌等耳穴,皮肤常规消毒后,注入 1ml 含 25mg 异丙嗪与 1ml 2% 利多卡因混合液,每日注射单侧耳穴,隔日注射对侧,双耳交替,6 次为 1 疗程,休息 7 天,继续下一疗程。

5. 蜂疗法 取穴足三里、阳交、曲池,每次取 1~2 穴,每穴用 1 只蜜蜂针刺,间隔 3~7 天治疗 1 次,5 次为 1 个疗程,一般连续治疗 1~2 个疗程,最多治疗 3 个疗程。

6. 拔罐 ①用闪火法将玻璃罐吸拔于大椎和两侧肺俞,三个穴位交替闪罐至皮肤潮红后,再留罐 15 分钟,每天 1 次,10 天为 1 疗程,连续治疗 3 个疗程。②神阙穴闪罐法:患者仰卧位,用大号玻璃罐采用闪火法迅速使罐具吸附在神阙穴上,5 分钟后取下,间隔 5 分钟,同上进行第 2 次拔罐,如此反复,每天连续闪扣 10 次,5 天为 1 个疗程,休息 2 天可进行下 1 个疗程。神阙穴为任脉要穴,真气之所系,任脉为阴脉之海,还通过督脉与全身阳经相通,所以闪罐法刺激神阙穴可以起到调节全身阴阳的作用,使机体不易受外邪侵袭,即使受邪也易于驱邪外出。通过神阙闪罐法治疗过敏性鼻炎,能通过神经体液的作用改善微循环,将客于体表、经络、腧穴的各种邪气驱除体外,达到经络疏通,气血通畅,营卫自调,从而增强机体免疫力的目的。③刺络拔罐:取大椎、尺泽、血海,每次选用 1~2 穴。先用抽气罐吸拔 3~5 分钟,使局部皮肤呈紫红色为度;取下抽气罐,用三棱针点刺治疗点 1、2 下,深度为 1~2mm;后再在原处继续拔罐 3~5 分钟,出血量一般可达到 2~3ml。以上治疗每天 1 次,10 次为一疗程,疗程间休息 3 天。

7. 贴敷 ①辣椒膏:辣椒酒浸液 5ml,颠茄 5g,樟脑 8g,冬青油 10ml,橡皮 5g,上药混匀成膏状。睡前贴双侧肺俞穴及迎香穴,每晚 1 次,7 天为 1 疗程,间歇 3 天后继续第 2 个疗程。②麻黄、熟附子、白芥子各 30g,细辛 15g,辛夷 40g,苍耳子 50g,冰片 20g,共研细末,瓶装备用。用时取上药 50g,加生姜 50g

(捣烂如泥),和匀,调如膏状后加热,分敷于背部的肺门、肺俞及头顶部的百会、囟门穴,再用电吹风热吹膏药,每次 10 分钟。2~12 小时后嘱患者除去膏药。每日或隔日一次,7 次为一疗程。方中麻黄、附子、细辛、白芥子温经祛风、宣通肺卫之气,苍耳子、辛夷、冰片清热解毒开窍。诸药外敷,达到开通诸窍经络、驱除鼻病之邪的目的。

8. 穴位割治　取穴:肺俞(双侧)、脾俞(双侧)、肾俞(双侧);每次选用 2~4个穴位。操作:用小针刀为施术工具,先用 2% 利多卡因 5ml 加曲安奈德注射液 50mg 混合后,分别注入所选穴位,然后用小针刀在穴位内进行松解、剥离、切割。两次割治间隔 7 天。割治疗法通过割治背俞穴,能达到调理肺脾肾功能,减轻鼻部症状的效果。

9. 物理疗法

(1) 等离子消融治疗:患者取半卧位或平卧位,用 1% 丁卡因麻黄素棉片行鼻腔黏膜收缩、表面麻醉,清除鼻腔分泌物。用 0.5% 利多卡因行鼻丘局部黏膜下浸润麻醉。然后在鼻内镜直视下,用等离子刀行鼻丘黏膜消融 2~4 处,注意不要穿透表面黏膜。每处消融时间分别为 4 秒,消融功率为 5W。至鼻丘处局部的黏膜颜色变白,一侧完成后同样方法行对侧鼻丘黏膜进行消融。治疗后用生理性海水喷鼻 1 周,每天 3~6 次,清理假膜。等离子消融治疗通过低温释放等离子直接将等离子作用于鼻丘和与之相对应的鼻中隔处高敏反应区病变黏膜,不同程度地破坏筛前神经末梢,致其功能降低,同时破坏感觉神经末梢和刺激物受体,降低其敏感性,使鼻黏膜产生修复及整合作用,达到治疗变应性鼻炎的目的。因等离子刀可调节弯曲角度,所以对鼻中隔偏曲的患者也能在鼻窦镜直视下准确消融筛前神经。本疗法直观,视野清楚,操作方便,定位准确,创面无焦痂、出血,疗效快捷,无并发症。

(2) 微波热凝治疗:使用微波治疗仪,控制输出功率在 30~40W,每次输出时间 4 秒。在鼻内镜直视下,将微波探针分别插入双侧鼻丘、与鼻丘对应的鼻中隔黏膜、中鼻甲后上方及下鼻甲外下方黏膜下进行热凝,使黏膜局部轻度收缩,变成白色。术后口服抗生素或减充血剂喷鼻腔 1 周。术后 1 周每天或隔天复查清理鼻腔渗出物及痂皮以防局部粘连,1 周后开始生理盐水洗鼻,每天 1~2 次,持续 3 个月。鼻丘及鼻中隔前上方主要分布有筛前神经的外侧支和鼻中隔支,筛前神经是鼻腔的主要副交感神经。变应性鼻炎患者的症状是由副交感神经兴奋引起的。对这些部位进行热凝治疗来破坏局部的副交感神经,降低其反应性,从而破坏喷嚏反射弧,减少腺体分泌,缓解症状。

(3) 射频消融术:患者取半卧位,1% 丁卡因加 0.1% 肾上腺素棉片行鼻腔黏膜表面麻醉 3 次,1% 利多卡因行下鼻甲前、中、后端及鼻丘等处局部浸润麻醉。于双侧鼻丘、鼻中隔前上方筛前神经走行处、中鼻甲 1~2 点、下鼻甲 2~3

点行射频消融术。术后纱条填塞,第 2 天取出,给予滴鼻剂滴鼻。术后 1 周左右出现白色伪膜,应定期清理。一般 3~4 周后恢复正常。本法主要是使翼管神经及筛前神经受到不同程度的破坏,使鼻黏膜对外界刺激敏感性降低,减少乙酰胆碱和血管活性肽的分泌,使黏膜内小血管收缩,腺体分泌减少。

（4）穴位激光照射疗法:使用半导体激光治疗机,采用移动探头,输出光为近红外光,波长 810nm,输出功率连续可调,光管直径 2mm,分别将探头置于迎香（双）、上迎香（双）,指向鼻内侧方向,功率 20~40mW;肺俞（双）、风门,垂直方向,功率 200~300mW;列缺（双）,斜上方向,功率 90~120mW,探头距皮肤 2~5mm,每穴照射 3 分钟,5 次为 1 个疗程,休息 2 天,进行下 1 个疗程。低能量激光作用于组织可改善局部血液循环,减轻鼻腔组织水肿,调节机体免疫功能加快组织修复过程等。

（5）超声疗法:取迎香、人迎配合合谷或曲池,每日 4~6 穴,穴位涂上液状石蜡,将超声治疗机的超声头紧贴治疗穴位上,每穴 2 分钟,每天 1 次。

（6）离子导入法:取纱布剪成 2cm×2cm 大小,浸透中药制剂（苍耳子、辛夷花、细辛、白芷、甜瓜蒂、黄连）,放双侧迎香穴上,以中频治疗仪电极正极放左侧穴位,负极放右侧穴位;电流输出量以患者感觉舒适为宜。每次治疗 20 分钟,每天 1 次,10 次为 1 疗程。可治疗 3~5 个疗程,两疗程间隔 3~5 天。

以上物理治疗方法,多用于发作期患者;对于缓解期亦可酌情施治。

三、临床缓解期治疗

季节性变应性鼻炎（花粉症）多在春秋两季发病,夏季及冬季则较少发作。常年性变应性鼻炎经治疗后也可在一段时间内不发作,但以后受凉感冒、体质下降或受到某种刺激仍会再次发作。患者处于缓解期或似于常人,无症状体征可辨;或表现为程度轻重不等的肺脾肾虚损之象。

（一）辨证论治

1. 肺脾气虚

主症:神疲气短,自汗畏风,遇风鼻痒,易患感冒,食少,纳呆,便溏,舌淡,边有齿痕,苔白,脉濡弱。

治法:健脾益气,培土生金。

方药:玉屏风散合四君子汤加味。黄芪 30g,党参 15g,白术、茯苓、防风、山药各 10g,五味子、炙甘草各 5g。

2. 肺肾两虚

主症:面色无华,形寒肢冷,自汗畏风,腰膝酸软,少气懒言,舌质淡,苔白,脉虚无力。

治法:益气温阳,肺肾双补。

方药:十全大补汤。人参、肉桂、川芎、地黄、茯苓、白术、甘草、黄蓍、川芎、当归、白芍药,各等分。

以上方药,水煎服,每日1剂。

缓解期患者往往难以坚持服汤剂,可选择丸剂或膏方。

（二）特色专方

临床缓解期采用补肾健脾温肺为主的治法,对于预防本病的反复发作或进行性加重更具有重要意义。

1. **玉屏风颗粒** 黄芪、白术、防风。每日服6~9g,每日2次,用适量蜂蜜调服及温开水送服。黄芪补气,固表;白术健脾,脾胃之气固,则卫表之气方有生化之源;防风祛风散风,为风中之要药。本方具有益气固表、扶正祛邪之功效,对于抵抗外邪入侵,预防感冒及过敏性疾病的改善,功效明显。在发病季节前2~3个月开始预防性服药。常年发病者可与其他药物同时服用,服药时间适当延长。

2. **补中益气汤（丸）** 黄芪、炙甘草、人参、白术、升麻、柴胡、当归、陈皮。现代研究认为补中益气汤治疗变应性鼻炎有重要作用。认为本病与肺寒有关,鼻乃多气多血之窍,阳明胃脉起于鼻根脾,主升清降浊,脾气健旺则清气通鼻,脾虚则清气不升,浊气干清道,补中益气汤作用主要在于调节脾升清降浊之功。

3. **金匮肾气丸** 地黄、山药、山茱萸、茯苓、牡丹皮、泽泻、桂枝、附子、牛膝、车前子。功能温补肾阳,化气行水。适用于鼻衄属肾阳虚者。口服。一次20(4g)~25粒(5g),一日2次。

4. **温阳脱敏汤** 黄芪、桂枝、制附子、人参、防风、白术、当归、炙甘草、五味子、荆芥、蝉蜕、白鲜皮。用量:按年龄调整。用法:浸泡20分钟,先煎人参20分钟,后入药共煎30分钟,分2次温服,隔日一剂。疗程3个月,隔日服一剂。

5. **膏方** 基本方:苍耳子、防风、露蜂房、白术、白芍、生山楂、茯苓、甘草各100g,茜草、紫草、陈皮、绿萼梅各120g,丝瓜络、黄芪、山药各150g,升麻、石菖蒲、广地龙、蝉衣、地肤子、乌梅各60g,辛夷50g,阿胶250g。加黄酒、生姜制成膏方。加减:气虚,加别直参120g,党参100g,鹿角胶200g;阳虚,加别直参、鹿角胶各200g,萸肉、荆芥各100g,肉桂60g,仙灵脾、熟地各120g;郁热,加桑白皮、地骨皮各120g,淡竹茹60g,黄连30g,芦根、鳖甲胶各100g。诸药合用,达到平衡阴阳,调理脏腑,未病防萌,欲病防发,已病防变,初愈防复的目的。每日2次,每次1匙,以温开水冲化服,连续服用1个半月。

（三）天灸法

天灸疗法是依据中医"天人相应""春夏养阳,秋冬养阴"等理论,顺应四时气候特点的一种"内病外治"的传统疗法,选用一些辛温发散中药在特定的时间(三伏天及三九天)对人体特定穴位进行贴敷,使药物通过刺激经络、穴位、皮肤部位等而作用于内脏,以调整机体阴阳平衡,从而达到治疗变应性鼻炎的目的。处方:辛夷、甘遂、白芷各50g,延胡索、白芥子各100g,共研细末,加凡士林调成药膏备用。初伏取百劳、肺俞、膏肓,中伏取大椎、风门、脾俞,末伏取大杼、肺俞、肾俞。用梅花针重叩穴位至红晕或微出血,取上述药膏贴敷于所选穴位,每次贴药1小时左右,每年初、中、末伏及一九、二九、三九各贴敷1次。

(四)针灸疗法

取穴迎香、上星、禾髎、足三里、三阴交、肺俞、脾俞、肾俞等穴,常规针法或灸法,有增强体质、预防变应性鼻炎复发的效果。

(五)其他特色疗法

1. **穴位按摩**　患者仰卧,医者以拇指推擦印堂穴1分钟,以食指按揉迎香穴1~3分钟,以中指指腹在鼻两侧快速搓擦1~3分钟,使局部产生灼热感为度;然后掐揉双侧合谷穴各1分钟。随证加减:①风寒犯肺型:常用手法加揉外劳宫300次,按揉曲池、风池穴各30次,以掌横擦眉部,以透热为度。②肾气亏虚型:常用手法加补肾经200次,补脾经300次。以指按揉脾俞、肾俞穴各1分钟。横擦命门穴,以透热为度。③肺脾气虚型:常用手法加补脾经300次,补肺经300次。摩腹2~5分钟。按揉足三里1分钟。按揉肺俞、脾俞、胃俞穴各1分钟。

2. **鼻部按摩**　用手指在鼻部两侧自上而下反复揉捏鼻部5分钟,然后轻轻点按迎香(鼻唇沟中,平鼻翼外缘中点处)和上迎香(鼻唇沟上端尽头处)各1分钟。每天用手指推迎香穴36~100下。

3. **药物按摩**　常用砒椒散(白砒1.5g,白胡椒9g,研末),用四层纱布包好,乙醇适量浸渍散药使之微湿润,取少许作按摩用。取穴:①肺俞(双)、膻中;②大椎、天突。1天1组,交替按摩。上药可供1人用10~15天。初伏开始,连按3个月;每穴不超过30秒钟;若皮肤出现小水疱,涂龙胆紫数次即愈。

4. **推按经穴**　两拇指交替推印堂50次,用大鱼际从前额分别推抹到两侧太阳穴处1分钟,按揉中府、尺泽、合谷各1分钟,最后按揉风池1分钟。

四、西医药常规治疗

(一)避免接触变应原

经常清洗床上用品、窗帘,螨变应原溶于水,水洗纺织品可清除其中的大部分变应原;不铺地毯;不养带绒毛的宠物;使用有滤网的空气净化机、吸尘器等。有条件者可维持居住空间相对湿度至60%左右。花粉过敏者在相应花粉致敏季节,应减少外出;尽量不接触或食用可能过敏的食物。

（二）药物治疗

1. 特异性免疫治疗　特异性免疫治疗亦称脱敏治疗,是世界卫生组织推荐的、可能改变疾病进程的疗法,对花粉、尘螨诱发的间歇性过敏性鼻炎的疗效比较肯定。常用皮下注射和舌下含服。疗程分为剂量累加阶段和剂量维持阶段,总疗程不少于2年。目前在欧美等发达国家舌下脱敏的治疗已得到大力推广,而皮下注射的免疫治疗方式则由于其潜在的危害而渐渐淡出主流医疗方案。

2. 非特异性治疗　可酌情选用抗组胺药物、肥大细胞膜稳定剂、糖皮质激素吸入、白三烯受体拮抗剂、鼻内减充血剂、抗 IgE 抗体、重组人源型抗 IgE 单克隆抗体等。

（三）外科治疗

如筛前神经切断、翼管神经切断术等,可用于经药物或免疫治疗鼻塞症状无改善,有明显体征,影响生活质量及鼻腔有明显的解剖学变异,伴有功能障者。外科治疗不作为常规治疗变应性鼻炎的方法。

【特色疗法述评】

1. 包括变应性鼻炎在内的变态反应性疾病发病率高,影响面大,疗效欠佳,是当前全球医疗、科研的难点和重点,国内外研究人员做了大量的工作,对本病的发病机制研究得十分深入,但至今尚未找到特效疗法和药物。目前西医主要是对症处理,免疫治疗存在疗程长,费用高,疗效不确定的问题。美国、日本、韩国、加拿大等许多国家的研究人员已将目光投向中医药。

2. 中医在漫长的医疗实践中积累了丰富的临床经验,有关鼻鼽的治疗代不绝书,并逐步形成了以脏腑辨证为主,结合局部辨证的诊疗体系。临床以内服中药为主要治疗方法,但鼻腔用药、针灸、理疗等外治方法也百花齐放,各有特色。

3. 近些年来,采用辨证论治治疗本病的报道很多,疗效都显著高于西药对照组。不少学者从免疫学、内分泌学、微量元素等方面进行了临床观察或动物试验,探索中药治疗本病的机制,获得了可喜的苗头。但这些报道多为个人经验总结或小样本观察,少见大样本多中心随机对照的前瞻性研究,因此无论是证候分型还是临床疗效的判断难免有局限性。

4. 学界目前公认变应性鼻炎多以肺脾肾三脏虚损、感受风邪、本虚标实为基本证型,部分患者可表现为风寒外袭或肺胃有热的实证。也有学者从寒热错杂、气滞血瘀、肝胆不和、风痰痹阻等论治并获得满意疗效,虽因缺乏大样本和循证医学的支持而未获广泛认同,但提示我们在不同地域、不同季节、不同环境及不同就诊人群可能存在证型的差异,应把握整体观念和辨证论治这两大中医精髓,以期取得最佳的临床疗效。

5. 不少变应性鼻炎患者没有典型的虚实证候,甚至没有明显的全身症状可辨。如何根据患者以局部症状为主的临床表现特点,确立更切合实际的辨证分型方法也值得进行深入探讨。

6. 辛温药应用。如上所述变应性鼻炎多以肺脾肾三脏虚损为基本病理,采用辛温药物助阳益损就是必然的选择。辛温药对外可以温经通络、驱散寒邪,对内可以温肺化饮、温中散寒、温肾助阳。大量临床报道和动物实验都证明了辛温药对于变应性鼻炎的确切疗效。需要注意的是辛温药同时有辛散的作用,部分药物有毒性,故不宜多用久用;属热证者和阴虚体质者应慎用辛温药。

7. 风药应用。所谓风药即具有疏风散邪、通络开窍功能的药物,近些年来备受各科医生的重视。变应性鼻炎的临床表现特点(突然发病,鼻痒,连续喷嚏,流大量水样清涕,同时伴有眼结膜、上腭部甚至外耳道奇痒等)与风邪的致病特点(头面、鼻窍、急、痒、肿等),显示本病与风邪关系十分密切。在辨证论治的基础上酌情加入祛风药物对于提高疗效有着十分积极的作用。

【主要参考文献】

1. 中华耳鼻咽喉头颈外科杂志编辑委员会,中华医学会耳鼻咽喉科分会. 变应性鼻炎的诊治原则和推荐方案[J]. 中华耳鼻咽喉头颈外科杂志,2005,40(3):166-167.

2. 李凡成,谭敬书. 分型治疗变态反应性鼻炎100例总结[J]. 新中医,1986,(2):25-26.

3. 邱宝珊,王士贞,钟艳萍. 脏腑虚损与变应性鼻炎关系的探讨[J]. 吉林中医药,2003,23(9):1-2

4. 杨占军,阮岩,廖榴业,等. 温肾补阳法对变应性鼻炎患者转录因子T-bet/GATA-3表达的影响[J]. 中医临床研究,2012,4(8):6-7.

5. 姜峰. 过敏性鼻炎与中医体质的关系[J]. 中华中医药杂志,2008,1(2):140-142.

6. 孙燕,黄俭仪. 严道南从寒热辨治鼻鼽经验[J]. 山东中医药大学学报,2012,36(1):50-51.

7. 李浩,佟彤,刘元献,等. 变应性鼻炎发病的多因素分析[J]. 中国中西医结合耳鼻咽喉科杂志,2012,20(2):142-146.

8. 李许娜,李浩. 固本祛风汤对变应性鼻炎豚鼠模型免疫功能的影响[J]. 中国中西医结合耳鼻咽喉科杂志,2008,16(5):331-333.

(李 浩)

第八节 鼻 息 肉

鼻息肉是鼻部的常见病,好发于筛窦、上颌窦、中鼻道、中鼻甲及筛泡等处的呈灰白色、半透明的新生物,多见于成人。鼻息肉可单发或多发,复发倾向性强,术后复发率可达 15%~40%。

鼻息肉,中西医同名,中医也称鼻痔,是指一侧或双侧鼻腔内有赘生物如鲜荔枝肉,堵塞鼻道,有碍鼻息。鼻息肉名首见于《内经》。《灵枢·邪气脏腑病形》曰:"肺脉……微急,为肺寒热……若鼻息肉不通。"此即鼻息肉一名之由来。此后,隋·巢元方《诸病源候论》将"鼻息肉"作为病名,《诸病源候论》:"肺脏为风冷所乘,则鼻气不和,津液壅塞而为鼻齆,冷搏于血气,停滞鼻内,故变生息肉。"《丹溪治法心要》:"鼻息肉,胃中有食积,热痰流注。"明·徐春甫《古今医统》认为:"至于生疮变生息肉,或窒塞,或流涕,皆是肺经之邪壅滞也。"又说:"肺脏热邪壅滞,上焦郁热,伏留不散,而成齆息之患矣。"此后,很多医家论息肉,常认为属"上焦郁热"或"肺脏热邪"所致。如《外科大成》:"鼻痔,由肺经湿热内蒸,如朽木而生芝兰也。"明·李梴《医学入门》说:"鼻痔,肺气热极,日久凝浊结成息肉,如枣滞塞鼻窍。"近年来,随着中医、中西医结合研究的不断深入,鼻息肉无论在基础理论研究,还是临床经验的积累方面,中医药的保守治疗及西医的手术治疗,均具有自身优势和特点。

【病因病机】

一、中 医

中医认为其病机多因肺经湿热,壅结鼻窍所致,或寒湿凝聚,搏于气血,津液壅遏,停蓄于鼻。或兼痰凝,或兼气虚、血瘀。

1. **肺经湿热** 肺开窍于鼻,外感风寒,风热,久蕴于肺,或饮食不节,脾胃受损,湿热内生,循经上蒸鼻窍,结聚日久,变生息肉。

2. **寒湿凝聚** 肺主气,司呼吸,外合皮毛,主宣发和肃降。素体阳气虚弱,卫外不固,寒湿之邪侵袭,搏于气血,津液壅遏,停蓄于鼻,结聚日久,变生息肉。

二、西 医

鼻息肉的形成学说众多,但多数学者倾向于与变态反应体质,以及鼻腔慢性炎症的长期刺激有关,特别是与慢性化脓性鼻窦炎、变应性鼻炎有关。

【临床表现】

一、症　　状

1. 渐进性鼻塞,可为单侧或双侧。
2. 多涕,因多伴有鼻窦阻塞性炎症,分泌物呈黏稠性或脓性。
3. 嗅觉障碍,系息肉堵塞及嗅区黏膜慢性炎症所致。
4. 头痛,系鼻窦受累之故。
5. 听力下降,如息肉坠入后鼻孔,堵塞咽鼓管咽口,即可出现耳部症状。

二、体　　征

1. **前鼻镜检查**　可见鼻腔内有一个或多个赘生物,表明光滑,多为灰白色,如荔枝肉样或剥皮葡萄样,半透明,触诊柔软不痛,可移动,一般不易出血,亦可呈淡红色,息肉大者,向前可突出于前鼻孔,向后可进入鼻咽部。

2. **外部体征**　巨大或多发性息肉,因塞满鼻腔,可使鼻部饱满,以致外鼻增宽,形成"蛙鼻"。

【辅助检查】

考虑鼻窦息肉患者,可行鼻内镜检查或鼻旁窦 CT 检查,前者鼻腔鼻窦可见息肉样组织,后者鼻窦腔可见软组织影。如鼻腔赘生物特征不明显,可取组织行病理检查以明确诊断。

【诊断与鉴别诊断】

一、诊　断　标　准

根据上述诊断及检查,诊断较易。

二、鉴　别　诊　断

1. **西医**　本病应与鼻腔良、恶性肿瘤,如纤维母细胞瘤、内翻性乳头状瘤、浆细胞瘤、嗅神经母细胞瘤、鳞状细胞癌等疾病相鉴别,行病理检查以明确诊断。

2. **中医**　主要是与鼻窒、鼻瘤等疾病相鉴别。

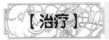【治疗】

一、一般措施

1. 加强体育锻炼,增强抗病能力,预防感冒。
2. 积极预防各种急、慢性疾病。
3. 注意饮食起居,忌辛辣厚味,戒烟酒,预防术后复发。

手术切除为主,同时治疗鼻窦炎,并行免疫学及抗过敏治疗,以减少复发,对有鼻中隔偏曲,宜酌情手术矫正治疗。

二、中医治疗

(一)辨证论治

1. 肺经湿热

主症:鼻腔可见息肉,并时有黄浊涕,头昏或痛;鼻黏膜肿胀色红,息肉色淡红或暗红,表面光滑,全身症状多不明显,或有大便不爽,小便黄。舌质红,苔黄腻,脉滑或滑略数。

治法:清肺热,利湿散结。

方药:辛夷清肺饮加减。辛夷、石膏、知母、黄芩、栀子、辛夷、枇杷叶、百合、麦冬各10g,升麻6g、甘草5g。痰多可选用二陈汤加贝母、僵蚕、枳实、丝瓜络各10g以燥湿化痰,行气通络,散结消肿。头昏头痛者,加白芷、蔓荆子10g疏风散邪,清利头面;黄浊涕多者,加鱼腥草15g,苍耳子10g。若息肉暗红者,可酌加用活血化瘀药物,如:桃仁、红花、川芎、丹皮之类。

2. 寒湿凝聚

主症:鼻塞不通,时流黏白浊涕,头昏或胀痛;鼻甲黏膜肿胀采访部,或色微淡,鼻腔或有白色黏稠分泌物,息肉呈荔枝肉样。患者常面色㿠白,易感冒,倦怠乏力。舌质淡,苔白,脉虚弱。

治法:温肺升阳,散寒解凝。

方药:温肺汤加味。半夏、白芍、杏仁、陈皮、五味子各10g;细辛3g;干姜、肉桂各9g;全方功可温肺升阳,散寒解凝。脾肾气虚者,酌加党参、白术各15g、附片10g益气温阳。

以上方药,水煎服,每日1剂。

(二)特色专方

1. 二陈汤加味　半夏、陈皮、茯苓、贝母、僵蚕、枳实、丝瓜络各10g,甘草

5g，每日 2 次，口服，7 天为 1 疗程。随症加味。本方具有清热化痰通窍的功效。适合于本病属气滞痰瘀者。

2. **温胆汤** 陈皮、法夏、茯苓、甘草、竹茹、枳实、生姜、大枣各 10g。每天 2 次，口服，可连服用 7~15 天。本方具有清热化痰，散结通窍的功效，用于痰热蕴结，鼻窍不通者。

3. **补中益气汤合苍耳子散加减** 黄芪、党参各 20g，白术、当归各 15g，陈皮、制南星、苍耳子、辛夷各 10g，川芎、僵蚕、半夏、白芷各 12g，茯苓 30g，升麻、甘草各 6g。本方具有健脾益肺，化痰散结，芳香通窍的功效，用于肺脾气虚者。

（三）中药成药

1. **鼻炎宁胶囊** 主要成分为巢脾浸膏，具有清湿热，通鼻窍，疏肝气，健脾胃的作用，用于慢性鼻炎、慢性鼻窦炎、鼻息肉。用药方法：口服，每次 5 粒，每天 3 次。

2. **鼻渊舒口服液** 苍耳子、辛夷、薄荷、白芷、黄芩、栀子、柴胡、细辛、川芎、黄芪、川木通、桔梗。口服，1 次 10ml，1 日 3 次，本品处方中含有三组中药：一组为清肝胆湿热药，胆热一清，头部不为热熏，则脑部清新，不再胀痛；二组为清窍之药，以排出鼻腔分泌物；三组为芳香之药，用于疏通鼻塞。三组药物相互配合，标本兼治，达到处方整体效果。实验表明，鼻渊舒口服液通过抗菌、抗炎、镇痛、镇静、抑制炎症反应、局部收敛、刺激、增强机体免疫、减少炎性渗出、减少鼻腔分泌物、改善嗅觉功能、改善鼻腔通气以达到治疗目的。

3. **鼻渊通窍颗粒** 含辛夷、苍耳子(炒)、麻黄、白芷、薄荷、藁本、黄芩、连翘、野菊花、天花粉、地黄、丹参、茯苓、甘草。具有疏风清热，宣肺通窍功效。用于鼻渊属外邪犯肺证，症见：前额或颧骨部压痛，鼻塞时作，流涕黏白或黏黄，或头痛，或发热，苔薄黄或白，脉浮。用药方法：开水冲服，一次 15g，一日 3 次。

4. **千柏鼻炎片** 含千里光、卷柏、羌活、决明子、麻黄、川芎、白芷等。口服，一次 3~4 片，一日 3 次。本品清热解毒，活血祛风，宣肺通窍。用于风热犯肺，内郁化火，凝滞气血所致的伤风鼻塞，时轻时重，鼻痒气热，流涕黄稠，或持续鼻塞，嗅觉迟钝，急、慢性鼻炎，鼻窦炎。

（四）针灸疗法

实证宜针，常用穴位有迎香、列缺、上迎香、印堂、合谷等。肺热配少商点刺出血，肝胆郁热配行间，脾经湿热配阴陵泉，头痛配风池、太阳。

（五）其他特色疗法

1. **鼻腔冲洗疗法**

（1）用苍耳子、辛夷、金银花、鱼腥草各 30g，白芷 20g，薄荷 15g，水煎 2 次，混合，并反复过滤，沉淀，取液 100ml，加生理盐水冲洗鼻腔。5~7 日为 1 疗程。

（2）鼻腔洗剂：主要成分为鱼腥草、黄芩、黄芪、荆芥等。主要用于各种鼻炎引起的分泌物过多；鼻内镜术后的鼻腔冲洗；慢性鼻-鼻窦炎、鼻息肉的围手术期的鼻腔冲洗；鼻腔肿瘤放、化疗后的鼻腔冲洗；鼻腔保健。单侧鼻腔冲洗，取洗剂 1 袋（4g），以温开水 150~250ml 溶化；双侧鼻腔冲洗，取本品 2 袋（8g），以温开水 300~500ml 溶化；用专用的鼻腔冲洗器冲洗鼻腔。1 天 2 次。

（3）败丹黄灌洗液：由败酱草、白芷、甘草各 1g，黄芪 1.5g，丹参 2g，总计 6.5g，溶入 1 000ml 生理盐水中，配制成弱酸性（pH6.0~6.5），与生理盐水等渗的液体，冲洗鼻腔。14 天为 1 个疗程，第 1 个疗程，3 天 1 次；第 2 个疗程，5 天 1 次；第 3 个疗程及以后，每周 1 次。

2. 穴位注射疗法　临床常用药物有：曲安奈德混悬液、维生素 B 注射液、胸腺素、转移因子、利多卡因、地塞米松等。根据药物特点、经络理论和病情取穴，按常规方法进行穴位注射。选穴合谷、迎香，每穴注射 0.2~0.5ml；每次选一穴，隔日一次。

3. 鼻腔激光照射疗法　用医疗氦-氖激光器，每次选取 1 或 2 个鼻腔照射。照射功率可根据激光器型号的不同，选用 3~6mW 为宜。光斑直径为 1.5~2mm，照射时间 10 分钟／次，连续照射 10 次，休息 2~3 天后进行下一疗程的治疗。

4. 中医熏蒸法　白芷、法夏、陈皮、苍术、石榴皮各 10g，水煎熏鼻。连治 30 天为一疗程。

5. 点（吹）鼻法

（1）硇砂散点鼻：硇砂 3g，轻粉、雄黄各 1g，冰片 0.5g，将上药分别研细，临用时凉水调匀备用，用棉签蘸药末少许贴息肉表面，半小时后取出，隔 3 日上药一次，如上药 3 次无进展，即终止治疗。

（2）僵蚕 9g，苦丁香、细辛、苍耳子、辛夷各 6g，硇砂 3g，冰片 1.5g；共研极细末，以本药少许吹撒息肉处 2 次，对息肉深者用少许脱脂棉蘸药塞放于息肉处，每日一次。

三、西医药常规治疗

（一）常用药物治疗

1. 抗炎药物

（1）糖皮质激素：①鼻内局部糖皮质激素：具有抗炎、抗水肿作用，疗程不少于 12 周；②全身糖皮质激素：对于严重、复发性鼻息肉，可以口服泼尼松（或泼尼松龙），推荐剂量为 0.5mg/（kg·d），早晨空腹顿服，每天 1 次，疗程 5~10 天，最长 14 天。需注意全身使用糖皮质激素的禁忌证，密切观察用药过程中可能发生的不良反应。不推荐全身或鼻内注射糖皮质激素。

（2）大环内酯类药物：具有抗炎作用，推荐小剂量（常规抗菌剂量的1/2）长期口服，疗程不少于12周。

2. 抗菌药物 青霉素类、头孢菌素类、磺胺类、大环内酯类、氟喹诺酮类等敏感药物，用于慢性鼻-鼻窦炎急性发作，常规剂量，疗程不超过2周。不推荐鼻腔鼻窦局部使用抗生素。

3. 减充血剂 鼻塞严重者可短期使用（<7天）。

4. 黏液促排剂 可稀化黏液并改善纤毛活性，推荐使用。

5. 全身抗组胺药 对伴有变态反应症状的患者，可以口服第二代或新型抗组胺药。

（二）手术治疗

对有鼻息肉妨碍鼻腔引流患者，常规予手术治疗。

【特色疗法述评】

1. 因为内镜的推广及使用，鼻内镜下鼻息肉切除及对鼻旁窦口的开放，使大部分患者的生活质量得到了明显提高，取得了比较好的效果，但手术费用昂贵，术后恢复时间较长，故中药的术后调理及治疗引起了很多学者的重视。近10年来，由于人们注重运用中西医结合防治本病，使疗效有了较显著的提高，特别是对手术后反复发作的难治性鼻窦炎、鼻息肉的治疗有重要作用。对鼻息肉合并过敏性鼻炎患者成为术后反复的主要人群，中医药的干预治疗能有效地减少这部分人群的症状反复及息肉复发。

2. 近年来，围手术期是治疗慢性鼻窦炎的一个特殊阶段，由于鼻窦黏膜炎症持续存在，以及手术本身带来创伤，致使鼻腔处在"余毒未尽，气滞血瘀"的状态，机体正虚邪阻，痰瘀互结，致使术腔炎症迁延、肉芽生长、息肉复发、创面不愈，影响手术预后，因此，围手术期的治疗需要较长的时间。笔者认为：围手术期的证型有别于鼻窦炎的常规证型，它表现出"疮疡"的特征，其治法应遵循"以活血化瘀治疮，以清热解毒、祛腐生肌治疡"的原则。

3. 运用现代医学来研究中医药治疗机制取得了很大的进展，有些工作仍在深入研究之中。外治法是中医特色治疗，中药鼻腔灌洗治疗鼻窦炎在临床上进行了有益探索，早期采用中药煎剂简单过滤后用于鼻腔灌洗，由于灌洗液中的生物碱和杂质较多，以及理化指标无法控制，达不到鼻黏膜生理要求，临床运用受到限制；随后应用中药静脉注射剂，解决了灌洗液的纯度及理化指标等问题，但组方单一，作用受限。中药配方颗粒是水溶性浓缩剂，不含赋形剂，理化性状稳定，用于配制鼻腔灌洗液，容易质控，对于维护鼻黏膜内微环境稳定，减少局部药物对鼻黏膜的损伤，起到积极作用；该剂型可根据病情随证加减,组方灵活,因此与其他剂型比较,它既符合临床辨证施治的原则,又能满足鼻黏膜的生理特性要求,具有临床实用优势。

4. 临床疗效方面,中医药具有缓效、稳效、持久的特点,尤其是鼻窦炎、鼻息肉术后漫长恢复期,其防治结合,寓治于防,特别是针对难治性鼻窦炎的治疗,充分显示出中医药的优势和特点。关于如何进一步开展中西医结合防治本病的研究,包括病因、病理、治法、药物等,仍是今后重点探索的内容。有关本病的术后中西医结合治疗报道虽然很多,亦取得了较好的疗效。对于避免手术的中医药治疗,在各家医案中多有出现,但未形成规模化,仍是今后研究中的主要方向。

【主要参考文献】

1. 王德鑑.中医耳鼻喉科学[M].上海:上海科学技术出版社,2006.

2. 李凡成,徐绍勤.中西医结合耳鼻咽喉科学[M].北京:人民卫生出版社,2001.

3. 李凡成,肖国士.中医耳鼻咽喉科临床妙法绝招解析[M].长沙:湖南科学技术出版社,2009.

4. 董震,王荣光.鼻科学基础与临床[M].北京:人民军医出版社,2006.

5. 周嘉琳.试论发展中药配方颗粒的重要意义[J].中医杂志,2007,48(2):177.

6. 陈新野,张春林.败丹黄灌洗液鼻腔灌洗对慢性鼻窦炎伴鼻息肉患者术后的临床疗效影响[J].中国中西医结合杂志 2013,2(33):180-185.

7. 金志鑫,李春甲,翟瑞成,等.鼻渊舒在鼻窦炎和鼻息肉内镜围手术期的疗效观察[J].天津医药,2006,34(7):498-499.

(李韵霞)

第九节　鼻中隔血肿及脓肿

鼻中隔血肿是指鼻中隔软骨膜下或骨膜下积血。积血感染即成鼻中隔脓肿。由于鼻部外伤、鼻中隔骨折,血管破裂而黏膜未破出血后形成;鼻中隔黏膜下切除术后也可并发。

鼻中隔脓肿是指鼻中隔软骨膜下或骨膜下积脓,多由鼻中隔血肿失治、误治感染而致。鼻中隔脓肿可致鼻中隔穿孔、鞍鼻畸形,或致鼻腔、颅内感染。

本病属中医学"鼻损伤"范畴,历代文献无专门论述,类似病情散见于"折伤衄""山根穴伤""鼻梁骨断"等记载。

【病因病机】

一、中 医

1. **瘀血壅滞** 鼻遭钝力碰撞,或手术所伤,致筋肉受伤,脉络破损,血溢脉外,瘀积于筋膜之间见鼻隔膨隆瘀肿;气滞血瘀,脉络不通而致局部疼痛。

2. **邪毒感染** 鼻伤瘀肿,祛邪无力,邪毒感染,化热腐肉,灼腐酿脓,形成脓肿,热毒壅盛,可见发热,疼痛剧烈。

二、西 医

1. **鼻中隔血肿** 鼻部外伤,如头面部打击伤或跌倒时发生鼻骨骨折或鼻中隔骨折脱位,局部血管损伤出血,然黏膜并未破裂而形成。鼻中隔手术后、术中止血不善或术后因喷嚏而引起局部出血淤积于鼻中隔内。出血性疾病,如血液病、血友病、紫癜病等,也可能发生中隔血肿,临床上较少见。

2. **鼻中隔脓肿** 鼻中隔血肿没有及时处理、发生感染而成脓肿,或鼻腔邻近组织的炎症,如切牙牙根感染,上唇及鼻小柱的疖肿等;鼻咽、鼻腔或鼻窦的急性炎症也蔓延至鼻中隔引起脓肿者,但很少见;临床上还偶见于继发于急性传染病,如继发于流感、猩红热、伤寒等之后。

【临床表现】

一、症 状

鼻外伤或鼻中隔手术后,见鼻塞,触痛。感染后可见疼痛剧烈,或感跳痛,伴寒战、发热等全身和局部的急性炎症表现。

二、体 征

鼻中隔血肿,检查见鼻中隔呈半圆形隆起,黏膜颜色如常或稍红色,触之有弹性,穿刺可抽出血液。若用黏膜收缩剂,则可见其膨隆处的黏膜几乎无变化。

鼻中隔脓肿,检查时常见鼻中隔膨隆,色暗红或深红,柔软有波动,触痛明显,穿刺抽吸有脓。若脓肿自行穿破,则有血脓流出,可见在鼻中隔一侧有小瘘口。

【辅助检查】

CT扫描可见鼻中隔软骨部向两侧膨隆的梭形软组织肿块,轮廓光整,边界清晰,肿块内密度较低且均匀。

【诊断与鉴别诊断】

一、诊　　断

根据病史、临床表现和体征不难作出诊断。

二、鉴　别　诊　断

1. **西医**　应与鼻中隔偏曲、鼻中隔黏膜部分肥厚等相鉴别。
2. **中医**　应与鼻窒、鼻疖、鼻出血等鉴别。

【治疗】

一、手　术　治　疗

1. **鼻中隔血肿的治疗**　较小的血肿,可行穿刺抽吸即可。较大的血肿,则须在表面麻醉下,沿其血肿的下方作一与鼻腔底平行的切口,或在血肿的最低处作一L形切口。通过切口,尽量吸净软组织下的瘀血或血块。如系鼻中隔黏膜下切除术后发生血肿者,可从原切口处重新进入鼻中隔术腔,将血块或瘀血彻底清除后再行缝合。清除其血肿后,用消毒凡士林纱条填塞两侧鼻腔,48小时取出,以防止再次出血。术后适当应用止血剂,用抗生素,以预防感染。

2. **鼻中隔脓肿的治疗**　患者一旦确诊,立即在行表面黏膜麻醉下切开引流。切口与处理鼻中隔血肿时相同,但应稍长,必要时于对侧部位或脓肿最低点另加一切口,充分引流。彻底排尽脓液后,用小刮匙取除或搔扒坏死软骨。用1%利凡诺液或抗生素液(抗生素液用前注意过敏试验),及小纱布条并打湿,用蚊式钳夹经切口进入脓腔内做腔壁反复清洗。直至无脓液及坏死组织为止。两侧脓腔中置细碘仿纱条或细油纱条引流,引流时间视纱条填塞流出物而定,两侧鼻腔松松填塞,或用气囊扩张(压力不可过高)。如引流物无脓液改变,拆除脓腔中置放的纱条,同时用抗生素液冲洗脓腔,用气囊扩张,或双侧鼻腔内填塞油纱条对鼻中隔稍加压迫,以利继发出血再感染,加快愈合。在进行切开脓腔排脓后,大剂量抗生素及联合用药一周,给予多簇抗生素类制剂,加强支持治疗。

二、辨 证 施 治

1. **瘀血壅滞**

主症:鼻中隔血肿经穿刺抽吸或手术排出瘀血后,鼻塞,鼻痛,痛及头面部,舌质暗红,苔白或黄,脉弦涩。

治法:化瘀止血、行气消肿。

方药:桃红四物汤加味。桃仁 10g、红花 6g、川芎 12g、当归 15g、赤芍 15g、生地 15g、仙鹤草 15g、白及 15g、栀子炭 15g、甘草 5g。每日 1 剂,煎汤内服,每日 3 次,每次兑服三七 1g。

2. **热毒壅滞**

主症:鼻中隔血肿或脓肿经手术排脓清洗后,鼻塞,鼻痛,伴发热恶寒,舌红,苔黄,脉数。

治法:清热解毒、排脓生肌。

方药:五味消毒饮加味。金银花 15g、野菊花 6g、蒲公英 6g、紫花地丁 6g、紫背天葵子 6g、白芷 15g、薏苡仁 15g、生黄芪 15g、皂角刺 12g、当归 12g、甘草 5g。

【特色疗法述评】

鼻中隔血肿或脓肿自然吸收较困难,且有并发症的风险,手术排出血肿、清除脓液简便易行。术后配合中药治疗可有效促进愈合。

【主要参考文献】

黄选兆,汪吉宝.实用耳鼻咽喉科学[M].北京:人民卫生出版社,2005.

（郭兆刚　李韵霞）

第十节　鼻　出　血

鼻出血可单纯由鼻腔、鼻窦疾病引起,也可由某些全身疾病所致,但以前者为多见。可单侧出血,亦可双侧出血。可表现为间歇性反复出血,亦可呈持续性出血。出血量多少不一,轻者仅鼻涕带血或倒吸血涕,重者可达数百毫升以上,一次大量出血可致休克,反复多次少量出血可导致贫血。鼻出血的发病率较高,据统计约 60% 的人群曾发生不同程度的鼻出血。男女比例约为 (2.7~3.3):1,从年龄分布看,49 岁之前,男性患病为女性 2 倍,50 岁以后,这种比例消失。顽固性鼻出血以中老年人为主要发病对象。

本病中医称为"鼻衄",鼻衄一证最早见于《内经》,始称"衄",如《灵枢·百病始生》:"阳络伤则血外溢,血外溢则衄血。"古人根据病因和症状不同尚有不同的命名,如伤寒鼻衄、时气鼻衄、温病鼻衄、虚劳鼻衄、经行鼻衄、红汗、鼻洪、鼻大衄等。

鼻出血常属于急症,临床治疗时遵照"急则治其标,缓则治其本"的原则,中西结合,极大地提高了鼻出血的治愈率。

【病因病机】

一、中　医

鼻衄可分为虚证和实证两大类。实证者,多因火热气逆,迫血妄行而致;虚证者,多因阴虚火旺或气不摄血而致。

1. **肺经风热**　外感风热或燥热之邪,首先犯肺,致肺失肃降,邪热循经上犯鼻窍,损伤阳络,血溢清道而为衄。

2. **胃热炽盛**　胃经素有积热,或因暴饮烈酒,过食辛燥,致胃热炽盛,火热内燔,循经上炎,损伤阳络,迫血妄行而为鼻衄。

3. **肝火上逆**　情志不舒,肝气郁结,郁久化火,循经上炎,或暴怒伤肝,肝火上逆,血随火动,灼伤鼻窍脉络,血溢脉外而为衄。

4. **心火亢盛**　由于情志之火内生,或气郁化火,致使血热,心火亢盛,迫血妄行,发为鼻衄。

5. **肝肾阴虚**　素体阴虚,或劳损过度,久病伤阴,而致肝肾阴虚,水不涵木,肝不藏血,水不制火,虚火上炎,损伤鼻窍阳络,血溢脉外而衄。

6. **脾不统血**　久病不愈,忧思劳倦,饮食不节,损伤脾胃,致脾气虚弱,统摄无权,气不摄血,血不循经,渗溢于鼻窍而致衄。

二、西　医

1. **局部病因**

(1) 外伤:鼻骨、鼻中隔或鼻窦骨折及鼻窦气压骤变等损伤局部血管或黏膜;鼻或鼻窦手术及经鼻插管等损伤血管或黏膜未及时发现或未妥善处理;挖鼻、用力擤鼻、剧烈喷嚏、鼻腔异物等损伤黏膜血管。严重的鼻和鼻窦外伤可合并颅前窝底或颅中窝底骨折,若损伤筛前动脉,一般出血较剧,若损伤颈内动脉,则危及生命。

（2）炎症:各种鼻腔、鼻窦的非特异性或特异性感染均可因黏膜病变损伤血管而出血。

（3）肿瘤:鼻腔、鼻窦及鼻咽恶性肿瘤溃烂出血经鼻流出。早期多表现为鼻涕带血、倒吸血涕或反复少量出血,晚期破坏大血管可致大出血。血管性良性肿瘤,如鼻腔血管瘤或鼻咽纤维血管瘤出血一般较剧。

（4）其他:①鼻中隔疾病:鼻中隔偏曲、鼻中隔糜烂、溃疡或穿孔是出血之常见原因;②鼻腔异物:常见于儿童,多为一侧鼻腔出血或血涕。

2. **全身病因**　凡可引起动脉压或静脉压增高,凝血功能障碍或血管张力改变的全身性疾病均可致鼻出血。

（1）急性发热性传染病:流感、出血热、麻疹、疟疾、鼻白喉、伤寒和传染性肝炎等,多因高热、鼻黏膜剧烈充血、肿胀或发干,致毛细血管破裂出血。出血部位多位于鼻腔前段,量较少。

（2）心血管疾病:高血压,血管硬化和充血性心衰等。出血多因动脉压升高所致。出血前常有预兆,如头昏、头痛、鼻内血液冲击感等。鼻腔充血为一侧性,来自动脉,来势凶猛,多位于鼻腔后段,若位于鼻腔前段,可见搏动性出血。

（3）血液病:①凝血机制异常的疾病,如血友病、纤维蛋白形成障碍、异常蛋白血症(如多发性骨髓瘤)、结缔组织疾病和大量应用抗凝药物者等。②血小板量或质异常的疾病,如血小板减少性紫癜、白血病、再生障碍性贫血等。鼻腔出血为双侧性、持续性渗血,是因毛细血管受损和血液成分改变所致,并可反复发生。常伴身体其他部位的出血。

（4）营养障碍或维生素缺乏:维生素 C、K、P 或钙缺乏。维生素 C、P 缺乏会降低毛细血管脆性和通透性;维生素 K 与凝血酶原形成有关;钙为凝血过程中必不可少的物质。

（5）肝、肾等慢性疾病和风湿热等:肝功能损害常致凝血障碍,尿毒症易致小血管损伤,风湿热儿童常有鼻出血。

（6）中毒:磷、汞、砷、苯等化学物质可破坏造血系统,长期服用水杨酸类药物可致血内凝血酶原减少。

（7）遗传性出血性毛细血管扩张症:常有家族史。

（8）内分泌失调:主要见于女性,青春发育期的月经期可发生鼻出血和先兆性鼻出血,绝经期或妊娠的最后 3 个月亦可发生鼻出血。可能与毛细血管脆性增加有关。

【临床表现】

一、症　　状

鼻中出血。多为单侧出血,亦可见双侧。可表现为间歇反复出血,亦可持续出血。出血量多少不一,轻者仅鼻涕中带血;较重者,渗渗而出或点滴而下;严重者,血涌如泉,鼻口俱出,甚至可出现休克。

二、检　　查

在前鼻镜、间接鼻咽镜或鼻内镜下,可见出血点或渗血面。在鼻腔任何部位均可出血,也可发生在鼻咽顶部、咽隐窝等部位,但以鼻中隔前下方的易出血区及鼻腔后部的鼻-鼻咽静脉丛较为多见。必要时可进行血液系统、心血管系统等全身检查。

【辅助检查】

1. **鼻旁窦 CT 检查**　鼻腔鼻窦的肿瘤:其中最易发生鼻出血者当属鼻中隔毛细血管瘤、出血性的鼻息肉和鼻腔或鼻窦的恶性肿瘤。

2. **鼻咽部 CT、MRI**　鼻咽纤维血管瘤可致鼻出血,鼻咽癌早期可为涕中带血,到晚期可出现明显鼻出血。

3. **血常规**　有助于了解血液情况。

4. **病理检查**　鼻腔及鼻窦的肿块,尤其真菌或恶性肿瘤可致鼻出血,需病理检查明确肿物性质。

5. **过敏原的检测**　反复发作的鼻出血可能与鼻的变态反应有关。

6. **肝功、肾功、风湿热**　其中尤以肝硬化发生鼻出血较常见。肝脏疾病可影响到凝血酶原和纤维蛋白原的合成,从而易发生鼻出血。尿毒症可导致小血管的损伤。风湿热引起的鼻出血多见于儿童。

【诊断与鉴别诊断】

一、诊　　断

1. 本病症状明确,易于诊断。

2. 病史。应注意询问有无鼻部外伤、肿瘤或全身各系统疾病等病史,有无其他诱发因素。

二、鉴 别 诊 断

本证需与肺、胃、咽喉等部位的出血(如咯血、吐血等)经由鼻腔流出相鉴别。

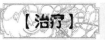

一、西 医 治 疗

1. **一般处理**　在鼻出血剧烈的情况下,患者及其陪伴者大多精神紧张,此时应予以安慰,使之镇静,以避免患者因精神因素引起血压增高,使出血加剧。必要时可使用镇静剂,如安定、异丙嗪等,可减少出血。在颈部、项部、头部等实施冷敷,也可反射性的减少出血。如患者已休克,则先按休克进行急救。

2. **鼻局部处理**　明确出血部位和止血。多数情况下是在鼻中隔前下部(易出血区),且一般出血量较少。嘱患者用手指捏紧两侧鼻翼(压迫鼻中隔前下部)10~15分钟,同时用冷水袋或湿毛巾敷前额和后颈,以促使血管收缩减少出血,如出血较剧,可先用浸以1%麻黄碱滴鼻液或0.1%肾上腺素的棉片置于鼻腔达到暂时止血,以便寻找出血部位。亦可在鼻内镜下用吸引器边吸血液、边寻找出血的部位。常采用止血的方法有如下两类。

(1)烧灼法:适应于反复少量出血、且明确出血点者。其原理是:破坏出血点组织,使血管封闭或凝血而达到止血的目的。

(2)填塞法:适用于出血较剧、渗血面较大或出血部位不明者。常用凡士林油纱条或鼻腔可吸收性材料填塞,可迅速有效地达到止血的目的。

(3)后鼻孔填塞法:鼻腔纱条填塞未能奏效者,可采用此法。

(4)血管结扎法:对严重出血者采用此法。中鼻甲下缘平面以下出血者可考虑结扎上颌动脉或颈外动脉;中鼻甲下缘平面以上出血者,则应结扎筛前动脉;鼻中隔前部出血者可结扎上唇动脉。目前临床较少采用。

(5)血管栓塞法:对严重出血者可采用此法。应用数字减影血管造影和超选择栓塞技术,找到出血动脉并栓塞之。此法准确、快速、安全可靠,但费用较高,有偏瘫、失语、一过性失明等风险。

3. **全身治疗**　如前所述,引起鼻出血的原因是多种多样的,且出血的程度亦有不同。因此,鼻出血的治疗及处理不仅是鼻腔止血。对由于鼻腔、鼻窦有复杂病变或因全身疾病引起的鼻出血及出血量较大者(即使鼻腔的简单病变,如鼻中隔前下方的易出血区或鼻腔后部的鼻-鼻咽静脉丛出血)应视病情采取必要的全身治疗。如镇静剂、止血剂、维生素等。

二、中 医 治 疗

鼻出血实证多见于肺经风热、胃热炽盛、肝火上逆、心火亢盛等证;虚证则多属肝肾阴虚或脾不统血。治疗应在辨证用药的基础上,注意止血法的运用。

(一) 辨证论治

1. 肺经风热

主症:鼻中出血,点滴而下,色鲜红,量不甚多,鼻腔干燥、灼热感。多伴有鼻塞涕黄,咳嗽痰少,口干身热,舌质红,苔薄白而干,脉数或浮数。

治法:疏风清热,凉血止血。

方药:桑菊饮加减。桑叶、菊花、桔梗、杏仁、连翘各10g。芦根15g,甘草、薄荷各5g。应用时可加丹皮、栀子、侧柏叶等凉血止血。

2. 胃热炽盛

主症:鼻中出血,量多,色鲜红或深红,鼻黏膜色深红而干。多伴有口渴引饮,口臭,或齿龈红肿、糜烂出血,大便秘结,小便短赤,舌质红,苔黄厚而干,脉洪数或滑数。

治法:清胃泻火,凉血止血。

方药:凉膈散加减。黄芩、栀子、薄荷、连翘、竹叶、芒硝各10g,大黄、甘草各5g。若伤津耗液,可加麦冬、玄参、白茅根各10g。

3. 肝火上逆

主症:鼻衄暴发,量多,血色鲜红,鼻黏膜色深红。常伴头痛头晕、耳鸣,口苦咽干,胸胁苦满,面红目赤,烦躁易怒,舌质红,苔黄,脉弦数。

治法:清肝泻火,凉血止血。

方药:龙胆泻肝汤加减。龙胆草、栀子、黄芩、泽泻、车前、白茅根、仙鹤草、茜草各10g,甘草5g。当归、生地黄各15g。若便秘口干,加麦冬、玄参、知母、葛根各10g。

4. 心火亢盛

主症:鼻血外涌,血色鲜红,鼻黏膜红赤。伴有面赤,心烦失眠,身热口渴,口舌生疮,大便秘结,小便黄赤,舌尖红,苔黄,脉数。甚则神昏谵语,舌质红绛,少苔,脉细数。

治法:清心泻火,凉血止血。

方药:泻心汤加减。大黄、黄芩、白茅根、侧柏叶、茜草各10g,黄连、甘草各5g。心烦不寐,口舌生疮者,加生地、木通、莲子心各10g。

5. 肝肾阴虚

主症:鼻衄色红,量不多,时作时止,鼻黏膜色淡红而干嫩,伴口干少津,头晕眼花,耳鸣,五心烦热,健忘失眠,腰膝酸软,或颧红盗汗,舌红少苔,脉细数。

治法:滋补肝肾,养血止血。

方药:知柏地黄丸加减。知母、黄柏、山药、山萸肉、熟地黄、泽泻、茯苓、丹皮各10g。出血较多者加藕节、仙鹤草、白及。

6. 脾不统血

主症:鼻衄常发,渗渗而出,色淡红,量或多或少,鼻黏膜色淡。全身症见面色无华,少气懒言,疲倦乏力,食少便溏,舌淡苔白,脉缓弱。

治法:健脾益气,摄血止血。

方药:归脾汤加减。白术、党参、黄芪、当归、茯苓、远志、酸枣仁、木香各10g。若面色苍白、心悸、神疲、脉细等加用黄精、首乌、桑椹、生地各10g。

以上方药,水煎服,每日1剂。重症每日可连服2剂。

(二)特色专方

1. **黄芩白茅根汤** 黄芩20~60g,白茅根20~60g,蜂蜜30g。方中的黄芩、白茅根可根据病情轻重加减。上方加水适量泡20分钟,煎后再煎15分钟,滤渣放蜂蜜约30g,待蜜化稍温顿服,每日一剂,分两次服,三剂为一疗程。本方具有清热泻火、止血的功效。适合于外感六淫、七情内伤,郁而化火,火热上灼鼻络所致的出血。

2. **加味建瓴汤** 生地黄、白芍、怀山药、柏子仁、白茅根各30g,怀牛膝15g,生龙骨、生牡蛎、代赭石各30g(先煎),赤芍、丹皮各12g,煎煮并浓缩成每剂300ml,分2袋包装,口服,每次1袋,每日2次,共服7天。本方具有清热、凉血、止血、活血、散瘀,使血止而不留瘀。诸药合用,清火除烦,兼以益气养阴,适用于气阴两虚证者。

3. **血余白茅根汤** 血余炭30g,白茅根20g,青蒿10g。水煎服,1日3次,1日1剂,3~5日即可。

4. **止血饮** 白茅根30g,藕节20g,三七15g,白及15g,大黄12g,龙骨25g,牡蛎25g,仙鹤草15g,旱莲草15g。以上药用冷水浸泡20分钟,煮沸20分钟,水煎3次,分早、中、晚各服1次,疗程1周。

(三)中药成药

1. **三七片** 由鲜三七经物理加工而成。具有散瘀止血,消肿定痛的功效。可适用于各种原因引起的鼻出血。

2. **云南白药** 由蒲黄、白及组成。具有化瘀止血,活血止痛,解毒消肿的作用。口服,1次0.25~0.5g,1日3次,也可外用。适用于各种鼻出血症状。

3. **复方大红袍止血胶囊** 大红袍4 000g、柿蒂400g、滑石粉24g,制成

1 000粒。口服,一次3~4粒,一日3次。可适用于各种原因引起的鼻出血。

4. 黄连上清丸 由黄连、栀子、连翘、荆芥穗、白芷、菊花、薄荷、川芎、石膏、黄芩、黄柏(酒炒)、酒大黄组成;口服,水丸或水蜜丸1次3~6g,大蜜丸1次1~2丸,1日2次。具有清胃泻火,凉血止血的作用。适用于鼻出血伴有牙龈肿痛,口舌生疮,咽喉红肿,耳痛耳鸣,暴发火眼,大便干燥,小便黄赤等胃热炽盛的症状。

5. 龙胆泻肝丸 由龙胆、柴胡、黄芩、栀子、泽泻、木通、车前子、当归、地黄、炙甘草组成;口服,1次3~6g,一日2次。具有清肝泻火,凉血止血的作用,适用于鼻出血伴有头晕目赤,耳鸣耳聋,胁痛口苦,尿赤,湿热带下等肝胆湿热的症状。

6. 知柏地黄丸 由知母、黄柏、熟地黄、山药、山茱萸(制)、牡丹皮、茯苓、泽泻组成,辅料为蜂蜜。具有滋阴清热的作用。口服。一次8丸,一日3次。适用于肝肾阴虚引起的鼻出血,常伴有潮热盗汗,口干咽痛,耳鸣遗精,小便短赤等阴虚火旺的症状。

7. 归脾丸 由党参、白术(炒)、黄芪(炙)、茯苓、远志(制)、酸枣仁(炒)、龙眼肉、当归、木香、大枣(去核)、甘草(炙)组成。口服,一次9g,一日3次。具有健脾益气,摄血止血的作用,适用于脾气虚,气不摄血引起的鼻出血。常伴有气短心悸,失眠多梦,头昏头晕,肢倦乏力,食欲不振等症。

(四)针灸疗法

1. 体针 肺经风热者,取少商、迎香、尺泽、合谷、天府等穴;胃热炽盛者,取内庭、二间、天枢、大椎等穴;心火亢盛者,取阴郄、少冲、少泽、迎香等穴;肝火上逆者,取巨髎、太冲、风池、阳陵泉、阴郄等穴,伴高血压者,加人迎或曲池;肝肾阴虚者,取太溪、太冲、三阴交、素髎、通天等穴;脾不统血者,取脾俞、肺俞、足三里、迎香等穴。实证用泻法,并可点刺少冲、少泽、少商等穴出血;虚证用补法,或平补平泻法。

2. 耳针 取内鼻、肺、胃、肾上腺、额、肝、肾等穴,每次2~3穴,捻转1~2分钟,每日1次。

(五)外治法

1. 填塞法 填塞物为无菌凡士林纱条,呈袋状填塞,双侧鼻填塞时尤为重要。鼻填塞时间一般为24小时,到时可一次或分次取出,以免发生鼻窦或中耳并发症。如需填塞物留置数天甚至一周,填塞物中应加入抗生素粉,也可应用碘仿纱条。

2. 吹药法 将云南白药、白及粉或三七粉吹入鼻腔出血处。

3. 涂药法 取蒲黄炭、麻黄素粉、氯霉素针以4∶2∶1比例,加维生素A、维生素D滴剂适量,调成糊状,将其涂于出血点或糜烂面上。

4. **滴药法**　取芦荟粉 0.5~1g,加温开水 5~10ml 搅化,滴鼻。

5. **低温等离子热凝**　首先在鼻内镜下判断出血的来源。患者取仰卧位,用 1% 丁卡因棉片作鼻腔黏膜表面麻醉,同时找寻出血部位。充分麻醉、收缩鼻黏膜后,根据 1% 丁卡因棉片血染部位进一步判断出血部位,如果仍处于出血状态或者出血较重时,可用吸引器辅助检查。沿着出血方向边吸引边寻找,用 0° 鼻内镜按嗅裂、中鼻甲、中鼻道、下鼻道、鼻中隔顺序逐一检查,必要时换用 30° 鼻内镜检查或持下鼻甲前中部向内上折起,以检查隐蔽部位。有活动性出血时,容易找到并确定出血部位;对于暂无出血者,则需细心查找,可见出血处有少量凝血块黏附或黏膜面有 2~3mm 大小的乳头状突起,以吸引头触之则见明显的活动性出血。确定出血部位后,即加强局部表面麻醉,将低温等离子治疗仪调至 4 挡 3 秒,以低温等离子治疗头对出血点周围 2~3mm 处作间断环状式凝固。随后凝固出血点封闭血管,至局部黏膜呈白色、出血停止即可。对于鼻内镜术后创面渗血,经用肾上腺素棉片收缩后仍有明显出血者,也可采用上述方法治疗。休克者同时补液、补血、纠正水 / 电解质平衡。术后局部涂以木芙蓉涂鼻膏保护创面,复方薄荷油滴鼻,以避免创面干裂及结痂。

6. **微波治疗法**　找到出血点后,根据出血点部位的不同,可将微波辐射器弯折到不同方向以便于鼻腔内操作,出血点微波热凝后创面涂抹红霉素软膏保持创面湿润。对于微波头不能到达的部位,局部可用膨胀止血海绵定点填塞压迫止血。

【特色疗法述评】

1. 隐蔽性鼻出血又称难治性的鼻出血,前鼻镜下无法窥及,既往采用蝶腭动脉结扎、电凝,筛前动脉结扎及电凝等方法。随着鼻内镜外科的发展,鼻内镜解剖及鼻腔血运的研究,鼻出血的治疗已经不再是难题。老年鼻出血患者多长期伴有慢性疾病,如高血压、动脉硬化、内分泌失调、慢性支气管炎、肿瘤等。因血管不同程度硬化、管壁弹性减弱,构成既易出血又不易止血的特点。致使患者精神紧张、恐惧,从而导致血压升高,由此反过来又会加重鼻出血。因而,对其做好心理干预是治疗鼻出血的重要环节,同时防止高血压等疾病对降低顽固性鼻出血的发病率将有积极意义。

2. 鼻出血病因复杂,本病治疗的目的:一是尽快地制止出血,二是防止再次出血。西医学的鼻腔填塞对出血较剧、渗血面较大的出血为首选方法。各种外治法属于暂时控制出血的治标的方法,若要从根本上消除引起出血的原因,则需要中医的调理。因此出血需要暂时控制后还需要进一步的辨证治疗以求釜底抽薪。如:对鼻出血的患者保持大便通畅是十分重要的,若大便秘结,可加入通便的药物;对于出血较多的患者,出血控制后,应给予养血、补血的药物。中药内治具有缓效、稳效、持久的特点,能够调理患者体质,加之中医特色治疗,在第二个方面具有明显的优势。采用中西医结合的方法治疗鼻出血,针对不同的情况,采用相应的治疗方法,急则治其标,缓则治其本,发挥中西医结合的协同作用,加强对中西医学基础理论与临床实践的研究力度,为更有效、更合理的治疗鼻出血建立了良好的理论和实践平台。

【主要参考文献】

1. 陈改娥,张建朝.黄芩白茅根汤治疗火热鼻衄200例临床疗效分析[J].现代中医药,2002,(4):11-12.

2. 戴新民.加味建瓴汤治疗参训战士顽固性鼻衄86例[J].解放军药学学报,2009,25(5):470-471.

3. 粟红燕,张进,杜再坪.低温等离子热凝加一清胶囊治疗顽固鼻衄90例[J].中国中医急症,2011,20(8):1321-1322.

4. 赵正良,赵欣.止血饮治疗鼻衄疗效观察[J].四川中医,2012,30(3):107-108.

5. 吴彦桥,邸斌,李军,等.鼻内镜下难治性鼻出血出血点寻找及止血策略[J].山东大学耳鼻喉眼学报,2013,27(4):1-3.

（刘元献）

第十一节　急性鼻窦炎

急性鼻窦炎是鼻窦黏膜的一种急性化脓性炎症,常继发于急性鼻炎。急性鼻窦炎多由上呼吸道感染引起,细菌与病毒感染可同时并发,重者可累及骨质。所有人群均易发生急性鼻窦炎,低龄、年老体弱者更多见。该病影响患者的生活质量,可能会导致下呼吸道感染,严重者有可能引起眼眶、颅内并发症。

根据本病的临床表现,一般将其归类于中医学鼻渊病。中医对于本病的记载最早见于《内经》。《素问·气厥论篇》中曰:"胆移热于脑,则辛頞鼻渊","鼻渊者,浊涕流不止也"。由于古代没有鼻窦的概念,认为浊涕来源于脑,因此本病也有"脑崩""脑漏""脑渗""脑泻""历脑""控脑砂"等名称。如明·陈实功《外科大成》中曰:"鼻渊者,鼻流浊涕黄水腥秽是也,又名脑崩"。从《内经》之后,历代医家对鼻渊病因、病机辨证施治等方面有了进一步的认识。如明·虞抟《医学正传》曰:"触冒风寒,始则伤于皮毛,而成鼻塞不能之候,或为浊涕,或流清涕,名曰'鼻渊',此为外寒束内之证也。"明·李时珍《本草纲目》曰:"鼻渊流浊涕,是脑受风热。"说明风寒、风热均可导致鼻渊。清·费伯雄《医醇賸义》中说:"脑漏者,鼻如渊泉,涓涓流涕,致病有三:曰风也,火也,寒也。"较为全面地论述了鼻渊的风、火、寒三因。风者,多见于肺经风热;火者,多见于肝胆热盛;寒者,多指肺、脾、肾之虚损。明·龚廷贤《寿世保元》又说:"夫鼻者,肺之候,时常和则吸饮香臭矣。若七情内郁、六淫外伤、饮食劳逸之过,则鼻气不能宜调,清道壅塞,即为病也。此皆脏腑不调,邪气郁于鼻而清道壅塞也。寒则温之,热则清之,塞则通之,壅则散之可也。"说明古代医家对本病的病因已经有较为完善的认识。

【病因病机】

一、中　医

外邪侵袭,是本病的主要发病原因。冷暖起居失调,或疲劳过度,外感风寒、风热,侵袭肺系,肺失清肃,邪聚鼻窍而为病。《医学入门·鼻》曰:"鼻窍乃清气出入之道。"鼻窍属于清窍,喜清恶浊。鼻又为多气多血之窍,鼻窦与鼻腔都必须保持清气流畅,多气多血鼻窍才清利通畅。《医林绳墨·鼻》曰:"鼻者肺之清窍也,鼻喜清而恶浊,盖浊气走于下,清气升于上,然清洁不分则窍隙有所闭焉,为痈、为痔、为衄、为涕,诸症之所由也。"对于本病的病因,历代医家从《内经》的胆热学说,到明清时期逐渐发展完善,认识到肺热、湿热、外感风寒或风热均可发病。

1. **肺经风热**　风热邪毒,袭表犯肺;或风寒侵袭、郁而化热、风热壅遏肺经、肺失清肃,致使邪毒循经上犯,结滞鼻窍,灼伤鼻窦肌膜而为病。《素问·至真要大论篇》提出:"少阴之复,懊热内作……甚则入肺,咳而鼻渊。"清·沈金鳌在《杂病源流犀烛·鼻病》谓此病:"由风寒凝入脑户,与太阳湿热交蒸而成。或饮酒多而热炽,风邪乘之,风热郁而不散而成。"因此,肺热是鼻渊的重要病因。

2. **胆腑郁热**　胆为刚脏,内寄相火,其气通脑。若情志不畅,喜怒失节,胆失疏泄,气郁化火,循经上犯,移热于脑或邪热犯胆,胆经热盛,上蒸于脑,伤及鼻窦,燔灼肌膜,热炼津液而为涕,迫津下渗发为本病。《医醇賸义》提出:"阳邪外烁,肝火内燔,鼻窍半通,时流黄水,此火伤之脑漏也",说明胆热上扰,湿浊上犯清窍,可导致鼻渊。

3. **脾胃湿热**　素嗜酒醴肥甘之物,脾胃湿热内生。运化失常,清气不升,浊阴不降,湿热邪毒循经上犯,停聚窦内,灼损窦内肌膜所致。《景岳全书》:

"此证因酒醴肥甘或久用热物,或火由寒邪,以致湿热上熏,津汁溶溢而下,离经腐败",说明肥甘厚腻及燥热之物亦可导致鼻渊。

二、西 医

1. 急性鼻窦炎多由上呼吸道感染引起,细菌与病毒感染可同时并发。常见细菌菌群是肺炎链球菌、溶血性链球菌和葡萄球菌等多种化脓性球菌,其次为流感嗜血杆菌和卡他莫拉菌属,后者常见于儿童。其他的致病菌还有链球菌类、厌氧菌和金黄色葡萄球菌等。由牙病引起者多属厌氧菌感染,脓液常带恶臭。真菌及过敏也有可能是致病因素。

2. 邻近组织感染(如扁桃体炎、腺样体炎)、急性传染病、牙根感染、变态反应、气压性损伤、鼻腔异物、肿物、腺样体肥大、慢性疾病以及机体抵抗力差等均可诱发本病。

3. 生活与工作环境不洁是诱发本病的常见的原因。过度疲劳、营养不良、维生素缺乏、变应性体质、内分泌疾病(甲状腺、脑垂体或性腺功能不足),以及患有各种慢性病如贫血、结核、糖尿病、慢性肾炎等,亦可成为急性鼻窦炎的诱因。

【临床表现】

在各种鼻窦炎中,上颌窦炎最多见,其后依次是筛窦、额窦和蝶窦的炎症。上颌窦因窦腔较大,窦底较低,而窦口较高,易于积脓,且居于各鼻窦之下方,易被他处炎症所感染,故上颌窦炎的发病率最高。严重的鼻窦炎可伴发相应骨髓炎或眼眶、颅内感染等并发症,重者甚至可以致命。鼻窦炎可以单发,亦可以多发。

一、症 状

1. **全身症状** 因该病常继发于上呼吸道感染或急性鼻炎,故原症状加重,出现畏寒、发热、食欲减退、便秘、周身不适、烦躁不安、精神萎靡、嗜睡等,儿童可出现咳嗽、呕吐、腹泻等呼吸道及消化道症状。牙源性上颌窦炎、急性额窦炎者全身症状较急剧且严重。

2. **局部症状** ①鼻阻塞:因鼻黏膜充血肿胀和分泌物积存,可出现患侧持续性鼻塞。②脓涕:患侧鼻内有较多的黏脓性或脓性分泌物擤出,初起时涕中可能带少许血液,牙源性上颌窦炎者脓涕有臭味。③局部疼痛和头痛:急性鼻窦炎除发炎导致鼻部疼痛外常伴有较剧烈的头痛,这是由于窦腔黏膜肿胀和分泌物潴留压迫或分泌物排空后负压引发,刺激三叉神经末梢而引起。急性鼻窦炎疼痛有其时间和部位的规律性。前组鼻窦接近头颅表面,其头痛多在前额、内眦及面颊部,后组鼻窦在头颅深处,其头痛多在头顶部、后枕部。急性上颌窦炎:常前额部、面颊部或上列磨牙痛,晨起轻,午后重。急性额窦炎:晨起前额部巨痛,渐渐加重,午后减轻,至晚间全部消失。急性筛窦炎:多头痛较轻,局限于内眦或鼻根部,也可能放射至头顶部。急性蝶窦炎:表现为眼球深处疼痛,可放射到头顶部,还可出现早晨轻、午后重的枕部头痛。但是有些人的疼痛症状不典型,无法单纯根据头痛的特点来确定受累的鼻窦。④嗅觉下降:多为暂时性,以筛窦炎或蝶窦炎者为明显。⑤鼻出血:上颌窦炎时涕中带血或自觉有腥臭味,常由溶血性链球菌所致。⑥咽喉部症状咽痒、咳嗽、咳痰及恶心,尤其是后组鼻窦炎。⑦耳部症状 耳鸣、眩晕、或听力下降,多见于急性蝶窦炎。

二、体　征

1. **局部红肿及压痛**　前组急性鼻窦炎由于病变接近头颅表面,其病变部位的皮肤及软组织可能发生红肿,由于炎症波及骨膜,故窦腔在体表投影的相应部位可以有压痛。后组急性鼻窦炎由于位置较深,表面无红肿或压痛。

2. **鼻腔检查**　急性上颌窦炎时,中下甲黏膜充血肿胀;急性额窦炎时,中鼻甲前端明显红肿,或息肉样变;急性筛窦炎时,中鼻甲和筛泡充血、肿胀;急性蝶窦炎时,鼻腔后半部和后鼻孔处黏膜急性充血。若鼻腔充满大量脓液,多提示来自上颌窦;中鼻道或下鼻道可见脓液者,多为前组鼻窦炎;后组鼻窦炎可见上鼻道或嗅裂有脓液。一侧鼻腔可见脓性分泌物有恶臭者,多提示为牙源性上颌窦炎。

3. **咽喉部检查**　咽、喉部黏膜及其淋巴组织常见充血水肿,前组鼻窦炎可见脓液自咽侧壁流下;后组鼻窦炎可见脓液经鼻咽顶沿咽后壁流下。

【辅助检查】

1. **鼻内镜检查**　鼻内镜检查鼻腔各部位,可观察到鼻道和窦口及其附近黏膜的病理改变,包括窦口形态、黏膜红肿程度、息肉样变及脓性分泌物来源等。鼻腔内可见脓液,鼻腔黏膜充血水肿。如疑为鼻窦炎,鼻道未查见脓液,可行体位引流试验,以助诊断。

2. **X 线鼻窦摄片**　X 线鼻颏位和鼻额位摄片有助于诊断,急性鼻窦炎时可显示鼻窦黏膜肿胀,窦腔混浊、透光度减弱,有时可见液平面。因颅骨重叠,观察效果欠佳。

3. **鼻窦 CT 检查**　可见鼻窦内液平面或软组织密度影。CT 由于其分辨率高,观察病变较为细致和全面,是目前诊断急性鼻窦炎的较好指标。

4. 鼻窦 MRI 检查 可见鼻窦内长 T_2 信号,可较好地显示软组织病变,是与肿瘤性病变鉴别的重要手段,但不作为鼻窦炎影像学的首选。

【诊断与鉴别诊断】

一、诊 断 标 准

1. 发病较急,鼻塞、流脓涕,可伴有头痛。

2. 鼻腔黏膜充血、肿胀,中鼻甲肿胀,中鼻道见有脓涕;或咽后壁见有脓性分泌物流下。

3. 鼻窦 X 线、CT 检查示鼻窦内黏膜水肿,窦腔密度增高,或有液平面。

4. 发生于上颌窦者,进行上颌窦穿刺可抽出脓性分泌物。

二、鉴 别 诊 断

1. **西医** 主要与引起头痛的其他疾病相鉴别,如偏头痛、颅内肿瘤;因有鼻塞,要与鼻腔鼻窦肿瘤相鉴别,如鼻腔内翻性乳头状瘤、鼻腔鳞癌等,病理检查可以明确诊断。

2. **中医** 本病主要与伤风鼻塞、鼻鼽等疾病鉴别。伤风鼻塞者鼻涕多清稀或为黏稠涕,鼻窦影像学检查为阴性;鼻鼽多伴有鼻痒、喷嚏等症状,鼻涕多为清水样涕,兹可鉴别。

【常见并发症】

1. **眶内并发症** 最常见于筛窦炎,极少见于蝶窦炎。感染可直接通过菲薄的纸样板扩散或通过静脉传播。如:眶骨壁骨炎、骨膜炎,眶壁骨膜下脓肿,眶内蜂窝织炎,眶内脓肿,球后视神经炎。

2. **颅内并发症** 多数与筛窦炎、额窦炎有关,主要表现为高热、前额或眶后偏头痛、脑膜刺激征和各种程度的神志改变。如:硬脑膜外脓肿,硬脑膜下脓肿,化脓性脑膜炎,脑脓肿,海绵窦血栓性静脉炎。

3. **周边器官感染** 鼻窦化脓性分泌物从鼻咽部向下流注,可引起咽炎、扁桃体炎、中耳炎等病。

4. **呼吸道感染** 窦腔脓性分泌物进入呼吸道可引起气管炎、反射性支气管哮喘等病。

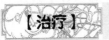【治疗】

一、一 般 措 施

1. 加强体育锻炼,增强体质,预防感冒。

2. 应积极治疗急性鼻炎(感冒)和牙病。

3. 适当休息,发热者应卧床休息;保持居室安静,空气清新、流通;避免受凉、受潮。

4. 进食清淡、易消化、富含维生素的食物,多食新鲜蔬菜、水果,多饮水,保持口腔清洁,忌辛辣、刺激性和油腻食物;戒烟酒。

5. 鼻腔有分泌物时不要用力擤鼻,应堵塞一侧鼻孔擤净鼻腔分泌物,再堵塞另一侧鼻孔擤净鼻腔分泌物。保持大便通畅。

6. 及时、彻底治疗鼻腔的急性炎症和矫正鼻腔解剖畸形,治疗慢性鼻炎和鼻中隔偏曲。

7. 游泳时避免跳水和呛水。

8. 感冒期间尽量不乘飞机,急性病期间注意休息。

9. 妥善治疗变态反应性鼻炎,改善鼻腔鼻窦通风引流。

二、中 医 治 疗

本病辨证以实证、热证为主,治疗可采用清热泻火、宣肺通窍等方法,根据患者症状、体征,中药加减。

(一)辨证论治

1. 肺经风热

主症:发病急,鼻塞,涕黄或白黏,量少;检查见鼻内黏膜红肿,中鼻道有稠涕,窦窍部位压痛;多有头痛、发热、畏寒、咳嗽等症,舌质红,苔薄黄,脉浮数。

治法:祛风散热,宣肺通窍。

方药:银翘散合苍耳子散。金银花、连翘、牛蒡子、苍耳子、辛夷花、淡竹叶各 9g,桔梗、薄荷、白芷各 6g,荆芥、淡豆豉、甘草各 5g。若鼻涕量多,可加蒲公英、鱼腥草、瓜蒌等;若头痛者,可加柴胡、藁本、菊花等。

2. 胃热炽盛

主症:鼻涕黄浊量多,鼻塞较甚,嗅觉差,头痛明显;检查见中鼻甲肿胀,鼻膜鲜红,鼻道有脓涕,窦窍部位红肿、压痛;全身见发热不畏寒,口渴多饮,口臭,小便短赤,大便干结,舌质红,苔黄,脉数。

治法:清胃泻火,解毒通窍。

方药:升麻解毒汤。升麻6g,葛根15g,赤芍药、黄芩、鱼腥草各12g,蒲公英20g,桔梗、白芷、苍耳子各10g,甘草6g。若鼻涕中带血丝,可加仙鹤草、白茅根等;若鼻塞甚者,可加辛夷花、细辛等。

3. 肝胆热盛

主症:鼻涕黄绿色,量多,黏稠,味腥臭,鼻塞重,嗅觉差,头痛甚;检查见鼻甲红肿,鼻道有脓涕,病变窦窍相应头面部位红肿、压痛;全身见发热,口苦咽干,心烦易怒,耳鸣胸闷,舌质红,苔黄,脉弦数。

治法:清肝泻胆,排脓通窍。

方药:龙胆泻肝汤。龙胆草(慎用)、生甘草各6g,黄芩、栀子、木通、车前子各9g,泽泻12g,当归8g,生地黄20g,柴胡10g。若鼻塞甚者,可加苍耳子、辛夷花等;若头痛甚者,可加菊花、蔓荆子等。

以上方药,水煎服,每日1剂。

(二) 特色专方

1. **鼻宁汤** 生石膏40g,蒲公英、鱼腥草各30g,败酱草、知母、薏苡仁、红藤各20g,辛夷、淮山、龙胆草、白芍、白芷各15g,细辛5g。每剂水煎600ml,分3次服完,儿童剂量减半。7天为1个疗程。本方有清气解毒、排脓通窍的功效,适用于热毒壅盛、热在气分的患者。

2. **鼻渊饮** 麻黄6g,杏仁、桔梗、生甘草各10g,薏苡仁、辛夷、白芷、鹅不食草、金银花、败酱草、川芎各30g。加减:发热加生石膏;咳嗽甚者加浙贝母、桑白皮;头痛甚者加藁本、菊花;咽痛者加牛蒡子、七叶一枝花。日1剂,水煎取汁200ml,每日早晚各服100ml,疗程为7日。本方有宣肺解表、通络排脓的功效,适用于风热袭表、头痛涕浊的患者。

3. **菊花通圣汤** 菊花20g,薄荷10g,芥穗、防风、苍耳子、酒芩、黄连、藿香、苍术各15g,葛根20g,细辛3g,白芷、川芎、甘草各10g。煎服方法:煮开12~15分钟后取汁,待药汁冷却过程中,可用蒸汽熏鼻,1次60ml(儿童酌减),每日3次。可治疗肺经风热型急性鼻窦炎。

4. **泻胆清脑汤** 柴胡、龙骨、牡蛎各30g,夏枯草、菊花、川芎各15g,薄荷、蝉蜕、地龙、桔梗各10g,白芷12g,黄柏、白附子各6g。日1剂,水煎取汁200ml,每日早晚各服100ml。本方有清泻肝胆,宣肺通窍的功效,可用于肝胆热盛的患者。

(三) 中药成药

1. **鼻渊舒口服液** 由苍耳子、辛夷、薄荷、白芷、黄芩、栀子、柴胡、细辛、川芎、黄芪、川木通、桔梗、茯苓等组成。功效:疏风清热,祛湿通窍。每次1支(10ml),每天3次。

2. **鱼腥草片** 由鱼腥草等药物制成。功效:清热解毒。每次3~5片,每天 3 次,温开水送服。

3. **千柏鼻炎片**　由千里光、卷柏、羌活、决明子、麻黄、川芎、白芷等组成。功效:清热解毒,活血祛风,宣肺通窍。用于风热犯肺,内郁化火,凝滞气血所致的鼻窦炎。一次 3~4 片,一日 3 次,口服。

4. **通窍鼻炎片**　由苍耳子(炒)、辛夷、防风、黄芪、白芷、薄荷、白术(炒)组成。辅料为淀粉、硬脂酸镁。功效:散风固表,宣肺通窍。用于风热蕴肺、表虚不固所致的鼻塞时轻时重、鼻流清涕或浊涕、前额头痛;慢性鼻炎、过敏性鼻炎、鼻窦炎见上述证候者。一次 5~7 片,一日 3 次,口服。

5. **黄连上清片**　由黄连、栀子(姜制)、连翘、蔓荆子(炒)、防风、荆芥穗、白芷、黄芩、菊花、薄荷、酒大黄等组成。功效:清热通便,散风止痛。每次 3~5 片,每天 3 次,温开水送服。

6. **比拜克胶囊**　由熊胆粉、冰片、大黄(酒制)、儿茶、胡黄连、玄明粉、香墨等组成。功效:清热、解毒、通便。每次 3 粒,每天 3 次,温开水送服。

7. **龙胆泻肝丸**　由柴胡、车前子、当归、地黄、甘草、关木通、黄芩、龙胆、泽泻、栀子等组成。功效:清肝胆,利湿热。每次 3~6g,每天 3 次,温开水送服。

8. **藿胆丸**　由广藿香叶、猪胆粉组成。功效:芳香化浊,清热通窍。每次 3~6g,每天 2~3 次,温开水送服。用于湿浊内蕴、胆经郁火所致的鼻窦炎。

(四)针灸疗法

1. **体针**　以迎香、攒竹、禾髎、印堂、阳白等为主穴,合谷、列缺、足三里、三阴交等为配穴。每次选主穴和配穴各 1~2 穴,每日针刺 1 次,7~10 日为 1 个疗程。

2. **耳针**　取内鼻、额、上颌、肺、胃、肝、胆等穴,每次 2~3 穴,每日 1 次,留针 20~30 分钟,或用王不留行籽贴压。

3. **穴位按摩**　选取迎香、合谷,自行以指按摩。每次 5~10 分钟,每日 1~2 次。或用两手大鱼际,沿两侧迎香穴上下按摩至发热,每日数次。

4. **穴位注射**　选取体针穴位 1~2 穴,注入鱼腥草注射液、丹参注射液等,每穴 0.2~1ml,隔日 1 次。

(五)外治疗法

1. **鼻腔滴药**　可选用滴鼻灵、鱼腥草液、葱白滴鼻液、鹅不食草液等,滴鼻,每日 3~4 次。

2. **体位引流**　目的是促进鼻窦内脓液的引流。如上颌窦可采取平卧式引流,因上颌窦自然口高而靠后,平卧时引流最好;额窦炎可取正坐位,使窦内脓液慢慢引流,可使头痛明显减轻;筛窦炎可取侧卧引流;蝶窦可伏案引流。急性鼻窦炎还可采用头低位引流,即患者取坐位,下肢分开,上身下俯,头下垂近膝,约 10 分钟后,即可有脓液流入鼻道。

3. **熏鼻法** 以芳香通窍、行气活血的药物,如苍耳子散、川芎茶调散等,加水2 000ml,煎至1 000ml,倒入容器中,先令患者用鼻吸入热气,从口中呼出,反复多次,待药液温度降至不烫手时,用纱布浸药液热敷印堂、阳白等穴位。每日早晚各1次,7日为1疗程。

4. **负压置换疗法** 用吸引器吸除鼻腔脓液,适用于儿童患者。患者擤去鼻涕,用1%麻黄素喷滴鼻腔,收缩鼻腔黏膜,患者取仰卧垂头位,张口呼吸,将氯霉素、泼尼松等药液滴入患者一侧前鼻孔,使药液能淹没所有的鼻窦开口。用与吸引器相连的橄榄头或气囊塞住患者滴药一侧的鼻孔,用手指按住对侧鼻孔,嘱患者连续均匀地发出"开、开、开"的声音,反复6~8次,即可使鼻腔和鼻窦腔在正负压力交替作用下,鼻窦内的负压低于和外界气压相等的鼻腔气压,药液进入鼻窦内,并吸出脓性分泌物,从而达到治疗目的。

5. **物理治疗** 局部红外线照射、超短波透热和热敷等物理疗法,对改善局部血液循环,促进炎症消退及减轻症状均有帮助。

6. **上颌窦穿刺冲洗** 在全身症状消退和局部炎症基本控制后,可行上颌窦穿刺冲洗。可每周冲洗1次,直至无脓液洗出为止。并可于冲洗后向窦内注入庆大霉素8万U,地塞米松5mg,或双黄连粉针剂等。

三、西药常规治疗

1. **全身治疗** 急性鼻窦炎可采用足量抗生素控制感染,因多为球菌感染,以青霉素类、头孢菌素类为首选药物,药物治疗强调选择敏感抗生素,足量、足疗程使用。若头痛或局部疼痛剧烈,可适当用镇静剂或镇痛剂。

2. **改善鼻窦引流** 常用含1%麻黄素的药物滴鼻,收缩鼻腔,改善引流。急性鼻窦炎还可以通过体位改变进而改善鼻窦的通气引流而减轻头痛。

3. 如为牙源性上颌窦炎应同时治疗牙病。

4. 可以使用黏液促排剂,改善分泌物性状并易于排出。

5. 可以应用鼻局部激素或全身应用激素,改善局部炎症状态,加强引流。

6. **手术** 急性鼻窦炎在药物控制不满意或出现并发症时可采用鼻内镜手术,通过内镜引导直达病灶,开放鼻窦口,清除病变,改善局部引流,进而恢复鼻窦正常的生理功能。

【特色疗法述评】

1. 急性鼻窦炎是鼻窦黏膜的急性化脓性炎症,多由上呼吸道感染引起,可同时存在细菌与病毒感染,西药与中药联合使用已成为治疗本病的趋势,采用综合治疗不但可以有效提高急性鼻窦炎的疗效,而且可以降低药物的副作用。

2. 急性鼻窦炎多属实证、热证,故治以清热解毒、通窍排脓为主,但此类方药如苍耳子、辛夷等有小毒,故不宜久服,脾胃虚寒者应注意固护脾胃。临床疗效方面,中医药治疗急鼻渊疗效确切,而西医治疗本病以抗生素、激素及手术为主。近年来,现代医学对急性鼻窦炎有了更深入的研究,取得了一定的成果,也为中医对于本病的辨证施治提供了理论支持。王东方等的实验观察发现,鼻窦炎患者的鼻黏膜黏液纤毛输送功能低下与气虚相关,补气药可能通过促进黏液纤毛输送功能而治疗鼻窦炎。谢慧等发现补气药可明显提高急性鼻窦炎家兔的鼻窦黏液纤毛传输速度,从而改善鼻窦炎症状,也验证了鼻渊肺气虚理论的正确性。相比较而言,中药治疗有服用方便、疗效稳定、不易产生耐药性等优点,但中医治疗鼻渊的研究也存在着一些问题:本病的中医药基础研究缺乏大样本的药效学、作用机制等数据;单纯依靠中药治疗,对某些急重症难以起到速效;有关药效学、作用机制等研究还需要开展进一步的研究,为中医药治疗急性鼻窦炎提供更多的理论依据。

3. 大量临床研究表明针灸及物理治疗急性鼻窦炎也可取得一定疗效。通过治疗可以达到减轻炎症反应、改善症状、提高鼻窦黏膜纤毛功能的功效。

总而言之,本病的基础和临床研究还需要进一步完善,在中药复方的药理和剂型探索方面,很多问题还有待解决。在今后的工作中,需要加强对中医药实验、临床及治疗方法等多方面的研究,重视中药成药及特色专方的辨证使用,中医药治疗本病的研究将会取得更大的进步。

【主要参考文献】

1. 许庚,史剑波,文卫平,等.儿童鼻窦炎规范化诊断和治疗[J].中国耳鼻咽喉头颈外科,2005:12(7):407-410.

2. 田勇泉.耳鼻咽喉头颈外科学[M].8版.北京:人民卫生出版社,2013.

3. 倪宝琢.鼻渊饮为主治疗肺经风热型急性额窦炎60例疗效观察[J].河北中医,2006:(28)7:514.

4. 董淑霞,卫元峡,林新.鼻渊舒口服液治疗鼻窦炎120例[J].陕西中医,2007,28(8):960-961.

5. 李健,杜佳林.鼻渊病因病机的研究概述[J].辽宁中医药大学学报,2008:10(3):59-60.

（李　浩　李许娜）

第十二节 慢性鼻窦炎

慢性鼻窦炎是指细菌感染鼻窦黏膜引起的化脓性炎症,以鼻流浊涕,鼻塞,头痛为主症的一种疾患。鼻窦是头骨和面骨中围绕鼻腔周围的一些含气的空腔,包括上颌窦、额窦、筛窦和蝶窦。鼻窦炎任何年龄均可发病,尤以青少年为多。5 岁以上儿童患者中男性多于女性,成年人中男女性别发病率无明显差异;常游泳、跳水及飞行者较多发。寒冷季节比其他季节多发。无明显地域性。

根据本病的临床表现,一般将其归类于中医学慢鼻渊病。"鼻渊"一词最早出现在《内经》,《素问·气厥论篇》中就有这样的记载:"胆移热于脑,则辛頞鼻渊","鼻渊者,浊涕流不止也",说明人们早就认识到鼻渊是以鼻流浊涕,量多不止为主要特征的鼻病。历代医家在此基础上,对本病的认识也进一步发展和完善。宋·赵佶《圣济总录》中谓:"夫脑为髓海,藏于至阴,故藏而不泻,今胆移邪热上移于脑,则阴气不固,而藏者泻也,故脑液下渗于鼻,其证涕浊出不已,若水之有渊源也。"

近年来,有关鼻窦炎的基础理论研究和临床诊断、治疗方面都取得了积极的进展,采用标本兼顾、内外同治的方法,可以获得较为满意的疗效。

【病因病机】

一、中 医

本病多由急性鼻窦炎失治误治或感冒反复发作引起。《灵枢·脉度》曰:"肺气通于鼻,肺和则鼻能知臭香矣。"鼻为呼吸之气出入之门户,故鼻窍通畅,呼吸之气出入畅利,则肺气通利;肺的经气通于鼻,鼻窍才能司呼吸而辨香臭。外邪侵袭,邪滞鼻窍,肺气失宣;或脏腑虚损,鼻窍失养,水湿痰浊上犯,停聚鼻窦而致鼻塞、流脓涕。清代费伯雄在《医醇賸义》中提出:"脑漏者,鼻如渊泉,涓涓流涕,致病有三:曰风也,火也,寒也。"其病机主要是痰浊、湿热内蕴,正气虚损,病变脏腑主要与肺、胃(脾)、肝、肾有关,是临床常见病、多发病之一。以肺为本,病久可累及脾(胃)、肝、肾,导致湿热内蕴或气阴两虚。

1. **肺经蕴热** 肺经素有蕴热,或热邪壅肺,肺失宣畅,邪热上攻,壅遏鼻窍,发为本病。明·张介宾《景岳全书》中曰:"鼻涕多者,多由于火,故曰肺热甚,则鼻涕出。"清·陈士铎《辨证录》中提出:"人有鼻塞不通,浊涕稠黏,已经数年……是肺经郁火。"

2. **脾气虚弱**　脾主运化,为升清降浊之枢纽,鼻渊日久,脾虚运化失健,气血精微生化不足,营气难以上布鼻窍,湿浊内生而为病。《素问·玉机真藏论篇》中说:"夫言脾为孤藏……其不及则令人九窍不通。"说明脾气亏虚,运化失常,则清窍失养而为鼻渊。

3. **肺气亏虚**　久病体弱,或病后失养,而致肺气不足,卫表不固,易为邪毒侵袭,且又清肃不利,邪毒滞留鼻窍,凝聚于鼻窦,伤蚀肌膜而为病。隋·巢元方《诸病源候论》中谓:"肺主气而通于鼻,其气为阳,诸阳之气,上荣头面。若气虚受风冷,风冷客于头脑,即其气不和,令气停滞,搏于津液,脓涕结聚,即不闻香臭。"

4. **肾阳亏虚**　久病失养,以致肾阳亏损,摄纳无权,温煦失职,鼻窍鼻窦失养,则外邪、异气易侵,鼻涕渗漏不止而致鼻渊。元·戴原礼《秘传证治要诀及类方·鼻》亦指出:"有不因伤冷而涕多,涕或黄或白,或时带血,如脑髓状,此由肾虚所致。"张介宾《景岳全书·鼻证》则明确提出久病者"非补阳不可"的治疗法则:"凡鼻渊脑漏虽为热证,然流渗既久者,即火邪已去,流亦不止,以液道不能扃固也。故新病者多由于热,久病者未必尽为热证。此当审察治之。若执用寒凉,未免别生他病。其有漏泄既多,伤其髓海,则气虚于上,多见头脑隐痛及眩运不宁等证。"孙一奎撰《赤水玄珠》亦云:"脑漏,有老人肾经虚寒使然者,用八味丸及暖肾之剂而愈"。

二、西　医

1. 本病最多见于感冒、急性鼻炎及急性鼻窦炎反复发作之后。

2. 变应性鼻炎、鼻中隔偏曲、中鼻甲肥大、鼻息肉、肿瘤等鼻腔疾病,妨碍鼻窦通气、引流,可引发本病。

3. 邻近鼻腔的病灶感染,如扁桃体肥大、腺样体肥大,某些磨牙根部的感染,鼻部外伤,异物穿入鼻窦,游泳时跳水姿势不当(如立式跳水),污水进入窦内等,均可引起感染。高空飞行迅速下降,窦腔与外界形成相对的负压,将鼻腔分泌物吸入鼻窦等也能造成发病。

4. 在一些慢性消耗性疾病及机体长期使用抗生素、糖皮质激素、免疫抑制剂或者接受放射治疗等情况下可发生真菌性鼻窦炎。现在真菌性鼻窦炎的发病率有上升的趋势,可能与抗生素的广泛使用、环境污染有关,也可能由于体检工作普遍开展、影像学的进步使真菌性鼻窦炎发现率提高。

5. 全身抵抗力降低,如过度疲劳,受凉受湿,营养不良,维生素缺乏,以及生活环境不良所致。全身性疾病如贫血,内分泌功能不足(如甲状腺,脑垂体和性腺等功能减退),急性传染病如流感,麻疹,猩红热,白喉等均可诱致本病发生。

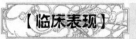

一、症　　状

1. **鼻塞**　鼻塞为鼻渊的常见症状之一,由鼻涕淤积或鼻黏膜肿胀所致。患者多因此而就诊。

2. **鼻涕**　鼻涕也是鼻渊的常见症状之一,可由鼻前孔流出,也可向后流至咽部。

3. **吸鼻**　鼻涕较浓稠时,患者常用力向后抽吸,以图将鼻涕经口排出。

4. **嗅觉障碍**　鼻涕黏稠,阻隔气味分子与嗅觉细胞接触,或嗅区黏膜病变,对气味分子感应失常都可导致嗅觉障碍。

5. **头痛**　急鼻渊常有明显头痛,位于前额、头顶或枕部,可为钝痛或剧痛,并有一定的时间规律。慢鼻渊则多有头部隐痛、昏沉或压迫感。

6. **咳嗽、痰多**　由鼻涕向后倒流并且刺激咽部所致。

7. **鼻周疼痛**　鼻渊患者常有鼻内及鼻周疼痛、沉重感,并在低头、用力、擤鼻涕、咳嗽及跳跃等活动时使鼻窦受到震动而加重。

二、体　　征

鼻腔黏膜充血肿胀,尤以中鼻甲、中鼻道及嗅裂等处为明显。前组鼻窦炎可见中鼻道积脓,后组鼻窦炎可见嗅裂积脓,或脓液自上方流至后鼻孔。

【辅助检查】

1. **鼻腔镜检查**　在前鼻镜或鼻内镜下观察,鼻腔内可见脓液,鼻腔黏膜充血水肿。前组鼻窦炎脓液位于中鼻道,后组鼻窦炎脓液位于嗅裂,或向下流入鼻咽部。

2. **鼻窦 X 线摄片**　鼻颏位和鼻额位摄片可显示鼻窦黏膜肿胀,窦腔混浊、透光度减弱,有时可见液平面。

3. **CT 扫描**　可显示窦腔大小、形态及窦内黏膜不同程度增厚、窦腔密度增高、液平面或息肉等,并可更清楚地观察窦壁是否受损及窦腔黏膜病变的程度。

4. **鼻窦 MRI 检查**　可见鼻窦内长 T_2 信号,可以与鼻窦软组织影像鉴别。

5. **鼻窦超声波检查**　主要用于上颌窦、额窦的检查,可发现窦腔内积液、息肉或肿瘤。

【诊断与鉴别诊断】

一、诊断标准

1. 有感冒、急性鼻炎等病史。

2. 以大量黏液性或脓性鼻涕、鼻塞、头痛或头昏为主要症状,可伴有嗅觉减退或丧失。

3. 鼻腔检查可见黏膜充血、肿胀、鼻腔或后鼻孔有较多的黏性或脓性分泌物。

4. 鼻窦 X 线摄片、CT 扫描、MRI 扫描有阳性表现。

二、鉴别诊断

1. **西医** 本病应与慢性鼻炎、神经性头痛、鼻腔鼻窦肿瘤鉴别。

2. **中医** 本病可与鼻窒及鼻菌等疾病鉴别。

【常见并发症】

鼻窦炎因窦腔蓄积脓涕并向周围侵蚀而成为病灶性疾病。正确认识并及时治疗鼻窦炎对于防止其传变具有重要意义。

1. **眶内并发症** 鼻窦与眼眶相邻,而且骨壁菲薄,鼻窦炎症可向眼眶扩散。并发眶内炎性水肿时首先出现眼睑水肿,并发眼眶骨膜下脓肿时开始有眼睑充血、肿胀和压痛,或上睑下垂,眼肌麻痹、视力下降或复视,甚至失明;鼻窦炎还可引起眼球后视神经炎,表现为视力下降和剧烈头痛,可致失明。

2. **颅内并发症** 额窦炎时易引起颅内并发症。并发硬脑膜外脓肿时症状不典型,诊断比较困难,除鼻部症状外头痛加重,卧位尤甚,可有恶心呕吐、脉缓等证;硬脑膜下脓肿时自觉症状有头痛,发热和脑膜刺激征。严重者可出现对侧面部及上肢肌肉瘫痪或抽搐;脓肿破溃后可引起化脓性脑膜炎。

3. **骨髓炎** 慢性化脓性鼻窦炎经久不愈者易引起额、蝶、筛、上颌骨骨髓炎。以额骨骨髓炎常见,除鼻窦区压痛外,头痛性质是闷胀样钝痛。X 线拍片显示骨质结构不清、死骨形成和鼻窦骨壁缺损。

4. **周边器官感染** 鼻窦化脓性分泌物从鼻咽部向下流注,可引起咽炎、扁桃体炎、中耳炎等病。

5. **呼吸道感染** 窦腔脓性分泌物进入呼吸道可引起气管炎、反射性支气管哮喘等病。

6. 消化功能紊乱 鼻窦脓性分泌物常被患者咽下,刺激胃肠,出现胃肠不适,食欲减退,腹泻或便秘。

7. 远处感染 化脓性鼻窦炎作为感染病灶,还可引起感染性多关节炎、腱鞘炎和皮肤病。

【治疗】

一、一 般 措 施

1. 预防感冒 鼻渊常由感冒引起,所以预防鼻渊,首先要预防感冒。勿穿湿衣裳、鞋袜,因背冷脚冻,易引起伤风感冒。患上呼吸道感染时,要积极治疗,以免并发本病。

2. 锻炼身体,增强体质 选择适当的体育锻炼方法对所有的人来说都具有增强体质、预防疾病发生及促进疾病早日康复的积极作用。

3. 注意饮食 进食清淡、易消化、富含维生素的食物,多食新鲜蔬菜、水果,多饮水,保持口腔清洁,忌辛辣、刺激性和油腻食物;戒烟酒。

4. 积极防治鼻腔病变 鼻腔本身病变,如鼻中隔偏曲,各种鼻炎、鼻息肉、肿瘤等影响鼻窦开口通气引流,常为鼻窦炎的诱因。过敏性鼻炎患者也可能并发过敏鼻窦炎。

5. 治疗临近组织器官感染 慢性扁桃体炎、增殖体炎、慢性咽喉炎、蛀牙、牙槽流脓、口腔溃疡等很容易引起鼻渊,故应及时治愈。

6. 防止窦腔进水 游泳、跳水时要注意鼻窦进水感染,所以凡头部入水前应先深吸气,入水后用鼻呼气,以抵住水入鼻内。凡头部不浸水游泳,均应用口吸气,用鼻呼气。从高处脚朝下笔直跳入水中很容易使水进入鼻腔鼻窦,引起鼻窦炎。

7. 注意擤鼻方法 有鼻涕时,不宜捏住鼻翼使劲擤,以免鼻涕窜入鼻窦。可用拇指堵住一侧鼻孔,擤另一侧鼻子。

二、中 医 治 疗

本病辨证以正虚邪滞为主,与肺、脾、肾三脏关系密切,治疗以扶正祛邪为基本原则。在临床实践中,可采用辨病与辨证相结合、全身辨证与局部辨证相结合,多能取得较好的疗效。

(一)辨证论治

1. 痰浊阻肺

主症:鼻涕白浊,量多,味腥,鼻塞,头昏蒙,检查见鼻膜肿胀,色淡红,鼻道有较多浊涕;可见咳嗽痰多,胸闷,舌质淡红,苔白腻,脉滑。

治法:宣肺化痰,除浊通窍。

方药:二陈汤加减。半夏、陈皮各15g,茯苓9g,甘草5g。若鼻涕黏稠难出,可加苍术、厚朴等;若鼻涕清稀量多,可加干姜、细辛等;若鼻塞甚者,可加苍耳子、辛夷花等。

2. 肺经蕴热

主症:涕黄黏量少,可流向咽喉部,鼻塞;检查见鼻膜红肿,中鼻道有稠涕。可有头痛、咽痒、咳嗽,吐少量黄痰等症;舌质红,苔薄黄,脉数实有力。

治法:宣肺清热,解郁通窍。

方药:辛夷清肺饮。辛夷、百合、枇杷叶各6g,黄芩、栀子、麦冬、石膏、知母各9g,升麻、甘草各5g。若浓涕量多,可加鱼腥草、败酱草等;若头痛甚者,可加菊花、蔓荆子等。

3. 肺虚邪滞

主症:黏涕量多不止,色白不臭,或涕液清稀,鼻塞时轻时重,嗅觉减退,头部隐痛或胀闷不适;检查见鼻甲肿大,鼻膜色淡,鼻道有较多黏涕;平素易患感冒,遇冷感寒则病症加重,自汗恶风,气短乏力,咳嗽痰白,舌质淡红,苔白,脉弱。

治法:补益肺气,祛邪通窍。

方药:温肺止流丹。诃子、甘草各3g,桔梗9g,鱼脑骨15g(煅过存性,为末),荆芥、细辛、人参各1.5g。若畏风怕冷、清涕如水者,可加桂枝、干姜等。

4. 脾虚湿滞

主症:黏涕色白量多不止,不臭,鼻塞较重,嗅觉减退,头昏痛;检查见鼻甲肿大,鼻膜色淡,或呈息肉样变,鼻道有较多黏涕;可见面色萎黄,神疲乏力,肢体困倦,纳少便溏,舌质胖淡,苔白腻,脉缓弱。

治法:健脾益气,祛湿通窍。

方药:参苓白术散。莲子肉、薏苡仁、砂仁、桔梗各10g,白扁豆15g,茯苓、人参、甘草、白术、山药各20g。若鼻涕浓稠量多者,可加陈皮、半夏、枳壳、瓜蒌等;若鼻塞甚者,可加苍耳子、辛夷花等;若涕中带血者,可加白茅根、仙鹤草等。

5. 肾阳虚衰

主症:鼻涕清稀,量多不止,鼻塞,嗅觉差,鼻痒,或喷嚏时作,每遇风冷则症状加重;检查见鼻膜肿胀色淡,鼻道有较多清涕。常见形寒肢冷,精神萎靡,夜尿频多,舌质淡,苔白,脉沉细无力。

治法:温补肾阳,散寒通窍。

方药:济生肾气丸减。熟地黄160g,山茱萸、山药各80g,牡丹皮、泽泻各

60g,茯苓120g,肉桂、附子(制)各20g,牛膝、车前子各40g。每次6~10g,每天2~3次。

以上方药,水煎服,每日1剂。

(二)特色专方

1. **谷精汤** 谷精草30g,青葙子15g,蔓荆子、决明子、薄荷(后下)、酒黄芩、菊花各10g,蝉蜕、生甘草各6g。水煎服,每日1剂,每剂煎2次,早晚饭后半小时分服。具有疏散肝经风热、清利头目的功效,用于治疗肝经风热,或气分郁热,或头面阳经郁热,或风热上犯之鼻渊。

2. **取渊汤加味** 玄参30g,当归、浙贝、焦栀子各9g,辛夷、柴胡各3g。气虚者加党参12g,病久者加丝瓜络10g,胃弱者加生苡仁20g。日用量:2~4岁1/2剂,4~9岁2/3剂,>9岁1剂。具有清泻胆热、清宣肺窍之功,治疗儿童鼻窦炎并发支气管炎有良好的效果。

3. **升麻解毒汤** 升麻、葛根、黄芩、鱼腥草、蒲公英、甘草、苍耳子、桔梗、白芷、黄芪、党参、皂角刺各5g,茯苓10g,水煎2次,分2次服。本方有清泻胃火、宣肺通窍的功效,可用于脾胃热盛型的儿童鼻窦炎。

4. **清窦汤** 辛夷花、苍耳子、金银花、黄芩、蚤休、浙贝、川芎各12g,白芷6g,桔梗9g,生薏苡仁30g。加减:流黄浊涕量多者加龙胆草、鱼腥草、车前子;有虚象者加生黄芪、党参、白术、茯苓;头痛者加蔓荆子、白蒺藜。每日一剂,水煎服,5剂为一疗程。

(三)中药成药

1. **千柏鼻炎片** 千里光、卷柏、羌活、决明子、麻黄、川芎、白芷等。功效:清热解毒,活血祛风,宣肺通窍。每次3~5片,每天3次,温开水送服。适用于实证、热证者。

2. **荔花鼻窦炎片** 角花胡颓子、薜荔。功效:祛风利湿,消炎解毒。每次3片,每天3次,温开水送服。适用于实证、热证者。

3. **补中益气丸** 党参、炙甘草、白术(炒)、当归、升麻、柴胡、陈皮。功效:补脾益气,升阳举陷。每次5~10g,每天3次,温开水送服。适用于脾虚证者。

4. **香砂六君丸** 党参、白术(炒)、茯苓、陈皮、半夏(制)、木香、砂仁、炙甘草、生姜、大枣。功效:益气健脾,和胃。每次3~6g,每天3次,温开水送服。适用于脾虚证者。

5. **附桂地黄丸** 肉桂、附子(制)、熟地黄、山茱萸(制)、牡丹皮、山药、茯苓、泽泻。功效:温补肾阳。每次6~10g,每天3次,温开水送服。适用于肾虚证者。

6. **右归丸** 山药,附子,杜仲,熟地,当归,山茱萸,枸杞,菟丝子,鹿角胶,肉桂。功效:温补肾阳,填精益髓。每次5~10g,每天3次,温开水送服。适用于肾虚证者。

（四）针灸疗法

1. **体针**　选取手太阴肺经、足阳明胃经、足少阳胆经穴位及鼻部穴位为主,常用巨髎、四白、迎香、风池、合谷、丘墟、列缺、足三里、阴陵泉等,每次 2~3 穴,每日 1 次,实证用泻法,虚证用补法,7 天为一疗程。

2. **耳针**　取内鼻、额、上颌、肺、胃、肝、胆等穴,每次 2~3 穴,每日 1 次,留针 20~30 分钟,或用王不留行籽贴压。

3. **穴位注射**　选取体针穴位 1~2 穴,注入鱼腥草注射液、丹参注射液等,每穴 0.2~1ml,隔日 1 次。

4. **电针**　取迎香穴,消毒后,将电极置穴位上固定,按患者病情及耐受度调节电流强度,每日 1~2 次,每次 15 分钟,7 天为一疗程。

5. **灸法**　取迎香、上星、前顶等穴,悬灸 10~20 分钟,以局部皮肤潮红为度,每日 1 次。适用于虚证患者。

（五）外治疗法

1. **滴鼻法**　可选用滴鼻灵、鱼腥草液、葱白滴鼻液、鹅不食草液等,滴鼻,每日 3~4 次。

2. **吹鼻法**　可用冰连散、瓜蒂散等,吹入鼻内,每日 3~4 次。

3. **熏鼻法**　用制川乌、制草乌、金银花、薄荷、柴胡、钩藤、玄参、白芷各 15g,加水文火煎 30 分钟,取汁,浓缩至 500ml,置电炉上加热,吸入药汽 30 分钟,每日 2 次。

4. **雾化吸入**　用苍耳子散为基本方,白涕加诃子,黄涕加夏枯草,头痛重加菊花、蔓荆子,鼻塞重加石菖蒲,属寒加荆芥、防风、羌活、细辛;属热加鱼腥草、龙胆草、连翘、黄芩、栀子;清阳不升加藿香、厚朴、桔梗、升麻、柴胡。将以上药物加水煎取汁,雾化吸入,每日 2 次,每次 10~20 分钟,10 日为一疗程。亦可用鱼腥草注射液、清热解毒注射液、复方丹参注射液等兑入薄荷冰少许进行超声雾化吸入等。

5. **上颌窦穿刺**　适用于无发热而鼻窦积脓者。按常规方法行上颌窦穿刺,生理盐水洗净窦内脓液后,注入鱼腥草液、黄连液或庆大霉素等,每周 1~2 次。

6. **热敷法**　将汤剂药渣趁热用布包裹,熨敷鼻部及鼻窦投影区。

7. **负压置换疗法**　用吸引器吸除鼻腔脓液,适用于儿童患者。

8. **超短波疗法**　将电极放置在患病鼻窦区,治疗 5~10 分钟,每日 1 次,3 次为一疗程。

9. **激光疗法**　用氦-氖激光器等,照射患病鼻窦区,每次 5~10 分钟,每日或隔日 1 次,5 次为一疗程。

三、西药常规治疗

1. **抗生素** 对慢性鼻窦炎患者选择性地应用长期低剂量大环内酯类抗生素治疗是有效的,可以减少细菌感染的毒性和细胞损害。

2. **糖皮质激素** 鼻用糖皮质激素是治疗慢性鼻窦炎的主要药物,可与口服糖皮质激素联合应用,抗炎作用明显。但长期应用口服糖皮质激素有产生全身不良反应的风险。

3. **抗组胺药** 可以明显减轻喷嚏、流涕和鼻塞症状,但对鼻息肉的大小无明显影响。

4. **黏液促排剂** 在标准的治疗方法上加入黏液促排剂可以获得更好的治疗效果,缩短治疗时间。

5. **血管收缩剂** 能收缩鼻腔肿胀的黏膜,以利鼻窦引流。但血管收缩剂不宜长期使用,会有引起继发药物性鼻炎之虞。

6. **鼻腔冲洗** 是治疗慢性鼻-鼻窦炎的有效手段,也是鼻内镜手术后常用的辅助治疗方法。

7. **手术治疗** 鼻内镜下鼻窦手术为目前首选方法。在鼻内镜明视下,彻底清除各鼻窦病变,充分开放各鼻窦窦口,改善鼻窦引流,并尽可能保留正常组织,是一种尽可能保留功能的微创手术。此外还有还有上颌窦鼻内开窗术、上颌窦根治术、鼻内筛窦切除术、鼻外筛窦切除术、额窦钻孔术、额窦切开术、蝶窦切开术等,可根据病情选用。

【特色疗法述评】

1. 本病的发病是由于感染、窦口鼻道复合体阻塞、黏膜纤毛功能障碍、变态反应、全身及其他因素,单独或相互影响,相互作用,造成了慢性鼻窦炎的迁延不愈。采用综合治疗可以有效提高慢性鼻窦炎的疗效,西药与中药可以联合使用,以达到较为满意的治疗效果。

2. 近年来,现代医学对鼻窦炎的病因探索取得了更深入的进展。传统观点认为,慢性鼻窦炎虽是处于非细菌性感染的炎症反应状态,但是近年来大量研究表明,本病与细菌感染密切相关。包括细菌超抗原和细菌生物膜的发现,证明二者分别在诱导炎症发生和导致炎症持续存在过程中起到非常重要的作用。另外,在鼻窦被细菌感染后,炎性细胞、前列腺素、组胺等递质的释放,导致了炎症反应的发生,多种细胞因子在炎症过程中活跃表达,如:GSK3β、IGF-1R、IL-6、IL-1β、IL-17、IL-25 等。

3. 经过历代医家的经验积累,中医对本病的认识逐渐丰富和完善,总结出肺经风热、脾胃热盛、肝胆湿热及肺脾肾虚等证型。总的来说,在临床上鼻窦炎的热证多于寒证,实证多于虚证。近年来,现代医学深入研究鼻窦炎的病因病理取得了一定的成果,为中医对鼻渊的病因病机理解提供了理论支持,也为中西医结合治疗本病提供了有力的依据。首先,中医学认为,肺主鼻,肺气通于鼻,肺气充沛,则鼻窍通畅,肺气虚、肺经热盛则宣降失常,鼻塞流涕。在中医辨证施治的过程中,用中药宣肺通窍或温补肺脏可对鼻窦炎起到较明显的疗效,也印证了中医肺主鼻理论的正确性。现代医学认为,在组织结构和病因病理上,鼻窦和肺及支气管也具有明显相似性。二者均为呼吸道的组成部分,通过黏膜相延续,并有连续的基膜,均可产生类似的组织病理改变和临床表现。呼吸道黏膜表面的纤毛功能障碍,可以同时导致哮喘和鼻窦炎的发生。其次,中医理论认为,脾胃湿热也是导致鼻渊发生的原因之一。脾胃为后天之本,升降之枢,运化正常则清窍得以濡养。如脾胃运化失职,湿热上蒸,蒙蔽清窍而致鼻渊。现代医学研究表明,鼻窦炎与食管反流有一定关系。胃内容物可通过反流、喷嚏或呕吐等逆行至鼻窦,从而导致或加重鼻窦炎。采用药物治疗食管反流可以减轻鼻窦炎的症状,同样,采用清热利湿的中药治疗,也可以起到较为明显的效果。由此可见,脾胃与鼻窦在鼻窦炎的发病过程中具有一定的相关性。另外,中医认为鼻与肾也有密切的关系。肾为气之根,肺气濡养鼻窍,有赖于肾的精气充养。肾气亏虚,肺失温煦,可导致鼻窍失养而发为鼻渊。在现代医学研究中发现,在肾脏疾病的发病过程中出现的某种蛋白的表达,同样存在于慢性鼻窦炎的上皮和间质中。有人发现在肾移植患者的 5 年随访观察中,肾小管波形蛋白的表达和肾间质成纤维细胞的浸润可作为早期慢性肾衰竭的标志。波形蛋白是成纤维细胞转分化过程的中间产物,其为细胞外基质成分沉积和胶原纤维形成提供支架,在慢性鼻-鼻窦炎中可能也存在这种作用。这表明,鼻窦和肾脏在某些疾病发病过程中存在一定关联,这也为中医采用温阳补肾的方法治疗肾阳亏虚型鼻窦炎,提供了理论支持。

4. 中药药理学的研究逐渐深入,中药治疗鼻窦炎,取得了较好的效果,但由于中医学术流派的存在及个体化辨证施治的特点等多种原因,多局限于小样本的临床疗效观察,缺乏大样本、随机对照试验等结合现代医学理论的研究。在今后的工作中,若能加强对本病中医药实验研究与临床研究的有机结合,将临床用之有效的复方进行药理研究,本病的中医药治疗将会取得更多的成果。

5. 大量临床研究表明,针灸治疗及物理治疗鼻窦炎也取得了一定的疗效。通过治疗达到改善体质,提高机体免疫力,消除鼻黏膜炎症反应,可以起到标本兼治的功效。

总而言之,本病的基础和临床研究还需要进一步完善,在中药复方的药理和剂型探索方面,很多问题还有待解决。随着辨证论治、中西医结合以及针药配合等法的综合运用,中医药在鼻窦炎的治疗上取得了很大的进步,具有整体调理、多途径、多环节的特点,如果能够结合现代医学的研究方法,今后有希望取得更大的成果。

【主要参考文献】

1. 史丽丽. 波形蛋白在不同类型慢性鼻-鼻窦炎中的表达及意义[J]. 临床耳鼻咽喉头颈外科杂志,2012,26(8):354-356,359.

2. 周小军、李凡成. 谭敬书升麻解毒汤治疗儿童慢性鼻窦炎的经验[J]. 中华中医药学刊,2009,27(1):29-30.

3. 张笑芳,解礼杰. 取渊汤治疗儿童副鼻窦支气管炎疗效分析[J]. 四川中医,2006,24(10):80-81.

4. 张孜,李云川,韩晔华,等. 慢性鼻-鼻窦炎细菌生物膜形态观察[J]. 中华耳鼻咽喉头颈外科杂志,2008,43(11):840-844.

5. 何宁,梁建平,陈俊,等. IGF-1R在鼻息肉组织中的表达与变应性因素的关系[J]. 临床耳鼻咽喉头颈外科杂志,2011,25(22):1019-1024.

6. 陈旖珺,倪培华,蔡昌枰,等. IL-1ß基因-31T/C多态性与慢性鼻-鼻窦炎的相关性研究[J]. 临床耳鼻咽喉头颈外科杂志,2011,25(5):197-200.

（李　浩　李许娜）

第十三节　鼻后滴流综合征

鼻后滴流综合征(PNDS)系指鼻腔、鼻窦的慢性炎症状态下,炎症部位产生的分泌物经鼻腔倒流,经后鼻孔流入鼻咽部、口咽部、下咽部,这种分泌物的长期慢性刺激引起上述部位的继发性炎症及相关症状,常常是导致临床上慢性咳嗽的根源之一。

鼻后滴流综合征是慢性咳嗽中最常见却又容易被忽略的病因。1998年美国胸科医师学会颁布的咳嗽指南明确指出:鼻后滴流综合征、咳嗽变异型哮喘和胃食管反流是慢性咳嗽的最常见病因,发病率占85%~98%。我国最新颁布的《咳嗽的诊断与治疗指南》也指出:鼻后滴流综合征为慢性咳嗽的常见病因。美国研究者发现慢性咳嗽患者中鼻后滴流综合征占28%~57.6%,而欧洲研究者则认为鼻后滴流综合征患者不足1/4。2006美国胸科医师协会指南一致建议以上呼吸道咳嗽综合征(UACS)替代PNDS。本病的发生目前未发现存在年龄、性别的差异。

　　鼻后滴流综合征，或者上气道咳嗽综合征均是现代医学病名，中医古代文献中并无记载，属中医学"鼻渊""鼻鼽""久咳""久嗽""顽固性咳嗽"等范畴。迄今为止，中医学对咳嗽的病因病机尚无统一认识。从发病学来分析，鼻为肺窍，肺主卫外，肺气亏虚，易遭外邪侵袭，出现鼻窍不利，《素问·阴阳应象大论篇》曰："肺……在变动为咳"；《素问·咳论篇》说："皮毛者，肺之合也，皮毛先受邪气，邪气以从其合也。其风寒饮食入胃，从肺脉上至于肺则肺寒，肺寒则内外合邪因而咳之，则为肺咳。"《景岳全书》认为："咳证虽多，无非肺病"。

【病因病机】

一、中　医

　　本病发病特点与传统的外感咳嗽截然有别，它有着明确的病位层次特征，常常始于鼻窍，次及于咽喉-气道（鼻腔分泌物沿鼻后滴流至），初感于风（寒），继而可影响肺气宣发布津，病久易于出现痰湿、郁热、燥结、瘀阻等格局。鼻为肺窍，肺主卫外，肺气亏虚，易遭外邪侵袭，出现鼻窍不利。所感外邪，早期多为风、寒之邪，另外，本病由鼻分泌物倒流至鼻后或咽喉部，甚至反流入声门或气管，最终导致咳嗽，所以痰既是本病的病理产物，也是病理因素。此外，寒易伤阳，而咽喉是少阴脉络循行之处，故病程中可以出现肺卫阳虚及心肾阴虚之变。

二、西　医

　　目前多数观点认为，鼻腔、鼻窦发生的炎性病变可刺激分布于鼻、鼻窦、咽喉等处的咳嗽感受器，使其产生类似于下呼吸道的炎症反应；同时感觉神经末梢所含神经肽和神经递质可刺激气道感觉神经，从而提高咳嗽反射的敏感性。另外，鼻后滴流综合征时由鼻或鼻窦、腺样体肥大所致过多分泌物向后滴入咽喉部，对咽喉部咳嗽传入神经产生物理性刺激而促发咳嗽。多种疾病均可导致鼻后滴流综合征，如普通感冒、变应性鼻炎、非变应性鼻炎、血管舒缩性鼻炎、感染性鼻炎、小儿腺样体肥大等。

【临床表现】

一、症　状

　　本病症状多种多样，除咳嗽、咳痰为主要临床表现外，还可有以下见症。

1. 感冒表现　鼻塞、鼻腔分泌物增加；频繁清嗓、咽后黏液附着、鼻后滴流感。

2. 过敏变应性鼻炎表现　鼻痒、喷嚏、水样涕、眼痒等。

3. 鼻-鼻窦炎表现　黏液脓性或脓性涕、嗅觉障碍等。

4. 常有咽痛、咽部异物或烧灼感。

二、体　征

1. 变应性鼻炎的鼻黏膜主要表现为苍白或水肿，鼻道及鼻腔底可见清涕或黏涕。

2. 非变应性鼻炎的鼻黏膜多表现为黏膜肥厚或充血样改变，部分患者口咽部黏膜可呈鹅卵石样改变或咽后壁附有黏脓性分泌物。

3. 变应性咽炎表现为咽部黏膜苍白或水肿，非变应性咽炎表现为咽部黏膜充血或（和）淋巴滤泡增生。这些临床表现较为常见，但无特异性。

【辅助检查】

1. 通常前鼻镜可直观反映鼻腔黏膜有无肿胀、息肉。鼻内镜检查可较全面地反映鼻腔、鼻窦、鼻咽部的情况，尤其鼻分泌物的产生及流向等。

2. 鼻窦片的敏感性为 97%~100%，阴性预计值为 95%~100%，是评价鼻窦炎是否为咳嗽病因的合适方法。

3. 如咳嗽具有季节性或病史提示与接触特异性的变应原（例如花粉、食物、尘螨等）有关时，皮肤点刺试验、特异性过敏原 IgE 检测有助于诊断。

4. 怀疑变应性真菌性鼻窦炎时，可行曲霉菌和其他真菌的皮肤试验及特异性 IgE 检测。

【诊断与鉴别诊断】

一、诊断标准

我国《咳嗽的诊断与治疗指南》推荐的鼻后滴流综合征诊断标准如下：

1. 发作性或持续性咳嗽，以白天咳嗽为主，入睡后较少咳嗽；

2. 鼻后滴流和（或）咽后壁黏液附着感；

3. 有鼻炎、鼻窦炎、鼻息肉或慢性咽喉炎等病史；

4. 检查发现咽后壁有黏液附着、鹅卵石样观；

5. 经针对性治疗后咳嗽缓解。

对鼻后滴流综合征不同的基础疾病可以采取相应的检查。需要注意的是,鼻后滴流综合征的诊断缺乏特异性,并且当患者不符合这些诊断标准时也不能完全排除鼻后滴流综合征诊断,因为相当一部分慢性咳嗽患者属于"隐匿"的鼻后滴流综合征,只有根据鼻后滴流综合征特异性治疗的效果才能确诊。

二、鉴 别 诊 断

1. **西医**　本病需与慢性咳嗽的其他病变相鉴别:如咳嗽变异性哮喘、食管反流性疾病、气道堵塞、嗜酸性粒细胞性气管炎、变应性咳嗽等。

2. **中医**　主要与鼻渊、鼻鼽、喉痹相鉴别,但往往上述病症也可造成本病或是伴随症状。

【治疗】

一、一 般 措 施

1. 注意休息,防止感冒及上呼吸道感染,保持鼻腔通畅,清淡饮食。

2. 对过敏性鼻炎所致的鼻后滴流综合征,要积极找出各种致敏原,以免再次接触,如儿童对牛奶、蛋类、鱼虾等产生的过敏现象,应少食或禁食;对花粉、油漆、染料、工业粉尘等易过敏者,应尽可能少接触。

二、中医中药治疗

(一)辨证论治

1. 风寒外袭

主症:发热头痛,恶寒无汗,鼻塞,鼻涕奇多,其质清稀白浊,喷嚏,咳嗽频作,吐痰稀白,喉痒声重,舌苔薄白,脉象浮紧。

治法:宣肺散寒,缩涕止咳为主。

方药:葶苈大枣泻肺汤和杏苏散加减。葶苈子、大枣、杏仁、苏叶、半夏、陈皮、茯苓、前胡、桔梗各10g,甘草、生姜各5g。涕多明显者加苍耳子、白芷;咳嗽较甚者,加金沸草、紫菀;咳而气急者,去紫苏加麻黄、苏子宣降肺气;表邪较甚者,可斟酌加防风、羌活;若见气虚者加党参。

2. 风热外袭

主症:鼻涕奇多,其质清稀白浊或略黄,部分小儿可见鼻唇沟两旁被涕液长期侵蚀的粉红色糜烂的痕迹,鼻腔黏膜潮红,下鼻道积有浊涕,中鼻道无脓性分泌物挂附,咳嗽,痰稠或黄稠,咯痰不爽,口干,咽痛,发热,汗多,恶风,头痛,舌苔薄黄,脉浮数。

治法:疏风清热,宣肺化痰。

方药:桑菊饮加减。桑叶、菊花、杏仁、连翘、薄荷、桔梗、甘草、芦根各10g。如见涕多明显者加苍耳子、白芷,咳甚者,加鱼腥草、枇杷叶、浙贝母、矮地茶;若热邪较甚,身热口渴明显者,加黄芩、知母、瓜蒌;咽痛明显加射干;若风热伤络,见鼻血或痰中带血丝者,加白茅根、藕节。

3. 痰湿上壅

主症:鼻涕奇多,其质白浊或略黄,咳嗽多痰,痰白而黏,胸脘作闷,夜晚痰声辘辘,食纳不佳,四肢乏力,大便溏稀,舌苔白腻,脉象濡滑。

治法:健脾燥湿,理气化痰。

方药:二陈汤加减。半夏、陈皮、橘红、茯苓、乌梅各10g,甘草、生姜各5g。如涕多明显者加乌药、益智仁;痰湿较重,痰多,脘闷明显,加苍术、厚朴、苡仁、杏仁之类,以增强燥湿化痰,证属寒痰者,加干姜、细辛以温化。

4. 痰热上泛

主症:鼻涕多,其质黄浊,咳嗽,痰色黄稠而难排出,甚或痰中带血,胸闷,发热口渴,口干,口苦,面赤,咽痛,大便干燥,小便色黄,舌苔黄腻或黄白相兼,脉滑数。

治法:清热肃肺,豁痰止涕。

方药:清金化痰汤。黄芩、山栀子、知母、桑白皮、瓜蒌仁、贝母、麦冬、橘红、茯苓、桔梗各10g,甘草5g。涕多明显者加苍耳子、白芷;肺热壅盛,咳而喘满、壮热、口渴者,去桔梗、陈皮,加金银花、鱼腥草、石膏、葶苈子等清热泄肺。

5. 肺肾两虚

主症:鼻涕奇多,其质清稀,白浊绵绵不断地自淋外溢,咳嗽反复发作,痰涎清稀,气喘胸闷,遇寒加重,头眩,心悸,畏寒,肢体沉重,腰酸困倦乏力,动则汗出,伴心慌心跳不安,头晕目眩,咳甚,二便失禁或兼小便不利,舌苔白润,脉沉滑。

治法:补肾纳气,温肺缩涕。

方药:真武汤合缩泉丸加减。茯苓、芍药、生姜、白术、制附子(先煎)各10g,如涕多明显者加乌药、益智仁;咳甚者,可加干姜、细辛、五味子散寒化饮,敛肺止咳;气机不利,胸胁满闷者,加白芥子、旋覆花祛痰降气,短气甚者,加党参益气补虚,大便稀溏者,加干姜温中散寒。

以上方药,水煎服,每日1剂。

(二) 特色专方

1. 祛风通窍汤 金银花、连翘、荆芥、防风、白芷、辛夷、僵蚕、杏仁各10g,黄芩20g,细辛、蝉蜕各6g。加减:口干加南北沙参各15g,干芦根30g;便干加玄参20g。每日1剂,水煎分服,5日为1个疗程,连服2个疗程。本方具有疏风清热之功效,适用于肺热证者。

2. **加味三叶汤**　人参叶、枇杷叶、龙用叶、紫菀、款冬花、浙贝母、苦杏仁、桔梗、前胡、防风、辛夷花、苍耳子各10g,沙参15g,甘草6g。水煎服,日服1剂,全方共奏清热疏风祛痰,润肺通窍止咳之功。对于鼻后滴流综合征的风痰肺燥型有较好效果。

3. **清金百部汤**　桔梗6g、玄参12g、川贝9g、百部9g、生地12g、麦冬9g、丹皮9g、白芍9g、生甘草3g、地骨皮6g、灯心草2g,本方适用于虚劳性的变应性鼻炎所致的鼻后滴流综合征。

4. **缩泉丸**　方剂组成包括乌药10g、益智仁10g、炒白术10g、诃子肉10g、石榴皮10g,水煎去滓,温服,每日2次,2周为一疗程。该病为肾阳不足、纳气失权所致;肾气有摄纳之权。肾阳一衰,肾气不充,摄纳无力,而任其涕液下淋倒流入鼻咽及咽后,刺激咽部引起清嗓样咳嗽及咽异物感。本方是干祖望名老中医的经验方,适用于肾阳不足者。

5. **疏风宣肺、化痰利咽基本方(中药颗粒剂)**　辛夷10g、麻黄5g、杏仁10g、桔梗5g、生甘草5g、射干10g、薄荷6g、牛蒡子10g、生牡蛎25g、海浮石20g、桑叶10g、生姜10g。本方适用于风痰恋肺所致的上气道咳嗽综合征。具有疏风宣肺,化痰利咽之功效。

6. **御风健鼻汤**　药物组成:苍耳子、蝉蜕各6g,防风、白蒺藜、玉竹、百合各10g,薏苡仁12g,炙甘草5g。每天1剂,水煎,分早晚2次服用。服药期间忌食辛辣刺激之物,适寒温。适用于脾肺气虚之小儿变应性鼻炎伴发上气道咳嗽综合征。

7. **三拗桔蝉汤**　麻黄3g,川贝母、甘草、桔梗、蝉蜕各5g,苦杏仁、枳壳各6g,百部、射干、僵蚕各10g。随证加减:每天1剂,水煎,取药汁约200ml,分早、晚2次温服。服药期间,忌食辛辣刺激之物,适寒温。7剂为1疗程,具有祛风宣肺、化痰利咽之功效。

(三)中药成药

1. **通宣理肺丸(胶囊、口服液)**　口服。丸剂:水蜜丸一次7g,大蜜丸一次2丸,一日2~3次。胶囊剂:一次2粒,一日2~3次。口服液:一次20ml,一日2~3次。疏风散寒,宣肺止咳。适用于风寒束表,肺气不宣所致的咳嗽。

2. **蓝芩口服液**　口服,一次20ml,一日3次。清热解毒,利咽止咳。主治急性咽炎、急性支气管炎所致的鼻后滴流综合征所致咳嗽,肺胃实热证所致的咳嗽,咽痛,咽干,咽部灼热等症。

3. **小青龙汤合剂**　解表化饮止咳平喘,口服一次10~20ml,一日1次,用时摇匀,适用于风寒水饮、恶寒发热、无汗、喘咳痰稀,有变应性鼻炎所致的鼻后滴流综合征。

4. **玉屏风颗粒**　黄芪 30g,白术 20g,防风 10g,当归 12g,赤芍 18g,陈皮 6g。按上药比例配为散剂,每日服 6~9g,每日 2 次,用适量蜂蜜调服及温开水送服。在发病季节前 2~3 个月开始预防性服药。常年发病者可与其他药物同时服用,服药时间适当延长。有补肺固表、扶正祛邪作用,可有效防治变应性鼻炎发作。

5. **千柏鼻炎片**　主要成分:千里光、卷柏、羌活、决明子、麻黄、川芎、白芷。口服,一次 3~4 片,一日 3 次。清热解毒,活血祛风,宣肺通窍。用于风热犯肺,内郁化火,凝滞气血所致的鼻塞,鼻痒气热,流涕黄稠,或持续鼻塞,嗅觉迟钝;可用于急慢性鼻窦炎所致的鼻后滴流综合征。

6. **鼻渊舒口服液**　由苍耳子、辛夷、薄荷、白芷、黄芩、栀子、柴胡、细辛、川芎、黄芪、川木通、桔梗、茯苓组成的复方制剂。故全方可抑菌杀菌、清热疏风、排脓解毒、通利鼻窍,可用于针对鼻后滴流综合征中鼻部症状如鼻塞、鼻痒、流涕。

7. **鼻渊通窍颗粒**　本品主要成分为辛夷、苍耳子(炒)、麻黄、白芷、薄荷、藁本、黄芩、连翘、野菊花、天花粉、地黄、丹参、茯苓、甘草,开水冲服,一次 15g,一日 3 次。本品可疏风清热,宣肺通窍,用于急性鼻窦炎所致的鼻后滴流综合征。

(四)针灸疗法

1. **针灸**

(1)对于咳嗽患者主要用合谷、大椎、天突、扶突、迎香、鼻通、定喘、咽三针、丰隆、太冲。肺经风热型加肺俞、曲泽,肝郁气滞型加三阴交、太冲;脾虚痰凝型加足三里、阴陵泉,肺肾阴虚型加太溪、照海。

(2)对于过敏性鼻炎患者选取肺俞、大椎、肾俞、脾俞、印堂。局部皮肤消毒后,进针 1~1.5 寸施以轻刺激,有酸胀或麻胀感为止,用提插、捻转补法,然后接电针、红外线照局部。

2. **灸法**　取穴肺俞、天突、风门、大椎、膻中。将艾条燃着一端,对准应灸的腧穴部位或患处,距离皮肤 2~3cm,进行熏灸。每次灸 10~15 分钟,以施灸部位出现红晕为度。每日 1~2 次,一般 7~10 次为一疗程。

3. **耳针治疗**　取穴支气管、肺、咽、神门,操作流程:严格消毒耳穴后,选用 0.3~0.5 寸长的不锈钢毫针。进针时左手拇、食二指固定耳郭,中指托着针刺部位的耳背,然后用右手拇、食二指持针,在刺激点针刺即可。用快速插入的速刺法或慢慢捻入的进针法均可。刺入深度应视患者耳郭局部的厚薄,灵活掌握,留针时间一般为 15~30 分钟。治疗结束出针时,医者左手托住耳部,右手迅速将毫针垂直拔出,再用消毒干棉球压迫针孔,以免出血。

4. 刺血疗法　取穴大椎、肺俞、膻中、内关、中脘、太渊、太冲,局部消毒皮肤后,一般手持针,用拇、食两指捏住针柄中段,中指指腹紧靠针体的侧面,露出针头刺入所定穴位,迅速出针,让血液自然流出。用无菌棉球按压针孔。

（五）推拿疗法

1. 开肺门　患者仰卧或正坐,两手拇指分别在肺门穴揉捻(肺门穴在胸部正中线旁开 1 寸,胸骨柄、体联结部相平处,左右各一),以有酸胀感为度,并同时用双食指勾点天突穴(胸骨柄上缘凹陷处),持续用力,约 1 分钟。然后双手掌重叠,用掌根着力于膻中穴,缓慢揉动约半分钟。接着双手仍重叠,自膻中到剑突,向下擦法,约 30 次。

2. 揉中府、云门　患者取上述体位,用拇指分别在双中府、云门穴处,各揉捻 1 分钟。

3. 掐大椎　患者取坐位,双上肢向后抱拢头颈,用双中指轻掐大椎穴,约 1 分钟。

4. 揉列缺、拿合谷　如果伴有疼痛、轻度恶寒症时,可用拇指揉列缺穴 1 分钟,拿合谷穴 1 分钟(用一手拇指、食指相对捏紧另一手合谷穴)。

5. 擦背　患者正坐或俯卧,他人用擦法施于背部两侧膀胱经。

（六）其他特色疗法

1. 天灸　对于过敏性鼻炎,天灸一般采用麻黄、细辛、生姜等辛温之药温阳散寒,具体方法:白芥子、细辛、延胡共研细末,用时以老姜汁调和成 1cm×1cm×1cm 的药饼,用胶布贴于穴位上。

2. 鼻腔冲洗　复方双黄连冻干粉剂鼻腔冲洗液冲洗鼻腔,主要适用于慢性鼻窦炎所致慢性咳嗽。

3. 贴敷治疗　最佳时间为夏日三伏天,每伏第一天敷贴,一个夏日共贴三次。一般选取肺俞、膏肓、肾俞、中府。

4. 中药外熏　苍耳子散外熏:苍耳子、辛夷花、白芷、薄荷各 10g,将中药加入适量水在电炉上煎煮,并用鼻呼吸其蒸汽,每 2 小时 1 次,每日 2 次。

5. He-Ne 激光　采用 He-Ne 激光,以光导纤维适配接头行双鼻腔直接照射,15 分钟/次,每日 1 次,10 天为 1 疗程。

6. 穴位注射　采用生理盐水、地塞米松、普鲁卡因混合液或是转移因子注射液于迎香穴、鼻通穴进行穴位封闭治疗。适用于过敏性鼻炎所致的鼻后滴流综合征。

7. 中药雾化吸入　苍耳子、辛夷、白芷、防风、薄荷,每次取中药制剂 30ml,放入雾化吸入器做雾化吸入,每次 30 分钟,一日两次,连续 2 周。适用于鼻后滴流综合所致的咽部症状。

三、西医西药治疗

1. 针对上气道咳嗽综合征的治疗　止咳、抗炎、控制临床症状。

2. 基础疾病的治疗　根据变应性鼻炎、非过敏性鼻炎、鼻-鼻窦炎、腺样体肥大等导致本病发作的基础病变进行有针对性的治疗。

【特色疗法述评】

1. 本病不同于单纯的咳嗽，实为一综合征。其西医学病因及鉴别诊断程序较为复杂，不仅涉及多种鼻炎、咽炎，更需与其他慢性咳嗽相鉴别，其诊断主要根据病史、相关检查和对特异性治疗反应的综合判断。因而，我们在确定鼻后滴流综合征诊断以前还应排除引起慢性咳嗽的其他常见原因，以免造成误诊失诊。

2. 目前还没有公认高效、高选择性和低不良反应的镇咳药物，深入研究咳嗽反射的机制，开发选择性强、不良反应小、既能镇咳又不影响排痰功能的药物是今后镇咳药物的必然选择。综上所述，目前随着对其研究的不断深入，常见病因已基本明确，如果病因明确，大部分患者的病情可得到很好的控制。但是，不同病因和状态下的机制尚未完全阐明，而且为了明确诊断和病因，西医需根据慢性咳嗽的诊断程序，除给患者做胸片甚或 CT 外，还要做大量的其他检查，如支气管激发、舒张实验、电子鼻咽镜等，耗时费钱且患者依从性很低，绝大部分患者均难接受。即使经过全面的病因检查，仍然可能有小部分患者诊断不明，治疗无效。

3. 中医药治疗有着不可替代的优势和发展潜力。中医根据"异病同治""同病异治"的原则，不管何种病因，只要抓住其共性临床特征，鼻咽（喉）肺同治，既体现整体观，又有执简驭繁的优势；同时，根据不同体质和鼻咽（喉）见症，对其采取个体化的辨证治疗，特色明显。要做到鼻咽同疗、尤重治肺，兼顾治肝、治脾（胃）、治心、治肾，病理上重视治风、尤重痰瘀的整体化治疗，更能体现中医整体辨治特色的优势，但是中医也有其欠缺地方，对本病的辨证评价标准不够统一，各家学派未能达成共识，在今后的研究方向中要深入其病因病机，对确立对应治法提供循证医学证据，整合以形成可以推广应用的诊治规范，如此方能充分显示中医药在该领域的优势。

4. 目前国内外采取的治疗方法主要是病因治疗、对症治疗，调节上呼吸道黏液分泌，修复受损的黏膜纤毛系统对变应性鼻炎引起者还可选择性使用免疫治疗。研究发现，红细胞是血循环中很重要的一种天然免疫细胞，与疾病发病机制有关，在机体免疫反应及其调控中占有非常重要的地位。红细胞免疫功能的测定对免疫相关性疾病、感染和肿瘤的病情、预后、疗效等判断具有实用价值。目前上气道咳嗽综合征与红细胞免疫功能的相关性未见报道,乃是今后重点探索的内容。

【主要参考文献】

1. 钟南山,中华医学会呼吸病学分会哮喘学组.咳嗽的诊断与治疗指南(草案)[J].中华结核和呼吸杂志,2005,28(11):738-744.

2. 海林,金萍,黄永坤,等.反复呼吸道感染患儿红细胞 CR1 数量基因多态性及其红细胞免疫功能[J].免疫学杂志,2006,22(4):423-425.

3. 张世中.严道南教授治疗鼻后滴流综合征经验小结[J].中医耳鼻喉科学研究杂志,2008,7(11):35-36.

(佟　彤)

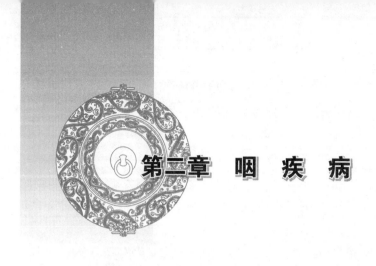

第二章 咽 疾 病

第一节 急 性 咽 炎

急性咽炎为咽部黏膜与黏膜下组织的急性炎症,咽部的淋巴组织亦常常被累及。本病多属于上呼吸道感染的一部分,炎症可以波及整个咽部,或者仅仅局限于鼻咽、口咽或者喉咽的一部分。多由外邪侵袭或肺胃热盛,上犯咽喉而致。临床上以咽喉疼痛,吞咽时加重,咽部黏膜急性充血、肿胀,咽后壁淋巴滤泡和咽侧索红肿,颌下淋巴结肿大压痛,全身或有风热症状或肺胃实热证为主要表现。多见于秋冬季节或冬春之交。

急性咽炎属中医学"喉痹"范畴。古代医学文献中亦有"急喉痹"之名。关于喉痹的概念,历代都较复杂。《内经》首载喉痹病名,但《内经》所称喉痹实为多种疾病的总称,包括了喉痹、喉风、乳蛾、喉暗、白喉及部分口腔疾患,为广义之喉痹。《素问·阴阳别论篇》曰:"一阴一阳结,谓之喉痹。"这里主要从病机方面来阐述。一阴指厥阴,一阳指少阳,就是说,厥阴(心)、少阳(三焦)相互不协调,经脉不通,就会发生喉痹一病。病因方面,《素问·六元正纪大论篇》云:"天政布,炎暑……民乃热中……喉痹。"其病因多为火热之邪,燔灼炎上,而生喉痹。以上论述指广义之喉痹。但是,《灵枢·经脉》云:"三焦手少阳之脉……是动则病,耳聋,浑浑淳淳,嗌肿喉痹。"又云:"胃足阳明之脉……是动则病……颈肿喉痹。"其论及症状与今之急喉、急乳蛾等病相似。在对喉痹的治疗上,《素问·厥论篇》云:"手阳明、少阳厥逆,发喉痹,嗌肿……治主病者。"《素问·缪刺论篇》云:"喉痹舌卷,刺手中指次指爪甲上,去端如韭叶。"《灵枢·经脉》曰:"足阳明之别,名曰丰隆……喉痹猝喑……取之所别也。"论述提出了取井穴、络穴及丰隆专门治疗喉痹与喉喑等病。

近年来,随着中医、中西医结合研究的不断深入,中医药治疗急性咽炎方式多样,无论在内治法、外治法,还是针灸疗法等方面,都显示着其独特的优势。临床研究方面多以内服药为主。随着研究的深入,外治法等疗法也逐渐凸显其特点,得到越来越多的认可。

【病因病机】

一、中 医

1. **外邪侵袭,上犯咽喉** 气候骤变,起居不慎,肺卫失固,易为风邪所中。风邪多为夹寒夹热,风热外邪乘虚侵袭,邪从口鼻而入,内犯于肺,宣降失司,邪热上壅咽喉,而为喉痹;风寒之邪外袭,外束肌表,卫阳被遏,不得宣泄,壅结咽喉,亦可发为喉痹。

2. **肺卫热盛,上攻咽喉** 外邪不解,壅盛传里;或过食辛热煎炒、醇酒之类,肺卫蕴热,复感外邪,内外邪热搏结,蒸灼咽喉而为病。

本病初起时,风热邪毒侵袭咽喉,内伤于肺,以肺经之热为主,此时,邪在卫表,故病情较轻。若误治、失治,或肺胃邪热壅盛传里,则出现胃经热盛之证候,病情较重。

二、西 医

本病多因细菌或病毒感染所致,物理及化学因素亦可引起本病,如高温、刺激性气体等。

【临床表现】

一、症 状

一般起病较急,初觉咽部干燥、粗糙感,继有咽痛,多为灼痛,且空咽时咽痛较剧。咽侧索受累时,疼痛可放射至耳部。上述局部症状可放射至耳部。幼儿及成人重症患者,可伴有畏寒、高热、头痛、全身不适、食欲不振、口渴及便秘等全身症状。其症状的轻重与年龄、抵抗力及病毒、细菌毒力有关。全身症状较轻,且无并发症者,一般1周内可愈。

二、体 征

口咽部黏膜呈急性弥漫性充血、肿胀。咽后壁淋巴滤泡隆起,充血。咽侧索受累时,可见口咽外侧壁有纵行条索状隆起,亦呈充血状。感染较重时,悬雍垂及软腭亦水肿。咽后壁淋巴滤泡中央可出现黄白色点状渗出物。下颌角淋巴结可肿大,且有压痛。鼻咽及喉咽部也可呈急性充血。

【诊断与鉴别诊断】

一、诊 断 标 准

1. **病史** 多有外感诱因。
2. **全身症状** 可有畏寒发热、头痛、周身不适等外感症。
3. **局部症状** 咽喉疼痛不适,吞咽不顺,咽部分泌物增多。
4. **咽部检查** 咽部急性充血水肿,尤以软腭及悬雍垂明显;咽部淋巴滤泡或有增生、充血,严重者表面可有黄白色脓点黏附,并伴有颌下淋巴结肿大疼痛。

二、鉴 别 诊 断

1. **西医** 本病应与急性扁桃体炎、急性传染病性的咽峡炎(如麻疹、猩红热、流行性感冒等)、血液病引起的咽峡炎(如粒性白细胞缺乏症、白血病等)等疾病相鉴别。
2. **中医** 主要是与乳蛾、喉痈、麻疹、喉痧等疾病相鉴别。

【治疗】

一、一 般 措 施

1. 患病后注意适当休息,必要时卧床休息,并多饮水,进食流质或半流质,保持大便通畅。
2. 忌食炙煿厚味、烟酒,以免诱发或加重本病。
3. 保持口腔清洁。
4. 坚持体育锻炼,增强抗病能力。
5. 感冒多发季节、月经期、劳累之后,以及体虚者、儿童,应当特别注意预防感冒。
6. 积极治疗可诱发本病的其他疾病,特别是急慢性鼻炎、鼻窦炎、慢性扁桃体炎等。

二、中 医 治 疗

(一)辨证论治

1. **外邪侵袭,上犯咽喉**

主症:咽部疼痛,吞咽不利。偏于风热者,咽痛较重,吞咽时痛增,发热、恶风、头痛,咳痰黄稠,舌苔薄黄,脉浮数;检查可见咽部黏膜鲜红、肿胀,或颌下淋巴结肿大。偏于风寒者,咽痛较轻,伴恶寒发热,身痛,咳嗽痰稀,舌质淡红,脉浮紧;检查见咽部黏膜淡红。

治法:疏风散邪,宣肺利咽。

方药:风热外袭者,宜疏风清热,消肿利咽,用疏风清热汤。荆芥、防风、金银花、连翘、牛蒡子、僵蚕、桔梗、黄芩各 10g,赤芍、玄参、浙贝母、天花粉、桑白皮各 15g,甘草 5g。若咳嗽痰多者,可加苏叶、杏仁、前胡各 10g,祛风痰,利咽喉;若鼻塞、流涕者,可加苍耳子、辛夷花、白芷各 10g。

2. 肺卫热盛,上攻咽喉

主症:咽部疼痛较剧,吞咽困难,发热,口渴喜饮,口气臭秽,大便燥结,小便短赤,舌质红、舌苔黄,脉洪数。检查见咽部红赤肿胀明显,喉底颗粒红肿,颌下有淋巴结。

治法:清热解毒,消肿利咽。

方药:清咽利膈汤加减。方中荆芥、防风、金银花、连翘、栀子、黄芩、黄连、桔梗、牛蒡子、生大黄、玄明粉、玄参各 10g,薄荷、甘草各 5g。若咳嗽痰黄、颌下淋巴结痛甚,可加射干 10g,瓜蒌仁、夏枯草各 15g;高热者,可加水牛角 30g、大青叶 15g;如有白腐或伪膜,可加蒲公英、马勃各 10g。

以上方药,水煎服,每日 1 剂。

(二)特色专方

1. **桑菊饮** 桑叶、连翘、芦根各 10g,菊花、杏仁、桔梗各 6g,薄荷、甘草各 5g。共煎汤剂。每次 150ml,日 2 次,口服,可连服 5~7 日。本方具有疏散风热的功效,用于外感风热引起的咽干、咳嗽等症状的急性咽炎。

2. **六味汤** 桔梗、防风、荆芥、薄荷各 10g,僵蚕、甘草各 6g。水煎服,日一剂,分两次服。本方辛温解表,疏风散寒。用于外感风寒所致的咽痒、咽痛。

3. **牛蒡解肌汤** 牛蒡子、薄荷、山栀子、丹皮、石斛、夏枯草各 10g,荆芥、连翘各 12g,元参 15g,用于咽痛、口渴,伴头、面、颈、项疮疡。

4. **普济消毒饮** 黄芩、元参、桔梗、柴胡、陈皮、牛蒡子、板蓝根、马勃、连翘、升麻各 10g,黄连、薄荷各 8g,全虫、甘草各 5g。风热疫毒上攻头面,气血壅滞,乃致头面红肿热痛,甚则目不能开;温毒壅滞咽喉,则咽喉红肿而痛;里热炽盛,津液被灼,则口渴。

5. **五味消毒饮加减** 蒲公英、金银花、野菊花、紫背天葵子、丹皮、桔梗各 12g,紫花地丁、牛蒡子各 9g,甘草 6g。有清热解毒,利咽消肿的功效。咳嗽痰多加贝母 12g、杏仁 10g;咽干加玄参 15g、天花粉 12g。

6. **仙方活命饮** 白芷、贝母、赤芍、当归尾各 12g,防风、桔梗、牛蒡子、陈皮各 10g,甘草 6g,皂角刺、天花粉、金银花各 15g。具有清热解毒,消肿止痛的功效。大便秘结者加大黄 10g、瓜蒌仁 15g。

7. 疏风清热汤加减　荆芥、防风、黄芩、赤芍、浙贝母、天花粉各 12g,金银花、连翘、玄参各 15g,桑白皮、牛蒡子、桔梗各 10g,甘草 5g。用于风热外袭,肺经有热者,有疏风清热,利咽消肿的功效。

（三）中药成药

1. 复方双花片　清热解毒,利咽消肿。用于风热外感。症见发热,微恶风,头痛,鼻塞流涕,咽红而痛或咽喉干燥灼痛,吞咽则加剧,咽及扁桃体红肿,舌边尖红、苔薄黄,或舌红苔黄,脉浮数或数。

2. 双黄连口服液　疏风解表,清热解毒。用于外感风热所致的感冒,症见发热、咳嗽、咽痛。

3. 咽立爽滴丸　疏风散热,消肿止痛,清利咽喉。用于急性咽炎,慢性咽炎急性发作,咽痛,咽黏膜红肿,咽干,口臭等症。

4. 众生丸　清热解毒,活血凉血,消炎止痛。用于急性咽炎、上呼吸道感染,急、慢性咽喉炎,急性扁桃体炎,疮毒等症。主要药物:蒲公英、紫花地丁、黄芩、岗梅根、皂角刺、人工牛黄、虎杖等。

5. 竹沥达痰丸　豁除顽痰,清火顺气。用于咽痛伴咳喘痰多,大便干燥,烦闷癫狂等症。

6. 清开灵注射液　含牛黄、郁金、黄连、黄芩、山栀、朱砂等。每次 20~40ml,加入 5% 葡萄糖注射液 250~500ml 静滴,每日 1 次。适用于咽痛、痰多、咯黄痰的急性咽炎患者的辅助治疗。

7. 双黄连注射液　每千克体重用本品 1ml,加入生理盐水或 5% 葡萄糖注射液中,静脉滴注,每日 1~2 次;口服,每日 3 次,儿童每次 20ml,成人每次 40ml。适用于伴有感染的急性咽炎患者,可起到加强抗炎和抗病毒作用。

（四）针灸疗法

咽喉肿痛者,常用合谷、内庭、曲池、天突、少泽、足三里、鱼际等穴,疼痛剧烈,针涌泉、天容、外关,留针,捻转用泻法,以疏散邪热,能减轻咽喉阻塞感。配合针刺放血,用三棱针速刺两手少商穴或商阳穴出血,以除其热。对于咽部肿痛明显的患者,可用三棱针在咽喉内患处红肿高突处刺入,针刺前注意消毒患处。或配合耳尖放血,按摩耳郭使之充血,75% 酒精棉签消毒耳郭皮肤,在耳尖、耳垂（最下端）用一次性 7 号针头点刺,刺入 0.2cm,每穴放血 0.2ml。或井穴放血,约 1ml。

（五）其他特色疗法

1. 天竺雾化剂雾化吸入　天竺黄、瓜蒌皮、木香、两面针、千年健、僵蚕、葶苈子、鱼腥草,将中药加水煎煮 2 次,每次 2 小时,合并煎液,滤过,浓缩至相对密度 1.20（85℃）,放冷,加入倍量乙醇,搅拌均匀,静置 24 小时,取上清液,回收乙醇,滤液浓缩至1 200ml,加0.5g羟苯乙酯煮溶,浓缩1 000ml,加入适量薄荷脑及冰片的乙醇液,搅拌均匀,分装,即得。超声雾化,口腔吸入,日1剂,趁热雾化吸入半小时,每日2次。

2. **穴位注射疗法** 临床常用药物有2%普鲁卡因注射液、维生素B$_{12}$注射液、地塞米松注射液、地塞米松磷酸钠、5%葡萄糖溶液、当归注射液等,可注入人迎、扶突、水突等穴,每次1穴(双侧),每隔3日1次,5~10次为一疗程。

3. **吹药法** 用药粉吹入咽喉患处以达治疗目的,用于急性咽炎,以清热解毒,消肿止痛为主,有冰麝散、珠黄散之类;以去腐生肌,除痰消肿为主,如冰硼散。每天吹药6~7次。吹药时手要轻,动作要敏捷,要求药粉散布均匀,布及患处周围。若用力过猛,会引起患者呛咳和不适感觉。药粉要研成极细末,若药粉过粗,容易刺激咽喉,引起疼痛,影响疗效。药粉中多有芳香药物,应注意密封贮藏,以防气味走散,降低药效。

4. **含服法** 将药物制成丸或片,含于口内,慢慢含咽,使药物较长时间浸润于咽喉患处,起清热解毒,消肿止痛,清利咽喉的作用。多用咽立爽滴丸、银黄含化片、铁笛丸、润喉丸及西藏青果。

5. **含漱法** 中药煎水含漱。如银花、连翘、薄荷、甘草煎汤,或桔梗、甘草、菊花煎汤。

6. **耳针** 选咽喉、肺、心、肾上腺、神门等埋针,或用王不留行籽,或六神丸,两耳交替使用贴压法,隔日一次,5~10次为一疗程。

7. **针刺疗法** 患者取坐位,张口,医者用压舌板压定其舌头,暴露口咽部,医者持5寸长毫针对准红肿之咽窍患部直刺,先刺肿大最高处,然后围绕其周围刺,咽侧束每侧刺2下,淋巴滤泡每个刺1下;咽侧束直刺1mm,淋巴滤泡直刺1mm,微出血即可。每天1次,5次为1疗程。

三、西医药常规治疗

(一)内科治疗
1. 早期应针对性地全身使用抗生素及糖皮质激素为主。
2. 中后期,炎症感染明显减轻,可口服抗生素或磺胺药物等。

(二)局部治疗
1. 含漱。可用复方硼砂溶液之类。
2. 含服药物。
3. 配合局部应用抗生素及糖皮质激素超声雾化吸入等。

【特色疗法述评】

研究表明,急性喉痹与肺胃的关系极为密切。咽喉位于肺之上,肺主表,有卫外功能,当卫外功能减弱,寒热气候骤变时,风热邪毒从口鼻而入,侵犯咽喉,经肺系或卫表内犯于肺,肺主宣发肃降,为风热之邪所犯,治节失常,气不宣降,邪热壅结,循经上蒸于咽喉,外犯肌表。此时邪在表,病情较轻。脾胃之热可由肺卫邪热壅盛,失于治疗,由表及里,由肺及胃;脾胃火热炽盛,上壅于咽喉,病情较重,火热灼炼肌膜,气滞血壅,炼津成痰,出现红肿疼痛加剧、痰涎壅盛、饮食难下、呼吸气促等症状。

本病治疗,西医多以全身使用抗生素及糖皮质激素为主,配合局部应用抗生素及糖皮质激素超声雾化吸入为辅,疗效显著。中医中药治疗本病,具有疗效好,副作用小的特点,但辨证是否准确会直接影响疗效。

近年来,运用中西医结合方法了解急性咽炎的病因病理取得了一定的成果,并为中西医结合治疗本病提供了有力的依据。首先,中医学认为肺经风热、胃腑热盛是急性咽炎的发病因素,热邪易灼津为痰,故内治处方中常加入清热化痰的药物。正如《丹溪心法·喉痹》指出:"喉痹,大概为痰热"。故除痰清热是治疗喉痹的一个重要措施。并结合西医学认为咽炎病原多以溶血性链球菌为主,其治疗方法主要为对症治疗,抗生素以及口腔清洁含漱等。中西医结合治疗本病有非常好的疗效。

运用现代医学来研究中医药特色治疗方面取得了不少的进展,如中药雾化、针灸、穴位注射疗法、吹药法、含漱法等疗效显著。

【主要参考文献】

1. 陈虹良.穴位注射治疗咽炎临床观察[J].针灸临床杂志,2002,18(4):43-44.
2. 胡金秀.针刀刺营微创疗法治疗急性咽炎 42 例[J].针灸临床杂志,2008,24(11):18.

（刘元献　刘　霞）

第二节　慢性咽炎

慢性咽炎为咽黏膜、黏膜下及淋巴组织的慢性炎症。弥漫性咽部炎症常为上呼吸道慢性炎症的一部分;局限性咽部炎症则多为咽淋巴组织炎症。本病在临床中常见,病程长,症状容易反复发作。

慢性咽炎多属于中医学"喉痹""咽痛""咽干"等病证范畴。现代中医耳鼻喉科教材一般将其纳入喉痹论述。喉痹一词,最早见于帛书《五十二病方》,以后《内经》多次论述了喉痹,如《素问·阴阳别论篇》曰:"一阴一阳结,谓之喉痹。"痹者,闭塞不通之意。历代医家对喉痹的认识不尽一致,其包括范围甚广,界限混淆不清,不易辨识。归纳起来主要有两方面的含义:一是咽喉口齿疾病的总称;二是咽喉肿塞、水浆不得入等为主要症状的咽喉急重症。随着临床实践的深入,后世医家逐渐将喉痹作为一种独立的疾病,而与喉风、乳蛾、喉痈等病区别开来,如《喉科心法》说:"凡红肿无形为痹,有形是蛾",从形态上加以鉴别;又如《医林绳墨》说:"近于上着,谓之乳蛾、飞蛾,近于下着,谓之喉痹、闭喉……近于咽噎者,谓之喉风、缠喉风",从发病部位不同加以区别。根据喉痹的病因病机及咽部形态不同,又有风热喉痹、风寒喉痹、阴虚喉痹、阳虚喉痹、帘珠喉痹、红喉、帘珠喉等不同的病名。

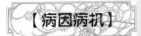

【病因病机】

一、中 医

1. **肺肾阴虚,虚火上炎** 温热病后,或劳伤过度,耗伤肺肾阴液,使咽喉失于滋养,加之阴虚则虚火亢盛,上炎而灼于咽喉,发为喉痹。

2. **脾胃虚弱,咽喉失养** 因思虑过度,劳伤脾胃,或饮食不节,或久病伤脾,致脾胃受损,水谷精微化生不足,津不上承,咽喉失养,发为喉痹。

3. **脾肾阳虚,咽失温煦** 因于房劳过度,或操劳过甚,或久病误治,或过用寒凉之品,以致脾肾阳虚,肾阳虚则虚阳上越,上扰咽喉;或脾肾阳气亏损,失去温运固摄功能,寒邪凝闭,阳气无以上布于咽喉而为病。

4. **痰凝血瘀,结聚咽喉** 饮食不节,损伤脾胃,运化失常,水湿停聚为痰,凝结咽喉;或喉痹反复发作,余邪滞留于咽喉,久则经脉瘀滞,咽喉气血壅滞而为病。

二、西 医

本病的病因十分复杂,可归纳为急性咽炎反复发作所致,此为主要原因;上呼吸道慢性炎症,炎性分泌物倒流刺激咽后壁所致;烟酒过度、粉尘、有害气体等的刺激及喜食刺激性食物等,均可引起慢性咽炎;许多全身性疾病(慢性支气管炎、哮喘、风湿病、肝肾疾病、内分泌紊乱、自主神经失调,免疫功能紊乱等)也可引发此病。

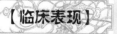
【临床表现】

一、症　状

　　慢性咽炎多见于成年人,儿童也可出现。全身症状均不明显,以局部症状为主。各型慢性咽炎症状大致相似且多种多样,如咽部不适感、异物感、咽部分泌物不易咯出、咽部痒感、烧灼感、干燥感或刺激感,还可有微痛感。由于咽后壁通常因咽部慢性炎症造成较黏稠分泌物黏附,以及由于鼻、鼻窦、鼻咽部病变造成夜间张口呼吸,常在晨起时出现刺激性咳嗽及恶心。由于咽部异物感可表现为频繁吞咽。咽部分泌物少且不易咳出者常表现为习惯性的干咳及清嗓子咯痰动作,若用力咳嗽或清嗓子可引起咽部黏膜出血,造成分泌物中带血。

二、检　查

　　1. **慢性单纯性咽炎**　检查可见咽黏膜慢性充血,小血管曲张,呈暗红色,表面有少量黏稠分泌物。

　　2. **慢性肥厚性咽炎**　咽部检查可见咽后壁多个颗粒状滤泡隆起,呈慢性充血状,有时融合为一体,在淋巴颗粒隆起的顶部可形成囊状白点,破溃时可见黄白色渗出物,咽侧索淋巴组织可增厚呈条索状。

　　3. **慢性萎缩性咽炎**　咽部附有干痂,伴有口臭。检查见咽黏膜干燥、菲薄,重者呈鳞状、发亮。可覆盖脓性干痂,病变延续到咽鼓管可引起耳鸣、听力减退。蔓延到喉部,可引起声音嘶哑。

　　上述症状常在用嗓过度、气候突变、环境温度及湿度变化时加重,尤其以萎缩性及干燥性咽炎为著。

【诊断与鉴别诊断】

一、诊 断 标 准

　　1. **病史**　有急性咽炎反复发作病史,病程往往较长。

　　2. **症状**　咽部可有各种不适的感觉,如异物感、发痒、灼热、干燥、微痛、干咳、痰多不易咳净、讲话易疲劳,或刷牙漱口时易恶心作呕。

　　3. **咽部检查**　咽部慢性充血。呈暗红色,或树枝状充血;咽喉壁淋巴滤泡增生,或咽侧索肿大;咽黏膜增生肥厚,或干燥、萎缩、变薄,有分泌物附着。

二、鉴 别 诊 断

1. **西医** 本病应与慢性扁桃体炎、早期食管癌、茎突综合征、舌骨综合征、咽部特殊性传染病（如结核）、咽部肿瘤（舌根部及扁桃体肿瘤）等疾病相鉴别。

2. **中医** 主要是与乳蛾、咽部异物、梅核气等疾病相鉴别。

【治疗】

一、一 般 措 施

1. 忌食辛辣炙煿厚味、烟酒等刺激性食物与饮料,避免粉尘及有害气体的吸入。

2. 注意口腔清洁,保持大便通畅。

3. 积极治疗可诱发或加重本病的其他疾病,特别是急慢性鼻炎、鼻窦炎、扁桃体炎、胃肠道疾病等。

二、中医药治疗

（一）辨证论治

1. 肺肾阴虚,虚火上炎

主症:咽部干燥,灼热疼痛不适,午后较重,或咽部哽哽不利,干咳痰少而稠,或痰中带血,手足心热,舌红少津,脉细数。检查可见咽部黏膜暗红,或咽部黏膜干燥少津。

治法:滋养阴液,降火利咽。

方药:肺阴虚为主者,宜养阴清肺,可选用养阴清肺汤。生地 15g,麦冬、生浙贝、丹皮、炒白芍、玄参各 10g,甘草、薄荷各 5g。若喉底颗粒增多者可酌加桔梗、香附、郁金各 10g,合欢花 12g 等,以行气活血、解郁散结。肾阴虚为主者,宜滋阴降火,清利咽喉,可选用六味地黄丸。熟地黄、山萸肉各 10g,干山药 12g,泽泻、牡丹皮、白茯苓(去皮)各 9g。若咽部干燥㶚热较重、大便干结,此为虚火亢盛,宜加强降火之力,可加知母、黄柏各 10g。

2. 脾胃虚弱,咽喉失养

主症:咽喉哽哽不利或痰黏着感,咽燥微痛,口干而不欲饮或喜热饮,易恶心,或时有呃逆反酸,若受凉、疲倦、多言则症状加重。平素倦怠乏力,少气懒言,胃纳欠佳,或腹胀,大便不调,舌质淡红,边有齿痕,苔薄白,脉细弱。检查见咽黏膜淡红或微肿,喉底颗粒较多,可成扁平或融合,或有少许分泌物附着。

治法:益气健脾,升清利咽。

方药:补中益气汤加减。人参、黄芪、白术、柴胡、升麻、陈皮、当归各 10g,甘草 5g。若咽部脉络充血,咽黏膜肥厚者,可加丹参、川芎、郁金以活血行气;痰黏着可加香附、贝母、枳壳各 10g,以理气化痰、散结利咽;咽干较甚、苔干少津者,可加玄参、麦冬、沙参、百合各 12g 等以利咽生津;易恶心、呃逆者,可加厚朴、法夏、佛手各 10g 等以和胃降逆;若纳差、腹胀便溏、苔腻者,可加藿香、砂仁各 10g、茯苓 15g、生薏仁 20g 以健脾利湿。

3. 脾肾阳虚,咽失温煦

主症:咽部异物感,哽哽不利,痰涎稀白,面色苍白,形寒肢冷,腰膝冷痛,腹胀纳呆,下利清谷,舌质淡嫩,舌体胖,苔白,脉沉细弱。检查见咽部黏膜淡红。

治法:补益脾肾,温养利咽。

方药:附子理中丸。制附子、党参各 10g,炒白术 12g,干姜 8g,甘草 5g。若腰膝酸软冷痛者,可加枸杞子、杜仲、牛膝各 12g;若咽部不适、痰涎清稀量多者,可加陈皮、半夏、茯苓各 10g;若腹胀纳呆者,可加砂仁、木香各 10g。

4. 痰凝血瘀,结聚咽喉

主症:咽部异物感、痰黏着感、焮热感,或咽微痛,痰黏难咳,咽干不欲饮,易恶心呕吐,胸闷不适,舌质暗红,或有瘀斑、瘀点,苔白或微黄,脉弦滑。检查见咽黏膜暗红,喉底颗粒增多,或融合成片,咽侧索肥厚。

治法:祛痰化瘀,散结利咽。

方药:贝母瓜蒌散。贝母、瓜蒌各 15g,茯苓、陈皮、桔梗、天花粉 10g;若咽部不适、咳嗽痰黏者,可加法半夏、杏仁、紫菀、款冬花 10g;若咽部刺痛、异物感、胸胁胀闷者,可加枳壳、香附、郁金各 10g。

以上方药,水煎服,每日 1 剂。重症每日可连服 2 剂。

(二)特色专方

1. 养阴清肺汤 玄参、生地、炒白芍各 10g,麦冬 12g,生甘草 5g,薄荷 8g,贝母(去心)、丹皮各 15g。水煎服,日一剂,分两次服。7 日为 1 疗程。可随症加味。本散具有养阴润燥,清肺利咽的功效。适合于久病肺阴虚的患者。

2. 二阴煎 生地、麦冬、玄参、黄连、枣仁、茯苓各 10g,木通 8g,甘草 5g,共煎汤剂,每次 20ml,日 3 次,口服,可连续用 7~15 日。本方具有清火除烦养阴的功效,用于心烦不眠伴口干的咽炎。

3. 百合固金汤 生地黄、熟地黄、玄参、浙贝母、桔梗、麦冬、赤芍、当归各 10g,甘草 5g。水煎 180ml,日一剂,分两次服。10 日为一疗程。可随证加减。具有滋养肺肾,止咳化痰的功效。适用于咽干、久咳的患者。

4. 贝母瓜蒌散 浙贝母、瓜蒌子、天花粉、陈皮、桔梗、茯苓各 10g,甘草

5g。水煎服,日一剂,分两次服。用于咽干、痰黏稠难咳的患者。

5. **生脉饮** 生晒参、五味子、竹茹、石斛、玉竹各10g,麦冬、白茅根各12g,加350ml水,浸泡半小时,大火煎开,再小火煎20分钟,日一剂,分两次服,用于口干,咽干,便秘,五心潮热的慢性咽炎。

6. **消瘰散** 牡蛎20g,玄参、川贝、生地、麦冬、三棱、昆布各10g,海藻12g,用于咽后壁淋巴滤泡增生,咽异物感明显的咽炎。

7. **宣肺润喉饮** 麻黄10g,桔梗、防风各18g,诃子、白芥子、杏仁、泽泻、粉葛根、枸杞子各15g,沙参、麦冬、乌梅各12g,石膏20g,甘草3g,白茅根30g。水煎取汁,分3次服用,每剂药服用1.5天。小儿剂量酌减。

（三）中药成药

1. **复方双花片** 金银花、连翘、穿心莲、板蓝根。每片重0.62g。口服,成人一次4片,1日4次。清热解毒,利咽消肿,适用于咽红而痛或咽喉干燥灼痛。

2. **咽立爽滴丸** 成分为天然冰片、艾纳香油、薄荷素油等。含服,一次2~4丸,一日4次。疏风散热,消肿止痛,清利咽喉。适用于咽微痛,咽干等症。

3. **蓝芩口服液** 板蓝根、黄芩、栀子、黄柏、胖大海。具有清热解毒,利咽消肿的作用。口服,一次20ml（2支）,一日3次。适用于咽痛、咽干、咽部灼热等症。

4. **知柏地黄丸** 知母、黄柏、熟地黄、山药、山茱萸（制）、牡丹皮、茯苓、泽泻。辅料为蜂蜜。口服,每次10g,每日3次,淡盐水送服。本方滋补肺肾,清降虚火,适用于肺肾虚之喉痹。

5. **众生丸** 蒲公英、紫花地丁、黄芩、岗梅、赤芍、天花粉、玄参、当归、防风、柴胡、皂角刺、人工牛黄、白芷、胆南星、虎杖、夏枯草、板蓝根。辅料为滑石粉、蔗糖、明胶、柠檬黄、亮蓝。具有清热解毒,活血凉血,消炎止痛的作用。口服,一次4~6丸,一日3次。

6. **金嗓利咽丸** 法半夏、胆南星、茯苓、厚朴、枳实、砂仁、木蝴蝶、蝉衣。具有燥湿化痰,疏肝理气的作用。口服,一日2次,一次60~120粒。

7. **咽炎片** 玄参、牡丹皮、板蓝根、天冬、麦冬、百部、青果、款冬花、蝉蜕、薄荷油、木蝴蝶、地黄。具有养阴润肺,清热解毒,清利咽喉,镇咳止痒的作用。用于慢性咽炎引起的咽干、咽痒、刺激性咳嗽等症。口服,一次5片,一日3次。

8. **铁笛丸** 诃子肉、麦门冬、瓜蒌皮、茯苓、玄参、浙贝母、甘草、桔梗、凤凰衣、青果。具有润肺利咽,生津止渴,开音化痰的作用。口服或含化,一次2丸,一日2次。

（四）局部治疗

1. **含服** 将药物制成丸或片,含于口内,慢慢含咽,使药物较长时间浸润于咽喉患处,起清热解毒、清利咽喉的作用。多用咽立爽滴丸、银黄含化片、铁笛丸、润喉丸、慢咽舒宁口含片、藏青果等。

2. 吹药 将中药制成粉剂,直接喷于患者咽喉,以清热止痛利咽,如冰硼散。

3. 蒸汽或雾化吸入 可用内服中药煎水装入保温杯中,趁热吸入药物蒸汽;亦可用中药液置入超声雾化器中进行雾化吸入,选方可用天竺黄、薄荷、两面针、鱼腥草等,直接吸入热蒸汽,制剂要经过提纯,否则汤药中的杂质雾化吸入后会引起过敏反应。

（五）针灸疗法

1. 体针疗法 常用穴位有天容、列缺、照海、天突、廉泉、肺俞、足三里、阳陵泉、风池、尺泽、太溪等。或每日仅将天突交替与左右风池接电针治疗,每日1次,10天为1疗程。以舒经通络,利咽消肿。

2. 耳针 常规消毒耳郭,将麝香膏剪成 0.5cm 正方形,内粘王不留行籽贴于耳穴,如喉、扁桃体、肾上腺、肺等,左右两耳交替使用,12天为一疗程。刺激耳穴反应点,达到治疗疾病的目的。

3. 水针疗法

（1）穴位注射:取 0.5ml 地塞米松,0.5ml 2% 的利多卡因、维生素 B_6 注射液 1ml 混合在一起。常规取双侧人迎穴,碘伏消毒周围皮肤,针头快速进入皮肤,回抽无血,每穴位缓慢推注 1ml,注射完毕,快速拔针,棉棒压迫止血片刻。每周 1 次,5 次为一疗程。

（2）咽后壁黏膜下药物注射:临床常用药物为复方丹参注射液、黄芪注射液等,用 1% 的丁卡因喷咽喉部 2~3 次,抽取 2ml 药液,注射到咽后壁黏膜下。适用于萎缩性咽炎、干燥性咽炎及慢性变应性咽炎。

4. 穴位放血疗法 用三棱针点刺少商、鱼际、大椎穴、曲泽、曲池穴等,放出适量的血液。此法可活血理气,达到治疗目的。

5. 耳部放血疗法 用三棱针点刺耳部穴位,如咽喉、耳尖、肾上腺穴等,出血五六滴。每日治疗一次,六次为一疗程。适用于咽部灼痛者。

6. 穴位贴敷 将药物贴敷于患部,或循经所取的部位,达到治疗目的,如因阳虚所致的咽喉病,可用吴茱萸末或用附子捣烂敷贴足心,以引火归原。

7. 天灸疗法 人体体表穴位敷贴药物,通过药物、腧穴及经络的作用,达到治愈疾病的目的。因其根据《内经》"春夏养阳"原则,特取每年初、中、末伏第一天进行治疗,又称三伏天天灸。根据个人耐受程度不同,贴敷时间一般为2~4 小时,具有扶助正气、祛除机体内伏寒邪,起到"缓则治本",不治已病治未病的目的。适用于阳虚型的咽炎。

8. 烙治法 适用于咽部淋巴滤泡增生明显的喉痹,用特制烙铁,烙铁头直径为 0.5~1cm,大小不等,形状有纵长圆形、横长圆形或圆形等不同,或曲颈或直颈,柄长约 20cm。用时将烙铁头放在酒精灯上烧红,蘸香油后,迅速烙于患处,每次烙 5~10 下,烙时注意慎勿触及其他部位。如患者表面有烙后的白膜,应轻轻刮去再烙。3 次为一个疗程,注意保护周围正常组织。

9. **物理治疗**　慢性咽炎病因复杂,证候多变,缠绵难愈。采用物理疗法进行局部治疗,可迅速缓解症状,减轻患者生理及心理上的痛苦。

(1)微波治疗:让患者手持微波理疗仪的辐射头,置于颈部的甲状软骨上方,呈半环状缓慢移动,每天一次,每次 2 分钟,10 天一个疗程,2 个疗程评定疗效,多用于滤泡增生性的咽炎和肥厚性咽炎。见于咽部的组织肿胀、充血、增生,甚至舌扁桃体肥大,有的压迫会厌引起异物感、吞咽困难、呼吸不畅。适用于慢性单纯性咽炎、慢性肥厚性咽炎。

(2)硝酸银治疗:将细探针置于酒精灯上加热后,蘸少量硝酸银结晶体,再加热至液珠状,涂擦于咽后壁淋巴滤泡最突起处,每次 3~5 滴,至滤泡黏膜呈乳白色,即可用生理盐水拭去表面残存的硝酸银,以防腐蚀周围的正常黏膜,适用于咽后壁淋巴滤泡增生的滤泡性咽炎。

(3)激光疗法:用 1% 的丁卡因喷咽喉部 2~3 次,再喷梨状窝及舌根扁桃体,以保证局部充分麻醉。嘱患者用纱布将舌体拉出,间接喉镜下见咽后壁及舌根淋巴滤泡增生广泛,选择激光输出功率 15~20W,将光纤末端对准淋巴滤泡烧灼,非接触或准接触照射 1~3 秒,使其凝固、汽化,逐个照射所有淋巴滤泡,操作时防止接触其他正常组织。术后嘱患者含漱液含漱。治疗时间为 3~5 分钟,适用于滤泡性咽炎。

(4)电离子治疗:用 1% 丁卡因液喷雾口咽部 2~3 次,麻醉成功后,用脚踏开关控制输出。治疗前嘱患者练习短暂憋气,以免将治疗过程中产生的少许烟雾吸入肺部而产生不适感。操作者左手持压舌板,轻轻按压舌中部,并将额镜的光聚于咽后壁,以充分暴露咽后壁增生的淋巴滤泡和增厚的黏膜组织,右手持治疗探头,将治疗探头慢慢通过口腔靠近并对准所需治疗的部位。根据病情需要可进行多个淋巴滤泡和面积稍大增厚的黏膜组织治疗,直到增生的淋巴滤泡和增厚的黏膜组织气化治疗后与周围黏膜组织一致为止。治疗时动作要轻、稳、准,探头不宜在口腔内晃动,以免损伤口腔内的黏膜,深浅适度,过深易引起咽后壁黏膜萎缩,过浅又达不到治疗目的。治疗完毕,慢慢退出治疗探头。每周一次,2 次为一个疗程。适用于滤泡性咽炎。

(5)液氮低温冷冻治疗:采用手持式液氮冷冻治疗器,冷冻头最低温度可达 −196℃,治疗时,患者取坐位。先用 1% 丁卡因咽部喷雾麻醉,待患者觉咽后壁有麻木或增厚感时即可开始冷冻治疗。充分暴露咽后壁,喷嘴对准咽后壁,将液氮均匀喷洒于咽后壁,行 2~3 个冻融周期,每个冻融周期 10~15 秒。每周 1 次,3~4 个冻融周期为 1 疗程,适用于慢性单纯性咽炎。

（6）等离子消融术：术前常规检查，禁食2~4个小时，患者取卧位，首先用1%丁卡因对咽部喷雾麻醉，每次间隔2分钟，共3次。采用低温等离子射频仪射频能量选择在3~4挡，时间3~6秒。将圆形射频治疗头接触贴紧咽后壁增生淋巴滤泡，启动开关，将咽部颗粒状增生淋巴滤泡瞬间凝固变白为止即可。所有患者治疗时间控制在15分钟以内完成。适用于肥厚性及滤泡性咽炎。

（7）射频治疗：患者取坐位，用1%丁卡因进行咽部黏膜表面麻醉。待麻醉起效后，手控开关控制治疗机。指导患者张口用压舌板将舌根压下，通过鼻内镜观察，让等离子刀进入黏膜组织内，持续5秒，待肥大组织体积逐渐减少后，退出等离子刀。术后嘱咐患者用3%硼酸溶液每日漱口数次。适用于肥厚性及滤泡性咽炎。

三、西医药常规治疗

1. 药物治疗 西医没有特效的治疗药物。慢性咽炎急性发作时可口服抗生素。

2. 局部用药 复方硼砂溶液、呋喃西林溶液、2%硼酸液含漱；含漱时头后仰、张口发"啊"声，使含漱液能清洁咽后壁；亦可含服碘喉片，薄荷喉片含服；或用2%碘甘油涂抹咽部。

【特色疗法述评】

1. 慢性咽炎表现为长期咽部各种不适，且反复发作，病程可长达数年甚至数十年，目前认为慢性咽炎不仅仅是身体疾病，而且许多患者出现心理障碍。随着环境的恶化，社会竞争的加剧，工作压力的增大，慢性咽炎患者有增多的趋势。

2. 研究发现多数慢性咽炎的患者明显有焦虑，神经敏感，情绪较低落，过分的关注身体症状，时有咽部异物感，患者情绪焦虑，虽然不是大病、重病，但可影响日常工作和生活。所以治疗越早越好。西医主要是对症处理，而从中医角度来看多为虚证，或肺肾阴虚，或脾胃气虚，或脾肾阳虚，亦有痰凝血瘀的虚实夹杂证，根据不同的辨证使用中药内治以调节脏腑功能是治本的方法，根据患者的不同症状酌情选用噙化、雾化吸入、耳针、穴位注射等疗法进行辅助治疗，多数可取得满意疗效。

3. 中医使用辨证论治治疗慢性咽炎，其远期疗效方面优于西医。但多因很难做到随机双盲对照，在科研上难有强有力的数据支持。有待业内人士加强提高。

4. 慢性咽炎的症状较为普遍,在临床上极易误诊或对其他病的漏诊。所以在专科检查时,一定要全面仔细,尤其是病程长、症状重的患者,一定要排除可以引起咽部症状的其他疾病,如咳嗽变异性哮喘、甲状腺疾病、胃食管反流、一些早期的肿瘤等。必要时行鼻咽纤维喉镜、电子喉镜、喉部 CT、喉部 MR 检查。

【主要参考文献】

石立坤,马力学 . 慢性咽炎的外科治疗[J]. 人民军医,2012,55(9):844-857.

(刘元献　刘　霞)

第三节　咽 异 感 症

咽异感症泛指除疼痛之外的多种咽部异常感觉或幻觉,如球塞感、黏着感、无咽下困难的吞咽梗阻感等,位置固定或不固定。另有一类患者,常诉颈部有紧迫感,重者如束带样,自感呼吸不畅,衣领不能扣紧,检查时则未发现呼吸困难体征,这种情况也称为咽异感症。中年女性患者居多。

《金匮要略》最早描述了"妇人咽中如有炙脔"的症状,《赤水玄珠》更明确指出:"生生子曰:梅核气者,喉中介介如梗状。又曰:痰结块在喉间,吐之不出,咽之不下者是也。"在古代医籍中尚有梅核、梅核风、回食丹等别名。尽管不影响呼吸、吞咽等正常的生理功能,但由于咽喉的异物感,常令患者忧心忡忡,精神负担过重,甚至有严重的恐癌心理,以致影响正常的工作和生活。

近年来,中医在治疗梅核气方面取得了不少的进展,认为咽与食管、胃有共同反射中枢和通路,这也是中医整体观念思想的体现。

【病因病机】

一、中　医

情志所伤,肝失条达,肝气郁结,《医宗金鉴》又说:"梅核气,盖因内伤七情,外伤寒冷所致。"肯定了本病的主因是内伤七情,气逆痰结。

1. **肝郁气滞**　平素情志抑郁,肝失条达,肝气郁结,循经上逆,气机阻滞,结于咽喉;肝病乘脾,脾运失司,津液停滞,积聚成痰,痰气互结,阻于咽喉而成本病。

2. 痰气互结 《圣济总录》指出："咽喉中妨闷,如有物者,乃肺胃壅滞,风热克搏,结于咽喉使然。故圣惠为忧愁思虑,气逆痰结皆生是痰。"思虑伤脾,或肝郁日久,横逆犯脾,以致脾失健运,聚湿生痰,痰气互结于咽喉而为病。

二、西　医

精神因素对咽异感症的发生和症状的轻重起伏有着明显的影响。咽部神经支配极为丰富,感觉和运动神经主要来自位于咽后壁内的咽丛,含有迷走、舌咽、副神经、颅根和颈交感神经的分支。全身许多器官的疾病,也可通过神经的反射和传导作用,使咽部发生异常感觉。部分患者精神抑郁,或在精神创伤后疑自身咽喉部患有癌症。癔病性咽异感症患者常诉咽部有球塞感,位置不固定,上下活动,时轻时重,称为"癔球"或咽球综合征。

全身因素如烟酒过度,妇女更年期,重症肌无力,破伤风早期,严重的缺铁性贫血等,可因咽部受到长期的慢性刺激,内分泌或自主神经功能紊乱,咽肌无力或痉挛等,而致咽部发生异常感觉。

【临床表现】

一、症　状

以咽部异物阻塞感为主要症状,其状或如梅核,或如炙脔,或如贴棉絮,或如虫扰,或如丝如发,或如痰阻,或如球如气,咳之不出,咽之不下,不痛不痒,不碍饮食及呼吸。多于情志不舒、心情郁闷时症状加重。

二、体　征

咽喉各部所见正常,纤维喉镜及食管钡餐或食管镜检查亦无异常发现。

【辅助检查】

1. 鼻咽、喉咽及喉部内镜检查 可仔细观察鼻腔,鼻咽,舌根,梨状窝及会厌谷,喉部乃至声门下。

2. 邻近器官或全身进行检查 如血常规、X线胸部透视或拍片、茎突X线拍片或CT检查、舌骨X线拍片、颈椎拍片、X线食管钡剂透视或拍片、纤维食管镜检查,甲状腺B超或ECT检查等,以除外器质性病变。

【诊断与鉴别诊断】

一、病史及症状

询问病史时,须持关心同情的态度,不要轻率地否定患者的主观感觉,更不能先入为主,一概认为系非器质性疾病引起,否则即使症状并非由器质性病变所致,此后也可能加重。除注意患者的病期、发病过程和自觉可疑病因外,还需根据情况,耐心详细询问下述各点。

1. 首先要分辨是咽异常感觉,还是真正的吞咽困难。如是后者,且为渐进性或在进食时加重者,首先须考虑到咽、喉和食管等处的器质性病变,尤其是肿瘤。

2. 问清异物感的特点,如性质、部位、发作时间和有无伴发症状等。

3. 问清过去的检查和治疗经过及治疗效果,以作诊断参考。

二、检 查

触诊在咽部的检查更为重要,常能发现许多视诊不能发现的问题。触诊方法有3:①以手指或卷棉子进行咽内触诊;②颈部扪诊;③一手咽内,一手颈外联合触诊。

三、鉴 别 诊 断

1. **西医** 本病应与慢性咽炎、食管反流性胃炎、食管癌、咽喉癌等疾病相鉴别。

2. **中医** 主要是与喉痹、乳蛾及咽喉、食管肿瘤等器质性疾病相鉴别。

【治疗】

一、一 般 治 疗

1. **病因治疗** 针对各种病因进行治疗,是本病的主要疗法。

2. **认真检查,耐心解释** 对合并有精神性因素者,如疑癌症等,须在认真详细检查,排除器质性因素后,以关切的态度耐心解释,任何不谨慎的语言和草率的检查和处理,均将给患者带来不良影响。而医者认真、负责、关心、同情的态度,又是取得患者信赖的重要基础。

二、中　医

（一）辨证论治

1. 肝郁气滞

主症：咽喉异物感，或如梅核，或如肿物，吞之不下，吐之不出，但不碍饮食。患者常见抑郁多疑，胸胁脘腹胀满，心烦郁怒，善太息，脉弦。

治法：疏肝理气，散结解郁。

方药：逍遥散加减。柴胡、当归、白芍、白术、茯苓各 15g，生姜、薄荷、甘草各 5g，香附、绿萼梅、苏梗各 10g。烦躁易怒、头痛不适、口干者可加丹皮、栀子各 10g，失眠者可加合欢花、酸枣仁、夜交藤各 20g，五味子 10g；情志抑郁明显者可配合越鞠丸加减。

2. 痰气互结

主症：咽喉异物感，自觉喉间多痰，咳吐不爽，时轻时重，或见咳嗽痰白，肢倦纳呆，脘腹胀满，嗳气，舌淡，苔白腻，脉弦滑。

治法：行气导滞，散结除痰。

方药：半夏厚朴汤加减。半夏、厚朴、茯苓、紫苏各 15g，生姜 5g。精神症状明显、多疑多虑者，可加炙甘草、大枣、浮小麦；胸闷痰多者加瓜蒌仁、薤白；纳呆、苔白腻者加砂仁、陈皮；若兼脾虚者，可加四君子汤加减。

以上方药，水煎服，每日 1 剂。

（二）特色专方

1. 四花解郁汤　绿萼梅 6g、玫瑰花 6g、佛手花 6g、厚朴花 6g、姜半夏 5g、白茯苓 10g、远志肉 10g、白芍 10g、生甘草 3g。制作汤剂，日一剂，每日 2 次，于饭前用热水温热服用，2 周为 1 个疗程。

2. 白梅利咽汤　生白芍、绿萼梅、南沙参、百合各 20g，桔梗、射干各 15g，甘草 5g。理气解郁，调制肝肺。

3. 柴芍莱菔汤　柴胡、桔梗各 6g，陈皮、半夏、当归、香附、甘草、薄荷各 12g，莱菔子、白芍各 15g。日 1 剂，水煎服，可连续服用 7~14 日。

4. 丹栀逍遥散　牡丹皮 15g，栀子 10g，柴胡 10g，茯苓 15g，白术 15g，薄荷 12g，生芍药 15g，当归 10g。水煎服，日一剂，分两次服。

5. 解郁汤　太子参、沙参各 15g，玉竹 20g，陈皮、法夏、麦冬、茯苓、甘草、柴胡、生姜各 10g，枳壳 12g，紫苏 6g。

6. 梅核解郁汤　苏子 20g，柴胡 20g，白芍 15g，莱菔子 20g，檀香 20g，绿萼梅 10g，菊花 15g，枳壳 15g，枣仁 20g，柏子仁 20g，合欢皮 20g，川芎 15g，香附 15g，半夏 15g，丹参 20g。

（三）中药成药

1. **二四胶囊** 由柴胡、牛蒡子、丹参、半夏、甘草、葛根、厚朴、薄荷、桔梗、牛膝组成。每粒0.4g,每次4粒,每天3次,口服,疗程为4周,具有化痰开窍,行气散结,疏肝理气的功能。用于咽部异物感,伴有胸胁及胃脘部胀闷不适等症。

2. **逍遥丸** 药物组成有柴胡、当归、白芍、白术(炒)、茯苓、炙甘草、薄荷、生姜。口服。一次8丸,一日3次。适用于肝气不舒引起的咽异感症。

3. **众生丸** 由蒲公英、紫花地丁、黄芩、岗梅、赤芍、天花粉、玄参、当归、防风、柴胡、皂角刺、人工牛黄、白芷、胆南星、虎杖、夏枯草、板蓝根组成。口服,一次4~6丸,一日3次。具有清热解毒,活血凉血,消炎止痛。用于咽部异物感伴有咽干、咽痛等症。

4. **金嗓利咽丸** 由法半夏、胆南星、茯苓、厚朴、枳实、砂仁、木蝴蝶、蝉衣组成;口服,一日2次,一次60~120粒。具有燥湿化痰,疏肝理气的作用。用于咽部异物感,伴咳嗽,痰多,嗳气,胸胁胀闷不适等症。

5. **木香顺气丸** 由木香、砂仁、醋香附、槟榔、甘草、陈皮、厚朴、枳壳(炒)、苍术(炒)、青皮(炒)、生姜组成。口服,一次6~9g,一日2~3次。具有行气化湿,健脾和胃的作用,用于咽部异物感,伴胸膈痞闷、嗳气纳呆等症。

6. **越鞠丸** 由苍术、香附、川芎、神曲、栀子组成,口服,一次6~9g,一日3次。具有行气解郁的功能。用于咽部异物感伴腹闷腹胀,食滞反酸等症。

（四）针灸疗法

常用穴位有天柱、人迎、合谷、太冲、丰隆、肝俞、肺俞、脾俞等。配穴:痰气互结者配内关、膻中;肝郁气滞者配阳陵泉、期门;心脾气虚者配神门、足三里、阴陵泉。操作方法:取3号1.5寸长毫针,针天突、人迎得气后不留针、不捻转。合谷、太冲在得气后行提插捻转泻法。配穴根据辨证虚补实泻,留针20~30分钟,15次为一疗程。选一主穴和一配穴接以电针治疗仪,采用连续波,强度以出现肌肉抽动为度,留针30分钟。每天治疗1次,15次为1个疗程,共治疗2个疗程。

（五）其他特色疗法

1. **耳穴贴压疗法** 耳穴治疗梅核气常用配穴为咽喉、肝、神门、皮质下、内分泌、脑点、三焦、交感、脾、肾、心,将中药磁珠用胶布贴于耳穴上,每日揉按3~5次,同时做吞咽运动,每次3~5分钟,使耳部产生酸、胀、痛的感觉,每3天更换1次,10天为一个疗程,共治疗两个疗程。

2. **中药穴位发疱法** 元胡10g、白芥子10g、细辛10g、甘遂5g、麝香0.4g、斑蝥3.5g、人参芦10g、生半夏15g、生南星15g,上药共研为细末,密封避光保存备用;另将生姜榨汁装瓶,密封避光,保存备用。主穴:天突、华盖、定喘、大椎、足三里、丰隆、阳陵泉;配穴:肺俞、脾俞、内关、阿是穴(咽部最痛苦处体表对应点)。每次治疗选主穴 3~5 个,配穴选 2~3 个。点出所选穴位,将上药用姜汁调成糊状,以黄豆大小药糊摊于 1.5cm×1.5cm 牛皮纸上贴敷穴位,橡皮膏十字固定,8 小时后将药糊揭下,每隔 10 天敷贴 1 次,3 次为一疗程。注意事项:药物去除后,敷贴穴位区皮肤可起 1cm^2 大小水疱,过 3~5 天可消毒皮肤后放出浆液,或水疱自然破溃,此处皮肤轻度瘙痒,无需特殊处理,一周后逐渐愈合,不留瘢痕。忌食辛辣油腻,孕妇忌用此法。

3. **穴位封闭治疗** 取左右人迎、天突、廉泉行颈部穴位封闭治疗,2% 利多卡因 0.5ml+ 维生素 B_6 注射液 1ml+ 地塞米松 0.5ml 混合液局部注射于上述穴位,每个穴位注射 1ml。每次注射 2 个穴位,5 天 1 次,6~10 次为 1 个疗程。

4. **低温等离子射频消融术** 患者取坐位,用 1% 丁卡因喷雾喷口咽部 3 次,行黏膜表面麻醉,采用低温射频消融治疗仪予以射频治疗,将功率调至 15W,在直视下用射频治疗探头对准咽后壁增生的淋巴滤泡,选择 4~6 点进行组织蛋白凝固,使滤泡完全变成白环或白斑,从而降低咽后壁黏膜外界刺激的敏感性,改善咽部异物感、瘙痒、紧束感等不适症状。

三、西医药常规治疗

西医治疗咽异感症没有特效的方法,主要以针对病因治疗为主。

1. **反流性食管炎型** 以促进胃肠动力为主。如西沙必利片 5mg,每日 3 次;雷尼替丁片 150mg,每日 3 次;多潘立酮片 10mg,每日 3 次。

2. **自主神经功能失调型** 以调节自主神经功能为主。谷维素每次 20mg,1 日 3 次;可辅以安稳情绪药物。如安定 5mg,每日 1 次。

3. **焦虑型** 以抗焦虑为主。舒乐安定片 1mg,每晚 1 次。或用盐酸氟西汀 20mg,每日 1 次,连续服用 2~4 周。

四、心理治疗

目前部分学者将咽异感症视为心身病或精神躯体病。在排除器质性因素后,以关切的态度耐心给患者解释,医者认真、负责、关心、同情的态度是取得患者信赖的重要基础。以减轻患者心理及经济负担为出发点进行治疗。

【特色疗法述评】

1. 诊断应明确。诚如《干氏耳鼻咽喉口腔科学》所谓:"诊断本病,虽然并不困难,但切忌急下诊断。应该检查口腔、口咽、鼻咽和喉咽,先排除器质性病变。再检查淋巴结、舌骨、甲状软骨和甲状腺有无异常,有何肿物。必要时拍颈椎片及茎突片、食管钡透。以上检查,都无所发现,方可做出诊断。"

2. 咽部神经分布极为丰富,有舌咽神经、迷走神经、交感神经、副神经的分支,故咽部感觉极为敏感。咽异感症的机制较为复杂。最常见为非特异性食管运动紊乱,食管上端括约肌失迟缓,功能失代偿,咽部误吸,引起眼部异物感。甲状腺腺瘤、囊腺瘤、结节和部分急性亚甲状腺炎和桥本甲状腺炎患者也可引起咽部异物感。另外,有研究认为,咽感症与鼻炎、鼻窦炎有关,分泌物自咽部流下,长期刺激咽部黏膜,患者自觉有咽部异物感,咽喉壁淋巴组织增生,咽侧索肥大及舌扁桃体增生,扁桃体病变、悬雍垂或茎突过长,认为与炎症刺激,引起三叉神经运动支的反射有关。

3. 张仲景曾以"妇人咽中如有炙脔,半夏厚朴汤主之"论及梅核气的治疗。后世将其发挥应用于大凡以"咽中如有炙脔"为主诉者、以气滞痰凝于咽部为病机的病证,而气滞痰凝多责之于肝、脾。素体脾虚,复因思虑过度,忧郁日久,以致脾郁气结,聚湿生痰,此肝脾之气不舒,升降之机紊乱,气滞痰瘀交阻于胸膈之上,上逆于会厌之间,以致咽中如痰黏附,有时能咳出少量白黏痰,《医方集解》曰:"气郁则痰凝,故散郁必以行气化痰为先。"历代医家治疗本病始终贯穿了行气、化痰。在治疗上还应注意避免使用过度香燥之品,以免耗伤阴液。

4. 精神治疗在本病治疗中发挥着极为重要的作用。有约 30% 的咽异感症患者伴心身或精神躯体性疾病,其中有约 18% 的患者与负面生活事件有明确的因果关系;有约 10% 近亲中患有各种头颈恶性肿瘤。此类患者可能由于不良的神经、心理因素导致机体内分泌、神经和免疫系统的平衡失调,久之诱发身体其他生理功能失调而产生咽异感症,通过解除与之相关的负性生活事件,适当的心理疏导及药物治疗,往往能取得明显的疗效。医者应关心患者的痛苦,做好解释工作,解除其顾虑,树立战胜疾病的信心,思想开朗、心情舒畅,有助于疗效的提高,同时配合气功、太极拳的治疗更可收到事半功倍的疗效。近年来人们对癌症恐惧心理增长,故在治疗前做必要的辅助检查,排除恶变,解除患者精神负担非常重要。

【主要参考文献】

1. 李庚丑. 中药穴位发泡疗法治疗梅核气 38 例临床观察[J]. 中国针灸,1999,2:85-86.

2. 叶京英,韩德民. 慢性咽炎研究进展[J]. 中国医学文摘——耳鼻咽喉科学,2004,19(5):268-271.

3. 吴曙辉. 中医结合心理治疗咽异感症的研究进展[J]. 河北中医,2012,34(7):1102-1103.

(刘元献)

第四节　急性扁桃体炎

急性扁桃体炎是发生于腭扁桃体的一种急性非特异性炎症,主要表现为急性卡他性扁桃体炎和急性化脓扁桃体炎,也可伴有不同程度的咽黏膜及咽淋巴组织的急性炎症。临床表现为起病较急,咽痛,吞咽时疼痛加重,咽部异物感,堵塞感,高热等。本病是临床常见病,多发病,春秋季节气温变化大发病更多,发病人群主要是儿童及青年。由于致病菌可隐藏于扁桃体隐窝内,形成慢性扁桃体炎,当机体抵抗力因寒冷,潮湿,过度劳累,体质虚弱,烟酒过度,有害气体刺激等因素骤然降低时,可反复发作急性扁桃体炎。

中医称为"风热乳蛾""喉蛾"。是以发热,喉核急发红肿疼痛,状如乳蛾或蚕蛾为主要表现的咽喉疾病。因其形似蚕蛾而命名,发于单侧者称"单蛾",发于双侧者称"双蛾"。金·张从正在《儒门事亲》中,对乳蛾的形态及病因病机进行明确论述:"热气上行,结薄于喉之两旁,近外肿作,以其形似,是谓乳蛾。一为单,二为双也。其比乳蛾差小者,名闭喉。"清·程国彭《医学心悟》中论述乳蛾的外治法:"乳蛾生喉间,状如乳头,一边生者,名单乳蛾。两边生者,名双乳蛾。以小刀点乳头出血,立瘥。吹以柳花散,再服甘桔汤。凡针乳蛾,宜针头尾,不可针中间,鲜血者易治,血黑而少者难治。凡用刀针,血不止者,用广三七为细末,吹刀口上即止。凡使刀针,不可伤蒂下,及舌下根,切记。"

【病因病机】

一、中　医

本病的发病多为感受风热或风寒化热,邪热乘虚内侵,肺胃热盛,或素体蕴热,邪热循经上犯,肺胃受之,火热邪毒搏结咽喉,灼伤喉核而致,病位主要在肺胃或脾胃。

1. **风热外袭,肺经有热**　风热邪毒从口鼻入侵肺系,咽喉首当其冲。或风热外袭,肺气不宣,肺经风热循经上犯,结聚于咽喉,气血不畅,与邪毒互结喉核,发为乳蛾。

2. **邪热传里,肺胃热盛**　肺失宣降,外邪壅盛,乘势传里,肺胃受之,肺胃热盛,火热上蒸,灼腐喉核而为病。亦有多食炙火,过饮热酒,脾胃蕴热,热毒上攻,蒸灼喉核而为病。

本病病机主要是热证、实证,辨证要点在于区分热邪在表还是在里,一般初起伴有寒热者,多属表热证,两三日后但热不寒者,多属里热证。在表者轻,在里者重。

二、西 医

急性扁桃体炎主要是由于受凉,潮湿,过度疲劳,某些有害气体刺激等机体抵抗力下降时,在正常人咽部和扁桃体窝内部的病原体开始大量繁殖,细菌病毒侵犯扁桃体黏膜及淋巴组织。急性扁桃体炎根据其病理改变不同主要表现为急性卡他性扁桃体炎,急性化脓性扁桃体炎两种。就诊断和治疗而言急性化脓性扁桃体炎又分为急性隐窝性及滤泡性扁桃体炎。

【临床表现】

一、症 状

局部症状:咽痛明显,吞咽时尤甚,剧烈者可放射至耳部,幼儿常因不能吞咽而哭闹不安,儿童若因扁桃体肥大影响呼吸时可妨碍其睡眠,夜间常惊醒不安。

全身症状:起病急,恶寒,高热,可达 39~40℃,呈急性病容,面颊赤红,口有臭味,尤其是幼儿可因高热而抽搐,呕吐或昏睡,食欲不振,便秘及全身酸困等。

二、体 征

咽部黏膜充血,扁桃体肿大充血,表面可有脓性分泌物,尤其是隐窝口内可见脓性分泌物附着。颈部淋巴结,特别是下颌角处的淋巴结往往肿大,并且有触痛。

【辅助检查】

血常规多有白细胞计数升高。另外可选择咽拭子细菌培养。

【诊断与鉴别诊断】

一、诊 断 标 准

1. 咽痛、吞咽不利,甚至吞咽困难。

2. 双侧扁桃体红肿、表面或有黄白色点状渗出物，或覆有黄白色伪膜，但不超过扁桃体范围，易拭去，不遗留出血创面，两侧下颌角淋巴结肿大并有压痛。

3. 有畏寒、发热、头痛、全身不适等症。

4. 血液检验为白细胞总数和中性粒细胞增高。

二、鉴 别 诊 断

1. **西医** 本病须注意与咽白喉，猩红热，流行性出血热，溃疡膜性咽峡炎，单核白细胞增多症，粒性白细胞缺乏症及淋巴白血病等相鉴别。

2. **中医** 应与风热喉痹、喉痈等疾病相鉴别。

【治疗】

一、一 般 措 施

1. 加强体育锻炼，增强抗病能力，注意饮食生活起居调节，防止外邪侵入。

2. 发病期间注意多休息，增加营养，进流质易消化食物，多饮水、通大便，适当地用止痛解热药。

二、中 医 治 疗

急性扁桃体炎主要为火热邪毒为患，若治疗不当，失治误治易迁延致慢性扁桃体炎，若感染较重或隐窝口引流不畅，全身并发症有风湿热、急性肾炎、心肌炎、关节炎等。中医认为可并发心瘅、心痹、皮水等病。故治疗应彻底，以清热为大法，表热宜疏解，里热宜泻火，此外，若能结合外治，收效更为快捷。

（一）辨证论治

1. 风热外袭，肺经有热

主症：咽痛，吞咽时加重，喉核红肿，发热恶寒，口渴，或有咳嗽、鼻塞、头痛，舌质红，苔薄黄，脉浮数。本证见于急性扁桃体炎的初期，以咽痛、喉核红肿，发热恶寒、舌红、苔薄黄、脉浮数为辨证要点。

治法：疏风清热，利咽消肿。

方药：疏风清热汤加减。荆芥、防风、黄芩、牛蒡子、桔梗、浙贝各10g，银花、桑白皮、玄参、连翘、赤芍各15g，甘草6g，天花粉25g。若发热较高，喉核肿痛较甚，亦可选用普济消毒饮。

2. 邪热传里，肺胃热盛

主症：咽痛剧烈，可放射至耳部，吞咽困难，喉核红肿，表面有黄白色脓点，甚者喉核表面腐脓成片,并有咽峡红肿,颌下有臖核,壮热不寒,口渴,咳痰黄稠,口臭,大便秘结,小便黄,舌红,苔黄厚,脉洪数。本证见于急性扁桃体炎的极期。

治法:泻火解毒,消肿利咽。

方药:清咽利膈汤加减。黄芩、栀子、大黄、荆芥、防风各10g,玄明粉(冲)、薄荷各6g,银花、连翘、玄参各15g,牛蒡子12g。若表邪已解,可去荆芥、防风、薄荷;喉核肿痛明显,加马勃、黄连;喉核表面有脓点,加穿山甲、皂刺、花粉;高热不退,加生石膏、知母;体质较弱者,大黄可减为6g,并去玄明粉。

以上方药,水煎服,每日1剂。

(二)特色专方

1. **散火清厢汤** 葛根9g,薄荷5g,淡豆豉10g,枳壳9g,甘草4g,赤茯苓10g,金果榄5g,蚤休10g,陈萝卜缨12g。有清热化痰,消肿利咽的功效,主要用于急性卡他性扁桃体炎,急性充血性扁桃体炎,证见风热外袭,咽疼,扁桃体红肿,发热汗少,头痛口渴,脉滑数,苔腻厚。痰多肿势重加贝母;咽干加玄参;胸闷苔厚加生山楂、郁金;里热重加雪里青;心火旺盛,小便少加灯心草;咽红甚加赤芍;不腐者可不用蚤休。

2. **荆公消毒汤** 荆芥穗7g、薄荷5g、淡豆豉10g、牛蒡子10g、僵蚕6g、马勃5g、浙贝母10g、蚤休10g、甘草5g、蒲公英12g。本方为名老中医耿鉴庭方,有清热解毒,消肿利咽作用,主要用于急性充血性扁桃体炎,见风热时邪,咽疼,扁桃体表面黏膜充血红肿,前弓可见充血红肿,表面有脓点,颌下淋巴结肿大。舌质红,苔薄白或微黄,脉浮数。大便秘者牛蒡子、蒲公英加倍用,再加全瓜蒌。

3. **五味消毒饮加减(《医宗金鉴》)** 蒲公英15g,金银花15g野菊花12g,紫花地丁9g,紫背天葵子12g,丹皮12g,桔梗12g,牛蒡子9g,甘草6g,有清热解毒,消肿利咽的功效,主要用于急性充血性扁桃体炎,急性化脓性扁桃体炎非化脓期,风热外袭,邪毒热盛,表现咽疼,扁桃体红肿,头痛口渴,脉滑数,苔腻厚。咳嗽痰多加贝母;咽干加玄参;胸闷纳差加生山楂、郁金。

4. **仙方活命饮(《校注妇人良方》)** 白芷12g,贝母12g,防风9g,赤芍12g,当归尾12g,甘草6g,皂角刺12g,穿山甲9g,天花粉12g,桔梗12g,牛蒡子9g,金银花18g,陈皮9g。具有清热解毒,消肿排脓,活血止痛的功效。主要用于化脓性扁桃体炎成脓期属于热毒实证者,咽疼剧烈,扁桃体表面黏膜充血红肿,前弓可见充血红肿,表面有脓性分泌物,或有假膜,颌下淋巴结肿大。身热脉数苔少,大便秘者加蒲公英、全瓜蒌。

5. **疏风清热汤加减** 荆芥12g,防风12g,金银花24g,连翘18g,黄芩12g,赤芍12g,玄参12g,浙贝母12g,天花粉12g,桑白皮9g,牛蒡子9g,桔梗12g,

甘草6g。用于风热外袭,肺经有热者,有疏风清热、利咽消肿的功效。

（三）中药成药

1. 犀羚解毒丸 金银花、连翘、桔梗、荆芥穗、牛蒡子、甘草、淡竹叶、薄荷、淡豆豉、羚羊角、水牛角浓缩粉、冰片。有清热解毒利咽作用,用于风热外侵咽部疼痛,并见发热恶寒、头痛、鼻塞、咳嗽咯痰。舌质红,苔薄白或微黄,脉浮数。每次12g,每日3次,温开水送服。

2. 连花清瘟胶囊 连翘、金银花、炙麻黄、炒苦杏仁、石膏、板蓝根、贯众、鱼腥草、广藿香、大黄、红景天、薄荷脑、甘草。有清热解毒消肿作用,用于发热或高热,恶寒,咽干,咽痛,伴鼻塞流涕,头痛,舌红,苔黄或黄腻。口服。1次4粒,每日3次。

3. 蒲地兰口服液 主要成分有蒲公英、苦地丁、板蓝根、黄芩。功效:清热解毒,抗炎消肿。用于小儿急性扁桃体炎等。用法用量:口服。一次10ml,每日3次。

4. 炎琥宁注射液 为穿心莲提取物经酯化、脱水、成盐精制而成。能抑制早期毛细血管通透性增高、炎性渗出和水肿,能特异性地兴奋垂体-肾上腺皮质功能,促进ACTH释放,增加垂体前叶中ACTH的生物合成;体外具有灭活腺病毒、流感病毒、呼吸道病毒等多种病毒的作用。用5%葡萄糖注射液或5%葡萄糖氯化钠注射液溶解稀释后滴注,一日0.16~0.4g,每日1次。

5. 喜炎平注射液 主要成分是穿心莲内酯总酯磺化物,有抗病毒、抗菌、解热消炎及增强机体免疫力作用。加入生理盐水或5%葡萄糖注射液中,静脉滴注,每日1次,成人每次10ml。

6. 清咽利膈丸 射干、连翘、栀子、黄芩、熟大黄、牛蒡子(炒)、薄荷、天花粉、玄参、荆芥穗、防风、桔梗、甘草。1日3次,每次6g,温开水送服。

（四）针灸疗法

1. 体针 实证宜针。主穴:分2组。①颊车、合谷、少商;②扁桃穴、内庭。配穴:天柱、鱼际。扁桃穴位置:双侧下颌角前下0.5寸处。主穴为主,每次选用一组,可单独应用,亦可交替轮用,据症情酌加配穴。每次选穴2~3个。第1组穴,头面部仅取患侧,四肢针双侧。少商、鱼际以三棱针点刺出血,余穴行提插加捻转,强刺激泻法。第2组穴,双侧均取,扁桃穴宜快速进针,针尖指向咽部,使针感达到咽部且有酸困胀之感觉。内庭用泻法。均留针15~20分钟,小儿可不留针。每日1~2次。

2. 耳针 主穴:分2组。①咽喉、扁桃体;②耳轮4、6及耳背静脉。配穴:少商,商阳(体穴)。主穴每次选一组,两组穴可单独用,亦可交替轮用,效不佳改配穴。第一组,先寻得两穴的压痛点,毫针刺入,以捻转法行强刺激,留针30分钟到1小时,或者每穴注入0.1ml注射用水或10单位青霉素(须先做皮肤过敏试验);第二组,在耳轮4、6及耳背静脉明显处,以三棱针或毫针(小儿)刺破,挤出血2~3滴。少商、商阳亦可刺血。上法均每日1次。

(五)其他特色疗法

1. **吹药** 若有脓点,吹药更为必要。选用西瓜霜、冰硼散、珠黄散、锡类散、喉科牛黄散吹于患处。

2. **含服** 铁笛丸或润喉丸、喉症丸、六神丸,以清热解毒、润喉消肿。

3. **含漱** ①鲜土牛膝,连根带叶捣烂,煎汤频频含漱。②山豆根、甘草煎汤频频含漱。金莲花、青茶叶少许,泡茶漱口,亦可饮之。

4. **雾化吸入疗法** 清咽雾化液:金银花、板蓝根、山豆根、青天葵、岗梅根、桔梗、牛蒡子、黄芩、冰片等水煎液,浓煎并反复过滤,沉淀,取液50ml,瓶装,消毒备用。超声雾化,口腔吸入,日1剂,每次15分钟。

5. **穴位注射** 主穴:合谷、翳风、足三里;配穴:曲池、行间、照海、大椎。药液:生理盐水、维生素B_1(含量50mg/ml)、鱼腥草注射液,任选一种。方法:主穴为主,效不佳时改配穴。每次取2~3穴(头面部取患侧,四肢可取一侧或双侧),根据穴区肌肉丰厚情况,每穴注入0.3~1.0ml药液。应在注射针头得气的条件下推药。每日1次,重者2次。

6. **灯火灸** 取穴:角孙。先将角孙穴(患侧)处的头发自然分开,暴露出皮肤。取一缠线之灯心草,一端浸入食油内约2cm长,点燃后迅速点烧穴位皮肤,一点即起,此时可闻得"叭"的声响,火灸部位即呈微红。火灸穴位1次即可,个别效不满意者次日再做1次。

7. **刺血** 取穴:阿是穴(病灶区)。令患者取坐位,头稍向后倾,助手将其头部固定。术者右手持消毒之三棱针,左手持压舌板。患者张嘴,用压舌板按压舌体,暴露病变之扁桃体。消毒后,即快速进针,刺向扁桃体,每侧用针尖点刺2~4处(如扁桃体有脓性分泌物时,则向该处刺入),刺出血即可,让患者将血性分泌物吐出,并漱口。每日1次,2次为一疗程。

8. **拔罐** 取穴:大椎。嘱患者正坐,略低头,暴露穴区。行常规消毒后,快速进针至皮下,缓缓直刺,至得气后,行捻转结合小提插1~2分钟之后,即予拔针。然后取不易传热之橘皮或大片姜片、青链霉素瓶盖,置于大椎穴上,上放一团浸有95%乙醇之棉球,点燃后即扣上玻璃罐具或直接用真空拔罐器吸拔,留罐15~20分钟,至局部出现深红色或瘀斑后,去罐。每日1~2次,连续治疗,不计疗程。

9. **啄治法** 用扁桃体手术弯刀或类似的尖锐器械在扁桃体上做雀啄样动作而达到治疗疾病目的的一种方法,是咽喉病外治法之一。治疗方法:①器械:常用无菌一次性塑柄手术刀12PCS(一次性扁桃体手术弯刀),普通无菌压舌板。②操作方法:患者取坐位,头部放在有靠背的椅子上,儿童需家长抱扶,张口。医生面对患者,左手持压舌板压住舌体,暴露出扁桃体,不使用任何麻醉。右手持扁桃体手术弯刀,在扁桃体上做雀啄样动作,每刀深度 2~5mm,视扁桃体大小确定进刀深度,每侧 3~5 下,啄治后有少量出血。同法做对侧扁桃体,一般急性扁桃体炎需要一周 2 次,5 次为 1 疗程。

10. 综合针刀刺营微创疗法　穴位定位:①扁桃体。②三商穴:经处奇穴,即少商、中商、老商之合称。少商位于拇指桡侧,距指甲根角 0.1 寸;中商位于拇指背侧正中,距指甲根 0.1 寸;老商位于拇指尺侧,距指甲根角 0.1 寸。③耳轮三点:耳穴在耳轮上,由耳轮结节下缘始自上而下分布有轮 1~轮 6 六个穴位点,取轮 1、轮 3、轮 5。方法:丛刺扁桃体患处放血,患者取坐位,头稍向后倾,头部固定,医者先嘱患者张口,用压舌板压定其舌头,暴露口咽部,然后,持 5 寸长毫针对准充血红肿之扁桃体,直刺。点刺三商穴放血,医者先用手捋患者一侧手臂,从上臂往下沿腕直捋至拇指下端,往返 10 下,使拇指局部充盈血液,右手持三棱针,点刺三商穴。点刺耳轮三穴放血,医者先用左手揉摩患者一侧耳轮,使局部充盈血液,用碘伏棉签擦局部,右手持三棱针快速点刺耳轮的轮 1、轮 3、轮 5 三穴,直刺,疾入疾出,轻轻挤压针孔周围,致出血。

三、西医药常规治疗

1. 一般治疗与对症治疗　患者需适当休息,多饮水,食用易消化富于营养的半流质或软食。咽痛较剧,高热、头痛与四肢酸痛者,可口服解热镇痛药,如对乙酰氨基酚、阿司匹林。

2. 抗感染治疗　抗菌药物为化脓性扁桃体炎的主要治疗药物。青霉素类药物对主要致病菌具有抗菌作用,为首选。青霉素过敏患者可口服红霉素、阿奇霉素等大环内酯类。

【特色疗法述评】

本病中西医诊断及治疗都比较明确,西药主要是对症处理,应用抗生素,抗感染等。由于扁桃体炎易反复发作,并可引起局部和全身并发症,局部并发症如扁桃体周围脓肿、急性中耳炎、急性鼻窦炎、咽后脓肿等;全身并发症主要与链球菌所产生的Ⅲ型变态反应有关,如急性风湿热、急性肾炎等。由于抗生素不能解决扁桃体反复发作问题,故临床上急性期用药疗程较长,目前中西医结合治疗不仅能有效控制病情,解除病痛,同时减少扁桃体急性发作方面有特效,故应大力提倡中医的优势。如局部穴位的刺血能迅速改善急性扁桃体炎的疼痛,发热等症状,减少药物的服用,减少药物的毒副作用。扁桃体啄法技术能迅速改善症状的同时还能降低急性扁桃体炎的发作次数等,中医药的外治疗法简单易行,有效安全,适合各级医师掌握运用。

【主要参考文献】

耿引循.中国百年百名中医临床家丛书:耿鉴庭[M].北京:中国中医药出版社,2001.

（韩秀丽）

第五节　慢性扁桃体炎

慢性扁桃体炎多由急性扁桃体炎反复发作转为慢性,患急性传染病（如猩红热、麻疹、流感,白喉等）后,也可引起慢性扁桃体炎,鼻腔、鼻窦感染也可伴发本病。本病是耳鼻喉科常见病多发病,以儿童和青少年多见。而且慢性扁桃体炎易引发由病灶性扁桃体炎并发的许多局部及全身病,如中耳炎,鼻窦炎,喉、气管、支气管炎等,并可并发急性肾炎,风湿性关节炎,风湿热,心脏病,长期低热等,临床上应引起高度重视。

中医称为"虚火乳蛾""喉核"等,多为风热乳蛾,反复发作,或温热病后余邪未清而诱发,脏腑虚火,蒸灼于喉核而为病。症见咽喉干燥,微痒微痛,异物感,哽哽不适,喉核可肿大或干瘪,喉核红肿,表面或有黄白脓点。《石室秘录》记载:"阴蛾之证,乃肾水溃乏,火不能藏于下,乃飞越于上……乃结成蛾",论述了虚火乳蛾的病机以阴虚为主,阴液亏虚,则津液不能上输以滋养咽喉,阴虚生内热,致虚火上炎,蒸灼于喉核而为病。《辨证录》:"人有咽喉肿痛,日轻夜重,喉间亦长成蛾,宛如阳证,但不甚痛,而咽喉之际,自觉一线干燥之至,饮水咽之少快……人以为此喉痛而生蛾也,亦用泻火之药,不特杳无一验,且反增其重;亦有勺水不能下咽者,盖此证为阴蛾也。阴蛾则日轻而夜重,如阳蛾则日重而夜轻矣。斯少阴肾火下无可藏之地,直奔而上炎于咽喉也。治法宜大补肾水,而加入补火之味,以引火归藏。"

【病因病机】

一、中　医

本病的发病多为素体脏腑虚损,或劳伤过度,肺肾阴亏,或风热乳蛾,反复发作,或温热病后余邪未清而诱发。脏腑虚损以肺脾虚损,痰凝血瘀为多,肺肾阴虚多为阴液亏虚,虚火上炎,蒸灼于喉核而为病。

1. 肺肾阴虚,虚火上炎 邪毒滞留,灼伤阴津;或温热病后,肺肾亏损,津液不足,不能上输滋养咽喉,阴虚内热,虚火上炎,与余邪互结喉核而为病。

2. 脾胃虚弱,喉核失养 素体脾胃虚弱,不能运化水谷精微,气血生化不足,喉核失养;或脾不化湿,湿浊内生,结聚于喉核而为病。

3. 痰瘀互结,凝聚喉核 余邪滞留,日久不去,气机阻滞,痰浊内生,气滞血瘀,痰瘀互结喉核,脉络闭阻而为病。本病多为虚证或虚实夹杂证,病位在肺脾肾,且病久体弱,脏腑失调,邪毒久滞喉核,易致病程迁延,反复发作。

二、西 医

慢性扁桃体炎主要是由于急性扁桃体炎反复发作所致,慢性扁桃体炎时,隐窝内上皮坏死脱落,细菌及炎性渗出物聚集其中,隐窝可产生小溃疡及瘢痕形成而引流不畅,适于细菌生长繁殖,故感染不易消除,屡发急性扁桃体炎,使机体抵抗力降低或治疗不彻底,则更易转为慢性,本病发生机制尚不清楚,但近年来基于免疫学的观点,认为自身变态反应为引起慢性扁桃体的重要机制。慢性扁桃体炎根据病理表现可分为增生型、纤维型、隐窝型三型。

【临床表现】

一、症 状

患者常有咽痛,易感冒及急性扁桃体炎发作史,平时自觉症状较少,可有咽部不适,异物感,刺激性咳嗽,口臭或微痛,小儿扁桃体过度肥大,常有呼吸不畅,鼾声,语言含糊及进食缓慢等症状。

二、体 征

检查见舌腭弓及扁桃体慢性充血,黏膜呈暗红色,扁桃体多与前,后弓炎性粘连;表面或平整,或凹凸不平,或呈分叶状,有时可见线状瘢痕,扩大的隐窝开口及干酪样栓或黏膜下黄白色斑点,用压舌板于舌腭弓外侧挤压扁桃体,可有分泌物从隐窝口溢出,下颌角下常可触及肿大的淋巴结。

【辅助检查】

慢性扁桃体炎有全身并发症时,血清中甲种、丙种球蛋白与黏蛋白多异常增高,反应性蛋白检查多为阳性,抗链球菌溶血素"O"之效价增高,血沉加快。

免疫组织化学检查,氨基酸定量,血清中 α2 蛋白高价,对病灶性扁桃体炎有重要意义。

【诊断与鉴别诊断】

一、诊 断 标 准

1. 有急性扁桃体炎反复发作病史。

2. 咽部有干、痒、隐痛,异物感或吞咽不利。

3. 双侧扁桃体及舌腭弓慢性充血,扁桃体肿大或萎缩,表面凹凸不平并有瘢痕,黏膜下有黄色点状物,挤压扁桃体有乳酪状物从隐窝口排出。两侧颌下淋巴结肿大,有压痛或无。

4. 单纯型扁桃体炎一般全身体征不明显。病灶型扁桃体炎全身可有不适感、头痛、乏力、易倦、低热,及心、肾、关节等扁桃体源性疾病所反映的体征。

5. 实验室检查。病灶型扁桃体炎多有白细胞总数和抗溶血性链球菌素"O"稍升高,红细胞沉降率稍增快。

二、鉴 别 诊 断

1. **西医** 本病应与扁桃体生理性肥大、扁桃体角化症、扁桃体肿瘤等疾病相鉴别。

2. **中医** 主要是与喉痹、咽瘤等疾病相鉴别。

【治疗】

一、一 般 措 施

1. 慢性扁桃体炎患者应养成良好的生活习惯,注意饮食生活起居调节,防止外邪侵入,对于患病儿童,应养成不挑食,不过食的良好习惯。

2. 坚持锻炼身体,提高机体抵抗疾病的能力,戒除烟酒。

3. 患扁桃体急性炎症应彻底治愈,预防本病。

4. 发病期间注意多休息,增加营养,进流质易消化食物,通大便。

二、中 医 治 疗

慢性扁桃体炎主要为虚证或虚实夹杂证,以火邪为主,可并发心悸、水肿、痹症等病,故治疗着重以扶正祛邪为主,防止疾病经常复发,防治并发症。临床上中医药疗法以内服中药,配合外治法,收效好。

（一）辨证论治

1. 肺肾阴虚,虚火上炎

主症:咽痛,或发热,反复发作,可有咽干,咽痒,异物感,哽哽不利,咳嗽,咳痰。全身可见低热,手足心热,午后症状加重,大便干,舌质干红少苔,脉细数。专科检查:检查见喉核肥大或干瘪,色潮红,或有脓点,喉核被挤压时,有黄白色腐物自隐窝口溢出。

方药:百合固金汤加减。百合24g,生地、熟地、麦冬、玄参、当归、芍药、贝母、桔梗各12g,甘草6g。大便干结者加瓜蒌仁、火麻仁;兼脾气虚者去生地,加太子参、白术、陈皮;午后潮热者加知母、地骨皮,潮热盗汗者加银柴胡、白薇;虚烦失眠加酸枣仁、合欢皮。偏肺阴不足,宜养阴清肺,生津润燥。可选养阴清肺汤加减。生地30g,玄参15g,麦冬15g,白芍15g,丹皮12g,川贝10g,薄荷6g,甘草6g。偏肾阴亏虚,宜滋阴降火,清利咽喉。方用知柏地黄汤加减。知母10g,黄柏10g,熟地30g,山药30g,山萸肉15g,茯苓10g,丹皮12g,泽泻10g,石斛15g,玄参15g,麦冬15g。阴虚及阳者,宜阴阳双补,可改用肾气丸。

2. 肺胃虚弱,喉核失养

主症:咽干痒不适,异物梗阻感,咳嗽痰白,胸脘痞闷,易恶心呕吐,口淡不渴,大便不实,舌质淡,苔白腻,脉缓弱。检查见喉核淡红或淡暗、肥大,溢脓白黏。

治法:健脾和胃,祛湿利咽。

方药:六君子汤加减。党参、陈皮、当归、郁金、桔梗各12g,茯苓15g,薏苡仁30g,白术、白扁豆、牛蒡子9g。湿邪重者加厚朴12g、枳壳12g宣畅气机、祛痰利咽;若喉核肿大不消加浙贝12g、生牡蛎30g,昆布12g。

3. 痰瘀互结,凝聚喉核

主症:咽部异物感,干涩不利,微痛不适,痰黏难咯,或咳嗽痰白,易恶心呕吐,检查见喉核淡暗肥大,或暗红肥大,质韧,表面凹凸不平。

治法:祛瘀化痰,散结利咽。

方药:会厌逐瘀汤合二陈汤加减。桃仁、红花、当归、赤芍、生地、柴胡、枳壳、桔梗、甘草、玄参、茯苓、陈皮各12g,喉核暗红,质硬不消者,加昆布、莪术;复感热邪,溢脓黄稠,加黄芩、蒲公英、车前子等。

以上方药,水煎服,每日1剂。重症每日可连服2剂。

（二）特色专方

1. 凉血清气限蛾退热汤 白薇10g,地骨皮10g,丹皮6g,知母6g,甘草5g,金莲花9g,紫草6g,有养阴降火,清利咽喉的功效,用于气阴不足,虚火上炎者,见乳蛾频发,有时高热,但长期有持续低热,舌绛少苔,脉数,多见于儿童体虚者。咽干舌燥,可加玄参、麦冬;肺燥微咳者加天冬;间有鼻腔、牙龈出血者可择加生地、白茅根、仙鹤草、翻白草等;低热久久不退加鳖甲;体虚乏力可加玉竹、黄精等;若久而体弱无力,甚至关节酸痛可加秦艽、当归须;饮食欠香加谷芽、鲜稻叶、山药;心烦者可加栀子;睡眠不安加灯心草、合欢花。

2. 银翘散合六君子汤 桑叶 12g,连翘 18g,桔梗 12g,陈皮 15g,白术 9g,菊花 15g,金银花 15g,太子参 15g,茯苓 15g,马勃 9g,甘草 3g。有消痰降火,益气扶正作用,病久气虚易感邪,呈本虚标实。服药标症渐去可再以扶正为主。

3. 消蛾利咽汤 沙参 12g,麦冬 12g,玄参 15g,浙贝母 12g,荔枝核 12g,丝瓜络 9g,僵蚕 9g,丹皮 12g,桔梗 12g,鸡内金 12g,锦灯笼 12g,射干 9g,甘草 3g。主要用于阴虚有热之乳蛾。有益气养阴,清热消蛾作用。

4. 消蛾散结汤 玄参 15g,旱莲草 12g,浙贝母 12g,赤芍 15g,丹皮 12g,莪术 9g,花粉 12g,僵蚕 9g,炒枳壳 9g 桔梗 12g,夏枯草 9g,连翘 15g,甘草 3g。用于痰凝血瘀,结聚喉核见喉核淡暗肥大,或暗红肥大,质韧,表面凹凸不平。有祛瘀化痰,散结利咽作用。

（三）中药成药

1. 清火利咽饮 适量,开水冲,代茶饮。有清热解毒利咽作用。用于慢性扁桃体炎平素咽干痒不适者。

2. 清咽滴丸 薄荷脑、青黛、冰片、诃子、甘草、人工牛黄,清热解毒利咽。含服,一次 4~6 丸,一日 3 次。用于慢性扁桃体炎咽干微痛不适者。

3. 参苓白术散颗粒 人参、茯苓、白术、山药、白扁豆、莲子、薏苡仁、砂仁、桔梗、甘草。有补脾胃、益肺气作用,用于脾胃虚弱,慢性扁桃体反复发作者。口服。1 次 6~9g,一日 2~3 次。

4. 血塞通片 主要成分为桃仁、红花、赤芍、川芎、枳壳、柴胡、桔梗、当归、地黄、牛膝、甘草。有活血祛瘀、行气止痛作用,可用于慢性扁桃体炎喉核肿大不消者。口服,一次 6 粒,一日 2 次。1 个月为一个疗程。

5. 六味地黄丸 熟地黄、山茱萸、牡丹皮、山药、茯苓、泽泻。辅料为蜂蜜。原方制成为小粒丸剂,每次服 6~10g,每日 3 次。功效滋阴补肾。或知柏地黄丸,知母、黄柏、熟地黄、山茱萸、牡丹皮、山药、茯苓、泽泻,用于慢性扁桃体炎阴虚反复发作者。

6. 金嗓利咽丸 木蝴蝶、胆南星、蝉蜕、法半夏、厚朴、青皮、枳实、砂仁、槟榔、橘红、神曲、茯苓。有燥湿化痰,疏肝理气作用,用于咽部不适、咽部异物感、喉核肥大者。每次 6~12g,日服 2 次。健脾化痰,疏肝理气,利咽清喉。

（四）针灸疗法

1. 体针 取穴合谷(双)、孔最(双),针刺后通电,合谷穴与阴极相连,孔最穴与阳极相连,电针频率为 1Hz,强度以能看到或摸到肌肉收缩为准,留针

20~30 分钟,每周 1 次,3 次为一疗程。本法能预防慢性扁桃体炎复发。

2. **耳针** 取扁桃体穴埋针,每日按压数次以加强刺激。或取咽喉、肾上腺、皮质下、脾、肾等穴,用王不留行籽贴压,每日以中强度按压 2~3 次,以加强刺激。

(五)其他特色疗法

1. **列缺穴敷药** 斑蝥 10g,乳香、没药、血竭、僵蚕、全蝎各 5g,玄参、樟脑各 2g,冰片 1g,用上药共研细末,装入瓶内备用。先用 1 小块伤湿止痛膏,中间剪一小洞,贴在双侧列缺穴上,取适量药散放在小洞上面,再用 1 块伤湿止痛膏盖贴在上面即可,2 小时后取下,每日 2 次,3 日为一个疗程。

2. **穴位注射** 天突、合谷、孔最、曲池,每次取 1~2 穴,单侧或双侧,每穴注射 10% 葡萄糖 2ml 或生脉散注射液 1~2ml,每日或隔日 1 次,5~7 次为一个疗程。

3. **烙治法** 对于喉核肥大者,可配合用烙治法。方法:利用特制的长柄烙铁,烙铁面积大小不一(直径 0.2~0.5cm),经加热、蘸香油后在扁桃体表面进行烙治,每次每侧扁桃体烙 5~6 次,烙至扁桃体表面黏膜发白,每周 1 次,经5~6 次烙治扁桃体可以明显缩小并减少炎症发作次数。一般扁桃体Ⅲ度者须烙 25~30 次,Ⅱ度者须烙 15~20 次。本法尤其适用于因全身情况不宜于手术者,但急性炎症期间及年龄大小不能合作的儿童禁用。

4. **敷贴疗法** 下颌角敷药:珍珠、麝香、蟾酥、僵蚕各等份,研细末混匀后装瓶备用。取少许药粉(不超过 0.5g)置于 1.5cm×1.5cm 大小医用胶布中心,贴于下颌角处,5 天后取下,见同部有少量淡黄色分泌物即可。

5. **啄治法** 本法是治疗慢性扁桃体炎的外治法。适应证:适用于慢乳蛾反复发作,或发热持续或扁桃体肥大等症状。适合于儿童及成人慢乳蛾以及因扁桃体肥大而引起的鼾症。方法:用一种镰刀片在扁桃体上做雀啄样割治,每侧 4~5 下,伴少量出血,以吐 2~3 口血为度。5~7 天一次,5 次一个疗程。一般患者根据病情可进行 1~3 个疗程治疗。本方法痛苦小,一般患者仅有恶心的感觉,无副作用,不需要麻醉,治疗完毕后 30 分钟患者即可正常进食。

三、西医药常规治疗

1. **一般处理** 慢性扁桃体炎患者要注意锻炼身体,适当增加营养,预防感冒,忌食辛辣、煎炸、烧烤等食物。

2. **药物治疗** 选用适当抗生素及糖皮质激素。体质虚弱常易发作者,在医生指导下使用提高机体免疫力功能的制剂。非急性发作时,不要滥用消炎药。

3. **手术治疗** 慢性扁桃体炎反复急性发作,有扁桃体周围脓肿病史者,扁桃体过度肥大,妨碍吞咽、呼吸,导致营养障碍者,风湿热、肾炎、关节炎、风心病等患者疑扁桃体为病灶者可行扁桃体摘除手术。

【特色疗法述评】

目前临床上西医药对于慢性扁桃体炎较彻底的治疗手段仍是摘除扁桃体。在西医药对慢性扁桃体炎的治疗有诸多问题需待解决时,中医药治疗慢性扁桃体炎的实践研究有了很大进展。中医药的运用能减少扁桃体炎急性发作的频率,改善扁桃体自身免疫功能的作用,尤其是近年来扁桃体啄治技术的研究推广,在科研及临床上取得了显著成效,应作为治疗慢性扁桃体炎的必要的临床路径。临床上对于慢乳蛾患者,尤其是儿童患者,啄治法不但能有效治疗慢乳蛾,降低其并发症,而且能有效控制或减低其反复发作问题。啄治法的应用有效降低了临床上对手术的选择,本方法简单,操作方便,无痛苦,不需要任何麻醉,是临床医生易于掌握的一简单有效的治疗方法,为患者减轻了经济及精神负担。前期研究发现啄治法通过多次的刺激啄治扁桃体组织,能促进唾液免疫球蛋白分泌,改善整个咽腔的环境,提高局部免疫功能。这为临床医生的治疗提供了新的途径或方向,体现了中医外治法在现代医学的发展与创新。

【主要参考文献】

1. 汪冰.啄治法治疗慢性扁桃体炎的临床研究[J].山东中医杂志,2005,24(2):85-87.

2. 汪冰,曹英林.啄治法治疗慢性扁桃体炎前后唾液溶菌酶的测定[J].中国中西医结合耳鼻咽喉科杂志,2005,13(3):166-168.

3. 万文蓉.干祖望教授治疗耳鼻喉科疾患特色[J].新中医,1998,30(2):10-11.

4. 冷辉,孙海波,马仲平,等.中医烙法治疗慢性扁桃体炎作用机理研究[J].中国中西医结合耳鼻咽喉科杂志,2008,16(3):225.

(韩秀丽)

第六节 扁桃体周围脓肿

扁桃体周围脓肿为扁桃体周围间隙的化脓性炎症,常继发于急性扁桃体炎或慢性扁桃体炎急性发作。由于扁桃体隐窝特别是上隐窝引流不畅或深部滤泡化脓,感染向深层发展,穿透扁桃体被膜进入扁桃体周围隙,也可发展至扁桃体周围隙,形成扁桃体周围炎,继而形成脓肿,常发生于一侧。多见于儿童、青壮年。常有高热等全身症状。

中医称为"喉痈""喉关痈""锁喉痈"。本病多因乳蛾脏腑虚损,热毒炽盛,热燔营血,局部气血壅滞,热毒壅盛而化脓。起病急,发展迅速,常导致咽喉肿塞,吞咽困难甚或呼吸困难。《疡科心得集》:"锁喉痈,生于结喉之外,红肿绕喉。以时邪风热,客于肺胃,循经上逆壅滞而发;又或因心经毒瓦斯,兼挟邪风结聚而发。初起外候与火痰相似,根盘松活,易于溃脓者顺,坚硬而难脓者重。"说明其病情变化急剧以引发呼吸困难而窒息。《疡医大全》:"喉痈生于咽外正中,肿痛妨碍饮食,红肿发热,如必欲溃脓,软而胀痛者针之,内服补托之剂,玉红膏搽贴其肌完口。"介绍了喉痈的排脓及溃脓后的补托排脓方法,体现了中医药在治疗此病方面的科学有效性。

【病因病机】

一、中　医

本病大多为实证热证,多因素体肺胃积热,复感外邪,内外合邪,热毒搏结咽喉,或素体肝胆火旺,复感邪毒炽盛,相火内动,脾中痰热随之上扰,结于咽喉,内腐成脓而成。后期或溃脓后可出现虚实夹杂证。

1. 外邪侵袭,热毒搏结　急乳蛾时热毒乘虚,循口鼻而入,肺卫不固,咽喉为肺胃所属,咽喉首当其冲,邪毒与气血搏结不散,导致气血壅聚而为病。

2. 热毒困结,化腐成脓　热毒炽盛,入里化火,外邪不解,引动脏腑积热上攻,内外火热邪毒搏结于咽喉,热毒壅滞,邪毒困结,灼腐血肉而化为脓。

3. 气阴耗损,余邪未清　火热毒邪久灼咽喉,腐肉溃泄,气血遂虚,又因咽痛饮食受损,肺脾不足,加之清解攻伐,故气阴两伤,余邪未清。

本病多为火毒炽盛,脓溃后有多为虚实夹杂证,病位在肺胃肝脾肾。临床病机变化较剧,喉痈辨证中要注意有脓无脓,若肿胀散漫,可用压舌板轻触患处,坚硬者,脓未成;如红肿光亮,高突,四周红晕紧束,按之软者,是为脓已成。又脓未成之时痛觉散漫,脓已成,则痛觉集中,且有跳动之感。《咽喉经验秘传》中说:"凡喉症至五日,而重如三日前,症虽重尚未成脓,药能消散,若过五六日患处多成脓。"辨别脓之成与否,对指导治疗有很大的意义。

二、西　医

扁桃体周围脓肿是发生在腭扁桃体被膜与咽上缩肌之间潜在性间隙(扁

桃体周围隙)内的化脓性炎症。由于在急性扁桃体炎时,炎症未得到及时控制,进一步向扁桃体周围组织扩散而形成。早期称为扁桃体周围炎(2~3天),稍长时间(5~6天)炎症进一步发展形成脓肿。其病菌主要是溶血性链球菌,金黄色葡萄球菌等。

【临床表现】

一、症 状

患者表现发热,严重者高热,寒战,全身出现中毒症状,局部以咽痛明显,口臭,一侧咽痛较扁桃体炎时加剧,常放射至同侧耳部及牙齿,因咽痛剧烈及软腭肿胀,患者吞咽困难,口涎外溢,饮水向鼻腔反流,语言含糊不清,周围炎症波及翼内肌时,出现张口困难,脓肿堵塞咽腔甚至可能引起上呼吸道梗阻。

二、体 征

患者急危症状面容,表情痛苦,头偏向患侧稍前倾,颈淋巴结肿大,压痛,若为前弓脓肿,患侧舌腭弓上部及软腭充血,肿胀,明显隆起,扁桃体覆以脓性分泌物,被推向内下方,悬雍垂充血肿胀转向对侧;后弓脓肿时,患侧咽腭弓明显肿胀隆起,扁桃体被推向前下方;扁桃体下位脓肿者极少见,以扁桃体下极与舌根部之间肿胀隆起为著,此时可并发咽喉水肿及颈动脉鞘炎。

【辅助检查】

血白细胞及中性粒细胞计数增多。脓肿穿刺抽脓,脓液可做细菌培养和药敏试验。

【诊断与鉴别诊断】

一、诊 断 标 准

1. 急性扁桃体炎或慢性扁桃体炎急性发作4~5天后症状加重。

2. 咽部剧痛,常放射到同侧耳部,张口受限,吞咽困难,涎液潴留,言语含糊不清,似口中含物。发热、全身不适,呈急性病容。

3. 可见咽黏膜充血,患侧软腭充血肿胀显著。

4. 颈淋巴结肿大、压痛,颈部呈假性强直,头倾向患侧。

5. 血白细胞及中性粒细胞计数增多。

6. 脓肿最隆起处穿刺可抽出脓液。脓液作细菌培养和药敏试验。

二、鉴 别 诊 断

1. **西医**　本病应与咽旁脓肿、智齿冠周炎、扁桃体恶性肿瘤等疾病相鉴别。

2. **中医**　主要是与乳蛾、里喉痈等疾病相鉴别。

【治疗】

一、一 般 措 施

1. 积极治疗扁桃体急性炎症,预防本病。

2. 发病期间注意多休息,增加营养,进流质易消化食物,多饮水,通大便。忌食海鲜发物,以及助火、动风、生痰、刺激性食物。

3. 脓肿切开或自溃后,应静卧休息,必要时取头低脚高位,以利脓液的畅泄。

二、扁桃体周围脓肿的治疗

本病初期多为外邪侵袭,热毒搏结,热度炽盛,未成脓期;继之热毒困结,肉腐酿脓,为成脓期;后期多痈溃脓出,热毒外泄而愈,亦有热入营血者,为溃脓期。故治疗时脓未成以清热解毒泄热消肿为主,脓成时以清热解毒消肿排脓为主,溃脓时又以清热解毒,托里排脓为主。临床上配合有效的中医外治法,能大大提高本病疗效。

（一）辨证论治

1. **外邪侵袭,热毒搏结**

主证:为疾病初期,主要表现为咽喉疼痛,堵塞感,或张口疼痛加剧,吞咽难下伴发热,甚至痛连耳部。恶寒,头身疼痛,舌苔薄,脉浮数。检查可见咽部悬雍垂充血肿胀,扁桃体周围充血肿胀,多见前弓红肿高突明显。

治法:疏风清热,解表利咽。

方药:银翘散合五味消毒饮加减。金银花、野菊花、蒲公英、紫花地丁各15g,紫背天葵、荆芥、连翘各12g,牛蒡子9g,防风、白芷各10g。若肿痛甚者,可加射干、山豆根、天花粉;咳嗽者加枇杷叶、北杏、冬桑叶等。若疼痛较甚者,加归尾、赤芍、丹皮以助活血止痛;若病情严重,可配合用黄连解毒汤加减。

2. 热毒困结,化腐成脓

主证:咽喉堵塞肿胀明显,疼痛剧烈,多为跳痛,并连及耳根,吞咽困难,张口困难,语言含糊不清,痰涎壅滞黏稠,口渴,口臭,胸闷,腹胀,小便黄赤,大便秘结,舌红,苔黄厚,脉数有力。全身可见高热,烦躁,甚至出现痰鸣气急,呼吸困难,汗出烦躁,唇青面黑,神昏谵语,舌干绛少苔,脉微欲绝之危候,小儿更易出现高热惊厥等危重症。检查可见扁桃体周围红肿高突,多一侧扁桃体被推向前下方或后下方,悬雍垂亦被推向对侧。红肿高突处顶端可见脓点,触之有波动感,穿刺抽出脓液。颌下淋巴结肿大压痛。

治法:清热解毒,活血排脓。

方药:仙方活命饮加减。银花、蒲公英各15g,黄芩、天花粉、连翘、防风、赤芍、乳香各12g,没药、皂角、穿山甲各10g,贝母、白芷各9g,生甘草3g。若大便秘结者,加生大黄(后下);痰涎多加浙贝、胆南星、僵蚕。若因肝胆火盛,上烁肺金,热毒攻喉,而发为痈肿者可用龙胆泻肝汤,如心火旺盛可用黄连泻心汤之类。神昏谵语,可用三宝丹加减。若高热烦躁较甚用紫雪丹;如痰涎壅盛,气急痰鸣宜安宫牛黄丸;痰热内闭,昏厥可用至宝丹。

3. 气阴耗损,余邪未清

主证:咽喉微痛,口渴,自汗,头晕,咽喉微红,脓肿溃破口未完全愈合,脉虚缓无力,苔薄少津。检查可见患处红肿突起已平复,黏膜色红欠润,或溃口未愈合。

治法:益气养阴,清解余毒。

方药:托里消毒散加减。党参、茯苓、白术、炙甘草、黄芪、白芍、川芎、当归、金银花、桔梗、白芷、皂角刺各15g。若疮口暗淡、溢脓不断、脓液清稀可加薏苡仁、白扁豆、车前子、地肤子以健脾渗湿;若脓稠排出不畅加蒲公英、桔梗、野菊花以解毒排脓,清除余毒;若周身倦怠乏力,头晕而沉重,为气阴不得上达清窍,可选用生脉饮或沙参麦冬汤加减。

以上方药,水煎服,每日1剂。重症每日可连服2剂。

(二)特色专方

1. 清咽利膈汤 消咽利膈汤加减。用于邪热传里,脓未成,有清热解毒、利膈消肿功效。黄芩、山栀子、生大黄(后下)、连翘、牛蒡子、玄参、金银花、芒硝各15g,黄连6g,赤芍、荆芥各12g,甘草3g。若口干欲饮加花粉、淡竹叶;患者大便通畅或体质较弱者可去大黄、芒硝,加黄柏或火麻仁;若痰涎壅盛,可加僵蚕、胆南星等;若久不成脓、体质虚弱者,加黄芪、党参、白术补托排脓。

2. 黄连解毒汤 热毒炽盛,高热,咽喉肿痛剧烈者。黄芩、黄柏、生地、石斛、玄参、丹皮、芦根、连翘各12g,黄连、栀子、知母各9g。若大便秘者,可加枳壳、瓜蒌通腑泄便。高热,颈项强直可加钩藤、羚羊角。

3. **清瘟败毒饮**(《疫疹一得》) 用于热入营血,头痛头昏,舌干红绛,脉弦细者。用以清营凉血,解毒开窍。犀角粉(冲)(水牛角代)3g,黄连、黄芩、丹皮、赤芍各 12g,山栀子、玄参各 15g,生石膏 30g,桔梗 10g,生地黄 20g。

4. **养阴清肺汤**(《重楼玉钥》)加减 脓溃后,热毒外泄,气阴耗伤证。治以清热解毒,益气养阴。生地黄、党参各 18g,麦冬、玄参各 15g,白芍、丹皮、浙贝母、白术各 12g,银花、蒲公英各 15g,生甘草 3g。若咽痛舌苔黄,可去白芍加赤芍、桃仁、黄芩;大便秘结需加黄柏或火麻仁。

（三）中药成药

1. **牛黄解毒片** 牛黄、雄黄、石膏、大黄、黄芩、桔梗、冰片、甘草。每次 4~6 片,每日 3 次。本药功能清热解毒、消肿通便,适用于风热在表及邪热传里型。

2. **六神丸** 每次 10 粒,每日 3 次。本药功能清热解毒、消肿利咽。适用于邪热传里型。

3. **安宫牛黄丸** 牛黄、水牛角浓缩粉、麝香、珍珠、朱砂、雄黄、黄连、黄芩、栀子、郁金、冰片。每次 1 丸,每日 2 次。本药功能清热解毒,豁痰开窍,适用于热入营血之痰热内闭者。

4. **紫雪丹** 羚羊角、水牛角、麝香、朱砂、元参、元明粉、沉香。每次 1 丸,每日 3 次,本药功能清热解毒、镇痉开窍,适用于热入营血、热邪内陷者。

5. **至宝丹** 生乌犀、生玳瑁、琥珀、朱砂、雄黄、牛黄、龙脑、麝香、安息香等。用于热邪内盛,痰闭心包之神昏,谵语。能开窍化浊、清热解毒。

（四）针灸疗法

1. **体针** 咽喉肿痛甚者,针刺合谷、内庭、太冲、风池、内关等穴以消肿止痛,用泻法,每日 1 次。张口困难者,针刺患侧颊车、地仓穴,以使牙关开张。

2. **刺血** 痈肿未成脓时,可酌情用三棱针于局部黏膜浅刺 5~6 次,或用尖刀轻轻划痕使其出血,以泻热消肿止痛。高热者,用三棱针刺少商、商阳或耳尖,每穴放血数滴,以泻热解毒,消肿止痛。

（五）其他特色疗法

1. **含漱** 用金银花、菊花、甘草、薄荷、桑叶水煎,冷后频频漱口,以疏风清热,解毒消肿。

2. **吹药** 冰硼散或吹喉消炎散、冰麝散等,有清热解毒、去腐消肿作用。每次少许,每日 6~7 次。

（1）冰硼散:玄明粉 52g,朱砂 6.3g,硼砂 52g,冰片 5.2g。取朱砂水飞研细,硼砂研细粉,将冰片、玄明粉与上述细粉混匀,过 7 号药典筛。密闭防潮。

（2）冰麝散:黄柏 3g,黄连 3g,甘草 1.5g,麝香 0.3g,鹿角霜 15g,玄明粉 3g,明矾 1.5g,硼砂 7.5g,冰片 1.2g。先将黄柏、黄连、甘草混合粉碎,过筛,再加入其余各药,研磨后再过7号药典筛,装瓶密闭。

（3）吹喉消炎散:皂角烧灰、胆矾、牛黄、冰片各一分,麝香三厘,为末。

3. **含服** 六神丸,每次2~3粒,每4~6次。

4. **外敷**

（1）如意金黄散(《外科正宗》):大黄、黄柏、姜黄、白芷、生南星、陈皮、苍术、厚朴、甘草、天花粉。

（2）芙蓉膏:新鲜木芙蓉叶,凡士林。用新鲜的木芙蓉叶洗净晾干,加凡士林,用木棒捣烂成泥状敷于患处。

（3）紫金锭(《金匮要略》):山慈菇、朱砂、五倍子、雄黄、红大戟、穿心莲、千金子、三七、冰片,以上药,除冰片外,其余八味粉碎成细粉,过筛,加入冰片及糊精、糯米粉、炼蜜、碳酸钙等适量,混匀,制成颗粒,压制成锭。敷于患处。

5. **扁桃体啄治法** 参见扁桃体炎一节。

6. **耳垂放血** 耳垂局部消毒后,用消毒之三棱针刺破耳垂,深约0.5cm,挤出血液10滴即可。可两侧放血,也可单侧放血。一般放血一次即见效,病情严重者可连续2天放血,每日一次。推拿按摩能减轻咽喉疼痛,适用于咽喉肿痛、吞咽困难者。

三、西医药常规治疗

1. **一般治疗与对症治疗** 卧床休息,加强营养,进易消化食物,保持大便通畅。溃后24小时内,严密观察创口有无出血,如有出血,应及时处理,以防大出血。如果口腔不干净,可用漱口剂,频频漱口。

2. **抗生素应用** 脓肿未形成之前按急性扁桃体炎治疗,抗生素控制感染,抗生素用量要充足,可静脉用药;最好用广谱抗生素。

3. **穿刺抽脓** 穿刺抽出脓,每日抽1次,一般2~3次后能痊愈。

4. **切开排脓** 在肿胀高突的部位做一小切口,切开黏膜及浅部组织后进入脓腔,然后用一血管钳从切口中伸入将切口撑大,随即有脓外流,患者顿时感症状减轻,可每日用血管钳扩张一次,待无脓时为止。

5. **扁桃体切除** 约有1/3患者扁周脓肿反复发作,为了根除,可在炎症消退后3周切除扁桃体,因为此时期扁桃体周围瘢痕尚未形成,扁桃体容易剥离,否则扁桃体周因瘢痕而粘连切除困难。

【特色疗法述评】

扁桃体周围脓肿继发于急性扁桃体炎,西医主张在脓肿形成前,选用抗生素控制炎症。如脓肿已形成则应穿刺抽脓或切开排脓,炎症控制后可行扁桃体切除。中医治疗在脓肿形成前应疏风清热、消肿止痛,已形成脓肿应清热解毒、活血排脓同时配合针刺、放血、中药外用等,临床效果确切。现在临床上可在脓肿形成前,应用抗生素抗炎的同时加用中药,一旦脓肿形成,切开排脓仍是最有效的治疗,中药协同应用,对减轻症状及早治愈有良好功效。同时中医外治法的灵活多样性,直接对症处理简便安全有效,应当推广。

【主要参考文献】

杨一兵.扁桃体周围脓肿[J].国外医学耳鼻咽喉科学分册,1996,5(20):264-266

（韩秀丽）

第七节　咽后脓肿

　　咽后脓肿是指咽后间隙的化脓性炎症,最常见为咽后淋巴结化脓。本病分为急、慢性两型,急性者多由口、咽、鼻腔、鼻窦感染,咽后壁异物、外伤等引起,有畏寒、高热、咳嗽、吞咽困难,甚者可有呼吸困难等表现,严重者可出现脱水、衰竭等现象,本病好发于儿童,主要是因儿童咽后淋巴组织丰富,结缔组织疏松,发生上呼吸道及颈部淋巴结感染时感染易蔓延至咽后,引起局部脓肿;慢性者多系颈椎和咽后隙淋巴结结核引起的冷脓肿,起病缓,病程长,一般无咽痛,随着脓肿的逐渐增大,可出现咽喉部阻塞感或吞咽不畅。慢性者主要发生于成人。咽后脓肿常并发气道阻塞、侵蚀周围器官和脓毒血症。该病是耳鼻咽喉科急症之一,处理不当可危及患者生命。

　　本病中医称为咽底痈。《灵枢·痈疽》称之为猛疽,主要是根据其病势严重的特性而命名之,并论述了其治法:"泻则合豕膏冷食,三日而已"。在现代中医著作中,又称为里喉痈、喉底痈、咽底痈、下关喉痈。咽底痈之名,首见于《中医耳鼻咽喉科临床手册》,曰:"咽部脓肿,发于咽后壁者,又称里喉痈或咽底痈。"

【病因病机】

一、中　医

　　本病多因饮食不节,喜食辛辣炙煿之品,导致胃腑积热,复感邪毒而发病,少数者可由咽底外伤、脓耳毒盛或咽旁痈肿诱发。其发病有虚实。实者,为胃腑素有蕴热,邪毒内侵所致;虚者,为正气不足,痨虫侵袭而致。本病病位在咽底,实证者,责之于"热"与"毒",虚证者,责之于"虚"与"虫",本病与肺、胃、肾等脏腑相关。

1. **胃腑积热,复感邪毒** 成人喜食辛辣炙煿醇酒,或小儿贪食膏粱厚味,均可致胃腑生热,若外感风热邪毒,引动胃火,火热上蒸,热毒搏结于咽喉,气血壅滞而致咽喉红肿,热甚则肉腐成痈。

2. **咽底外伤,邪毒直入** 咽底肌膜外伤或手术史,邪毒乘机入侵,直中咽底肌膜,邪毒壅盛咽底而肿,腐蚀血肉而成痈。

3. **咽旁脓肿,累及咽底** 咽底、咽旁毗邻,肌膜、血肉相连,邪毒向后向下侵袭蔓延,波及咽底而发为痈。

4. **脓耳失治,邪毒流窜** 脓耳治疗失当或邪毒炽盛,腐蚀骨肉,流窜扩散至咽底,腐蚀咽底肌膜血肉而成痈。

5. **肺阴虚损,痨虫侵袭** 患者素体肺肾阴虚,痨虫乘机侵袭,壅滞喉底,日久则腐蚀血肉,肉腐而成痈。

二、西 医

1. **急性型** 多为咽后淋巴结的化脓性炎症,常发生于3岁以下的儿童。由于婴幼儿的咽后隙淋巴组织丰富,口腔、咽喉、鼻腔、鼻窦及中耳等处的感染可引起咽后淋巴结化脓性炎症,最后形成脓肿。此外,还可因咽后壁异物刺入、手术或外伤等侵入性损害引起咽后隙感染。

2. **慢性型** 多见于成人,常由咽后隙淋巴结结核或颈椎结核引起,形成寒性脓肿。

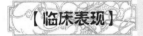

【临床表现】

一、症 状

1. 急性型

(1)咽痛,吞咽困难:疼痛剧烈,常牵扯耳部,吞咽时疼痛加剧;婴幼儿可因疼痛而拒食,吸奶时吐奶或奶汁反流至鼻腔,甚至吸入呼吸道引起呛咳不止。

(2)语音含糊不清:说话或哭声含糊不清,如口中含物样。

(3)呼吸困难:若痈肿增大,堵塞咽喉,可表现为睡眠时打鼾,呼吸困难,压迫喉入口或并发急喉风,阻塞气道,则呼吸困难加重。

（4）伴随症状：发病急，初起有畏寒、高热、烦躁、咳嗽等全身症状。

2. **慢性型**　起病缓慢、隐匿，病程较长，一般无咽痛，初起仅表现为吞咽不利或咽部异物感，当脓肿逐渐变大时，可出现吞咽困难，甚或呼吸困难。

二、体　征

1. **咽底红肿隆起**　急性者，可见咽后壁一侧隆起，黏膜充血，脓肿较大者可将患侧腭咽弓及软腭向前推移，且有波动感。因外伤或异物所致的咽后脓肿常位于喉咽，需用间接喉镜或直接喉镜检查才能发现。局部常有黏脓性或脓性分泌物附着，有时尚能查见异物。若为颈椎结核引起的脓肿，可见咽后壁中央隆起，黏膜色泽较淡，触之柔软有波动感。

2. **颈项强直，偏向病侧**　患者头部常偏向病侧，以减少患侧咽壁张力，缓解疼痛，并扩大气道间隙；常因疼痛而不能转动颈部，扭头时常头、肩、身体一起转动。

【辅助检查】

1. **实验室检查**　血常规可见白细胞、中性粒细胞数明显升高；结核者，可行痰涂片及痰培养检查，或行结核菌素试验。

2. **颈侧位 X 线摄片或 CT 扫描**　可见颈椎前隆起的软组织影，有时尚可见液平面。急性者可见脓腔存在或异物存留；颈椎结核者可发现颈椎骨质破坏征象，并常伴有肺部结核病变。

【诊断与鉴别诊断】

一、诊　断

实证者，根据其发病急，咽痛、语音含糊、吞咽困难及呼吸困难等症状，检查可见咽底一侧红肿隆起，触之有波动感，穿刺抽出脓液，颈椎 X 线或 CT 扫描显示有脓腔存在或异物存留，即可诊断；虚证者可根据其起病缓慢，病情隐匿，病程较长，语音含糊，咽喉部异物感，吞咽不利，咽底正中隆起有波动感，黏膜色淡红，穿刺有脓，颈椎 X 线或 CT 扫描可见颈椎骨质破坏征象，便可诊断。

二、鉴别诊断

1. **西医**　主要与扁桃体周围脓肿、急性喉炎、喉水肿、白喉、喉异物、咽旁脓肿、下颌下隙感染、咽后壁肿瘤等疾病相鉴别。

2. **中医** 本病应与喉关痈、咽旁痈等疾病相鉴别。

【并发症】

1. **咽旁间隙脓肿** 脓肿向外侧扩展,侵入咽旁间隙可引起咽旁脓肿,若感染未得到及时控制,可循颈动脉鞘进入后纵隔,导致纵隔炎或脓肿,或由食管向下,发生食管周围炎。

2. **喉水肿或喉梗阻** 若脓肿未能及时治疗,向喉腔发展可引起急性喉炎,导致喉水肿或喉阻塞。

3. **肺部感染** 若脓肿破裂,脓液吸入气道或肺部,可引起吸入性肺炎或窒息。

4. **出血** 若感染重,脓肿腐蚀颈部大动脉,如颈内外动脉等,可引起大出血,甚至危及生命。

【治疗】

一、一 般 措 施

1. 密切观察病情变化,待脓肿形成及时穿刺抽脓。

2. 卧床休息,宜清淡流质高蛋白饮食,禁食干硬及辛辣刺激之品。

3. 积极锻炼身体,提高免疫力,及时治疗慢性疾病。婴幼儿应注意调护,冷暖要适宜,预防邪毒侵袭。

4. 进食带骨带刺的食物应细嚼慢咽,或食用前应剔除骨刺。

5. 注意保持口腔清洁,积极防治咽喉部急慢性疾病。

6. 积极预防并治疗其他部位的结核性疾病,防止其累及咽底而发为本病。

7. 行咽部手术时,应细心操作,防止损伤咽后壁黏膜。

二、中医药治疗

(一)辨证论治

1. 实证

(1)外邪侵袭,热毒搏结

主症:起病急,多发于婴幼儿。痈肿初起,咽痛逐渐加重,吞咽不利,进食时疼痛加剧,患儿常拒食,吐奶或奶汁呛入鼻窍,或睡时鼾声时作,易惊醒,或如口中含物,言语不清。发热恶寒、头身疼痛,口咽干燥,咳嗽痰多,小便黄,舌质红,苔薄黄,脉浮数。检查可见咽底黏膜红肿突起,触之稍硬。

治法:清热解毒,利咽消肿

方药:五味消毒饮加减。紫花地丁、银花、蒲公英、野菊花、天葵子各10g。风热症状重者,可加用连翘、荆芥、防风以增疏风清热之力,肿甚者可加白芷以消肿止痛。

(2)火热困结,化腐成脓

主症:咽痛剧烈,痛引耳窍,吞咽困难,痰涎壅盛,或张口困难,或见颌下、颈项肿胀疼痛或咽喉阻塞,呼吸困难,甚者可出现窒息。伴壮热,头痛,烦躁不安,口干、口臭,大便干结,小便黄赤,舌质红,苔黄厚,脉洪数。检查可见咽底红肿高突,或突起高处可见脓点,触之有波动感,穿刺可抽取脓液,颌下可触及臀核。

治法:泻火解毒,消痈散结。

方药:仙方活命饮加减。银花20g,归尾、乳香、没药、赤芍、白芷、防风、天花粉、贝母、皂角刺各10g,穿山甲、甘草各5g。若大便秘结,胃腑热盛者,加栀子、黄芩、黄连等泻火解毒,大黄、枳实、厚朴、玄明粉以通腑泻下;红肿热盛者,可加蒲公英、紫花地丁、连翘以助清热解毒之力;若热入营血,扰乱心神,出现高热烦躁、神昏谵语,舌质干红少苔,脉细数者,可予犀角地黄汤或加安宫牛黄丸、紫雪丹以清营凉血解毒;若痰涎壅盛,声如拽锯,呼吸困难者,应按急喉风处理,必要时应立即行气管切开术,保证呼吸通畅。

2. **虚证**

(1)**肺肾阴虚,痨虫侵袭**

主症:多见于成人,其起病缓慢或隐匿,临床症状呈逐渐加剧。咽喉不利,语声不扬,咽干口渴,疼痛较轻,吞咽时疼痛增剧,颈项转动不利,颈外常有痰核肿大突起。伴身体消瘦、咳嗽,咯痰不利,痰中带血,潮热盗汗,两颧潮红,手足心热,头晕耳鸣,腰膝酸软,舌质嫩红,脉细数。检查可见咽底黏膜淡红,正中肿胀隆起,若自行破溃者,可见稀脓溢出,溃口难敛,甚而成瘘。

治法:滋阴清热,杀虫解毒。

方药:百合固金汤加减。百合、麦冬、生地、熟地、百部、玄参、当归、芍药、贝母、桔梗各10g,甘草5g,若肺阴虚甚者,可加玉竹、沙参、麦冬滋阴润肺;咯血者,可加白及养血止血;潮热盗汗者,加青蒿、鳖甲以退虚热;脓肿溃破,创口久而不愈者,加黄芪、皂角刺、穿山甲以托里排脓,祛腐生肌。

(2)**痨虫耗伤,肺脾气虚**

主症:咽喉不适,阻塞感不显,疼痛轻微,吞咽不利。伴倦怠乏力,气短懒言,自汗,面色㿠白,纳呆,腹胀便溏,舌质淡,苔薄白,脉濡弱。检查可见咽底黏膜色淡白,咽底正中隆起,脓肿经久不溃。

治法:益气健脾,托里排脓。

方药:参苓白术散加减。黄芪 30g,党参、山药、炒白术、茯苓、薏苡仁、莲子肉、白扁豆、桔梗各 10g,砂仁、炙甘草各 5g。可加百部、功劳叶杀虫除痨;穿山甲、皂角刺透络排脓。

以上方药,水煎服,每日 1 剂。

(二)特色专方

1. **犀角散** 该方用于治疗咽喉肿痛,咽喉痈疮。《太平圣惠方》中云:"犀角屑一两,玄参三分,黄芪一两,黄芩三分,络石藤三分,败酱草三分,白蔹三分,川大黄一两,甘草半两。上药捣粗罗为散,每服三钱,一水一中盏,煎至六分,去渣,入川朴硝一钱,搅令匀,不计时候,温服。"

2. **麻杏石甘汤** 麻黄 6g,杏仁 10g,甘草 10g,生石膏 30g,知母 10g,玄参 15g,麦冬 15g,栀子 15g,桔梗 15g,牛蒡子 12g,射干 10g,水煎服,日一剂。

3. **射干汤** 《圣济总录》中曰:"射干半两,升麻、大黄、牛蒡子各一两,马蔺子半两,木通三分。上六味,粗捣筛,每服三钱匕,水一盏,竹叶七片,煎至七分,去渣下马牙消半钱匕,搅均匀,不拘时,细细温服。"该方主治咽喉痈肿、吐纳不利等。

4. **天门冬煎** 《圣济总录》中有云:"生天门冬汁二升,人参一两,生麦门冬汁一升,生姜汁一升,生地黄汁一升,桂(去粗皮)一两,赤苓(去黑皮)三两,炙甘草三分,牛黄(研)半两,半夏(汤洗七遍,曝干)一两。上十味,除四味汁外,余六味为末。先以天门冬、麦门冬汁煎减半,次入生姜汁,又煎减半,即入白蜜一斤,酥四两,同煎成煎,以瓷合盛。不拘时,以温水调下一匙,以差为度。"

5. **治喉乌龙散** 记载于《外科正宗》,用以治疗咽喉肿痛,痰涎壅盛,喉风喉痈,乳蛾等症。猪牙皂角七条,去皮弦,为粗末,水一盏,煎五分,入人乳三匙,冷服。即时非吐非泻。

6. **消痈汤** 猫爪草 30g,法半夏 15g,川贝母 12g,皂角刺 12g,射干 9g,炒穿山甲 20g,全蝎 9g,蜈蚣 4 条,白僵蚕 15g,百部 30g,生地 30g,玄参 30g,水煎服,每日 1 剂。

(三)中药成药

1. **清开灵注射液** 主要成分为胆酸、珍珠母、猪去氧胆酸、栀子、水牛角、板蓝根、黄芩苷、金银花等。肌内注射,一日 2~4ml。重症患者静脉滴注,一日 4~8 支(20~40ml),以 10% 葡萄糖注射液 200ml 或氯化钠注射液 100ml 稀释后使用。具有解热镇痛的作用。

2. **双黄连注射液** 静脉注射,一次 10~20ml,一日 1~2 次。静脉滴注,每千克体重 1ml,加入生理盐水或 5%~10% 葡萄糖溶液中。儿童每次 20ml,成人每次 40ml。或肌内注射,一次 2~4ml,一日 2 次。可起到加强抗炎和抗病毒的作用。

3. **柴胡注射液** 肌内注射,一次 2~4ml,一日 1~2 次。有解热,抗炎,增强免疫功能的作用,用于高热不退者。

4. **银黄注射液** 肌内注射,一次 2~4ml,一日 1~2 次。用以清热解毒利咽。

(四)针灸疗法

1. **体刺疗法** 宜采用泻法,取穴以手太阴、手足阳明经穴为主。咽喉肿痛者,选合谷、内庭、太冲、曲池、陷谷、尺泽为主穴以消肿止痛,配以少泽、鱼际、天突,每日 1 次;张口困难者,可加颊车、地仓。

2. **刺血疗法** 用于痛肿未成脓,高热烦躁者。用三棱针点刺少商、商阳或角孙,放血 3~5 滴,以泻热解毒;以三棱针于红肿处浅刺 4~6 次,以泄热活血消肿。

3. **耳针疗法** 可取扁桃、咽喉、肺、胃区,每日 1 次,留针 30 分钟,留针期间,予以捻转强刺激。

4. **穴位注射** 可予丹参注射液、柴胡注射液、双黄连注射液或清开灵注射液等,取肺俞、曲池、胃俞,每穴注射 1ml,每日 1 次。

(五)其他特色疗法

1. **吹药法** 可予清热解毒消肿止痛的中药喷撒患处,实证者常用冰硼散、喉风散等。虚证者,予冰麝散、珠黄散、锡类散以祛腐生肌。

2. **含漱法** 可予银亭清肺口服液或中药药液每日漱口数次。

3. **超声雾化吸入** 可选用双黄连注射液、银亭清肺口服液或中药煎水,每次 20ml 作超声雾化,每日 1~2 次。

4. **噙化法** 予中药含片含化以清热解毒,利咽消肿,如余甘子喉片、六神丸等。

5. **外敷** 适于颌下、颈部红肿明显者,可用如意金黄散、紫金锭以醋调敷,每日 1 次。

6. **擒拿法** 适用于咽痛剧烈,吞咽困难,汤水不入者。能调和气血,疏通经络,减轻症状,以便进食汤药或稀粥。分为单侧擒拿法和双侧擒拿法,参见扁桃体周围脓肿节。

7. **按摩导引法** 常取天突、曲池、合谷、少商、鱼际等穴,患者取仰卧位,于天突穴处行一指推揉手法,上下往返数次,然后取坐位,揉按曲池、合谷、少商、鱼际等穴。

三、西医药治疗

(一)急性型咽后脓肿的治疗

1. **控制感染** 全身应用足量抗生素控制感染,防止感染向下向深部发展,避免引起并发症。

2. 切开引流 一经确诊,应尽早切开排脓。局部麻醉后,取仰卧头低位,以压舌板或直接喉镜将舌根压向口底,暴露咽后壁,窥清脓肿部位,以长穿刺针在脓肿最隆起处抽取脓液。然后于脓肿最低处做一纵形切口,并用血管钳扩大切口,使脓液排尽并充分吸除。

3. 全身支持治疗 咽后脓肿的患者,进食多有困难,故应予以补液对症支持治疗。

(二)结核性咽后脓肿

除全身抗结核治疗外,可于口内进行穿刺抽脓,脓腔内注入 0.25g 链霉素注射液,若脓肿反复形成,可同法处理。切忌行脓肿切开引流。若为颈椎结核者,应在骨科医师的协助治疗下,行颈外切开排脓术,切开后可放置引流条。

【特色疗法述评】

1. 本病治疗时机的把握极为重要,早期为炎性反应期,无脓肿形成;晚期脓肿破溃,流入呼吸道可引起严重并发症,甚至危及生命。因此,应严密观察病情变化,脓肿一旦形成,应立即穿刺引流。

2. 本病运用中西医结合方法治疗,疗效较好。中医药具有简便效廉的优点,尤其是在实证咽后脓肿早期、溃破期及虚证者,能够有效减轻症状,充分显示出中医药的优势和特点。而西医药则给药途径方便、控制病情迅速、控制感染效果好,这显然是目前中医药所不及的。因此,如何研究出高效、稳定的中药针剂、改善给药途径是值得重视的研究领域。

3. 关于本病的针灸治疗方面,目前研究尚少,故需广大中医药研究者进一步开展相关研究。

【主要参考文献】

邓恒赫 . 消痈汤治疗结核性咽后脓肿 1 例[J]. 中医药临床杂志,2006,3(18):231.

(张勤修)

第八节 咽 旁 脓 肿

咽旁脓肿是指咽旁隙的化脓性炎症,早期为蜂窝组织炎,继而发展形成脓肿。其起病急,症状重,临床以咽旁和颈侧疼痛,吞咽、张口或头部活动时加剧,以及全身症状为主要表现。致病菌以溶血性链球菌最为多见,其次为金黄色葡萄球菌、肺炎链球菌等。咽旁间隙内含有疏松结缔组织,血管丰富,一旦感染,感染性坏死物质极易扩散和吸收,可引起难以控制的致死性全身脓毒败血症。源于咽喉、齿龈、中耳等处的感染累及咽旁等处的颈深筋膜间隙时,感染可通过筋膜间隙的平面扩散,并因呼吸、胸内负压及重力的作用更易向下蔓延而累及纵隔,形成脓肿。本病好发于成人,儿童及婴幼儿少见,是耳鼻咽喉科急危重症之一,救治不及时可危及生命。

本病中医称为喉关痈或夹疽。本病主要是根据其病变部位及症状特征而命名,在古代文献中,又称为夹喉疽、颈痈、托腮痈、夹喉痈、颌下痈、兜腮痈、侧喉痈等。有关其症状的记载首见于《素问·至真要大论篇》:"岁太阳在泉,寒淫所盛,民病嗌痛颌肿"。王肯堂称之为"夹疽",正如《证治准绳》所云:"或问喉之两旁生疽何如? 曰:此名夹疽",又云:夹疽"溃内者难治,虚火上升,痰壅,饮食不进者死"。《龙氏喉科秘书》中指出其病位为"生于腮下",病因为"饮食厚味,多饮醇酒,热毒所致"。其治疗方面,《喉科心法》中有述"初起寒热往来者,荆防败毒散加白芷、银花,次服真人活命饮"。

清代之前,中医对本病的认识尚浅,尤其是在治疗方面鲜有论述。目前,该病的治疗仍是以西医药治疗为主。随着现代研究的深入,中西医结合治疗本病具有其优势和特点。

【病因病机】

一、中　医

本病多因平素嗜食辛辣炙煿、醇酒及厚味,致胃腑郁热,加之外感风热邪毒,引动胃火,上攻咽喉,气血壅滞,热盛肉腐成脓而为病,少数者可由咽旁骨鲠、手术损伤染毒而诱发。本病以胃腑积热为发病内因和基础,"热"乃本病的基本病理特征。

1. **胃腑积热,复感邪毒**　参照"咽底痈"。

2. **咽旁损伤,邪毒直中**　咽旁异物、外伤或手术损伤,邪毒乘机入侵,邪毒过盛,壅滞咽旁而肿,气血壅遏,血腐败肉而成痈。

3. **邻近痈肿,流窜咽旁**　喉关痈、咽底痈、牙痈、发颐、脓耳等失治误治,邪毒壅盛,侵袭蔓延咽旁,脓液流窜而发为咽旁痈。

二、西　医

引起咽旁间隙感染的途径较多,口腔、咽部、鼻部、耳部及腮腺的急性炎症,均可蔓延至咽旁间隙,导致本病的发生。

1. **邻近器官或组织化脓性炎症的扩散**　多由急性扁桃体炎、急性咽炎、扁桃体周围脓肿、咽后脓肿、牙槽脓肿等,或颈椎、乳突等部位的急性感染直接侵入咽旁隙而发病。

2. **外伤、异物及医源性感染**　咽侧壁异物划伤、外伤、口腔及咽部手术等,如扁桃体摘除术、拔牙术等均可导致咽旁隙的感染,导致本病的发生。

3. **血液或淋巴途径感染**　邻近器官或组织的感染,可经血行和淋巴系累及咽旁隙,导致本病的发生。

【临床表现】

一、症　　状

1. **局部症状**　主要表现为咽旁及颈部剧烈疼痛,张口、吞咽或头部活动时头痛加剧,还可表现为言语含糊不清,若炎症累及翼内肌,可出现张口困难、牙关紧闭。

2. **全身症状**　常表现为高热、寒战、食欲不振、头痛、乏力等。病情严重时可呈衰竭状态。

二、体　　征

1. **颈部及下颌肿胀**　患者呈急性病容,患侧颈部、颌下区肿胀,触之坚硬,压痛明显。甚者肿胀范围可上达腮腺,下沿胸锁乳突肌前达锁骨上窝,后至项部。一旦脓肿形成,局部变软且有波动感。

2. **检查**　茎突前间隙的脓肿形成者,患侧咽侧壁隆起充血,扁桃体及腭弓凸向咽中线,软腭、腭咽弓及悬雍垂多水肿,但扁桃体及腭舌弓无红肿,腮腺区及下颌下区明显肿胀;茎突后间隙脓肿者,腭咽弓充血水肿,扁桃体无红肿表现,下颌下区及腮腺区肿胀不明显,仅见咽侧壁隆起。此外,可触及颈部淋巴结肿大,但常被局部肿胀所掩盖。

【辅助检查】

1. **实验室检查**　血常规可见白细胞总数上升,中性粒细胞比例增高。

2. **X线摄片或CT扫描**　可见咽旁隙的软组织影,成脓后可见脓腔存在,异物造成者可显示异物存留。

【诊断与鉴别诊断】

一、诊　断

根据患者症状和体征,诊断本病不难。但常因脓肿部位较深,由颈外触诊时,不易触及波动感,因此,不能以有无波动感作为诊断的依据,必要时,可于压痛最明显处行穿刺抽脓,或行咽喉部 CT 以明确诊断。

二、鉴别诊断

1. **西医**　主要与扁桃体周围脓肿、咽后脓肿、下颌下淋巴结炎、腮腺炎、咽旁肿瘤等疾病相鉴别。

2. **中医**　本病应与咽关痈、咽底痈等疾病相鉴别。

【并发症】

1. **咽后脓肿及纵隔炎**　脓肿向周围扩展,感染侵入咽后间隙可引起咽后脓肿,若感染未得到及时控制,可循颈动脉鞘进入后纵隔,导致纵隔炎或脓肿。

2. **喉水肿或喉梗阻**　若脓肿治疗不及时,向下蔓延可引起急性喉炎,导致喉水肿或喉阻塞。

3. **血栓性静脉炎**　若脓肿侵犯颈内静脉,可引起血栓性静脉炎及脓毒血症。

4. **出血**　感染严重者,脓肿侵蚀颈内动脉壁,向咽部穿破可引起致命性大出血。未穿破前可形成假性动脉瘤。

【治疗】

一、一般措施

1. 加强身体锻炼,增强体质,提高机体免疫力。

2. 注意保持口腔清洁,积极防治口腔、咽部疾病。

3. 积极防治咽底痈、喉关痈,避免其发为本病。

4. 避免咽部损伤,进食骨刺类食物应缓慢,或食用前应将骨刺剔除。施行咽部手术时,应操作轻柔,防止损伤咽部肌膜。

5. 避免过食辛辣刺激之物,防止胃腑积热。

6. 卧床休息,密切观察病情变化,及时排脓。脓已排出者,应注意保持引流通畅。

7. 宜进食清淡易消化高营养流食或半流食,禁食刺激及干硬食物。

二、中医药治疗

(一)辨证论治

1. 邪毒侵袭,风热搏结

主症:咽喉部灼热疼痛,逐渐加重,吞咽不利,进食时疼痛加剧,颈部红肿疼痛,触之较硬,转侧不利。发热,恶寒,头身疼痛,小便黄,舌边尖红,苔薄白或薄黄,脉浮数。检查可见颈侧肿胀压痛,患侧喉核被推向咽腔中央,但不红肿。

治法:疏风清热,解毒消肿。

方药:参照"咽后脓肿"。

2. 火热壅滞,热毒壅盛

主症:咽痛剧烈,痛引耳窍,吞咽困难,或张口困难,颈侧疼痛加剧。伴壮热,烦躁不安,头痛,口臭口渴,便秘尿赤,舌质红,苔黄厚,脉洪数。检查可见颈侧红肿明显,按之痛甚,局部坚硬,转动时疼痛加剧。

治法:泻火解毒,利膈通便。

方药:清咽利膈汤加减。银花、连翘、黄芩、黄连、栀子、大黄、枳实、厚朴、玄明粉、桔梗、牛蒡子、甘草、玄参各10g。壮热不退者,加知母、石膏清热泻火;咽痛剧烈者,可加乳香、没药以活血化瘀止痛。

3. 热毒困结,化腐成脓

主症:咽痛剧烈持续数日未见消退,张口困难,甚者牙关紧闭,汤水难进。伴壮热,口臭,舌质红,苔黄厚,脉数有力。检查见咽侧壁向咽腔中央突出超越中线,触之疼痛明显且有波动感;颈侧弥漫性红肿,连及腮颌,触之柔软而波动。

治法:泻热解毒,消肿排脓。

方药:仙方活命饮加减。银花20g,归尾、乳香、没药、赤芍、白芷、防风、天花粉、贝母、皂角刺各10g,穿山甲、甘草各5g。若浓稠量多者,可入桔梗、薏苡仁、蒲公英、鱼腥草、紫花地丁以增清热解毒排脓之力。

(二)特色专方

1. 犀角散 参照"咽后脓肿"。

2. 托里消毒散 《外科大成》所记载:"治痈疽已成,不得内消者,服此以托之,未成者可消,已成者即溃,腐肉者去,新肉易生,此时不可用内消泄气寒凉等药。人参、黄芪、白术、茯苓、川芎、金银花、当归各一钱,白芷、皂角刺、甘草、桔梗五分。脾弱者去白芷,备用人参,水二盅,煎八分,食远服。"

3. 射干汤 参照"咽后脓肿"。

4. 透脓散 《外科大成》中有云:"治痈疽诸毒,内脓已成,不穿破者,服之即破。黄芪四钱,川芎三钱,当归二钱,皂角刺一钱五分,穿山甲(炒末)一钱。水二盅,煎一盅,加酒一杯服。"

5. 元参散 记载于《医部全录·咽喉门》,用以治疗悬雍痛。升麻、射干、大黄各半两,甘草二钱五分,元参一两。上为末,用水煎至七分,放温,时时含咽,良验。

6. 黄膏方 载于《太平圣惠方》。木鳖子十枚,土瓜根一两,黄连(去须)半两,黄芪(剉)一两,栝楼根二两,黄药(剉)一两,硝石一两,马牙消一两,芸苔子二两,川大黄(剉)二两,麝香(细研)一钱。上件药,捣细罗为散,入麝香,研令匀,以生油旋调,可肿处敷之。有菜油更佳,即再敷。

(三)中药成药

参考"咽底痈"。

(四)针灸疗法

1. **体刺疗法** 宜采用泻法,取穴以手太阳、手足阳明经穴为主。选取合谷、内庭、关冲、曲池、颊车、尺泽、天鼎、扶突、少泽等穴,每日1次,留针30分钟。

2. **刺血疗法** 用三棱针点刺少商、商阳或角孙,放血3~5滴,以泻热解毒;脓未成时,可以三棱针于红肿处浅刺4~6次,出血为度,每日1次,以泄热活血消肿。

3. **耳针疗法** 可取咽喉、肺、胃、扁桃等穴,留针30分钟,留针期间,予以捻转强刺激,每日1次。

4. **穴位注射** 同"咽后脓肿"。

(五)其他特色疗法

1. **吹药法** 可予清热解毒、消肿止痛的中药喷撒患处,常用有冰硼散、冰麝散、喉风散、麝黄散等。

2. **含漱法** 每日可予银亭清肺口服液、银黄口服液或中药药液等,以生理盐水稀释后漱口数次。

3. **超声雾化吸入** 可选用双黄连注射液、银亭清肺口服液或中药药液,每次20ml作超声雾化,每日1~2次。

4. **噙化法** 予中药含片含化以清热解毒,利咽消肿,如余甘子喉片、六神丸等。

5. **外敷** 适于颌下、颈部、腮部肿痛明显者,可用如意金黄散、紫金锭以水或醋调敷,每日1次,以达到清热解毒,消肿止痛的目的。

6. **按摩导引法** 常取扶突、曲池、合谷、少商等穴,患者取仰卧位,于扶突穴处行一指推揉手法,上下往返数次,再取坐位,揉按曲池、合谷、少商等穴。

三、西医药治疗

1. 控制感染及支持疗法 在脓肿还未形成的感染初期,应及时予以全身应用足量抗生素及适量类固醇激素控制感染,防止感染蔓延,避免并发症的发生。并可配合予补液对症支持治疗或局部雾化吸入,促进病情痊愈。

2. 脓肿切开排脓术

(1)经口径路切开引流术:若脓肿向咽侧壁突出明显,且未触及血管搏动者,可于最突出部位做一约 2cm 长的垂直切口,以血管钳行切口钝性分离,穿过咽上缩肌直达脓腔,引流脓汁。

(2)颈外径路切开排脓术:目前较为常用。常于全麻下,以下颌角为中点,于胸锁乳突肌前缘做一纵形切口,血管钳钝性分离进入脓腔。充分排脓后,置入引流条,切口部分缝合,术后应予抗感染治疗。

【特色疗法述评】

1. 本病的治疗目前仍以西医为主,中西医结合治疗能够有效减轻全身症状,迅速控制病情,促使疾病较快痊愈。

2. 关于本病的中医及针灸治疗方面,目前研究甚少,故需广大中医药研究者进一步开展相关研究。

3. 目前,该病的仍以西医治疗为主,除常规的穿刺抽脓外,有报道在 CT 引导下经皮穿刺置管持续引流治疗咽旁脓肿,可弥补手术的缺点,术后恢复快,费用少,痛苦轻,还能预防更为严重的并发症出现,如上呼吸道塌陷堵塞而气管切开,减少感染性休克发生率等。其操作更具可控性,安全性更高。

【主要参考文献】

余爵波,汤晓明,程泽星. CT 引导下经皮穿刺置管持续引流治疗咽旁脓肿初探[J]. 中华耳鼻咽喉头颈外科杂志,2012,9(47):767-768.

(张勤修)

第九节 腺样体肥大

腺样体肥大是指由于腺样体的增生,并引起相应症状的一种疾病。腺样体是位于鼻咽部的淋巴组织,在小儿出生时已经存在。随着年龄增长,在 6~7 岁时发育至最大,此后逐渐退化萎缩,在 15 岁左右可萎缩至成人大小。正常情况下,儿童的腺样体与鼻咽腔前后径的比率一般不超过 0.6,否则可视为病理性肥大。即容易导致鼻塞、流涕、睡眠时打鼾、张口呼吸、注意力不集中等,严重者可导致腺样体面容、鸡胸,引起中耳炎、鼻窦炎等并发症。本病是一种发生于儿童的常见疾病,严重危害儿童的身体健康。

由于本病病位隐蔽,古代中医无明确认识和记载,历代文献中的鼾症、鼾眠等论述中应包含本病。《灵枢·忧恚无言》中提出:"颃颡者,分气之所泄也……人之鼻洞涕出不收者,颃颡不开,分气失也",可能与本病有关;张仲景的《伤寒论》曰:"身重多眠睡……鼻息必鼾",最早提出了鼾症的概念。后世医家对本病也多有论述并拟方,如葳蕤汤、双解散、清咽利膈汤等。

【病因病机】

一、中 医

本病的发病诱因常由感受风寒或风热,外邪入里迁延不愈而致,肺、脾、肾虚损,气血瘀阻经络为本病的发病基础。

1. **肺肾阴虚,虚火上炎** 急性鼻咽炎、伤风鼻塞等病反复发作,邪热伤阴;或温热病后,余邪未清,耗伤阴津;或由于禀赋不足,肾阴亏虚等,可出现肺肾阴虚之候。阴精不足,则津液不能上布颃颡;阴虚日久生热,虚火上炎,灼于颃颡,则致其肥大,日久不消。

2. **肺脾气虚,痰湿凝结** 久病体弱,病后失养,鼻窒、慢鼻渊耗伤肺气,均可致肺脏虚弱,卫外功能下降,易为邪毒侵犯。肺失清肃,素体脾虚,饮食不节,过食寒凉等均可致肺脾气虚之候。脾胃虚弱则运化失职,湿邪内停,凝聚成痰,痰湿与邪毒搏结而为病。

3. **正虚邪恋,气血瘀阻** 急性炎症迁延不愈,而致正气虚弱,邪毒滞留,瘀遏气血,使气血运行不畅,血脉瘀阻而致腺样体肿胀难消。

二、西 医

本病西医认为是由于腺样体炎症反复发作,或临近部位如鼻腔、鼻窦、扁桃体的炎症波及鼻咽部,刺激腺样体发生病理性增生。近年有报道 2 岁以下的儿童因胃食管反流引起腺样体炎症反复发作,导致腺样体肥大。

一、症　状

小儿腺样体肥大容易引起鼻塞,睡眠时打鼾、张口呼吸,容易反复感冒,并引起中耳炎、鼻窦炎、咽喉炎、消化功能不良,以及一些其他全身性症状。

1. **耳部症状**　腺样体肥大可堵塞咽鼓管咽口,可引起分泌性中耳炎,出现耳痛、耳闷、耳鸣、传导性或混合性耳聋等症状,甚至引起化脓性中耳炎。

2. **鼻部症状**　腺样体肥大堵塞后鼻孔,可引起鼻塞、张口呼吸,以及引起鼻炎、鼻窦炎并产生相应症状。

3. **咽喉部及下呼吸道症状**　腺样体肥大导致鼻咽腔狭小,则引起睡眠时打鼾与呼吸暂停,由于的刺激,容易引起清嗓、咳嗽等上下呼吸道炎症表现,有时可伴有低热、下颌淋巴结肿大等。

4. **全身症状**　鼻咽分泌物被咽下进入胃肠道,可引起胃肠功能障碍,导致儿童厌食、消化不良,以致发育迟缓;因长期呼吸不畅而致肺扩张不足,可导致胸廓畸形(如鸡胸)。还可出现夜惊、多梦、遗尿、磨牙、反应迟钝、注意力不集中、烦躁及头痛等精神神经系统症状。

二、体　征

1. **腺样体面容**　少数患儿可因长期张口呼吸,使面骨发育障碍,面容呆板,表情淡漠,上颌骨变长,鼻前孔狭小,硬腭高拱,上颌中央切牙向外突出,位置扭转,外露,牙列不齐,咬合不良,上唇肥厚变短,上下唇不能完全闭合,下颌骨下垂,颏部内收。

2. **鼻咽部检查**　鼻咽顶后壁有红色团块状肿起,呈橘瓣状排列。鼻咽部触诊也可探知腺样体的大小及形状。

3. **口咽部检查**　可见口咽后壁有来自鼻咽部的分泌物附着,常伴有腭扁桃体肥大。

1. **间接鼻咽镜和电子纤维鼻咽镜检查**　可见鼻咽顶后壁分叶状淋巴组织,可有 5~6 条深纵槽。槽中有时可见脓液。若腺样体较大,可将鼻咽部全部占满并阻塞后鼻孔。

2. **鼻咽部 X 线侧位片**　可见鼻咽部软组织增厚,一般用腺样体厚度/鼻咽腔宽度比率（A/N）计算，腺样体下缘最突点至枕骨斜坡颅外面切线间的垂直距离 A 为腺样体的厚度，翼板根部和斜坡颅外面连接点至硬腭后上端的直线距离 N 为鼻腔宽度，A/N 比率≤0.60 属正常，0.61~0.70 为中度肥大，≥0.71 为病理性肥大。但由于 X 线侧位片为二维图像，因此不能准确反映少量腺样体突入后鼻孔引起的阻塞。

3. **CT、MRI 检查**　可判断腺样体的部位及大小，并有助于与鼻咽部肿瘤的鉴别诊断。

4. **多导睡眠监测仪检查**　可见有不同程度的睡眠呼吸障碍，如原发性鼾症、上气道阻力综合征及阻塞性睡眠呼吸暂停低通气综合征。

【诊断与鉴别诊断】

一、诊 断 标 准

1. **症状**　慢性鼻塞、流涕、闭塞性鼻音，耳胀闷感、耳鸣、听力下降，睡眠时打鼾，张口呼吸，病程久者可出现腺样体面容等。

2. **体征**　鼻咽部视诊可见肥大的腺样体，触诊可扪及柔软条块状物。

3. **辅助检查**　鼻咽部 X 线片、CT 或 MRI 等影像学检查可判断腺样体的部位和大小，并有助于和鼻咽部肿瘤的鉴别。

二、鉴 别 诊 断

1. **西医**　本病应与鼻中隔偏曲、慢性鼻-鼻窦炎、慢性鼻炎、慢性扁桃体炎等疾病相鉴别。

2. **中医**　本病主要与鼻窒、鼻渊、慢乳蛾等疾病鉴别。

【治疗】

一、一 般 措 施

1. 加强营养，并进食容易消化的食物，以增强体质。

2. 适当进行户外活动，增强机体抵抗力，适时增添衣被，注意预防感冒。

3. 积极治疗鼻炎、鼻窦炎、扁桃体炎等邻近组织病变，减少腺样体肥大的发生概率。

4. 对有反复感冒者，宜采用药物干预，以增强上呼吸道免疫力。

二、中 医 治 疗

（一）辨证论治

1. 肺肾阴虚

主症：鼻塞，流黄涕，鼻咽部不适，口干咽燥，睡眠时打鼾；形体消瘦，少寐多梦，夜卧不安；腺样体肿大色红或暗红，触之不硬；舌红少苔，脉沉细或细数。

治法：养阴益肺，补肾填精。

方药：六味地黄汤合百合固金汤加减。熟地黄20g，生地15g，百合12g，川贝母、玄参、麦冬、当归、白芍各9g，山茱萸（制）、牡丹皮、山药、茯苓、泽泻各10g，桔梗6g，生甘草3g。若鼻塞重者，可加苍耳子、辛夷以散邪通窍；夜卧不安者，可加龙骨、牡蛎以镇惊安神。

2. 肺脾气虚

主症：鼻塞，流涕黏白或清稀，睡眠时打鼾，或伴有咳嗽痰白；面色㿠白，纳少乏力，腹胀便溏；腺样体肿大色淡，触之柔软；舌淡胖有齿痕，苔白，脉缓弱。

治法：补脾益肺，化痰散结。

方药：补中益气汤合二陈汤加减。黄芪、人参、姜半夏、橘红各15g，白术、茯苓、当归、炙甘草各10g，陈皮、升麻各6g，柴胡12g，生姜9片，大枣6枚。若纳少便溏重者，可加入山楂、麦芽、薏苡仁醒脾祛湿；若腺样体肿胀不消，可加入僵蚕、夏枯草以祛痰软坚。

3. 气血瘀阻

主症：鼻塞日久，持续不消，睡眠时鼾声较重；耳内闷胀不适，听力下降，或伴有头痛；腺样体肿大，色暗红，触之较硬；舌淡暗或有瘀斑，脉沉涩。

治法：行气活血，软坚散结。

方药：会厌逐瘀汤加减。桃仁、红花、生地、当归、柴胡、枳壳各10g，玄参20g，赤芍、桔梗各12g，麦冬15g，甘草5g。若鼻塞重者，可加苍耳子、辛夷以通窍散邪；若耳闷、听力下降者，可加路路通、石菖蒲以活血通窍。

以上方药，水煎服，每日1剂。

（二）特色专方

1. 清腺方 蒲公英15g、金银花10g、炙麻黄3g、莪术6g、川贝母6g、山慈菇5g、桂枝10g、炒栀子6g。每日1剂，颗粒混匀分成2袋，每次1袋，日2次，饭后用热水化开冲服。本方具有清热解毒，化痰散结，活血祛瘀的功效。对伴有颌下淋巴结肿大的患者有较好的疗效。

2. 通窍化痰方 辛夷5g，苍耳子3g，石菖蒲5g，象贝母2g，丝瓜络5g，夏枯草5g，昆布5g，甘草4g。随证加减。采用颗粒剂，每日1剂，溶于开水中，分2次，或少量多次口服。全方功在化痰通窍，散结通络。可治疗腺样体轻中度肥大患者,能明显改善其鼻塞、打鼾、张口呼吸及呼吸暂停等症状。

3. **健脾缩腺汤** 黄芪、太子参各 15g,茯苓、鸡内金、浙贝母、山慈菇、白芷、桔梗各 10g,甘草 5g。每日 1 剂,水煎服,分两次饭后温服。本方可健脾益气,消肿缩腺。对脾虚为主的腺样体肥大患者有较好的疗效。

（三）中药成药

1. **鼻咽清毒颗粒** 菊花、重楼、两面针、蛇泡簕、夏枯草、龙胆草、苍耳子、党参。20g/次,2次/天,冲饮。具有清热解毒、祛瘀消肿的功效,适用于热毒蕴结者。

2. **鼻渊舒口服液** 辛夷、苍耳子、黄芩、柴胡、细辛、黄芪、白芷、栀子等,10ml/次,2次/日。制方以清泄胆腑郁热、宣通鼻窍、排脓解毒为法,适用于肺经热盛的患者。

3. **鼻渊通窍颗粒** 辛夷、麻黄、白芷、藁本、苍耳子(炒)、黄芩、连翘、薄荷、天花粉、地黄、丹参、茯苓、野菊花、甘草等,具有祛风通窍、解毒除湿的作用,可用于伴有鼻窦炎患者的辅助治疗。

4. **蓝芩口服液** 板蓝根、黄芩、栀子、黄柏、胖大海。用法为 10ml/次,2次/日。具有清热解毒、利咽消肿的功效。适用于热邪外犯,伴有咽喉炎的患者。

（四）针灸疗法

1. 以取肺、肾、胃经穴为主,并可根据临床症状选取其他穴位。常用的穴位如肺经的尺泽、孔最、列缺等;胃经的足三里、丰隆、内庭等;脾经的三阴交、阴陵泉;肾经的太溪、照海等。临床上可根据症状、体征,辨证选经取穴。

2. 可用曲池透臂臑,并根据儿童的体形选用合适的针具,由曲池穴进针,经过肘髎穴、手五里穴,到达臂臑穴,采用捻转补泻法,平补平泻。

3. **耳针疗法** 可取肺、脾、肾、胃、咽喉、内鼻、内分泌、皮质下、肾上腺等穴,埋针或以王不留行籽贴压耳穴,令患者每日自行揉按 1~2 次。

4. **艾灸** 用苍耳子散制成粉状,醋调灸百会 30 分钟,3 次为 1 个疗程。可宣通鼻窍,散风止痛,清利头目。隔物灸治结合艾灸和药物双重作用,通过临床观察,中药配合艾灸治疗小儿腺样体肥大疗效确切。

（五）其他特色疗法

参苓灌洗液:黄芪 20g,党参 10g,茯苓 20g,砂仁 10g,白术 10g,桔梗 10g,白芷 10g,山药 10g,辛夷 8g,黄芩 6g,皂角刺 10g。按照比例制成每瓶 300ml 的灌洗液,隔日 1 次。具有健脾益气,渗湿化浊的功效,适用于伴有慢性鼻窦炎的脾虚患者,通过局部鼻腔及鼻咽腔的灌洗有促进腺样体缩小和治疗鼻窦炎的作用。

三、西医药常规治疗

1. 保守疗法

（1）服药：①如匹多莫德，连续服用不少于 8 周（2 个月），以增强上呼吸道免疫功能，减少和预防上呼吸的反复感染，从而和利于控制腺样体肥大的发生。②白三烯受体拮抗剂（孟鲁司特钠 / 顺尔宁）。连续服用 16 周（4 个月）。③对症处理药物：根据需要使用，如化痰药、止咳嗽药物，有明显炎症时使用抗生素等。

（2）局部用激素喷鼻：双侧鼻腔应用，每晚 1 次，连续使用 1 个月以上。此类局部用激素常用者如：莫米松喷雾剂、布地奈德喷雾剂。

2. 手术疗法 如腺样体肥大并发咽鼓管鼓室炎、非化脓性中耳炎、腺样体面容、慢性扁桃体炎、鼾症等症，应当尽早进行手术切除。对于儿童而言，均采用全身麻醉，予以手术刮除或微创手术。

【特色疗法述评】

1. 腺样体肥大的治疗，西医以对症处理和手术切除为主。在鼻咽部及其周围组织炎症的发生、发展过程中，腺样体肥大可视为整个综合征中的一部分，因此，对症治疗应包括邻近组织的并发症，如扁桃体炎、鼻窦炎、中耳炎等。如保守治疗无效时，可考虑手术切除。目前普遍采用的手术方式为鼻内镜下腺样体切除术，使得手术能够在直视的情况下进行，能够尽可能地避免咽鼓管及其周边组织的损伤。

2. 中医对腺样体肥大的认识在古代文献中没有独立、完善的记载，但历代医家通过经验积累，对本病逐渐形成了一定的认识。目前的临床辨证分析中，各家学派有不同的辨证分型。从近年来的文献中可以看出，通过临床观察，采用中医药治疗本病可以取得确切的疗效，并能增强机体的抵抗力，创伤和副作用小，具有显著的优势。因此，在方剂的运用和药理作用等方面，值得继续深入探究。在动物实验研究方面，由于本病造模有较大的难度，因此在收集循证医学的证据方面有一定的困难。

3. 近年来，针灸治疗本病也取得了较好的疗效，针刺、灸法、耳穴等可单独或联合使用，配合中医其他特色疗法，可作为本病常规治疗的辅助手段。

4. 腺样体肥大是临床上的常见病，虽然对本病已有相当多的研究报道，但有关本病的基础和临床研究还有待进一步开展。中医和西医治疗本病都有各自的优势，因此对于如何进行中西医结合防治本病，可作为以后研究的重要内容。

【主要参考文献】

1. 张亚梅,张天宇.实用小儿耳鼻咽喉科学[M].北京:人民卫生出版社,2011.

2. 朱镇华,江永忠.参苓灌洗液治疗儿童腺样体肥大的临床观察[J].湖南中医药大学学报,2011,31(7):52-53.

3. 姜之炎,石李.通窍化痰方治疗小儿腺样体肥大32例[J].上海中医药杂志,2009,43(8):48-49.

4. 钟玉明,徐荣谦."清腺方"治疗儿童腺样体肥大30例临床研究[J].江苏中医药,2012,44(3):18-19.

5. 李浩,侯辉.健脾缩腺汤合鼻渊舒治疗儿童腺样体肥大的临床观察[J].中国中西医结合耳鼻咽喉科杂志,2001,9(6):294-295.

6. 赵文明,白罡.针刺曲池透臂臑治疗儿童腺样体肥大的体会[J].北京中医药,2012,31(7):505-506.

(李许娜)

第十节 鼾 症

鼾症是指患者熟睡后鼾声响度增大超过 60dB 以上,妨碍正常呼吸时的气体交换。5% 的鼾症患者兼有睡眠期间不同程度憋气现象,称阻塞性睡眠呼吸暂停综合征,临床表现严重打鼾、憋气、呼吸暂停、梦游、遗尿和白昼嗜睡,还可伴有心血管和呼吸系统继发症,如高血压、心脏肥大、心律不齐,30% 患者肺功能检查有不同程度慢性肺损伤,此外尚有情绪压抑及健忘等。根据统计数据显示,打鼾问题以男性较为严重,男与女的比例是(2~4):1。

中医学古代有鼻鼾、打鼾、鼾眠等称呼,散见于风温、痰证、鼾眠候、多寐、嗜卧、嗜睡等病证。《伤寒论》首先提出"风温为病,脉阴阳俱浮,身重,多眠睡,鼻息必鼾,语言难出。"隋代巢元方《诸病源候论》云:"鼾眠者,眠里喉咽间有声也。人喉咙,气上下也。气血若调,虽寤寐不妨宣畅;气有不和,则冲击喉咽而作声也。其有肥人眠作声者,但肥人气血沉厚,迫隘喉间,涩而不利亦作声。"这里所述的打鼾与现在的鼾症相似,指出打鼾是在睡眠中发生,其声音自喉咽间发出,强调气血不调,气道不畅,气流冲击咽喉则会发出鼾声,并指出肥胖之人容易睡眠打鼾,是由于其气血沉厚,迫塞喉间,气息出入涩滞不利而发出鼾声。

【病因病机】

一、中 医

本病的病因多为外感风寒、风热之邪,内伤饮食、劳倦或先天禀赋异常。病机为气机升降失常,痰湿瘀阻,气道壅塞不利,邪扰神机而发。

1. **外感** 多因外感风寒,风热之邪,由表入里,侵袭肺卫肌表,阻遏肺气,上焦气机为邪所闭,致肺窍不利,而致打鼾。其他如外感温病后,热邪深入,晚期出现的鼻鼾而伴昏迷者(鼾声呼吸),则不属本章讨论之范围。

2. **五志过极,心胃火盛** 劳心思虑,五志过极或食积生热,热郁阳明而见惊悸失眠,心烦不宁,睡即打鼾。

3. **痰热内蕴,肺气壅闭** 体质肥胖,贪食多睡之人或嗜烟好酒,辛辣肥甘,积湿生热,痰热内蕴,肺气不利而见身重困倦,嗜睡鼻鼾,甚则每睡必鼾声不绝。

4. **肝热上扰,气道不通** 肝阳素亢或郁怒伤肝,气郁化火,肝热扰心,邪热壅闭,肺窍不利而见夜睡不宁,梦扰纷纷,鼾声频作。

二、西 医

1. **中枢性疾病** 主要指由于大脑的呼吸中枢功能障碍或支配呼吸肌的神经病变,造成睡眠呼吸暂停。常见于脑血管疾病、脑外伤、脑肿瘤、脑炎、充血性心力衰竭等疾病。

2. **阻塞性疾病** 主要指睡眠时由于上呼吸道塌陷阻塞引起的呼吸暂停和通气不足。常见于鼻部、鼻咽部、咽部、口腔疾患,如急慢性鼻炎、鼻窦炎、鼻息肉、腺样体肥大、扁桃体肿大、软腭低垂、会厌囊肿、舌根部淋巴组织增生等。

3. **混合性疾病** 包含中枢性及阻塞性疾病。

【临床表现】

一、症 状

睡眠打鼾,张口呼吸,躁动多梦,甚则一夜睡眠中出现多次短暂的呼吸暂停,白天则可出现头胀倦怠、胸闷窒塞、白天嗜睡、记忆衰退、注意力不集中等症状,儿童出现生长发育迟缓。

二、体　征

鼻腔、咽喉部可发现一处或多处组织器官肥大或咽壁肌肉松弛塌陷阻塞气道，如鼻息肉、鼻甲肥大、鼻中隔偏曲、腺样体和扁桃体肥大、软腭肥厚下垂或吸气时塌陷、舌根后坠等。

【辅助检查】

1. **纤维鼻咽镜、内镜检查和影像学检查**　有助于判断上气道阻塞平面和阻塞原因，对诊断和鉴别诊断有一定意义。

2. **常规检查项目**　红细胞计数，红细胞压积，血液黏稠度，尿液检查，血压情况，肺部情况如：肺功能、血气分析、胸片，心脏检查：心电图等。

3. **影像学检查**　鼻咽、口咽、喉咽侧位X线拍片；上气道CT扫描三维重建（平卧位下）；MRI，可了解气道软组织情况，如能在睡眠状态下成像更为真实可靠。

4. **特殊实验室检测项目**

（1）初筛诊断仪检查：口鼻气流、血氧饱和度、鼾声、心电、体位。

（2）多导睡眠监测仪：是诊断鼾症的最权威的方法。通过安置在打鼾者身上的各种传感器和电极，多导睡眠仪可以描记出打鼾者睡眠中的脑电图、心电图、口鼻气流、血氧饱和度、鼾声、体位、眼球运动、胸腹呼吸运动、肢体运动等多项参数的图形，此即为多导睡眠图。多导睡眠图可以分析打鼾者的睡眠情况（区分睡眠和醒觉，判断睡眠深浅）、呼吸情况和心脏状况，作出是否存在鼾症和缺氧的确切诊断；根据呼吸暂停指标，可以判断呼吸暂停的类型，如阻塞性、中枢性和混合性；还可以判定是单纯性打鼾还是鼾症，并评定鼾症的严重程度。

【诊断与鉴别诊断】

一、诊　断　标　准

鼾症可以分为单纯性打鼾和阻塞性睡眠呼吸暂停综合征两类。单纯性打鼾为睡眠时上呼吸道出现部分阻塞，致使睡眠时打鼾，但很少发生呼吸暂停及缺氧，对健康影响不大，白天也不打瞌睡。若因睡眠时上呼吸道发生周期性完全阻塞导致口鼻呼吸频繁停止、憋气，则可能是阻塞性睡眠呼吸暂停综合征。如果上气道气流受阻导致呼吸气流停止10秒以上，称为发生一次呼吸暂停；

如果 1 小时睡眠中呼吸暂停发生 5 次以上,则可以诊断为阻塞性睡眠呼吸暂停综合征。

二、鉴 别 诊 断

1. **西医** 本病应与肺心病,睡眠呼吸紊乱样现象如癫痫、潮式呼吸相鉴别。

2. **中医** 主要是与风温病、嗜睡、鼾声呼吸相鉴别。

【治疗】

一、一 般 措 施

1. 加强体育锻炼,增强抗病能力,减轻体重,可坚持跑步、打太极拳等,适时增添衣被,防止外邪侵入。

2. 要及时治疗可能诱发本病的隐性疾病,如过敏性鼻炎、鼻息肉、鼻窦炎、慢性扁桃体炎等。

3. 预防感冒发生;预防复发,要防早、防小(指幼年阶段已有此病,应及时综合防治)。

4. 戒除烟酒等不良嗜好。应少食或禁食辛辣炙烤、肥甘酸冷之品,停用镇静催眠药物。

5. 保持良好的睡眠习惯,避免熬夜,侧卧位睡眠。

二、中医中药治疗

1. 外感风热,肺气失宣

主症:鼻塞流黄涕,呼吸不利,夜睡打鼾,舌边尖红,苔薄白或薄黄,脉浮数。可能伴有发热、头痛、咳嗽等症。

治法:清热宣肺,利窍止鼾。

方药:桑菊饮、辛夷散加减。桑叶、菊花、辛夷、知母、桔梗、杏仁各 10g,芦根、炙枇杷叶各 12g,薄荷(后下)、甘草各 6g。

2. 外感风寒,肺气郁闭

主症:鼻塞,流清涕或咳嗽声重,打鼾新作,夜睡时间断发生,舌质红,苔薄白,脉浮紧。可能伴有头痛,恶寒,身热。

治法:解表散寒,宣肺通窍。

方药:三拗汤合杏苏散加减。麻黄 4.5g,杏仁、白薇、辛夷、桔梗、前胡各 10g,苏叶 6g,葱白 3 根,生姜 3 片。

3. 五志过极,心胃火盛

主症:劳心思虑,五志过极或食积生热,热郁阳明而见惊悸失眠,心烦不宁,睡即打鼾,每夜不绝或消谷善饥,口臭,腹胀,睡卧不宁,鼻鼾屡作,舌红苔黄,脉滑有力。

治法:清心泻胃,降逆止鼾。

方药:泻心汤合清胃散加减。黄连、牡丹皮、黄芩、藿香各10g,枇杷叶、生地各12g,生石膏30g(先煎)。便秘者可加大黄。

4. 痰热内蕴,肺气壅闭

主症:体质肥胖,贪食多睡之人或嗜烟好酒,辛辣肥甘,积湿生热,痰热内蕴,肺气不利而见身重困倦,嗜睡鼻鼾,甚则每睡必鼾声不绝,或因鼻塞而憋醒,或夜睡不安,昏昏沉沉,痰多咳吐不爽,舌红苔厚腻或黄腻,脉沉滑有力。

治法:清热化痰,宣肺通窍,醒神止鼾。

方药:黄连温胆汤合苍耳子散加减。黄连、竹茹、辛夷、胆南星、苍耳、清半夏、陈皮各10g,茯苓、枳壳、石菖蒲各12g,海浮石15g,冰片0.3g。

5. 肝热上扰,气道不通

主症:肝阳素亢或郁怒伤肝,气郁化火,肝热扰心,邪热壅闭,肺窍不利而见夜睡不宁,梦扰纷纷,鼾声频作,心烦多怒,面赤口苦,眩晕耳鸣,饮冷溲赤,舌红苔黄。脉弦。

治法:清肝泻热,安神通窍。

方药:龙胆泻肝汤合清心凉膈散加减。龙胆草、石菖蒲、炒栀子、泽泻、柴胡、黄芩、生地黄各10g,羚羊角3g,薄荷(后下)、莲子心各6g。

以上方药,水煎服,每日1剂。

三、中 药 成 药

1. **千柏鼻炎片** 适用于鼻窍不利之打鼾。千里光、卷柏、羌活、决明子、麻黄、川芎、白芷,辅料:滑石粉、蔗糖。具有清热解毒,活血祛风,宣肺通窍之功。适用于风热犯肺,内郁化火,凝滞气血所致的伤风鼻塞,时轻时重,鼻痒气热,流涕黄稠,或持续鼻塞,嗅觉迟钝,急、慢性鼻炎,鼻窦炎。

2. **牛黄清心丸** 适用于痰热内蕴之打鼾。牛黄清心丸来源于汉代张仲景《金匮要略》的"薯蓣丸"。原方治疗"虚劳诸不足,风气百疾",以补虚为主。治诸风缓纵不随,言语謇涩,痰涎壅盛,心怔健忘,或发癫狂,并皆治之。

3. **羚羊清肺丸** 适用于肝热上扰,肺窍不利之打鼾。浙贝母40g,桑白皮(蜜炙)25g,前胡25g,麦冬25g,天冬25g,天花粉50g,地黄50g,玄参50g,石斛100g,桔梗50g,枇杷叶(蜜炙)50g,苦杏仁(炒)25g,金果榄25g,金银花50g,大青叶25g,栀子50g,黄芩25g,板蓝根25g,牡丹皮25g,薄荷25g,甘草15g,

熟大黄 25g,陈皮 30g,羚羊角粉 6g。为蜜丸。口服,一次 1 丸,一日 3 次。具有清肺利咽、清瘟止嗽之效。用于肺胃热盛,感受时邪,身热头晕,四肢酸懒,咳嗽痰盛,咽喉肿痛,鼻衄咳血,口干舌燥。

4. **鼻炎康片** 适用于鼻窍不利之打鼾。广藿香、苍耳子、鹅不食草、野菊花、黄芩、麻黄、当归、猪胆粉、薄荷油、马来酸氯苯那敏。具有清热解毒,祛湿通窍之功。用于感受时邪,鼻塞,喷嚏,流黄涕,头晕头痛。用药期间不宜驾驶车辆、管理机器及高空作业等。口服,一次 4 片,一日 3 次。

5. **藿胆丸** 适用于心胃火盛之打鼾。广藿香叶、猪胆粉。辅料为滑石粉等。具有芳香化浊,清热通窍。用于湿浊内蕴、胆经郁火所致的鼻塞、流清涕或浊涕、前额头痛。用法用量:口服。一次 3~6g,一日 2 次。

四、针 灸 治 疗

1. **体针** 主穴:迎香、印堂。辅穴:风池、合谷、安眠穴。配穴:通天、上星、肺俞。加减法:外感风寒,鼻窍不通者,加列缺。外感风热,鼻塞鼾睡者,加大椎、曲池泻之。心胃火盛鼻鼾者,加神门、内庭泻之。肝热上扰鼻鼾者,加太冲、鱼际泻之。

2. **耳针** 取肺、心、肝、胃、肾、皮质下、内鼻,内埋压王不留行籽,以胶布固定之,中等刺激,使之局部有胀感,每天于睡前行之更好,每 3~5 天换压一次。

五、其 他 治 疗

1. 通关散少许,吹鼻取嚏,可临时制止打鼾。

2. 10% 鹅不食草水煎液加入冰片少许,滴鼻,可用于鼻窍不通之打鼾。

3. 鱼脑石 10 份、冰片 1 份,研细面,取少许吹鼻,可通鼻窍止鼾。

六、西 医 治 疗

1. 积极治疗上呼吸道疾病。急性鼻炎,急慢性鼻窦炎,急性扁桃体炎等局部及全身用药。

2. 口腔矫治器。对于颌骨发育不好造成下咽狭窄的鼾症患者可选配口腔矫治器。睡眠时戴上矫治器可使下颌或舌体前移,气道扩大,对适应证选择正确的患者短期疗效较好。

3. 持续正压通气(CPAP)可以帮助防止上呼吸道塌陷,是治疗鼾症的非常有效的办法。CPAP 是指在患者睡眠时通过戴上一个面罩将持续的正压气流送入气道,它的原理是:提供一个生理性压力支撑上气道,以保证睡眠时上气道的开放。

4. 手术治疗,如鼻内镜手术,腺样体、扁桃体切除术,腭咽成形术(UPPP),激光辅助腭成形术(LAUP),低温等离子射频治疗术,颏舌肌肉前移术,下颌骨前移手术等。

【特色疗法述评】

1. 由于打鼾是人们日常生活中的常见现象,其对人们健康的危害是长期慢性作用的结果,故长期以来,人们视打鼾为一种正常的睡眠现象。然而,我国古代医家根据长期对打鼾的原因、伴随症状及症候转归差异的观察,认为伴有自汗、身重、多眠睡等异常症候的打鼾是一种病理现象。

2. 越来越多的研究表明,鼾症是临床上一种危害较大的疾病,可发生于各种年龄阶段,可并发多脏器疾病。主要变现为:①心血管系统方面:是引发高血压的主要原因之一,同时易致使冠心病和心衰,出现夜间猝死等;②呼吸系统方面:出现呼吸衰竭或者夜间哮喘;③脑血管和中枢神经系统方面:引发脑中风、痴呆症、神经精神异常等;④对肾脏、血液系统和消化系统也有一定的影响,使患者生活和工作质量下降。

3. 根据现代中医的观点,鼾症的发生是由于过食肥甘或嗜酒无度,损伤脾胃,运化失司,聚湿生痰,痰浊结聚日久,脉络瘀阻则血运不畅,易致瘀血停聚,痰瘀互结气道致气流出入不利,冲击作声发为睡眠打鼾甚至呼吸暂停;或素体脾气虚弱,土不生金致肺脾气虚,化源匮乏,咽部肌肉失去气血充养则痿软无力,致气道狭窄,气流出入受阻而发病。

4. 现代流行病学研究调查认为,体重指数、睡眠姿势、精神状态、饮茶、饮酒、饮食中菜肉比、性格、悬雍垂过长、鼻腔狭窄、扁桃体肥大等是导致鼾症产生的主要因素。

5. 近年来,睡眠医学越来越受到医学界的关注。强调鼾症的病因是复杂的,鼾症的治疗需通过综合治疗手段来进行,单纯的手术或呼吸机治疗存在着远期疗效欠佳、术后并发症多样及机器费用昂贵、患者耐受性和依从性差等诸多不足之处。中医对鼾症的治疗针对其不同阶段和不同症状予以辨证论治,强调整体辨证综合治疗,具有调节整体功能、稳定疗效、不良反应小的特点。因此,综合治疗鼾症是提高其安全性与疗效的关键。目前,中医学已经有越来越多的学者对鼾症的中医历史渊源、病因病机、症候学及治疗等方面进行了较为广泛的研究,对其在中医方面的发病机理和辨证特点等问题较以往有了更深的认识,以中医方法为主和采用中西医结合的方法来治疗鼾症在临床上也取得了良好的效果。

【主要参考文献】

1. 中华医学会呼吸病学分会. 阻塞性睡眠呼吸暂停低通气综合征诊治指南[J]. 中华结核和呼吸杂志, 2002, 2(4): 195-198.

2. 刘艳骄, 高荣林. 中医睡眠医学[M]. 北京: 人民卫生出版社, 2003.

3. 苏鑫, 杨海淼. 鼾症的中医药临床研究[J]. 长春中医药大学学报, 2008, 24(2): 220.

4. 王培源, 许建胜, 阮岩, 等. 关于增加"鼾症"为《中医耳鼻咽喉科学》授课内容的初步设想[J]. 中医药学刊, 2006, 24(11): 2119.

5. 马建刚, 路虹. OSAHS与脑卒中和高血压及冠心病的发生及治疗[J]. 临床耳鼻咽喉头颈外科杂志, 2010, (24)7: 333.

（杨　龙）

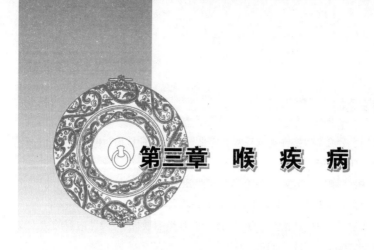

第三章 喉 疾 病

第一节 急 性 喉 炎

急性喉炎是喉黏膜的急性卡他性炎症,常由病毒或细菌感染所引起。一般继发于急性鼻炎、鼻窦炎、急性扁桃体炎、急性咽炎,既可为整个上呼吸道感染的一部分,也可单独发生。受凉、疲劳、长期受化学气体或粉尘的刺激、吸烟饮酒过度等导致人体抵抗力降低时,很容易导致该病的产生。有时大声喊叫、过度用嗓、剧烈咳嗽,也可引起急性喉炎。发病无性别差异,但与职业有关,教师、售货员、歌唱家等讲话多者易发病。发生于儿童则病情多较严重。此病多发于冬、春两季。

急性喉炎属中医"暴喑"范畴,指因邪客于喉所致,以突然声哑,声带充血水肿为主要表现的咽喉疾病。暴喑之名首见于《素问·至真要大论篇》:"少阳之变,懊热内作……暴喑。"《灵枢·忧恚无言》亦曰"人卒然无音者,则厌不能发,发不能下至,其开阖不致,故无音。"

近年来,随着现代研究的不断深入,有关急性喉炎的病因病理、临床防治等方面的研究成效显著,中医、西医均发挥出各自的优势。

【病因病机】

一、中 医

本病属表实之证,但在表证实证之中,又有寒热之分,故在辨证中重点要辨明是风热侵袭或风寒外袭及热毒攻喉。

1. **风寒袭喉** 风寒邪毒,壅遏于肺,肺气失宣,寒邪凝聚于喉,致声门开合不利,故猝然声音不扬,甚则声嘶。

2. **风热侵喉** 喉为肺系,乃声音之门户,当风热邪毒侵袭,肺失宣降,邪热蕴结于喉,脉络痹阻,则音低而粗,甚至声嘶或失音。

3. 热毒攻喉 邪毒自咽喉而入,内传肺胃,邪热蕴蒸,复客于喉,致声门开合不利,声音嘶哑,甚或失声。

二、西 医

本病与感染、发声不当或者过度用嗓、吸入过多粉尘或者有害气体及外伤等损伤喉部黏膜有关。

【临床表现】

一、症 状

1. 声嘶 急性喉炎的主要症状,轻者发音时音质失去圆润、清亮,音调变低、变粗,重者声音嘶哑,更甚者发声困难或完全失声。

2. 喉痛 患者自觉喉部干燥不适、异物梗阻感,喉部灼热、疼痛,讲话时喉痛加重,但不妨碍吞咽、呼吸。

3. 咳嗽痰多 喉黏膜因发炎时分泌物增多,常有刺激性咳嗽,初起干燥无痰,渐致咳出黏脓性分泌物,且常不易咳出,因分泌物常黏附于声带表面而加重声嘶。

急性喉炎多继发于上呼吸道感染,也可为急性鼻炎、急性鼻窦炎或急性咽炎的下行感染,故多有咽部及鼻部的炎性症状,如鼻塞、流脓涕、头痛、发热、畏寒、全身不适等表现。

二、体 征

间接喉镜、纤维喉镜或电子喉镜检查可见喉黏膜急性充血、肿胀,特点为双侧对称,呈弥漫性,声带运动正常,闭合欠佳。

【辅助检查】

1. 血常规 白细胞多明显升高,中性粒细胞比例增高,可有核左移。

2. 血气分析 Ⅱ度以上喉阻塞有低氧血症表现;Ⅲ、Ⅳ度喉阻塞时可有CO_2潴留。

3. 病原体检查 咽拭子或喉气管吸出物可做细菌培养,作为临床应用抗生素的参考。

【诊断与鉴别诊断】

一、诊 断 标 准

1. 起病较急。
2. 声音嘶哑,甚至失音,喉痒,喉干,喉痛,阵咳。
3. 喉镜检查见声带充血,水肿,声门闭合不全。
4. 可有发热,恶寒,头痛,全身不适等症。

二、鉴 别 诊 断

1. **西医** 应与喉结核、麻疹喉炎、气管炎、支气管炎、呼吸道异物、白喉等相鉴别。
2. **中医** 本病应与早期喉菌和阴虚喉癣等相鉴别。

【治疗】

一、一 般 措 施

1. 噤声,不发声或少发声,注意声休。
2. 适当休息,多喝水,给予营养丰富的流质或半流质饮食,戒烟限酒,禁食辛辣油腻食物,保持大便通畅。
3. 积极治疗邻近器官的疾病,如急性鼻炎、鼻窦炎、急性扁桃体炎、龋齿等。
4. 小儿急性喉炎可引起呼吸困难,要特别注意,不能掉以轻心。

二、中医药治疗

本病的治疗,当以疏风宣肺、利喉开音为治疗大法,或疏风清热,或疏风散寒,或泻火解毒。在治疗方法上,宜内外兼治。

（一）辨证论治

1. **风寒袭喉**

主症:猝然声音不扬,甚则嘶哑,发音低沉,喉咙胀紧,或兼有咽喉微痛,吞咽不利,咽痒,咳嗽不爽,鼻塞流清涕,恶寒发热,头痛,无汗,口不渴,舌淡苔薄白,脉浮紧。检查见咽部多无红肿,喉部黏膜微红肿,声带肿胀淡红,声门闭合欠佳。

治法:疏风散寒,宣肺开音。

方药:六味汤加减。僵蚕 10g,荆芥、防风、薄荷、(后下)桔梗各 6g,甘草

3g。咳嗽,痰多者加半夏 6g、杏仁 10g;咽痒呛咳,痰清如沫者加麻黄 3g、杏仁 10g、陈皮 6g。咳嗽重加白前 9g、炙紫菀 9g;恶寒发热重可合用荆防败毒散。

2. 风热侵喉

主症:声音粗糙,嘶哑或失音,喉咙干痒而咳或干热疼痛,咳嗽频频,音低气粗,咯痰微黄。喉门肿胀,声带黏膜色红,肿胀。或兼有发热,恶寒,体倦骨痛等,舌边尖红,苔薄黄,脉浮数。检查见咽部黏膜红肿不明显,但喉部黏膜红肿,声带淡红。

治法:疏风清热,利喉开音。

方药:疏风清热汤加减。荆芥、桔梗、防风各 6g,牛蒡子、桑白皮、金银花、连翘、天花粉、玄参、浙贝母各 10g,黄芩、甘草各 3g。痰多黄稠,口干思饮者加天竺黄 10g、前胡 10g;咽部疼痛者加挂金灯 10g、板蓝根 15g;声嘶明显,声带充血者加山豆根 10g、射干 3g。

3. 热毒攻喉

主症:声音嘶哑或失声,喉痛,口烦渴喜冷饮,咳嗽,咳声重浊,痰黄稠难出,吞咽困难,身热,便秘。检查见喉门鲜红肿甚,声带鲜红且布有黄浊分泌物。伴口渴喜冷饮,烦躁不安,口臭,便秘,舌红苔黄厚,脉洪数或滑数。

治法:泻火解毒,利喉开音。

方药:清咽利膈汤加减。连翘、黄芩、蝉衣各 15g,栀子、牛蒡子各 12g,薄荷、僵蚕各 9g,玉蝴蝶、玄参各 30g,玄明粉 5g,桔梗 6g,大黄、甘草、黄连各 3g,胖大海 10g。喉痛剧烈者加牛蒡子 10g、板蓝根 15g;痰多黄稠者加天竺黄 10g、天花粉 10g;口干思饮者加白茅根 10g、芦根 30g。

以上方药,水煎服,每日 1 剂。

(二) 局部治疗

1. 吹药 将药粉吹至咽喉部,临床上常选取清热化痰、消肿利喉的药物如冰硼散(冰片 0.5g,煅硼砂 5g,朱砂 0.6g,玄明粉 5g)、冰麝散(冰片 2.5g,麝香 0.5g,樟丹 10g,龙骨 15g,黄连 10g,牡蛎 10g)、复方西瓜霜(西瓜 3g,硝石 1g,芒硝 2g)、珠黄散(大黄 3g,炒牵牛子 0.6g,槟榔 3g,黄连 0.9g,化橘红 0.15g,珍珠 0.15g,牛黄 0.15g,琥珀 0.6g,朱砂 0.15g,冰片 0.3g)、珠黄散(人中白 3g,马勃粉 15g,青黛 3g,孩儿茶 3g,玄明粉 1.5g,硼砂 3g,薄荷 1.5g,黄连 1.5g,牛黄 0.9g,珍珠末 0.9g,梅片 0.9g)等吹喉,多用于风热侵袭之热证患者。

2. 含服 将药液或丸剂含化后慢慢分次咽下,延长药物在病灶的停留时间,便于吸收。

(1)铁笛丸:诃子、麦冬、茯苓、瓜蒌皮各 300g,贝母、甘草、桔梗各 600g,凤凰衣 30g,玄参 300g,青果 120g。适用于本病属肺热者。

(2)润喉丸:甘草 393g,乌梅(去核)550g,蝉蜕 26g,玄明粉 26g,食盐 26g,

马蹄粉 210g,薄荷脑 4g。适用于本病属肺热者。

（三）特色专方

1. **木蝴蝶汤** 生地、木蝴蝶各 15g,牛蒡子、银花、诃子各 12g,胖大海 9g,甘草 6g,每日 1 剂,煎服。适用于本病属肺热者。

2. **月矾散** 月石 15g,白矾 5g,朱砂 3g,生石膏 15g,贝母 15g,六神丸 250粒。共研细面,每包 0.6g。每服 1~2 包,日服 2~3 次。适用于本病属肺热者。

3. **金灯山根汤** 天竺黄 6g,马勃 3g,山豆根 10g,甘中黄（包）3g。水煎服,日 1 剂。适用于本病属痰热壅盛者。

4. **清喉饮** 桔梗 10g,生草 6g,蝉衣 10g,元参 10g,青黛 6g,赤芍 6g,浙贝10g。水煎服,每日 1 剂,分 2~3 次服。适用于本病属风热犯肺者。

5. **咳痰安** 款冬花 5g,川贝母 9g,肥知母 6g,麦冬 9g,元参 9g,天冬 9g,野百合 9g,甘草 3g,丹皮 5g,马兜铃 5g,杷叶 6g,北沙参 9g。共研末,炼蜜为丸,每丸重 1.6g。每服 1~3 丸,日服 2 次。适用于本病恢复期。

（四）中药成药

1. **金嗓开音丸** 由金银花、连翘、玄参、板蓝根、赤芍、黄芩、桑叶、菊花、前胡、苦杏仁（去皮）、牛蒡子、泽泻、胖大海、僵蚕（麸炒）、蝉蜕、木蝴蝶等组成。具有疏风清热、解毒利咽的功效。适用于本病初期风热所致者,1~3 岁每服1/3 丸,3~6 岁每服 1/2 丸,6~9 岁每服 1 丸,日服 2 次。

2. **清膈丸** 由金银花 60g,连翘 60g,玄参 60g,射干 60g,山豆根 60g,黄连30g,熟大黄 30g,龙胆 60g,石膏 30g,玄明粉 60g,桔梗 60g,麦冬 60g,薄荷 30g,地黄 45g,硼砂 30g,甘草 15g,水牛角浓缩粉 6g,牛黄 2.4g,冰片 6g 等组成,具有清热消肿,利咽止痛的功效。适用于本病属痰热互结者。1~3 岁每服 1/3 丸,3~6 岁每服 1/2 丸,6~9 岁每服 1 丸,日服 2 次。

3. **喉症丸** 由板蓝根 420g,牛黄 30g,冰片 14g,猪胆汁 400g,玄明粉 20g,青黛 12g,雄黄 46g,硼砂 20g,蟾酥（酒制）40g,百草霜 16g 等中药组成,具有清热解毒,消肿止痛的功效。适用于各型急性喉炎。3~6 岁每服 3~5 粒,7~9 岁每服 5~8 粒,9~12 岁每服 9~10 粒,日服 3 次。

4. **银翘解毒片（丸）** 由金银花、连翘、薄荷、荆芥、淡豆豉、牛蒡子（炒）、桔梗、淡竹叶、甘草等组成,每次 4~6 片,每日 3 次。本药功能疏风清热,解毒利喉,适用于风热侵袭、邪在肺卫型急性喉炎。

5. **牛黄解毒片（或丸）** 由黄连 35g,黄柏 35g,石膏 26g,金钱花 53g,薄荷18g,桔梗 26g,连翘 5g,大黄 35g,黄芩 35g,栀子（姜炙）26g,菊花 35g,荆芥穗18g,防风 13g,旋覆花 26g,白芷 22g,川芎 18g,蔓荆子（微炒）13g,蚕砂 26g,甘草 18g,牛黄 10g,冰片 33g 等组成,每次 4~6 片（或 1 丸）,每日 3 次。功效清热解毒、消肿通便,适用于风热侵袭之邪在肺卫及肺胃有热型急性喉炎。

6. **新雪丹颗粒(或片)** 由牛黄、珍珠层粉、沉香、石膏、滑石、穿心莲、升麻、栀子、竹叶卷心等组成,颗粒剂型,每次 1 瓶,每日 2 次。片剂:每次 4 片 (0.26g/ 片),或 2 片(0.52g/ 片),每日 3 次。本药有清热解毒,泻火凉血之功,常用于本病的风热侵袭,胃腑热盛型。

7. **清音丸** 由诃子肉、川贝母、百药煎、乌梅肉、葛根、茯苓、甘草、天花粉等组成,每次 1 丸,每日 3 次,含化吞服。功能清肺解毒,利喉开音,适用于风热侵袭型之急性喉炎患者。

8. **荆防冲剂** 由荆芥 75g,防风 75g,羌活 75g,独活 75g,柴胡 75g,前胡 75g,川芎 75g,枳壳 75g,茯苓 75g,桔梗 75g,甘草 25g 等组成,具有发汗解表,散风祛湿的功效,适用于感冒风寒,头痛身痛,恶寒无汗,鼻塞流涕,咳嗽,声音嘶哑者。开水冲服,每次 15g,日 3 次。

9. **九味羌活颗粒** 由羌活 150g,防风 150g,苍术 150g,细辛 50g,川芎 100g,白芷 100g,黄芩 100g,甘草 100g,地黄 100g 等组成,具有解表,散寒,除湿之功效,适用于外感风寒挟湿导致的恶寒发热,无汗,头痛且重,肢体酸痛,声音嘶哑者。煎剂:日 1 剂,水煎服。丸剂:每次 6~9g,日 2~3 次,用姜葱汤温开水送服。冲剂:每次 1 袋,日 2~3 次,口服。小儿 7 岁以上服成人半量。片剂:每次 4 片,每日 3 次,口服。

(五)针灸疗法

1. **体针法** 主穴:廉泉、合谷、扶突、少商、足三里;次穴:天突、商阳、列缺、内庭、中脘、曲池。风热侵袭者,针刺合谷、尺泽、天突穴,泻法。或耳针,取神门、咽喉、肺、平喘穴,每次 2~3 穴,留针 15~20 分钟。风寒外袭者,针刺合谷、尺泽、列缺穴,泻法,或用艾悬灸。

2. **辨证选穴** 以人迎、水突为主穴,并根据辨证适当配穴。风寒外袭者宜配曲池、合谷以祛风散寒;风热者配合谷、大椎以清热解表。操作方法:患者取仰卧位,低枕,头稍后仰,人迎穴、水突穴局部常规消毒,用 40mm 毫针,快速刺入皮下,针尖向喉结方向直刺约 30mm,进针达一定深度后局部出现一种如鱼刺卡在咽喉部的感觉,则治疗效果较佳。一般留针 20~30 分钟,可采取动留针,其间行针 1 次,捻针 5~7 次,不宜捻转次数太过,以免遗留痛感,若有痛感,通常可在 1 天之内完全消失。留针期间患者切忌讲话,在手法上忌大幅度捻转提插。若进针后患者出现面红、呛咳等症状时,可能为进针过深所致,应立即将针轻轻退出 5~8mm,其他穴位根据辨证分别选穴。

3. **针刺运动疗法** 采用针刺运动疗法(针刺开音 1 号穴,结合喉部声门深呼吸运动),每日 1 次。75% 酒精棉签消毒穴位皮肤,用长 25mm 毫针,针刺开音 1 号穴,此穴位于甲状软骨切迹向外侧旁开 1 寸处,即紧贴甲状软骨外缘处,亦即向人迎穴内侧旁开 0.15 寸(1.15~1.16cm)处,采取雀啄进针法,进针后用呼吸补泻手法的泻法，嘱患者吸气，吸气时往深处进针，呼气时停针，待下一次吸气时又继续进针；紧贴甲状软骨外侧缘，边捻转（捻转角度不得超过 30°），边缓缓向深处直刺，针下必须有疏松空隙感方可渐进刺入，若针下感觉触及稍有硬物阻碍感则不可贸然继续进针，宜将针后退一点，稍微改变针尖方向后继续向下寻找疏松空隙感渐进刺入；刺入约 12mm 时则停止进针，此时可捻转针柄约 30° 以候气，不可提插，待患者觉喉局部有鱼骨卡喉的胀麻感时为得气，留针 30 分钟，其间每隔 10 分钟行针 1 次，行针捻转角度约 30°，不可提插，每次行针 10 秒钟，共行针 3 次。在留针期间，要求患者均匀地做喉部声门深呼吸运动，即快速深吸气，再缓缓地呼气；在做深呼吸运动时，患者可立即感到喉痛和紧束感得到缓解，喉部轻松舒畅。出针时嘱患者呼气，呼气时边捻转边徐徐出针，捻转角度不得超过 30°，出针后用消毒干棉签按压针孔，边按边揉 30 秒钟，使皮下肌肉纤维在按揉作用下交错位置，自然封闭针孔。每日针刺 1 次。

4. **针刺"嗓音奇穴"（人迎、水突穴位）** 取穴时令患者正坐稍仰面位或仰卧位，暴露颈部，在胸锁乳突肌前缘与甲状软骨上下角两侧接触部，避开颈动脉搏动处，选用 1.5 寸毫针，于喉中线成 45°~60° 角度进针。进针前先以左手食指揣摩循切，按压穴位，以确定位置。然后以每秒 4~5 次的震颤速度，要求快慢均匀，同时以右手拇、食、中指夹住针柄，随着震颤频率，迅速将针刺入皮下。进针后，左手食指也不离开穴位，能起到导气、激发经气的作用。将针推入穴位得气后患者呈梗卡状针感，以梗卡状针感明显集中为佳。手法以捻转补泻为主，刺激量一般较为轻缓，以体针刺激量的 1/6~1/2 为宜。

（六）其他特色疗法

1. **雾化吸入**

（1）薄荷、藿香、佩兰、金银花、菊花、黄芩、蝉衣各适量，水煎成雾化液，即用。适用于风热侵袭型之患者。每日 1~2 次，每次 10~20 分钟。

（2）苏叶、荆芥穗、防风、藿香、佩兰、蝉衣各适量，水煎成液，即用。适用于风寒外袭者。每日 1~2 次，每次 10~20 分钟。

2. **穴位注射** 取双侧人迎穴，用 5ml 一次性针管 6 号针头抽取清开灵注射液 2ml，检查针尖无倒钩后常规消毒局部皮肤，避开大血管刺入穴约 1cm，抽无回血及空气后缓慢注入药物，每侧 1ml，注射时嘱患者不可咳嗽或吞咽。以上注射隔日 1 次，3 次为 1 个疗程。

3. **穴位激光照射** 主穴取少商、尺泽、合谷、天突、廉泉。发热者配大椎、曲池。小儿难以配合先给少量镇静剂，待入眠后施治。照射方法：用医疗氦-氖激光器或 CO_2 激光器均可，每次选取 1~2 个主穴位和 2~3 个配穴。照射功率可根据激光器型号的不同选用 8mW 为宜。照射距离 30cm 左右，光斑直径 2mm，单穴照射时间 3~5 分钟，连续照射 3 次为一个疗程。

4. 穴位放血

（1）上海朱氏喉科放血疗法：①放血刀具：是用不锈钢或马口铁制成的长柄斜刃尖刀，形状类似刻字刀但尖锋较长，柄长 15cm、20cm，刀头成斜面单刃，长约 1.6cm、2.0cm。用器械常规消毒方法消毒备用。②施术体位：患者取坐位，微仰面张大口；助手立于患者背后，以双手固定患者头部；术者立于患者正前方进行操作。③操作方法：先令患者以消毒溶液漱口，并清除口腔痰液及分泌物，然后以额镜或手电筒光点照亮施术部位；术者左手持压舌板将舌体下压，使充分暴露施术部位，右手拇、食、中三指如持笔法紧握刀柄尾端，并使刀锋斜刃能随意灵活转向。当刀头进入口腔时，要使斜刃向内，刀背沿一侧口角水平置入，直达病变局部进行点刺。进刀和施术时，应注意观察患者，如发现有呕恶、咳嗽、拱舌、闭口，以及畏怯缩动，要迅速沿原路原式退出刀头，以免损伤口腔黏膜组织或口唇，甚至损伤血管引起大出血。对咽反射过度敏感、畏怯紧张或小儿患者，尤须加倍注意。

（2）少商穴放血：以三棱针或缝衣针刺双侧少商穴，深度以能挤出血滴为宜，每侧挤压放血 2~5 滴。

（3）综合刺营放血法：采取点刺拇指三商穴（少商、中商、老商）和耳轮三点（耳轮上、中、下各一点，等距）的综合刺营放血疗法，以宣泄热毒、散瘀通络、利喉开音，每日 1 次，1 周为 1 疗程。点刺三商放血：三商为奇穴，位于拇指指甲根部，其桡侧缘为少商，尺侧缘为老商，其间为中商，三穴合称三商。施术时，医者先用手捋患者一侧手臂，以上臂往下沿腕直捋至拇指末端，往返数下，使拇指局部充盈血液；然后左手握紧拇指根部，右手持三棱针用点刺法快速点刺三穴，斜刺 0.1cm，急入急出，有似闪电，令其出血至自止。接着按同法刺另一拇指穴位。点刺耳轮三点放血施术时，医者先用左手揉摩患者一侧耳轮约 5 分钟，使局部充盈血液；然后左手捏紧耳轮相应部位，右手持三棱针用点刺法快速点刺三点，直刺 0.1cm，急入急出，有似闪电，令其出血至自止。接着按同法刺另一耳轮三点。

5. 耳针 取单侧或双侧心穴针刺治疗急性喉炎，针刺心穴有促进喉肌疲劳迅速恢复和增强其功能的作用。用经络探测电针治疗器在耳甲腔内选出刺激点心区，用长 13mm 毫针针刺治疗，经络探测器通电值：30~99μA。

6. 吮痧疗法 取颈后大椎穴至后发际的连线上，常规消毒，术者口含少许凉水后反复吮吮上述皮肤部位，至出现紫红色充血斑为度，动作要轻柔，并配合抗生素等。

7. 耳穴压豆 取耳部扁桃体、肺、皮质下、神门等穴。暴喑加咽喉轮 1、轮 3 穴；久喑加肝、肾穴，左右耳交替，操作时将洗净筛选过的王不留行籽 1 粒置于胶布（0.5cm×0.5cm）中心备用，然后用火柴棒的前端探取耳穴的压痛点，常规消毒皮肤待干后,将备好的王不留行籽小胶布贴在相关穴位及压痛点上,用拇指和示指对压耳穴,手法由轻至重,使之产生酸、麻、胀、痛、热感,每穴按压1~2分钟。患者每日自行按压 3~5 次,每 3 日更换 1 次,2 次为 1 疗程,每疗程中间休息 3 日。

8. 贴敷 朱砂、冰片、轻粉各等量,共研细粉,取独头蒜 1 个捣烂如泥,与药粉(3g)混匀成糊状,敷于合谷穴,一昼夜取下。

三、西医药常规治疗

1. 及早使用足量广谱抗生素,充血肿胀显著者加用糖皮质激素。

2. 给氧、解痉、化痰,保持呼吸道通畅。

【特色疗法述评】

近年来,急性喉炎的中医或西医防治研究均取得了长足的进步,取得了一系列的研究成果。尤其是在进入分子医学的时代,更加强调个体化和规范化治疗。应用祖国传统医学的治未病理念,结合现代医学的最新成果,在急性喉炎的早诊早治上一定大有作为。但目前的研究仍然存在以下不足之处。

1. 发病机制研究有待深入,反复发作的急性喉炎是否与免疫功能低下有关,值得进一步研究。

2. 在基础研究领域,几乎是跟着西医走,缺乏原创性的研究成果。忽视体质学说在急性喉炎发病中的作用。急性喉炎与五脏六腑、气血津液有何关系。目前的研究较少涉及。

3. 目前的临床治疗研究仍然以口服中药为主,中成药的应用也占有一定比例,但有相当一部分缺乏严格的临床随机对照,研究结论可信度不高。

4. 在中医治疗急性喉炎的特色疗法上,很多是单独一家的研究报道,缺乏重复和佐证成果。

从以上分析可以看出,中西合璧、传承创新是急性喉炎综合防治的新模式。从目前研究的实际情况来看,中医药在急性喉炎的外治方面可能会有较大的突破。

【主要参考文献】

1. 郭宏. 现代耳鼻咽喉疾病中医诊疗学[M]. 北京:中医古籍出版社,2008.

2. 张雪芹. 达原解表汤治疗急性喉炎(声音嘶哑)2 例[J]. 中国医药指南,2012,10(20):581.

3. 黄映君,刁本恕. 清咽膏经穴敷贴法为主治疗急喉瘖[J]. 辽宁中医杂志,2005,32(9):947.

4. 姜荣华.针刺治疗喉喑 30 例[J].上海针灸杂志,1996,15(3):8.

5. 庄金梅,庄白帆.中西医结合治疗喉炎 175 例疗效观察[J].中国中西医结合耳鼻咽喉科杂志,1994,2(1):11.

6. 韩文信.采用吮痧疗法治疗小儿急性喉炎 42 例[J].中医外治疗法.1998,7(1):48.

7. 谢晋元.上海朱氏喉科放血疗法介绍[J].上海中医药杂志.1983,(7):5.

8. 孙希忠.金喉雾化剂治疗急性喉炎的临床应用研究[J].中医中药.2011,18(33):91-92.

（郭　宏）

第二节　慢 性 喉 炎

　　慢性喉炎是一种常见的喉部疾病,是指喉部黏膜的慢性非特异性炎症,病程超过 3 个月,可波及黏膜下层及喉内肌。以声音嘶哑,喉部分泌物增多等为主要临床表现。一般可分为慢性单纯性喉炎、慢性肥厚性喉炎、萎缩性喉炎或干燥性喉炎。发病与职业有关,常见于教师、演员、歌唱家、长期持续演讲者及长期强噪声环境下工作者等。可发生于任何年龄,但以成人多见。

　　本病一般属中医学"慢喉瘖""久瘖"等范畴。唐·孙思邈《备急千金要方》最早明确指出失音与肺有关,提出肺气不足,言语失音,用补肺汤治疗。张介宾《景岳全书》提出了"金实则不鸣,金破亦不鸣"的著名观点,指出:"咳嗽声哑者,以肺本属金,盖金实则不鸣,金破亦不鸣。金实者,以肺中有邪,非寒邪即火邪;金破者,以真阴受损,非气虚即精虚也。"本病如能及早治疗,多可获痊愈。若迁延日久,失治误治者效差,诚如《景岳全书》所言:"盖暂而近者易,渐而久者难。脉缓而滑者易,脉细而数者难。索无损伤者易,积有劳怯者难。数剂即开者易,久药罔效者难。"

【病因病机】

一、中　医

　　声音出于脏气,凡脏实则声弘,脏虚则声怯,故五脏之病皆能引起久病声音嘶哑之症。临床上以肺脾肾气虚、阴虚居多,亦有痰凝、血瘀者。

　　1. **肺肾阴虚**　喉属肺窍,肺肾金水相生。肺阴不足,喉窍失养,或肾阴亏虚,虚火内生,熏灼喉窍,邪滞声户;或阴液有形之质不足,乃正气内亏,鼓动声户无力,发音不利。

2. 肺脾气虚 脾土生肺金。肺气不足,肺脾两虚,喉窍失养,祛邪不力,邪毒久滞声户;或气虚鼓动声户无力,声出不利。

3. 郁热熏喉 反复感受六淫,邪毒内郁化热,或饮食不节,郁热内生,肺胃不清,郁热上干清道,气血郁滞,喉窍不利。

4. 痰凝声户 脾胃失调,痰浊内生,循经上干,凝结于声户,致肥厚、结节、息肉。

5. 血瘀声户 反复感受外邪,正虚邪滞,情志不畅,气机不利,久病入络,瘀血不行,致声户肥厚、结节、息肉。

二、西 医

1. 急性喉炎反复发作或迁延不愈,或未经充分声带休息,逐渐演变成慢性喉炎。

2. 用声过度、发声不当、慢性咳嗽等均可使喉内肌慢性疲劳,形成喉部慢性炎症。

3. 邻近器官的感染,刺激喉部黏膜形成慢性喉炎。

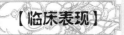
【临床表现】

一、症 状

1. **声嘶** 是最主要的症状。声音变低沉、粗糙,初起为间歇性,日久演变为持续性。完全失声者少见。

2. **喉部分泌物增加** 常自感有痰液黏附于喉,每当开路说话时,常需清嗓或咳嗽以清除黏稠痰液才觉得舒服。

3. 喉部常有如烧灼感、异物感、干燥感等不适,说话时感喉痛。患者常借咳嗽以求暂时减轻喉部不适感觉,这种咳嗽常为无分泌物的干咳,是慢性喉炎的一个特有症状。

二、体 征

根据病变程度及病理类型的不同,可有多种分型。广义的慢性喉炎,通过喉镜检查,按病变的程度可以分为以下 4 种类型:

1. **慢性单纯性喉炎** 喉黏膜弥漫性充血、水肿。声带失去原有的珠白色,呈粉红色,边缘变钝。黏膜表面可见有黏液附着,常在声门间连成黏液丝。

2. **慢性肥厚性喉炎** 喉黏膜上皮增生和变性,上皮下层常有广泛的慢性炎症细胞浸润。喉黏膜广泛肥厚,呈慢性充血状,一般呈对称性,以杓间区黏膜较明显。声带明显肥厚,向中线靠拢时有缝隙,呈闭合不全状。室带常受累变肥厚而遮盖部分声带。

3. 萎缩性喉炎 喉黏膜萎缩,表现为喉黏膜干燥、变薄而发亮。杓间区、声门下常有白色、黄绿色或黑褐色干痂,如将干痂咳清,可见黏膜表面有少量渗血,声带变薄,其张力减弱。

4. 结节性喉炎 亦称声带小结,常见于两侧声带前、中 1/3 交界处的游离缘,呈对称性结节状小突起,白色、质硬。有时声带边缘出现表面光滑的声带息肉。

【诊断与鉴别诊断】

一、诊 断 标 准

1. 病史 慢性咽喉炎一般病程较长,常有急性喉炎病史,或咽喉疼痛不适等症状或反复发作等病史。

2. 症状 声嘶是主要症状。可伴有喉部不适感,如刺痛、烧灼感、瘙痒感、异物感及干燥感等。干咳是患者借以暂时减轻喉部的不适感,所谓"无用之咳"。

3. 检查 喉部表现如下:黏膜早期呈暗红色、肿胀,以杓状软骨间切迹和杓会厌襞等处明显,声带失去固有光泽,表面布血管纹。后期因纤维变性,黏膜变为灰蓝色,明显增厚,仍以杓状软骨间切迹显著。声带渐变成暗红色,边缘增厚呈圆形。由于声带边缘增厚不能于发声时向中线并拢,室带常肥厚掩蔽声带,是代偿性过分所致。

二、鉴 别 诊 断

1. 西医 慢性喉炎最重要的是与声带良性病变、喉癌前病变、喉部恶性肿瘤、声带运动障碍相鉴别。

2. 中医 本病与阴虚喉癣和早期喉菌在临床症状上相似,应予以鉴别。

【治疗】

一、一 般 措 施

1. 病因治疗 找出致病因素,针对病因治疗是关键,如戒烟、忌酒、避免物理、化学物质刺激,改善环境污染,治疗邻近器官的疾病,如鼻炎、鼻窦炎等。

2. **声带休息** 注意声带适当休息,减少发声,禁止大声叫喊,纠正发音方法。

3. **物理治疗** 如超短波理疗,碘离子透入,激光治疗等。

4. **雾化吸入** 吸入液中加入抗生素、糖皮质激素或糜蛋白酶等。

二、中医药治疗

本病病程缠绵,以虚证居多,如肺肾阴虚或气阴俱虚;亦有实证者,如气滞血瘀痰凝,故临床上首先需辨清虚实。其次,要将声带等喉部的局部辨证与全身辨证相结合,使之辨证准确,以提高疗效。有些病例还需做手术摘除息肉或小结。

（一）辨证论治

1. 肺肾阴虚

主症:暗哑日久,口干咽燥,喉痒,喉痛,干咳,痰少而黏,下午症状明显。检查可见声带暗红,边缘增厚,表面或有少许黏痰附着;重则声带干红,表面见薄痂。全身可见头晕耳鸣,虚烦少寐,腰膝酸软,手足心热,舌红少苔,脉细数。

治则:滋养肺肾,降火清音。

方药:百合固金汤。百合 12g,生地、熟地各 15g,当归、白芍、玄参、川贝母、麦冬各 9g,桔梗 6g,生甘草 3g。痰多而色黄加胆南星、黄芩、瓜蒌各 9g;咳喘甚者加杏仁 9g,五味子 12g,款冬花 6g。

2. 肺脾气虚

主症:声嘶日久,语音低沉,高音费力,过劳尤甚,易疲劳,服凉药后加重,上午症状明显。咽喉黏膜色淡,声带肿而不红,或声带松弛无力,闭合欠佳。全身可见面色淡白或萎黄,倦怠乏力,口淡不渴,痰多黏白,纳少便溏,舌淡嫩苔白,脉虚缓。

治法:补益肺脾,升清开音。

方药:补中益气汤黄芪、党参、炙甘草各 15g,白术、当归各 10g,陈皮、升麻各 6g,柴胡 12g,生姜 9 片,大枣 6 枚。舌淡嫩苔白,脉虚缓者,加大黄芪用量、改党参为人参。痰多色白而清稀者,加法半夏、茯苓。

3. 郁热熏喉

主症:声嘶日久,咽喉干燥,灼热,微痛,多语益重,咽痒干咳痰少,常有清嗓习惯。检查见声带色暗红,或有少许分泌物附于其上。口微干,小便黄,大便或干结。舌质暗红,苔微黄,脉弦略数。

治则:清解郁热,养阴利喉。

方药:清金利咽汤。桔梗、麦冬、牛蒡子、栀子、甘草各 12g,黄芩、浙贝母、薄荷各 9g,木通 3g,玄参 30g。声嘶重者,可加胖大海、木蝴蝶。黏膜肥厚、暗红、肿胀者加赤芍、全虫之类活血通络。滤泡增生明显,加法半夏、三棱。咽干明显,加芦根、岗梅根养阴生津。咽痛重者,加射干、猫爪草。

4. 痰凝声户

主症:声嘶日久,痰黏难咯或梗阻感,或喉中时有痰欲吐。检查见声带肥厚色淡,或有小结,闭合欠佳。全身可见面色不华或萎黄,倦怠乏力,纳差,或有体型肥胖,胸脘满闷不适,舌淡胖苔腻,脉滑或细滑。

治则:健脾渗湿,除痰散结。

方药:六君子汤。人参、白术、茯苓、陈皮、半夏、炙甘草各9g,加大枣两枚,生姜三片。呕吐加半夏。胸膈痞满加枳壳、陈皮;心悸失眠加酸枣仁;畏寒肢冷,脘腹疼痛,加干姜、附子。

5. 血瘀声户

主症:声嘶日久,缠绵难愈,或喉部微痛,痛处不移。检查见声带肥厚色暗红,或有小结,声带闭合不全。常有长期过度用声的病史,全身可见胸胁不舒,时轻时重,或咽喉干燥,但欲漱水不欲咽。舌质暗红或有瘀点,脉弦细或涩。

治则:活血化瘀,利喉开音。

方药:会厌逐瘀汤。桃仁、红花各15g,玄参、柴胡、生地黄各12g,枳壳、当归各6g,赤芍、桔梗、甘草各9g。声嘶甚者加地鳖虫、地龙之类活血化瘀通络。咽部鲜红者,酌加牛膝、射干。胸胁不利,酌加瓜蒌皮、郁金、紫苏梗理气宽胸。滤泡增生或咽侧索明显,属痰瘀互结,加浙贝母、生牡蛎。大便秘结加瓜蒌仁、火麻仁之类以润肠通便。舌苔腻,脉弦滑或滑,亦属痰瘀互结,加法半夏、茯苓。舌苔微黄加黄芩、栀子。舌质淡或有齿痕,加黄芪、党参。

(二)特色专方

1. **二阴煎** 生地黄、麦门冬、玄参、射干各12g,酸枣仁、天花粉各10g,桔梗、白芍各8g,生甘草6g。每日1剂,水煎,分次服用。

2. **清音汤** 人参、云苓、当归各9g,天冬、麦冬、乌梅、诃子、阿胶(烊化)各10g,蜂蜜20g(调服)。每日1剂,水煎,早晚2次服用,15天为1个疗程。

3. **逐瘀汤** 桃仁、甘草各6g,红花10g,柴胡、枳壳各12g,桔梗、生地黄、当归、玄参、蝉蜕、木蝴蝶各15g,怀牛膝20g。每日1剂,水煎取,分次服用,并取少量药汁超声雾化。嘱咐患者注意休声。

4. **润肺开音汤** 玄参、麦冬、金银花、金果榄、木蝴蝶各15g,桔梗、生甘草各9g,射干、牡丹皮各10g。每日1剂,水煎,分次服用,2周为1个疗程。

5. **通络散结汤** 红花、川芎、玄参、柴胡各12g,生牡蛎20g,桃仁、丹参、枳实、陈皮、桔梗、浙贝母、蝉蜕、木蝴蝶各15g,甘草6g。每天1剂,水煎,早晚2次分服,20天为1个疗程。同时配合蒸汽吸入法:每次取生理盐水50ml,加热至沸冒出蒸汽,加入15滴复方安息香酊,用毛巾围于口、鼻、药液之间,张口徐徐吸入蒸汽,约 15 分钟,早晚各 1 次。

6. **化痰散结汤**　夏枯草、云茯苓各 12g,姜半夏、桃仁泥、藏红花各 9g,青皮、陈皮、木蝴蝶、净蝉衣、生甘草各 3g,福泽泻 15g,玉桔梗 6g,胖大海 5 枚。每日 1 剂,水煎,分 2 次服用。

7. **活血响声汤**　桃仁、红花各 15g,桔梗、当归、赤芍、枳壳、甘草各 9g,生地、柴胡、玄参各 12g。每日 1 剂,水煎,分次服用。

8. **宣肺润喉饮**　麻黄 10g,桔梗、防风各 18g,诃子、白芥子、杏仁、泽泻、粉葛根、枸杞子各 15g,沙参、麦冬、乌梅各 12g,石膏 20g,甘草 3g,白茅根 30g。水煎,分 3 次服用,每剂药服用 1.5 天。小儿剂量酌减。

9. **增液开音丸**　玄参、生地、麦冬各 150g,三棱、莪术各 100g。本方有养阴生津,化瘀通窍之功。以上方药共研细末,制成蜜丸或水丸均可。每次口服 9g,每天 3 次。1 剂药为 1 个疗程。

(三)中药成药

1. **金嗓散结丸**　由马勃 25g,莪术(醋炒)50g,金银花 125g,桃仁(去皮)50g,玄参 125g,三棱(醋炒)50g,红花 50g,丹参 75g,板蓝根 125g,麦冬 100g,浙贝母 75g,泽泻 75g,鸡内金(炒)50g,蝉蜕 75g,木蝴蝶 75g,蒲公英 125g 等组成,具有清热解毒,活血化瘀,利湿化痰之功效,适用于热毒蓄结、气滞血瘀而形成的慢喉瘖(声带小结、声带息肉、声带黏膜增厚)及由此而引起的声音嘶哑等症。

2. **黄氏响声丸**　每次 20~30 粒(小儿 8~15 粒),每日 3 次,饭后温开水送服。本方清肺化痰、滋养肺肾、行气活血、利喉开音,适宜于急、慢性喉炎(包括声带小结、息肉)诸疾,特别是肺热痰结、肺肾阴虚、血瘀气滞之患者。

3. **润喉丸**　每次 1~2 丸,每日数次,频频含化吞服。本方益气生津、软坚散结,适宜于咽喉干燥梗阻、微痛声哑者。

4. **清音丸**　每次 1 丸,每日 3 次,含化吞服。本方清肺降火,利喉开音,适宜于急、慢喉瘖。

5. **知柏地黄丸(或枸菊地黄丸)**　每次 10g,每日 3 次,淡盐水送服。本方滋补肺肾,清降虚火,适用于肺肾虚之慢喉瘖。

6. **补中益气丸**　每次 5~10g,每日 3 次,温开水服,功能补中益气,利喉开音,适宜于本病之肺脾气虚者。

7. **西洋参胶囊(或西洋参茶)**　每次 1~2 粒(或 1~2 包),每日 2~3 次,口服。功效益气生津,适宜于气阴两虚者。

(四)针灸疗法

1. **体针法取穴**　合谷、鱼际、天突、人迎、水突、开音 1 号(位于人迎穴向喉结方向旁开 1.5cm)、开音 2 号(位于水突穴向喉正中线旁开 1.5cm 处)为主穴;曲池、尺泽、廉泉、足三里为配穴。每次主、配穴各取 1~2 个。治法:平补平泻,每日 1 次,10 次为 1 疗程。或用脉冲电刺激法。

2. **毫针法取穴** 天突、廉泉。肺肾阴亏型加人迎、太渊、涌泉、照海、太溪;肺脾气虚型加合谷、足三里、血海、太渊;气滞血瘀痰凝型加合谷、人迎、气海、血海、足三里、丰隆、三阴交。操作:随症选穴,常规消毒。用 28 号 1.5 寸毫针,快速针刺,虚证用平补平泻法,实证用泻法。留针 30 分钟,每日 1 次,10 次为 1 个疗程。

3. **温针法取穴** 天突、廉泉、膻中、哑门、大椎。操作:穴位局部常规消毒后,快速针刺,施捻转平补平泻法,得气后施温针灸法。每次 30 分钟左右,每日 1~2 次。

4. **电针法取穴** 主穴取人迎;配穴取廉泉、天突、合谷、曲池。操作:穴位局部常规消毒后,选 28 号 1 寸毫针,快速针刺,得气后接 G6805 电针治疗仪,选用疏密波,电流强度以患者能耐受为宜。每次 20 分钟,每日 1 次,7 次为 1 个疗程。

5. **芒针法取穴** 下颊车透扁桃,天突,太溪。操作:患者取仰卧位,由下颊车进针,针尖直向前上方,通过口底部直达咽峡扁桃体,使局部有鱼刺异物感放散到咽部扁桃体,深度 1~3 寸。

6. **耳针疗法** 主穴(耳穴):肺、大肠、肾、膀胱。配穴(体针):太渊、列缺、合谷、照海。一般以耳穴为主,病程长者再加配穴,每日一次,每次取双耳,留针 30~45 分钟,中间捻转 2 次,10 次为一疗程,两疗程间隔 1 周。

7. **耳压法取穴** 肺、胃、扁桃体、咽喉、面颊、肾。操作:耳郭常规消毒,将六神丸用橡皮膏贴于耳穴。嘱患者每日自行按压 3~4 次,每次每穴按压 2~3 下。两耳交替,每周换贴 2 次。

8. **眼针法取穴** 肺区、上焦区。操作:局部常规消毒后,采用眶外横刺法,得气后留针 10 分钟。每日 1 次,10 次为 1 个疗程。

9. **面针法取穴** 咽喉穴、肺穴。操作:穴位局部常规消毒后,用 0.5 寸毫针,直刺肺穴,咽喉穴向下斜刺,行捻转手法,得气后留针 20 分钟。每日 1 次,7~10 日为 1 个疗程。

10. **舌针法取穴** 咽喉穴、金津、玉液、肺穴。操作:常规消毒后,用 1.5 寸毫针点刺金津、玉液,出血 2~3 滴;余穴进针 1 寸,施捻转手法,得气后出针。每日 1 次,5~10 次为 1 个疗程。

11. **手针法取穴** 咽喉穴、扁桃体穴。操作:局部常规消毒后,用 1.0 寸毫针,垂直刺入 0.5 寸左右,行捻转手法,得气后留针 10 分钟。每日 1 次,5~10 次为 1 个疗程。

12. **腕踝针法取穴** 腕踝针上区。操作:穴位局部严格消毒后,按腕踝针疗法常规进针 1.4 寸,留针 20 分钟。每日 1 次,7~10 次为 1 个疗程。

13. 梅花针法取穴 后颈部、颌下、耳垂下方(翳风为主)、合谷、大椎、阳性物处。操作:患者颈椎 4~7 两侧有条索状物及压痛,颌下可摸到压痛明显的结节即为阳性物处,找到阳性物处后,用梅花针以中度或较重刺激叩刺,并重点叩刺后颈部、颌下、耳垂下方,每天 1~2 次。

14. 穴位注射法取穴 主穴取天突、曲池、孔最。咽痛明显者,加咽痛(经验穴,人迎穴直上,颈前正中线旁开 1.5 寸,舌骨大角尖旁取之)或喉上(经验穴,前正中线旁开 1 寸,甲状软骨板上缘取之);剧痛者,加水突;喉返神经麻痹者,加喉下(经验穴,前正中线旁开 1 寸,甲状软骨板下缘取之)。每次选 1~2 穴,轮流使用。药物:注射 0.9% 生理盐水溶液 2ml(或酌加适量丹参注射液、维生素 B_1、维生素 B_{12} 等),炎症严重时加入银黄注射液;惧痛者加入 2% 盐酸利多卡因注射液 0.2~0.4ml。隔天一次,5~7 次为一疗程。操作:患者取仰卧位,去枕,头颈后伸。穴位常规消毒。术者抽取药液于 5ml 针筒内,选择 5 号半或 6 号半针头,左手固定皮肤并外推颈动脉鞘,右手持针,刺入深度 0.5~1cm(一般做皮下注射),每穴注药 1~2ml。注射时术者先抽回血,确信未误入血管后缓慢注入;患者也不要吞咽和变更体位,以免误伤。术后皮肤针眼用 75% 酒精棉球覆盖,以防止感染。术后患者继续平卧或坐位观察半小时,无异常反应时方可离院。隔天一次,5~7 次为一疗程。

15. 穴位埋线法取穴 天突、廉泉、扶突、合谷、增音(喉结两侧上方离中行线约 2 寸处)。操作:用注射法。穴位消毒局麻后,用 9 号穿刺针装上 1 号羊肠线,刺入穴内。天突刺于气管和胸骨之间,廉泉向舌根斜刺,增音针尖向上方斜刺约 2cm,以喉中如有针刺感为准,余穴直刺 2cm,均埋入羊肠线 1cm,10 天埋线 1 次,3 次为 1 个疗程。

16. 灯火灸法取穴 天突、水突、曲池、合谷、风池。操作:用拇指、食指持药线,露出线头 1~2cm,点燃后吹灭火焰,将有火星之线端对准穴位,迅速准确地点按于穴位上,每穴灸 1 壮。每天施灸 1 次,10 次为 1 个疗程。

(五)推拿按摩疗法

1. 推拿疗法 ①颈前部:患者取仰卧位,颈微后伸。首先往返拿揉夹喉穴(喉结旁开 1.5 寸,直下成一条直线,左右各一)5 分钟。再以轻柔的一指禅推法在人迎、水突、天突、膻中等穴上操作,每穴 1 分钟。在相应的压痛点及有条索样肿胀的病灶上以轻柔的弹拨法、缠法操作,直到疼痛及条索样肿胀消失或明显减轻为度。分别拿住甲状软骨及环状软骨,并有节律性左右轻推数次,使之活动,并有弹响声。最后往返轻抹夹喉穴 4~5 遍。可让患者轻轻清嗓,并将分泌物吐出。②项背部:患者取坐位,头微前倾,上下往返拿揉颈项部 4~5 遍;③按揉百会、风池、哑门、风府各半分钟,拿揉肩井及胸锁乳突肌。④腰背部:患者取俯卧位,指振肺俞、肾俞各 2 分钟。⑤患者坐位,医者用右手拇指与食、中二指相对,轻柔着力,拿推夹喉穴,自上而下往返拿推 10~20 分钟。然后,再用一指禅手法推天突、擅中穴各 2 分钟。最后,医者站在患者背后,用右手拿推双风池穴 2 分钟,用拇指点按风池穴 16 次,喉部疼痛者,双拇指分别点按双侧曲池、合谷穴各 16 次。隔日治疗 1 次,8 次为 1 疗程,1 疗程不愈者可连续治疗。

2. **穴位按摩法** ①按揉廉泉穴,用拇指指面按揉 100 次,手法轻柔,有酸胀感为佳。②按揉人迎穴,用食指与拇指同时按揉两侧人迎穴 100 次,手法轻柔,有酸胀感为佳。③按揉天突穴,用中指指端按揉 100 次,方向尽量向下,避免刺激食管,手法轻柔。

(六) 穴位贴敷

1. **消炎止痛膏外贴** 选准廉泉穴,取消炎止痛膏 1 张,紧贴该穴,24 小时换贴 1 次,可连贴 3 次。若不愈,间隔 3 天后可重复使用。

2. **喉暗膏外敷** 川芎、红花、王不留行、三棱、浙贝母、牛蒡子、薄荷脑、玉蝴蝶、冰片,各适量,研末备用,使用时用皮肤渗透剂调成糊状,贴敷于颈部两侧的廉泉穴,并用医用胶布粘贴固定于周围皮肤,6 天为 1 个疗程。

3. **清咽膏经穴敷贴** 金银花、玄参、桔梗、青黛、红姑娘、冰片等打成细末,用透皮剂调成膏,敷贴在天突穴上,并用察香膏固定,敷贴 5~7 小时后取下,每日 1 次,7 次为 1 个疗程。

4. **通络利喉膏** 当归、赤芍、枳壳、玄参、生地、鸡血藤、马勃、木蝴蝶各 15g,桃仁、红花、柴胡、桔梗、僵蚕、蝉蜕、浙贝母、石斛、川贝母各 9g,甘草 6g,樟脑 12g,冰片 15g,香油 3 000g,红丹 420g。方法:以上方药粉碎,过筛,冰片、樟脑研成细粉,红丹置铁锅内炒干。取麻油置不锈钢锅中,加热熬炼,不断搅拌,至油温达 300℃以上,滴水成珠,吹之不散。将红丹缓缓筛入炼油中,边加丹边用木棒搅拌,至皂化完全出现大量泡沫,膏液变成黑褐色,取少许滴入冷水中,捏之软而不黏手。将皂化完全的膏液趁热缓缓倒入冷水中,并不停搅拌,冷后将膏坨撕成碎块,放入冷水中浸泡 4~7 天。从水中取出膏块,置钢锅中,加热蒸干水分,熔化。温度降至 60~70℃时,加入樟脑、冰片细粉搅匀,保持 50~60℃的温度。每称取 10g,摊于特制的膏药纸上,涂成圆形,盖一塑料薄膜,即得。取穴水突、天突、人迎、合谷、丰隆。每 2 日更换 1 次,或每天晚上贴,白天揭掉,每张膏药可使用 4 个晚上。适用于痰凝血瘀之慢喉暗。

5. **散结开音膏** 姜半夏、桃仁泥、藏红花、玉桔梗各 9g,夏枯草、云茯苓各 12g,福泽泻 15g,青皮、陈皮、木蝴蝶、净蝉衣、生甘草各 10g,胖大海 5 枚。方法:将上药制成外用药膏。治疗时用 75% 乙醇局部消毒咽喉廉泉至天突穴处,将药膏均匀敷于患处,盖敷固定。次日揭去敷料,用生理盐水清洁皮肤再换药,一般 3 次治愈。适用于痰凝血瘀之慢喉暗。

6. 肺虚失音膏　党参、陈皮、贝母、半夏、桔梗、茯苓、桑白皮、知母、枳壳、杏仁、款冬、麦冬、地骨皮、黄芩、生地各 32g,炒黄连、木通、五味子、苏子、诃子肉、石菖蒲、甘草、生姜各 15g,枇杷叶、百合各 12g。方法:以上方药用麻油熬制,黄丹收膏。治疗时将膏药贴胸口膻中穴及周围。

7. 肾虚失音膏　党参、川芎、当归、熟地、白芍、茯苓、菟丝子、五味子、杜仲、巴戟天、橘红、半夏曲各 32g,牛膝、白术、破故纸、胡芦巴、益智仁、甘草各 15g,石菖蒲 10g,加姜、枣适量。方法:以上方药用麻油熬制,黄丹收膏。治疗时将制好的膏药贴脐及脐下。适用于肾虚型之慢喉喑。

8. 黄药利喉散　大黄、芙蓉叶、白及、羌活、黄柏各 30g,文蛤、露蜂房各 10g。方法:以上方药共研细末,以蜂蜜调和。取适量敷于颈前疼痛处,每日换药 1 次。适用于郁热熏喉之慢喉喑。

9. 喉科异功散　斑蝥 12g(去翅足,拌糯米炒黄,去米),血竭、乳香、没药、全蝎、玄参各 2g,麝香、冰片各 1g。方法:以上方药共研为细末,瓶贮备用。治疗时先在患者颈前按压,找到明显的压痛点后,以甲紫标记。用小块胶布,中间剪 1 个小孔,孔对标记处贴上,挑药末如黄豆大置孔中,上盖胶布固定。夏天 2~3 小时即发疱,冬季 6 小时后起疱。起疱后揭去胶布,以消毒针头刺破水疱,流出黄水,涂以甲紫液,盖上敷料。适用于血瘀型之慢喉喑。

（七）其他特色疗法

1. 雾化吸入疗法　①金喉雾化剂:毛冬青、薄荷、瓜蒌皮、僵蚕、冰片等组成。②桑叶、菊花、桔梗、生地黄、玄参、薄荷各 10g。水煎沸,吸入蒸汽,用于慢性单纯性喉炎、萎缩性喉炎。③藿香、半夏、川芎、乌梅、海藻、苍术各 10g,煎沸,吸入蒸汽,适用于慢性肥厚性喉炎。或将药液过滤后,用于超声雾化吸入,每次 20ml,每日 1~2 次。

2. 穴位激光照射疗法　氦氖激光治疗仪输出功率 5~10mW,通过光导纤维,使光束准确照射到双侧洪音穴,每日 1 次,每次 10~15 分钟;伴干咳少痰者,加照天突穴,每次 5 分钟,10 次为 1 个疗程,可做 1~3 个疗程。

3. 针刺加隔药饼灸治疗　针刺取穴:基本穴为扶突、人迎、水突、通里、涌泉、开音穴(经验穴,位于喉结尖峰前上方凹陷处,仰头取穴)。辨证取穴:阴虚肺燥型加太溪、三阴交;肺脾气虚型加足三里、上巨虚;痰热蕴结型加丰隆、合谷。药饼粉制作:取白术、黄芪、百合、生地、半夏、胆南星,按2:2:1:1:2:1 的比例称取,将上述诸药烘干、粉碎后过 80 目筛,装瓶备用。操作:①令患者仰卧位,头稍后仰,常规消毒后,取 0.30mm×40mm 毫针,分别在扶突、水突穴处快速进针,穴位周围产生酸胀感后,用捻转泻法行针 1分钟快速起针,以无菌棉球按压针孔;然后取毫针在喉结旁开 1.5 寸人迎处,以食指推开颈总动脉,在其前缘快速直刺 20mm,得气后用捻转泻法行针 30

秒,起针后按压针孔 1 分钟;再取开音穴,以毫针快速进针,得气后用提插泻法行针 30 秒起针后,按压针孔 1 分钟即可。②令患者仰卧位,用毫针取通里穴,快速直刺得气后,根据辨证分型,依次取太溪、三阴交、足三里、上巨虚,快速直刺得气后,用提插补法行针 1 分钟;丰隆、合谷快速直刺得气后用捻转泻法行针 1 分钟。上述诸穴留针 30 分钟,每 15 分钟再按上述补泻手法行针 1 次。③起针后,患者俯卧位,暴露双足底,将新鲜生姜取姜汁适量,再取瓶装备用药面 20g,以姜汁调成糊状,制成直径 5cm、厚 1cm 的药饼,置双涌泉穴上,然后将艾绒制成直径 20cm 的艾炷置于药饼上,点燃艾炷,使其燃烧,每穴每次灸 5 壮。

4. 中药微波导入 采取桃红四物汤加减进行微波导入治疗。处方:桃仁 10g、红花 12g、赤芍 12g、生地黄 12g、当归 12g、川芎 10g、僵蚕 10g、干地龙 12g、夏枯草 10g、丹参 10g、牡丹皮 10g。加水 500ml,浸泡 2 小时,以武火煎沸后再以文火煎 30 分钟,取滤液 300ml,加入适量防腐剂,冷藏备用。使用时用其煎液浸润 12cm×12cm 大小的 4 层纱布敷于颈前喉部(每次 30ml)。用微波治疗仪,频率 2 450MHz 体外辐射器,直径 16cm。患者取卧位,辐射器置于喉部,距离皮肤 2~3cm,治疗功率为 40~50W,每次 15 分钟。

5. 碘离子直流电导入治疗 采用直流感应电疗机,治疗时将 10% 碘化钾溶液均匀浸湿衬垫,5cm×10cm 衬垫电极接阴极置颈前两颌下部,辅电极 6cm×10cm 接阳极置于颈后,电流强度 3~6mA,每日一次,每次 20mm,15 次为一疗程。

6. 局部穴位电刺激 采用穴位刺激仪,主穴选两侧人迎,配穴选两侧合谷。患者取坐位,将表面电极置于上述两穴位,使用双向短形脉冲波,2/100Hz 频率,电流强度 10~20mA,刺激 30 分钟,每日一次,每 10 日为一疗程。

7. 清音喉痹散外吹 麝香、牛黄、冰片、琥珀、珍珠、象皮、乳香、没药、五倍子等。把清音喉痹散粉剂吹至咽喉部,以撒匀一层为度,连敷 3 遍,每遍间隔 10 分钟,每日 1~2 次。

8. 穴脉冲电刺激 取人迎、水突穴,用脉冲电治疗仪,每次 10 分钟,每日 1 次,每次 30 分钟。14 日为 1 个疗程。

9. 音频电超短波 音频电流 20mA,20 分钟,每日 1 次;超短波治疗电流 50mA,每次 20 分钟,每日 1 次。

三、西医药常规治疗

1. 药物治疗 对萎缩性喉炎患者,可应用有轻微的刺激腺体分泌增多作用的含碘喉片和口服维生素类药物。

2. 嗓音训练 通过系统、科学的发声训练方法,纠正不正确的发声习惯和方法,减少发音时双侧声带之间的摩擦来达到逐渐改善甚至治愈慢性喉炎的目的。

3. 手术治疗 对于慢性喉炎伴黏膜的不典型增生、喉厚皮病等癌前病变者,具有恶变倾向,声带水肿和过度肥厚者,可以考虑采用手术治疗。

【特色疗法述评】

近年来,慢性喉炎的中医或中西医结合防治研究均取得了积极进展。中医临床研究大致有以下几方面的特色:①引进 DME,尝试循证医学对临床研究的指导作用;②主张辨病与辨证相结合;③不断探索与优化临床研究设计方案;④在重视突出中医特色的基础上,重视证候疗效的评价研究。但目前在有关慢性喉炎的基础理论、指导思想、研究方法、研究内容等方面,还有许多工作要做。

1. 在基础研究领域,缺乏原创性的中医研究成果。

2. 临床检查手段几乎全部依赖西医,中医特色的检查手段除传统的"望、闻、问、切"外,几乎是空白。

3. 在所检索的文献中,几乎所有的中医治疗慢性喉炎的特色疗法,除了少数是系列研究报道外,绝大部分是单篇文献,缺乏重复和佐证材料。

4. 相当一部分文献完全套用西医临床疗效评价指标体系,缺乏中医独特的评价体系,证候指标体系随意性过大,缺乏足够的设计依据。

5. 中医慢性喉炎的临床治疗是一大优势。但即使在这一个优势病种上,多年来并没有建立起既依据循证医学又能反映中医真实疗效的疗效评价模式。

6. 在引用中医经典的文献中,肯定性引用多,怀疑、批评性引用少。引用单本著作、单一论述多,经典著作的贯通性应用研究少。

7. 尽管西医在检查手段上占尽优势、治疗方法众多,但慢性喉炎仍然难以根治。对于结节性慢性喉炎,往往以手术治疗为主(包括 CO_2 激光、微波、电灼、低温等离子射频消融术等),常配合术后康复训练,但对于复发性者往往需要多次手术,给患者身心带来创伤。对于喉肌弱症的治疗效果仍多不太令人满意。

从以上分析可以看出,尽管西医在慢性喉炎的检查手段上比较先进,但中医仍然可以发挥简便效廉的优势。今后应将注重依据中医理论、突出中医特色,提高中医药学的核心竞争力,提高中医药临床疗效和创新传统的中医药临床疗效评价研究作为研究工作的重要内容。

【主要参考文献】

1. 郭宏. 现代耳鼻咽喉疾病中医诊疗学［M］.北京：中医古籍出版社，2008.

2. 安福敬，方芳，陈国清. 双侧喉返神经注射治疗慢性喉炎 50 例临床观察［J］.福建医药杂志，2005，27（4）：95-96.

3. 姚行齐，杨长亮，杨媛媛. 间接喉镜下声带给药法治疗慢性喉炎 110 例报告［J］.中华临床医药，2000，1（3）：65.

4. 刘民生，李雪珍，亓召芹. 会厌逐瘀汤加减治疗声带小结 56 例［J］.四川中医，2004，22（6）：82.

5. 谢强. 针刺治疗老年喉肌弱症 118 例［J］.中国中西医结合耳鼻咽喉科杂志，2001，9（2）：23.

6. 李凡成，肖国仕. 中医耳鼻咽喉科临床妙法绝招解析［M］.长沙：湖南科学技术出版社，2010.

7. 赵世春，杨晓霞，李玉琴. 音频电和超短波治疗慢性喉炎的临床实验［J］.航空航天医药，2009，20（1）：16，18.

8. 李云英，陈海，邓时贵，等. "金喉雾化剂"治疗慢性喉炎的疗效评价及计算机声图谱分析［J］.中国中西医结合耳鼻咽喉科杂志，1999，7（3）：114-117.

（郭 宏）

第三节 急性会厌炎

　　急性会厌炎是一种以声门上区会厌为主的急性炎症，又称急性声门上喉炎。主要表现为会厌及杓会厌襞的急性水肿伴有蜂窝织炎性变，可形成会厌脓肿。因会厌的静脉血流均通过会厌根部，因此会厌根部如受到炎症浸润的压迫，使静脉回流受阻，会厌将迅速发生剧烈水肿，且不易消退。炎症累及声带者极少见。急性会厌炎是喉科急、重症之一，病情发展极快，死亡率甚高。成人及儿童均可发病，近年来，成人患者有增加的趋势。全年均可发病，以早春、秋末发病者为多。男性患者多于女性，其比例为2：1~7：1。据国内报告，单纯急性会厌炎多见于成人，处理及时，一般均可痊愈。

　　急性会厌炎相当于中医学的喉风。历代文献中，喉风的名目繁多，如急喉风、缠喉风、锁喉风、走马喉风、呛喉风、哑瘴喉风等，《喉科秘旨》分喉风12证，《图注喉科指掌》分 16 证，《经验喉科紫珍集》分 18 证，《重楼玉玥》分 36 证。

总之,古代医籍中喉风的含义极广,一般是泛指咽喉多种疾病,并包括某些口齿唇舌病症在内,正如《喉科心法》所说:"考古称喉证,总其名曰喉风。"本节所论急喉风,系专指以吸气性呼吸困难为主要特征的急性咽喉疾病,因其发病急、变化快、病情重而定名。《脉经》云:"病人肺绝,三日死,何以知之,口张但气出而不还",这是类似于呼气性呼吸困难的较早记载。

近年来,随着中医、中西医结合研究的不断发展,中西医结合的思路在治疗急喉风方面发挥极大的优势。

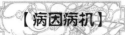

【病因病机】

一、中 医

本病多由咽喉痈肿、小儿喉喑、外伤、异物、过敏等各种急性咽喉病发展所致,其病机多为热毒、痰浊或风寒痰浊互结咽喉,阻塞气道。

1. **风热外袭,热毒内困** 患者肺胃素有蕴热,复感风热之邪,或时行疫疠之邪侵入人体,风热邪毒引动肺胃之火上升,风火相煽,内外邪热搏结不散,结聚于咽喉而为病。

2. **热毒熏蒸,痰热蕴结** 火毒炽盛,火动痰生,痰火邪毒结聚于咽喉而为病。

3. **风寒痰浊,凝聚咽喉** 素体虚弱,或禀质过敏,风寒之邪乘虚而入,壅阻于肺,肺气失宣,津液不行,化为痰浊,风寒痰浊凝聚咽喉而为病。

二、西 医

1. **感染** 为此病最常见的病因,急性会厌炎患者咽拭子培养和血培养最常发现的细菌是流感嗜血杆菌,而且重症患者此菌的检出率较高。另有葡萄球菌、链球菌、肺炎链球菌、奈瑟卡他球菌、类白喉杆菌等。亦可与病毒混合感染。

2. **变态反应** 全身性变态反应亦可引起会厌、杓会厌襞的高度水肿,因继发性感染而发病。

3. **外伤** 异物外伤,刺激性有害气体,刺激性饮料和食物,放射线损伤等都可引起会厌黏膜的炎性病变。

4. **邻近器官的急性炎症** 如急性扁桃体炎、咽炎、口底炎和鼻炎等之蔓延而侵及会厌部。亦可继发于急性传染病之后。

【临床表现】

一、症　状

急性会厌炎起病急骤,病程进展非常迅速,主要症状有剧烈的喉痛、吞咽困难和呼吸困难。

1. **全身症状**　重症者有发热、寒战,全身不适,食欲减退、全身酸痛。在小儿可迅速发生衰竭。

2. **咽喉疼痛**　除婴儿不能诉喉痛外,多数患者有咽喉疼痛,吞咽时加重。但咽部黏膜的色泽尚正常,须注意。

3. **吞咽困难**　发生很快。重者饮水呛咳,张口流涎。轻者自觉有物塞于咽部。偶可发生张口困难。

4. **呼吸困难**　以吸气性呼吸困难为主,伴有高音调吸气性哮鸣及呼气性鼾声。在小儿及成人的暴发型者病情发展极快,可迅速引起窒息。因声带常不受累,故一般无声嘶,或仅发音含糊不清。

二、体　征

1. 患者呈急性面容,常有呼吸困难症状。在成人及较大儿童,用间接喉镜检查,可见会厌黏膜充血,肿胀(尤以舌面为甚),或水肿如球,多以一侧为重。如已形成会厌脓肿,则见局部隆起,其上有黄色脓点、脓头或溢脓小瘘。

2. 一侧或两侧颈深淋巴结上群肿大伴有压痛。

3. 呼吸困难。根据呼吸困难及病情轻重分为4度:

一度:患者安静时无症状,活动或哭闹时出现喉鸣和鼻翼扇动,吸气时天突(胸骨上窝)、缺盆(锁骨上窝)及肋间等处轻度凹陷,称三凹征(甚则剑突下及上腹部软组织也可凹陷,故亦称四凹征)。

二度:安静时亦出现上述呼吸困难表现,活动时加重,但不影响睡眠和进食。

三度:呼吸困难明显,喉鸣较响,并因缺氧而呈烦躁不安、自汗、脉数等,三(四)凹征显著。

四度:呼吸极度困难,患者坐卧不安,唇青面黑,额汗如珠,身汗如雨,甚则四肢厥冷,脉沉微欲绝,神昏,濒临窒息。

【辅助检查】

1. **血常规检查**　呈急性炎症改变。

2. 喉部 X 线片检查 对急性会厌炎的诊断有一定价值。在侧位片上,可见肿大的会厌,会厌皱襞和室带肿胀,喉咽腔的阴影缩小,界限清楚。

【诊断与鉴别诊断】

一、诊 断

根据病史、症状及检查所见,一般均可明确诊断。凡遇有急性喉痛、吞咽疼痛、呼吸困难的患者,口咽部检查无特殊病变发现,或口咽部虽有炎症但不足以解释其严重症状者,应注意到急性会厌炎,必须做间接喉镜检查,以防漏诊。

二、鉴 别 诊 断

1. 西医 本病应与单纯喉水肿、咽白喉、急性喉气管支气管炎、喉异物相鉴别。

2. 中医 主要是与急喉痹、喉痈等疾病相鉴别。

【治疗】

一、西 医 治 疗

治疗应以保持呼吸道通畅及抗感染为原则。一般应将患者收住院观察治疗。

1. 控制感染

(1)抗生素的应用:对症状较轻者,可选用青霉素类药物静脉滴注。病情较重或经上述药物治疗无明显改善者,可用头孢菌素静脉滴注。

(2)激素的应用:激素能抑制炎症反应,有效降低毛细血管的通透性、减轻肿胀和充血,因此对于急性会厌炎的患者,应早期使用激素。一般成人氢化可的松用量为 1 次 100~200mg,地塞米松为 1 次 10mg,加入抗生素作静脉滴注。

(3)切开排脓术:如局部有脓肿形成时应进行切开排脓术,有利于迅速控制感染,并可减少抗生素药物的用量,减轻毒血症,缩短病程。

2. 保持呼吸道通畅

(1)氧气吸入:对神志清楚有轻度呼吸困难者,以每分钟 2~3L 的流量及30% 的浓度给氧比较合适。当病情严重,缺氧明显,有二度以上呼吸困难者,应适当增加每分钟的氧气流量及浓度。

(2)气管切开术:是抢救本病危重病例的重要方法,病情严重者,应尽早施行气管切开术。

二、中 医 治 疗

(一)辨证论治

1. 风热外袭,热毒内困

主症:咽喉肿胀疼痛,吞咽不利,继之咽喉紧涩,汤水难下,强饮则呛,语言不清,痰涎壅盛,咽喉堵塞,呼吸困难。全身可见乏力,恶风发热,头痛,舌质红,苔黄或黄厚,脉数。检查见咽喉黏膜呈鲜红或紫红色,声门区红肿显著。

治法:疏风泄热,解毒消肿。

方药:清咽利膈汤加减。荆芥、防风、薄荷、栀子、黄芩、连翘、银花、黄连、桔梗各 10g,甘草、牛蒡子、玄参各 15g,生大黄、玄明粉各 5g。若痰涎壅盛者加瓜蒌、贝母、竹沥、前胡、百部各 10g,清热化痰。

2. 热毒熏蒸,痰热壅结

主症:咽喉突然肿胀,疼痛难忍,喉中痰鸣,声如拽锯,喘息气粗,声音嘶哑,或语言难出。全身可见憎寒壮热,或高热心烦,汗出如雨,口干欲饮,大便秘结,小便短赤。舌质红绛,苔黄或腻,脉数或沉微欲绝。检查可见咽喉极度红肿,会厌或声门红肿明显,痰涎多或有腐物,并可见鼻翼扇动,天突、缺盆、肋间及上腹部在吸气时出现凹陷。

治法:泄热解毒,祛痰开窍。

方药:清瘟败毒饮加味。水牛角、石膏各 30g,玄参、生地、赤芍、知母、连翘、丹皮各 15g,黄连、黄芩、栀子、桔梗、甘草各 10g。痰涎壅盛者,加大黄、贝母、瓜蒌、葶苈子、竹茹各 15g 以清热化痰散结,并配合六神丸、雄黄解毒丸、紫雪丹、至宝丹以清热解毒、祛痰开窍;大便秘结者,可加大黄、芒硝各 10g 以泄热通便。

3. 风寒痰浊、凝聚咽喉

主症:猝然咽喉憋闷,声音不扬,吞咽不利,呼吸困难,或兼有咽喉微痛。全身可见恶寒、发热、头痛、无汗、口不渴等症,舌苔白,脉浮。检查见喉关无红肿,会厌可明显肿胀甚至如球状,声门处黏膜苍白水肿,声门开合不利。

治法:祛风散寒,化痰消肿。

方药:六味汤加味。方中荆芥、防风、薄荷、桔梗、甘草、僵蚕各 10g。若风寒明显者可加苏叶、桂枝各 10g,若痰多者可加半夏、天南星、白附子各 15g 燥湿祛风化痰;声嘶者加蝉衣 15g 祛风开音;会厌水肿明显者可加茯苓、泽泻各 30g 健脾祛湿消肿。

以上方药,水煎服,每日 1 剂。重症每日可连服 2 剂。

(二)特色专方

1. 白虎解毒汤 生石膏(先煎)30~50g,知母 10~15g,银花 10~30g,赤芍

15g,丹皮 10g,浙贝 10~20g,僵蚕 15~30g,陈胆星 10~20g,天竺黄 10~20g,升麻15~30g,以清热祛风化痰开窍为则,用于高热,咽喉红肿疼痛,痰涎壅盛,吞咽困难的急性会厌炎。

2. 疏风清热消痰汤 全蝎 5g,天竺黄 15g,石菖蒲、蝉衣、胆南星 10g,贝母、莱菔子、金锁匙各 15g,山豆根、白芷各 8g。

3. 肃肺化痰汤 桑叶、天竺黄、陈皮、桔梗各 15g,杏仁、太子参、枇杷叶、贝母各 20g,甘草 5g。用于急喉风恢复期。

4. 咽喉消肿八味汤 前胡、牛蒡子、炙僵蚕、光杏仁各 9g,生甘草 3g,野菊花 9~15g,鲜芦根 30g,土牛膝根 9~15g。适用于各型的急性会厌炎。

5. 加味五虎汤 生石膏 100g,杏仁、麻黄、甘草、葶苈子、陈皮各 15g,茶叶、兜铃各 10g。

6. 会厌败毒汤 黄连 6g,焦山栀、大黄、射干、丹皮、郁金、牛蒡子、天竺黄、麻黄、僵蚕、陈胆星各 10g,浙贝 15g,水牛角 60g,治痰喘,消水肿。

(三)中药成药

1. 冰硼散 冰片、煅硼砂、朱砂、玄明粉研细末,每次 0.5g,每日 3 次,吹敷患处,本散具有清热解毒,消肿止痛的功效。

2. 六神丸 人工牛黄、麝香、蟾酥、珍珠粉、冰片、百草霜等磨成丸剂。口服,一日 3 次,温开水吞服,注意:1 岁每次服 1 粒,2 岁每次服 2 粒,3 岁每次服3~4 粒,4~8 岁每次服 5~6 粒,9~10 岁每次服 8~9 粒,用于伴有咽喉红肿疼痛的急性会厌炎。

3. 熊胆通关散 猪牙皂 500g、鹅不食草 250g、细辛 250g、熊胆 250g。研末,少量吹喉,用于呼吸困难,喉中痰鸣伴有轻度昏迷的患者。

4. 控涎丹 甘遂(去心)、紫大戟(去皮)、白芥子各等分,上为细末,煮糊为丸,如梧桐子大,晒干,食后及临卧时用姜汤成熟水送下 5~10 丸,用于痰涎壅盛,语言不清的急性会厌炎。

5. 清开灵注射液 含牛黄、郁金、黄连、黄芩、山栀、朱砂等。每次20~40ml,加入 5% 葡萄糖注射液 250~500ml 静滴,每日 1 次。适用于发热、咽痛的急性会厌炎患者的辅助治疗。

6. 双黄连注射液 每千克体重用本品 1ml,加入生理盐水或 5% 葡萄糖注射液中,静脉滴注,每日 1~2 次;口服,每日 3 次,儿童每次 20ml,成人每次40ml。适用于伴有感染的急性会厌炎患者,可起到加强抗炎和抗病毒作用。

(四)针灸疗法

选用合谷、少商、尺泽、商阳、少泽、曲池、天鼎、丰隆、扶突等,每次 2~3 穴用泻法,不留针。或刺少商、商阳、耳尖、耳垂出血泄热。耳针用咽喉、神门,平喘等穴,针刺留针 15~30 分钟,每日 1~2 次。

（五）其他特色疗法

1. **雾化吸入疗法** 可用金银花、菊花、薄荷、葱白、藿香等药,适当煎煮过滤,取药汁进行雾化吸入,以祛风清热,消肿通窍。

2. **中药离子透入** 可用黄芩、栀子、连翘、赤芍、丹皮、贝母、天竺黄、大黄等药浓煎后,借助于离子透入仪将药从颈前部皮肤导入至喉部病变部位。

3. **吹药** 用清热解毒、利咽消肿的中药粉剂吹入患处,以消肿止痛,适于喉关及口咽部病变。如《本草纲目》治咽喉肿痛用射干花、山豆根共为末,吹之;《证治汇补》治喉干痛、喉咙作肿,用薄荷、玄明粉、硼砂、青黛、牛黄、朴硝、僵蚕研末吹之;《重楼玉钥》治咽喉闭塞、痰涎壅盛,用灯心灰、硼砂为细末,吹之,等等。

4. **含漱** 银花20g,连翘、防风各15g,荆芥、甘草、薄荷各10g加水2碗,煎成1碗漱口,含药物于口中,慢慢咽下,使药物长时间的经过咽喉部,直接发挥治疗效果。也可鲜品鱼腥草30g,洗净,泡开水,取药液含服。

【特色疗法述评】

急性会厌炎发病急骤,来势凶险,短时间可引起会厌肿胀,致呼吸骤停。本病重点在于抗感染和保持呼吸道通畅。

1. 本病西医治疗多以全身使用抗生素及糖皮质激素用为主,配合局部应用抗生素及糖皮质激素超声雾化吸入为辅。如会厌水肿型的患者在超声雾化时可加入盐酸肾上腺素对病情的缓解有帮助。禁食:会厌肿胀活动受限,不能遮盖声门,故吞咽时食物可流入气管而致呛咳,有诱致会厌嵌入声门而突然窒息的危险。当出现三度呼吸困难时必须进行常规或经皮气管切开术,或气管插管。

2. 中医认为,急性喉痹与肺、胃的关系极为密切,咽喉位于肺之上,肺主表,有卫外功能,当肺卫功能减弱,寒热气候骤变时,风热邪毒从口鼻而入,侵犯咽喉,经肺系或卫表内犯于肺,肺主宣发肃降,为风热之邪所犯,治节失常,气不宣降,邪热壅结,循经上蒸于咽喉,外犯肌表。脾胃之热可由肺卫邪热壅盛,失于治疗,由表及里,由肺及胃;脾胃火热炽盛,上壅于咽喉,病情较重,火热灼炼肌膜,气滞血壅,炼津成痰,出现红肿疼痛加剧、痰涎壅盛、饮食难下、呼吸气促等症状。

3. 近年来,随着中医药的大力推广,临床发现中医中药不但在治疗慢性病方面发挥极大的优势,在临床急症方面也获得了满意的疗效。急喉痹的发病多因风热邪毒、疫疠之邪外袭,内因湿热蕴积,致气血凝结,痰涎阻塞气道而致,故发病不外乎风、痰、热。疏风散热,化痰散结是治疗喉痹的重要治法,常用药有：前胡、牛蒡子、炙僵蚕、杏仁、生甘草、野菊花、鲜芦根、土牛膝、天竺黄等、其中现代药理证实土牛膝、野菊花对金葡菌、溶血性链球菌白喉杆菌及流感病毒都有较强的抑制作用。又因急性会厌炎多与肺胃热盛有关，则胃肠津液损耗，热和燥屎积结于里，大便干结难解，方药中具有降气、润肠通便的作用，肺与大肠相表里，引火下行，使邪从便解，此即"釜底抽薪"之意。

4. 运用现代医学来研究中医药特色治疗方面取得了不少的进展，如中药雾化、针灸、穴位注射疗法、吹药法、中药含漱法等疗效显著。

【主要参考文献】

肖家翔. 咽喉科疾病中医外治举要[J]. 中医外治杂志，2000，9(1)：34-35.

（刘元献　刘　霞）

第四节　会厌囊肿

会厌囊肿多因会厌黏膜黏液腺管阻塞形成，常见病因为喉慢性炎症、机械刺激和创伤引起。本病多发生于会厌谷、会厌舌面和会厌游离缘。发生于会厌之外喉部黏膜的囊肿，称喉囊肿，亦可参照本病辨证论治。

熊氏《中医耳鼻咽喉科学》载有"会厌痰包"，但古代医学文献中并无"会厌痰包"之称，只有"痰包"一词，始见《外科正宗》："痰包乃痰饮乘火流行凝注舌下，结而匏肿。绵软不硬，有妨言语，作痛不安。用利剪刀当包剪破，流出黄痰，若蛋清稠黏难断……"此指舌下痰包而言。本病所述之病位在会厌，其病机、证候、治疗方面与所述"痰包"多有相同之处。

【病因病机】

一、中　医

本病多因饮食、劳倦伤脾，以致脾胃运化失健，痰湿内生，浊阴上干清阳之位，或复受外邪侵袭，夹痰湿上壅清窍，痰浊凝滞而为肿胀。

二、西　医

1. **潴留囊肿**　喉黏膜广布黏液腺，因局部慢性炎症或慢性机械性刺激可引起黏液腺管阻塞,导致黏液腺导管扩张,黏液潴留,往往可形成较大囊肿。囊壁内层为鳞状立方或柱状上皮,内含黏液潴留液。

2. **表皮样囊肿**　病因与潴留囊肿基本相同。常呈多发性,囊肿形小如豆、色黄,囊壁内层为复层鳞状上皮,内含大量的脱落的鳞状上皮细胞碎屑。

【临床表现】

一、症　　状

一般多无症状,常在喉部检查时发现,囊肿较大者可有喉不适感,刺激性咳嗽,先天性会厌大囊肿可引起新生儿或婴儿喉阻塞症状,有报道成人巨大囊肿也可引起气道梗阻。

二、体　　征

间接喉镜或纤维喉镜检查可发现,囊肿可位于会厌,会厌谷、会厌舌面,或会厌游离缘,呈半球形,蒂部广,表面光滑,呈灰白、浅黄或淡红色。

【诊断与鉴别诊断】

一、诊　　断

根据病史,喉镜检查所见,其诊断不难。如用粗长针头注射器抽吸出黏液、乳白或褐色内容物可确定诊断。

二、鉴　别　诊　断

1. **西医**　由于本病症状时有出现喉梗阻、呼吸困难等,需注意与急性感染性会厌炎、咽喉异物等鉴别。

2. **中医**　主要与喉痈、梅核气、慢喉喑等疾病鉴别。

【治疗】

一、一　般　措　施

1. 积极治疗咽喉部其他炎性疾病,减少局部炎症刺激。

2. 若无明显症状,可随访观察。

3. 戒除烟酒等不良嗜好,饮食宜清淡。

二、中医治疗

主症:咽部异物感,或时有刺激性干咳,吞咽可有梗塞感,时有咽痛等不适。间接喉镜下会厌可见半圆形突起,表面光滑,呈灰白、浅黄或淡红色。全身一般无明显症状。舌苔微腻,脉缓或滑。

治法:祛痰散结,疏风通络。

方药:导痰汤加减。半夏、茯苓各 15g,橘红、枳实、南星、竹茹、僵蚕各 10g,甘草 6g。可酌加地龙、郁金各 10g,柴胡、当归尾、丹参各 15g,以疏风活血通络。囊肿较大潴留液多者,酌加泽兰、泽泻以助利水渗湿;若囊肿色黄者,多兼郁热,酌加黄芩、金银花之类以助清热解毒。

三、西医药常规治疗

本病的主要治疗方法是手术治疗。手术方式多种多样,传统的手术方式有钳夹法、圈套法等。随着医疗器械的发展,文献报道有激光、超声、微波、射频、冷冻、电灼等多种手术方法。最常用的是在支撑喉咽镜下,撑起舌根暴露会厌囊肿,用喉刀、剪和杯状钳将囊外侧壁咬除。也可用激光、微波将其切除。对于巨大的囊肿可将囊液抽吸出大部分,再用上述相同的经喉内法将其切除。效果较好。对于微小的囊肿也可暂不作处理而进行随访观察。

【研究述评】

1. 关于本病的治疗目前公认以外科手术为主,内科药物治疗为辅助。

2. 对本病单纯采用中医辨证论治的报道不多。有医案表明,辨证论治为主,也具有减轻症状、消除囊肿的作用,特别是对于不能或畏惧接受手术治疗者,以及伴有慢性咽喉炎症,需要以中医药辨证论治为主者,无疑是一种合适的选择方法。

【主要参考文献】

1. 应丽韫,赵长青.52 例会厌囊肿病理学分类及治疗[J].湖北民族学院学报,2008,25(1):34-36.

2. 王军,马莉.二氧化碳激光治疗会厌囊肿 42 例[J].山东大学耳鼻喉眼学报,2012,26(1):46-47.

3. 鲁杰,孙民.显微可调喉镜下低温等离子射频治疗会厌囊肿的疗效观察[J].现代实用医学,2013,25(4):454-455.

4. 龚梓明,陈嗣铭.支撑喉镜下高频电刀治疗会厌囊肿临床分析[J].吉林医学,2013,34
(7):1241-1242.

（梅祥胜 王晓培）

第五节 声 带 麻 痹

声带麻痹或称喉麻痹,是一种临床表现,而不是一个独立的疾病。当喉的运动神经(喉返神经)受到损害时,即可出现声带外展、内收或肌张力松弛三种类型的麻痹。临床上因左侧喉返神经行程较长,故左侧声带麻痹多见。

中医学虽无声带麻痹之名,但可归属急、慢喉瘖范畴。瘖者,无声也。因喉部疾患而致声音质不扬,甚至嘶哑者,称为喉瘖。中医学认为,本病的发生多因外感表证,影响到肺系,以致肺失宣降,肺气壅盛,气道不清,气机不利,外邪凝聚于会厌,致使脉络壅阻,声户开合不利,则声音嘶哑,甚至于失音;或阴虚肺燥,肺脾气虚,喉窍失养,难以启闭,或痰热内蕴,喉窍脉络瘀阻而成本病。《景岳全书》曰:"声音出于脏气,凡脏实则声宏,脏虚则气怯,故凡五脏之病皆能为瘖。"《仁斋直指方》曰:"心为声音之主,肺为声音之门,肾为声音之根。"

【病因病机】

一、中 医

喉瘖有虚实之分,实证者多由风寒、风热、痰热犯肺,肺气不宣,邪滞喉窍,声门开合不利而致,即所谓"金实不鸣""窍闭而瘖"。虚证者多因脏腑虚损,喉窍失养,声户开合不利而致,即所谓"金破不鸣"。

1. **风寒袭肺** 风寒外袭,壅遏肺气,肺气失宣,气机不利,风寒之邪凝聚于喉,阻滞脉络,致声门开合不利,发为喉瘖。

2. **风热犯肺** 风热外袭,内伤于肺,肺失清肃,气机不利,则邪热上蒸,壅结于喉,致声门开合不利,发为喉瘖。

3. **痰热壅肺** 肺胃积热,复感风热,内外邪热互结,灼津为痰,痰热壅肺,肺失宣降,致声门开合不利,发为喉瘖。小儿脏腑娇弱,喉腔较窄,患有本病时,易导致气道阻闭,发展成急喉风。

4. **肺肾阴虚** 素体虚弱,燥热伤肺,过劳伤肾,或久病失养,以致肺肾阴亏,肺津无以上布,肾阴无以上承;又因阴虚生内热,虚火上炎,蒸灼于喉,致声门失健,开合不利,发为喉瘖。

5. 肺脾气虚 素体虚弱,过度用嗓,气耗太甚,加之久病失调,或劳倦太过,致肺脾气虚,无力鼓动声门,发为喉瘖。

6. 血瘀痰凝 患病日久,余邪未清,结聚于喉,阻滞脉络;或用嗓太过,耗气伤阴,喉部脉络受损,经气郁滞不畅,气滞则血瘀痰凝,致声带肿胀或形成小结及息肉,妨碍声门开合,则久瘖难愈。

二、西 医

按神经遭受损害的部位不同,可分为中枢性和周围性两种,其中以周围性多见。

1. 中枢性 两侧大脑皮质之喉运动中枢有神经束与两侧疑核相连系,故每侧肌肉均接受来自两侧大脑皮质的冲动,因而皮质病变引起的喉麻痹,临床上极为少见。脑出血、基底动脉瘤、颅后窝炎症、延髓及桥脑部肿瘤均可引起声带麻痹。

2. 周围性 凡病变主要发生在喉返神经或迷走神经离开颈静脉孔以至分出喉返神经之前的任何部位,所引起的喉麻痹,均属周围性。

3. 甲状腺病变 甲状腺癌是特发性原因以外引起的喉返神经麻痹的最常见的原因。

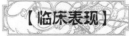

【临床表现】

一、症 状

声带麻痹的病因较多,表现的症状因麻痹的程度不同差别甚大,归纳起来可分为三种类型:

1. 喉返神经完全麻痹 喉返神经单侧麻痹的主要症状是声音嘶哑,说话时间不能持久,易疲倦,有漏气感。经过一段时间之后,因另一侧的代偿作用使声嘶好转。

2. 喉返神经不全麻痹 单侧喉返神经不全麻痹症状不明显,有时在正常体检时偶尔发现,追问病史,患者可回忆曾有过短暂的声音嘶哑,但很快恢复正常。

3. 喉上神经麻痹 喉上神经主管声带的紧张度,损伤后声带失去张力,因而发音无力,声弱;声音嘶哑,且粗。

二、体 征

1. **喉返神经完全麻痹** 喉返神经单侧麻痹:喉镜检查可见病侧的外展和内收肌完全丧失功能,声带固定于旁正中位,发音时声门闭合不严,留有缝隙。双侧喉返神经麻痹:喉镜检查可见两侧声带均固定于旁正中位,声带松弛,不能闭合,也不能外展,发病初期可能双侧声带都在正中位,因而引起呼吸困难。

2. **喉返神经不完全麻痹** 单侧喉返神经不全麻痹:喉镜检查可见吸气时患侧声带不能外展,处于旁正中位,声门闭合尚可。双侧喉返神经不全麻痹:喉镜检查可见两侧声门均处旁正中位,声门只有一小缝隙,但仍能闭合。

3. **喉上神经麻痹** 喉上神经损伤:喉镜检查声带边缘呈波浪状,表面有皱纹,内收、外展均正常。

4. **混合性喉神经麻痹** 喉镜检查单侧者声带固定于中间位,后期因健侧代偿,声嘶好转,但仍不能完全闭合。双侧麻痹时两侧声带均固定于中间位。

【辅助检查】

1. **纤维喉镜或电子喉镜** 可清晰看到声带活动及声门闭合情况。

2. **影像学** 诊断喉返神经麻痹的关键是能认识到由于张力的变化,引起的声带、梨状窝、喉室、声门下区及喉前庭等结构形态和位置的改变以及功能改变。

3. **喉肌电检查** 单纯喉返神经损伤,环甲肌肌电图多正常,其他喉内肌可出现失神经肌电反应,单纯喉上神经损伤则与上述改变相反,喉返神经和喉上神经连合损伤则环甲肌及其他喉内肌均可出现失神肌电反应。喉肌电图检查虽然不是声带麻痹的常规检查方法,但是对声带麻痹的鉴别诊断、定位诊断、神经损伤程度及预后判断意义很大。

4. **动态喉镜** 是临床诊断及评估声带麻痹的首要检查方法,其建立在动态喉镜图像技术的基础之上,可以直观观察声带振动、声带某一位点的开放闭合情况、声带相位的对称性、黏膜波客观指标。

【诊断与鉴别诊断】

一、诊 断 标 准

根据症状、体征、辅助检查及详细病史基本上能明确诊断。

1. 病程在 1 个月以上,声音嘶哑,讲话费力,不耐多言,喉部干燥、微痛,咽喉部易疲劳,有黏痰不易咯出者。

2. 喉镜检查呈慢性充血,声带麻痹、肥厚、闭合不全者。

3. 排除喉癌、癔症性失声、喉外伤、喉结核、喉梅毒、咽白喉等病症者。

二、鉴 别 诊 断

1. **西医**　本病应与癔病性失音、声带息肉、喉肿物、功能性失音相鉴别。

2. **中医**　主要是与白喉、喉癣、喉瘤、喉喑相鉴别。

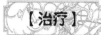

一、一 般 措 施

注意说话方式及说话频率,注意休息,少食辛辣刺激食物。

二、中 医 治 疗

(一) 辨证论治

1. 风寒袭肺

主症:猝然声音不扬,甚则嘶哑,喉微痛微痒,咳嗽声重,发热,恶寒,头身痛,无汗,鼻塞,流清涕,口不渴,舌苔薄白,脉浮紧。检查见喉黏膜微红肿,声门闭合不全。

治法:疏风散寒,宣肺开音。

方药:三拗汤加味。麻黄、杏仁、甘草各15g。

2. 风热犯肺

主症:声音不扬,甚则嘶哑,喉痛不适,干痒而咳,发热,微恶寒,头痛,舌边微红,苔薄黄,脉浮数。检查见喉黏膜及声带红肿,声门闭合不全。

治法:疏风清热,利喉开音。

方药:疏风清热汤加味。荆芥、防风、甘草各6g,牛蒡子、金银花、连翘、桑白皮赤芍、桔梗、天花粉、玄参、浙贝母各10g。若痰黏难出者,可加瓜蒌皮、杏仁,以清化痰热。

3. 痰热壅肺

主症:声音嘶哑,甚则失音,咽喉痛甚,咳嗽痰黄,口渴,大便秘结,舌质红,苔黄厚,脉滑数。检查见喉黏膜及室带、声带充血,深红肿胀,声带上有黄白色分泌物附着,闭合不全。

治法:清热泻肺,利喉开音。

方药:泻白散加味。地骨皮、桑白皮各10g,甘草5g;加蝉蜕、木蝴蝶以利喉开音。

4. 肺肾阴虚

主症:声音嘶哑日久,咽喉干涩微痛,喉痒干咳,痰少而黏,时时清嗓,症状以下午明显。可兼有颧红唇赤、头晕耳鸣、虚烦少寐、腰膝酸软、手足心热等症,舌红少津,脉细数。检查见喉黏膜及室带、声带微红肿,声带边缘肥厚,或喉黏膜及声带干燥、变薄,声门闭合不全。

治法:滋阴降火,润喉开音。

方药:百合固金汤加味。生地黄、熟地黄、当归、芍药、甘草、百合、贝母、麦冬、桔梗、玄参各 10g;若虚火旺者,加黄柏、知母以降火坚阴;若以声嘶、咽喉干痒、咳嗽、燃热感为主的阴虚肺燥之证,宜甘露饮以生津润燥。

5. 肺脾气虚

主症:声嘶日久,语音低沉,高音费力,不能持久,劳则加重,上午症状明显。可兼有少气懒言、倦怠乏力、纳呆便溏、面色萎黄等症,舌体胖有齿痕,苔白,脉细弱。检查见喉黏膜色淡不红,声带肿胀或不肿胀,松弛无力,声门闭合不全。

治法:补益肺脾,益气开音。

方药:补中益气汤加味。黄芪、人参(党参)各 15g,白术、炙甘草、当归、陈皮、升麻、柴胡、生姜、大枣各 10g,可加生诃子收敛肺气、利喉开音;加石菖蒲通窍开音;若声带肿胀,湿重痰多者,可加半夏、茯苓、扁豆燥湿除痰,消肿开音。

6. 血瘀痰凝

主症:声嘶日久,讲话费力,喉内异物感或有痰黏着感,常需清嗓,胸闷不舒。舌质暗红或有瘀点,苔薄白或薄黄,脉细涩。检查见喉黏膜及室带、声带、杓间暗红肥厚,或声带边缘有小结及息肉状组织突起,常有黏液附其上。

治法:行气活血,化痰开音。

方药:会厌逐瘀汤加减。桃仁、红花各 15g,甘草、桔梗、生地、当归、玄参、柴胡、枳壳、赤芍各 10g。根据患者之肺肾阴虚或肺脾气虚情况,可分别配合应用百合固金汤或补中益气汤等。

以上方药,水煎服,每日 1 剂。

(二)中药成药

1. 金嗓散结丸 金银花、板蓝根、玄参、木蝴蝶、蒲公英、麦冬、丹参、蝉蜕、浙贝母、桃仁(去皮)、鸡内金(炒)、泽泻等药。主要作用是清热解毒,活血化瘀,利湿化痰。用于热毒蓄结、气滞血瘀而形成的慢喉瘖(声带小结、声带息肉、声带黏膜增厚)及由此而引起的声音嘶哑等症。

2. 甘桔冰梅片 桔梗 100g,薄荷 100g,射干 100g,蝉蜕 50g,乌梅(去核)50g,冰片 5g,甘草 100g,青果 100g,羧甲基淀粉钠 8g,硬脂酸镁 2g,功能清热开音。用于风热犯肺引起的失音声哑。

3. **黄氏响声丸** 薄荷、浙贝母、连翘、蝉蜕、胖大海、大黄（酒炙）、川芎、儿茶、桔梗、诃子肉、甘草、薄荷脑。用于声音嘶哑、咽喉肿痛、咽干灼热、咽中有痰，或寒热头痛，或便秘、尿赤急等。

（三）针灸推拿疗法

1. **针刺取穴** 基本穴为扶突、翳风、太冲、天突、足三里、膻中、列缺、三阴交、舌三针（廉泉及廉泉旁开各 1 寸）。辨证取穴：外感者加合谷、风池；气郁痰结型加丰隆；肺脾气虚型加太溪、肺俞穴；瘀血阻滞型加血海。操作：①令患者仰卧位，头稍后仰，常规消毒后，取一次性 0.30mm × 40mm 毫针，分别在扶突穴处快速进针（注意避开动脉），穴位周围产生酸胀感后，用捻转泻法行针 1 分钟快速起针，以无菌棉球按压针孔。②令患者仰卧位，用毫针取天突（沿胸骨外进针）、翳风、太冲、足三里、膻中、列缺、三阴交、舌三针，快速直刺得气后，再根据辨证分型选穴。上述诸穴加用电针，疏密波、频率 1.2Hz，留针 40 分钟。

2. **推拿方法** 治则：舒筋活络，清咽利喉。取穴：①颈前部取穴：人迎、水突、阿是穴及咽喉部三侧线（第一侧线：喉结旁开一分处直下；第二侧线：胸锁乳突肌内缘直下；第三侧线：胸锁乳突肌外缘直下）。②项部取穴：风池、哑门、风府。手法：一指禅推法、拿法、揉法、扳法。操作：手法要求轻快柔和，不可用暴力。①仰卧位，颈部略后伸。医者先于患者咽喉部三条侧线施用一指禅推法或拿法，配合揉法，往返数次，然后揉人迎、水突、阿是穴，时间约 10 分钟，让患者自觉喉肌放松，喉黏膜有湿润感为好。②坐位，头稍前倾。用一指禅推法推风池、风府、哑门，每穴约 2 分钟，然后拿风池及项部颈椎两侧，往返 4~5 次，再揉第二、三侧线约 4 分钟，最后颈椎扳法。让患者自觉喉肌放松，咽部紧张感消失为宜。

（四）其他特色疗法

1. **穴位注射** 取上述针刺主穴或阿是穴，注射药物选用复方丹参注射液、当归注射液、川芎注射液等，每次选取 1~2 穴，每穴注入药液 1ml，每日或隔日一次，连续治疗 7~10 次为一疗程，休息 3~5 天，再作第二疗程。

2. **离子导入法** 用红花、橘络、乌梅、绿茶、甘草、薄荷、水煎取汁，做喉局部直流电离子导入治疗，每次 20 分钟，每日 1 次，有利于喉部消肿开音的作用，适用于各型喉瘖。

3. **耳穴贴压** 取咽喉、声带、肺、大肠、禅门、内分泌、皮质下、平喘等穴，脾虚者加取脾胃，肾虚者加取肾，用王不留行籽或磁珠贴压。

4. **穴位敷贴** 选天突、人迎、尺泽、大椎、足三里、三阴交等穴。

5. **穴位磁疗** 取喉周穴位，如人迎、水突、廉泉等穴，贴放磁片，或加用电流。激光、红外线、微波等穴位照射。

6. 中药雾化吸入 主要组方为玄参、麦冬、薄荷、胖大海、木蝴蝶、桔梗、瓜蒌皮、蜈蚣、全蝎、僵蚕各 10g 混合,再浓煎并反复过滤,沉淀,取液 20ml,瓶装,消毒备用。超声雾化,口腔吸入,每次雾化时间为 30 分钟。5~7 日为 1 疗程。

平时嘱患者用大拇指和食指在甲状软骨两侧上下、左右按摩,早晚各 1 次,每次按摩 100 次,目的是活动杓状软骨,对于声带麻痹的恢复有好处,尤其是对杓状软骨脱位的患者,在行杓状软骨拨动术的前后更为有效。

三、西医常规治疗

(一)声带麻痹应针对其发病原因进行治疗

单侧非完全性麻痹,发音呼吸无明显障碍,常不需治疗;单侧完全性麻痹,如长时间仍不能代偿,而患者要求改善发音时,可在声带黏膜下注射特氟隆,可溶性胶原纤维或脂肪等使声带变宽,向中线靠拢。双侧外展麻痹,如有呼吸困难,应行气管切开,以后再行手术矫正。

(二)西医药治疗

若声带麻痹没有及时得到治疗、误治或治疗效果差,容易迁延为慢性喉炎、咽喉炎、声带小结、息肉等且病情易反复发作增加治疗难度。

1. 喉上神经麻痹的治疗 若是颈部肿瘤压迫所致,切除肿瘤,即可治疗,若是末梢神经炎所致,可给予大量维生素 B_1 口服或注射,或应用丙硫硫胺(新维生素 B_1),对保守治疗无效者,以及外伤所致的喉上神经麻痹,需行手术治疗。

2. 喉返神经麻痹的治疗 单侧喉返神经麻痹患者,如发声和呼吸功能尚好,可加强语言训练及药物治疗,理疗等,若经久不愈,声带代偿不良者,可在患侧行声带内收手术,缩小声门裂隙,改善发声效果。双侧喉返神经完全麻痹,若无呼吸困难并且发声尚可者,可不做特殊治疗,如无呼吸困难,但发声甚差者,可做一侧声带内收手术。

3. 两侧喉返神经不全麻痹 用各种保守治疗无效半年以上,两侧环杓关节固定,呼吸困难者可选声带外移固定术,系通过切除杓状软骨,使一侧声带外展,固定于适当位置,从而达到改善呼吸,而又不影响发声的目的。

4. 各种原因引起的双侧喉外展肌麻痹 声门裂狭小,有呼吸困难不能维持日常活动者,喉返及喉上神经联合麻痹,发声时声门裂大于 3~4mm,出现气息声,或吞咽时有不同程度的误吸者。可予神经肌蒂移植术,目的将自体神经肌蒂移植于麻痹的喉内肌,以恢复喉肌之功能。

5. 声带注射术 据报道对于单侧声带麻痹的患者采用自体脂肪、胶原声带内注射具有较好效果,相比于传统的非生物性声带注射材料如石蜡、硅胶、特氟隆等,自体脂肪细胞易成活,对声带本身无损害,使患侧声带隆起内移,发音时声门闭合,从而提高发音质量。

6. **神经修复术** 颈袢神经修复术治疗反侧声带麻痹,膈神经替代喉返神经修复治疗双侧声带麻痹。

【特色疗法述评】

1. 对于声带麻痹的原因探究各有其说,不同地域、不同医疗机构以及不同专业所报道的病因均存在差异。但综合起来,医源性手术损伤仍是声带麻痹最主要的病因,其中,甲状腺手术占首位,术中的损伤包括神经受挤压、牵拉、切断以及结扎或被烧灼等;甲状腺手术中喉返神经的位置确认困难。据报道,由喉外肿瘤引起的声带麻痹患者占所有声带麻痹患者的 17%~32%,因此除了常规的病史采集和体格检查外,均需行颅底至上纵隔的系统影像学检查,必要时行颅脑部 MRI 检查,以排除喉外肿瘤因素引起的声带麻痹。

2. 近年来,对针灸治疗声带麻痹进行了大量的临床和实验研究。在临床上或以针法为主,或以灸法为主,或针与灸并用,可取得良好疗效。国内诸多学者通过实验研究,初步揭示其作用机制,现代研究表明,针灸、推拿对炎症过程的渗出、变性的病理变化均有调整作用,能控制整体及局部组织的炎症反应,加速血液循环,减少炎症渗出,从而改善声带周围的微循环和淋巴循环,促进炎性渗出物的吸收,减轻水肿,防止喉返神经发生不可逆的坏死,促进声带功能恢复。

3. 中医药对于声带麻痹的治疗研究也有一定的进展。中医学认为,本病的发生多因外感表证,影响到肺系,以致肺失宣降,肺气壅遏,气道不清,气机不利,外邪凝聚于会厌,致使脉络壅阻,声户开合不利,则声音嘶哑,甚至于失音;或阴虚肺燥,肺脾气虚,喉窍失养,难以启闭,或痰热内蕴,喉窍脉络瘀阻而成本病。《景岳全书》曰"声音出于脏气,凡脏实则声宏,脏虚则气怯,故凡五脏之病皆能为喑。"《仁斋直指方》"心为声音之主,肺为声音之门,肾为声音之根"。因此,本病的治疗关键是使咽喉部脉络通畅,声带启闭有常。中医对金创外伤型声带瘫痪,治则是益气活血、祛瘀通络。取补阳还五汤加减;风邪入络型治则为祛风通络,宜经利关节,可用独活寄生汤加减。

4. 现代医学报道,Ortner 综合征系心血管疾病引起左侧声带麻痹,出现声音嘶哑的一组综合征,可见于儿童、婴儿及成人,因此在临床上对于有声带麻痹患者详细询问病史,以免耽误病情,治疗的目标是行心血管原发性疾病手术,术后症状便可好转及消失。

【主要参考文献】

黄选兆,汪吉宝,孔维佳.实用耳鼻咽喉头颈外科学[M].2版.北京:人民卫生出版社,
2011.

（付文洋）

第六节 喉 阻 塞

因喉部或其邻近组织的病变,使喉部通道(特别是声门处)发生狭窄或阻塞,引起呼吸困难者,称喉阻塞,亦称喉梗阻。它不是一种独立的疾病,而是一个症状,如不速治,可引起窒息死亡。可发生在任何年龄,男女发病率无明显差异。成人发病无季节性,幼儿以冬春季发病较多。由于幼儿声门狭小,喉黏膜下组织松弛,喉部神经易受刺激而引起痉挛,喉部气流途径弯曲,故发生喉阻塞的机会较成人多。本病无地域性。

根据本病的临床表现,一般将其归类于中医学中的急喉风。宋代以前,尚无"喉风"这一病名,仅有类似急喉风症状的描述。如《内经》有嗌痛、嗌肿、塞嗌、喉嗌中鸣等病证记载,部分可能包括急喉风。宋代医籍开始有"喉风"之名,如《圣济总录》有"缠喉风""走马缠喉风"。《三因极一病证方论》云:"缠喉风及急喉痹,猝然倒仆,失音不语,或牙关紧闭,不省人事,或上膈壅热,痰涎不利,咽喉肿痛。"《景岳全书》:"锁喉风证,时人以咽喉肿痛,饮食难入,或痰气壅塞不通者,皆为锁喉风。"《咽喉秘授》详细描述了急喉风:"急喉风一症,缘手太阴肺经感受热邪,与君火抗争而发也……气不得从口而出,内攻脏腑,命将殆矣。"

急喉风临证强调内外并举,外治以开通气道为目的,可以组合选用通关、放血、探吐、擎拿、吹药、雾化吸入等手段;备好气管插管和气管切开用品以随时应用。中医内治以豁痰消肿开窍为原则,必要时可采用中西医结合治疗。

【病因病机】

一、中 医

本病多由咽喉痈肿、小儿急喉喑、外伤、异物、过敏等各种急性咽喉病发展

所致,其病机多为热毒、痰浊或风寒痰浊互结咽喉,阻塞气道。

1. 风热外袭,热毒内困　患者肺胃素有蕴热,复感风热之邪,或时行疫毒侵入人体,肺热邪毒引动肺胃之火上升,风火相煽,内外邪热搏结不散,结聚于咽喉而为病。

2. 热毒熏蒸,痰热壅结　火毒炽盛,火动痰生,痰火邪毒结聚于咽喉而为病。

3. 风寒痰浊,凝聚咽喉　素体虚弱,或禀赋过敏,风寒之邪乘虚而入,壅阻于肺,肺气失宣,津液不行,化为痰浊,风寒痰浊凝聚咽喉而为病。

4. 喉伤邪结,痰瘀阻闭　喉窍新近外伤或已有有型之邪结聚,病久喉腔见小,又遇外邪侵袭,以致痰瘀互结而为病。

二、西　　医

1. 喉部急性炎性疾病　是引起喉阻塞的常见原因。小儿急性喉炎、急性会厌炎、急性喉气管支气管炎等引起喉阻塞者较常见。邻近组织的急性炎症如咽后脓肿、下颌下淋巴结炎、下颌下脓肿及口底蜂窝组织炎等,向下蔓延,也可发生喉阻塞。喉部特殊感染,如喉梅毒、结核、麻风等,如发生肉芽肿或继发感染,亦常出现急性喉阻塞症状。

2. 喉外伤　包括来自喉外或喉内部的外伤。如挫伤、挤压伤、切割伤或烧灼伤等。在外伤早期,喉部黏膜肿胀,或并发喉部软骨损伤、骨折、移位等,均可致喉腔狭小,妨碍呼吸;在外伤后期,由于瘢痕挛缩或粘连等病变,可致瘢痕性喉狭窄,造成喉阻塞。

3. 喉水肿　如血管神经性水肿,药物过敏反应等,可使喉黏膜水肿,声门狭窄,影响呼吸。其他如支气管镜检查或麻醉插管时间过长;或手术操作不当,损伤喉部黏膜,导致黏膜水肿而引起喉阻塞。

4. 喉痉挛　喉异物或下呼吸道非嵌顿性异物随呼吸气流冲至声门下腔时,均可引起喉痉挛。破伤风感染可引起阵发性喉痉挛。此外,儿童佝偻病时血钙过低引起的手足抽搐症,水、电解质紊乱,刺激性气体或化学药品接触到喉黏膜时,也能引起严重的喉痉挛。

5. 喉肿瘤　以喉癌、喉乳头状瘤等较为常见。早期,肿瘤虽小,因易引起反射性喉痉挛,也能产生喉阻塞;长至一定大小,阻塞喉腔或继发感染,将引起持续性喉阻塞。

6. 先天性喉畸形　较少见。如巨大喉蹼,先天性喉喘鸣等可致喉阻塞。

7. 声带麻痹　各种原因引起的双侧声带外展麻痹,声带固定于中线,不能外展,可发生严重喉阻塞。

【临床表现】

一、症 状

吸气性呼吸困难,表现为吸气时间长而费力,吸气时喉鸣。常伴有声音嘶哑、咽喉红肿疼痛、痰涎壅盛、语言难出、汤水难下等症状。

二、体 征

吸气时出现四凹征(天突、缺盆、肋间隙及剑突下凹陷);甚至出现脉搏加快、面色发绀、烦躁、出冷汗、四肢厥冷等。

【辅助检查】

1. **重症监护** 尤其是血氧饱和度监测有助于了解机体缺氧程度,判断病情危重与否。

2. **喉内镜或纤维喉镜** 有助于判断喉阻塞原因及部位。

3. **细菌培养** 用于明确诊断感染的病原体,以助诊疗。

4. **CT 检查** CT 对喉部损伤为首选检查方法,可鉴别血肿与水肿;还可观察放疗后损伤-坏死、纤维化及萎缩、腔道狭窄的情况。

【诊断与鉴别诊断】

一、诊 断 标 准

1. **病史** 多有急性咽喉病或咽喉异物、外伤、过敏等病史。

2. **临床症状** 吸气性呼吸困难,常伴有吸气期喉鸣、声音嘶哑、痰涎壅盛、语言难出、汤水难下等症状。

3. **检查** 临床根据症状和体征综合分析,可将吸气性呼吸困难分为1~4度。

二、鉴 别 诊 断

1. **西医** 喉阻塞引起的呼吸困难,临床上必须与支气管哮喘、气管支气管炎等引起的呼气型、混合型呼吸困难相鉴别。

2. **中医** 急喉风呼吸困难应与肺炎、哮喘呼吸困难相鉴别。

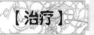【治疗】

一、一般措施

需保持安静、取半坐位、吸痰。酌情适当补液,防止失水。有严重贫血者,注意纠正贫血,提高携氧能力等。

二、中医中药治疗

本病特点发病急,变化快,治疗时应注意观察呼吸困难情况,针对病因,及时解除呼吸困难症状,故掌握病变阶段、准确辨证施治是治疗本病的关键。

(一)辨证论治

1. 风热外袭,热毒内困

主症:咽喉肿胀疼痛,吞咽不利,继之咽喉紧涩,汤水难下,强饮则呛,语言不清,痰涎壅盛,咽喉堵塞,呼吸困难。全身可见乏力,恶风,发热,头痛,舌质红,苔黄或黄厚,脉数。检查见咽喉黏膜呈鲜红或紫红色,声门区红肿显著。

治法:疏风泄热,解毒消肿。

方药:清咽利膈汤加减。荆芥、防风、薄荷、栀子、桔梗、甘草、牛蒡子、玄参、黄芩、连翘、银花各 10g,黄连 3g,生大黄 12g,玄明粉 6g。若痰涎壅盛者加瓜蒌、贝母、竹沥、前胡、百部等清热化痰之药。

2. 热毒熏蒸,痰热壅结

主症:咽喉突然肿胀,疼痛难忍,喉中痰鸣,咳时哮吼,喘息气粗,声音嘶哑,或语言难出。全身可见憎寒壮热,或高热心烦,汗出如雨,口干欲饮,大便秘结,小便短赤。舌质红绛,苔黄或腻,脉数或沉微欲绝。检查可见咽喉极度红肿,会厌或声门红肿明显,痰涎多或有腐物,并可见鼻翼扇动,天突、缺盆、肋间隙及上腹部在吸气时出现凹陷。

治法:泻热解毒,祛痰开窍。

方药:清瘟败毒饮加减。水牛角 60g,石膏 30g,玄参、黄芩、生地、赤芍、知母、连翘、栀子、丹皮、桔梗、甘草各 10g,黄连 5g。痰涎壅盛者,加大黄、贝母、瓜蒌、葶苈子、竹茹等清热化痰散结,并配合六神丸、雄黄解毒丸、紫雪丹、至宝丹以清热解毒、祛痰开窍;大便秘结者,可加大黄、芒硝以泻热通便。

3. 风寒痰浊,凝聚咽喉

主症:猝然咽喉憋闷,声音不扬,吞咽不利,呼吸困难,或兼有咽喉微痛。全身可见恶寒、发热、头痛、无汗、口不渴等症,舌苔白,脉浮。检查见喉关无红肿,会厌可明显肿胀,甚至如球状,声门处黏膜苍白水肿,声门开合不利。

治法:祛风散寒,化痰消肿。

方药:六味汤加减。荆芥、防风、薄荷、桔梗、甘草、僵蚕各 10g。可加苏叶、桂枝以助疏散风寒;加半夏、天南星、白附子等以燥湿祛风化痰;加蝉衣祛风开音;加茯苓、泽泻健脾祛湿消肿。

4. 喉伤邪结,痰瘀阻闭

主症:突然性吸气性呼吸困难,喉鸣痰喘,声音难出,喘息难平,甚至面青唇绀,引颈端坐,冷汗淋漓,烦躁不安,气促,舌苔厚腻,脉细数或细微,散乱不整。检查可见喉颈外伤,瘀血肿胀;或喉窍肿物赘生;或声门狭小开阖不利;或异物嵌顿,阻塞喉窍。

治法:散瘀化浊,散结开闭。

方药:会厌逐瘀汤合三甲散加减。会厌逐瘀汤方:桃仁、红花、当归、生地、玄参、柴胡、枳壳、赤芍、桔梗各 10g,炙甘草 5g。三甲散方:鳖甲、龟甲各 3g,穿山甲、蝉蜕、僵蚕、牡蛎各 1.5g,䗪虫 3 个。两方合用,共奏散瘀化浊,散结开窍之效。

以上方药,水煎服,每日 1 剂。

(二) 特色专方

1. **会厌败毒汤**　治疗急喉风。黄连 6g,焦山栀、生大黄、射干、牡丹皮、郁金、牛蒡子、麻黄、天竺黄、僵蚕、陈胆星各 10g,浙贝母 15g,水牛角 60g。热盛加生石膏 60g,胸闷加全瓜蒌 15g,痰涎多加"控涎丹"。

2. **牛膝甘草汤**　牛膝 20g,甘草 10g,加水至 150ml,煎至 60ml 备用。口服,1 次 4~6ml,20~40 分钟服 1 次。

3. **疏风甘橘汤**　治咽喉风肿,痰气壅闭。归尾、茯苓、连翘(去心)、天花粉、干葛各 10g,枳壳 6g,桔梗、党参各 12g,黄芩、防风各 8g,山栀(炒)、荆芥、陈皮各 7g,黄连 2g,砂仁(去壳研)4g,甘草、川芎各 5g。水煎服。

4. **苏子汤**　治锁喉、缠喉、乳蛾、风火闭喉。苏子、前胡、赤芍各 20g,桔梗、甘草各 10g,玄参、连翘、浙贝各 15g。煎服。

5. **宣肺化痰汤**　治疗锁喉缠喉痰涎上升,呼吸短促,形寒烦热。牛蒡子、连翘、薄荷、防风、甘草、竹沥、荆芥、杏仁、玄参、蒌仁、枳壳,水煎服。

6. **除瘟化毒汤**　治疗各项喉症初起及疫疠白喉、缠喉锁喉、单双乳蛾、风热火喉等症。粉葛、僵蚕、炒豆根、冬桑叶、炒栀仁、黄芩、木通各 10g,大生地、浙贝母各 15g,蝉蜕、生甘草各 9g,生青果 3 个,干橄榄亦可。水煎服。

(三) 中药成药

1. **清开灵口服液**　清热解毒,镇静安神。用于外感风热时毒,火毒内盛所致高热不退,烦躁不安,咽喉肿痛,舌质红绛、苔黄、脉数者;上呼吸道感染、病毒性感冒,急性化脓性扁桃体炎,急性咽炎,急性气管炎,高热等病症属上述证候者。口服,一次 20~30ml,一日 2 次;儿童酌减。

2. **鲜竹沥口服液** 清热化痰,止咳。用于痰热咳嗽,痰黄黏稠。口服。一次 20ml,一日 2~3 次。

3. **珍黄丸胶囊** 胶囊内容物为黄色至深黄色粉末;气香,味辛凉而苦。功能与主治:清热解毒,消肿止痛。用于咽喉肿痛,疮疡热疖。处方:珍珠 40g、牛黄 160g、三七 320g、冰片 10g、猪胆汁 200g、黄芩 200g、薄荷油 20g。以上研粉拌匀装入胶囊。口服,一次 2 粒,一日 3 次。

4. **六神丸** 清凉解毒,消炎止痛。用于烂喉丹痧,咽喉肿痛,喉风喉痈,单双乳蛾,小儿热疖,痈疡疔疮,乳痈发背,无名肿毒。口服,1 日 3 次,温开水吞服;1 岁每服 1 粒,2 岁每服 2 粒,3 岁每服 3~4 粒,4~8 岁每服 5~6 粒,9~10 岁每服 8~9 粒,成年每服 10 粒。

5. **紫雪丹** 清热解毒,镇痉息风,开窍定惊。用于温热病、热邪内陷心包,症见高热烦躁、神昏谵语、抽风惊厥、口渴唇焦、尿赤便闭,及小儿热盛惊厥。口服:冷开水调下。每次 1.5~3g,每日 2 次。周岁小儿每次 0.3g,每增 1 岁,递增 0.3g,1 日 1 次,5 岁以上小儿遵医嘱,酌情服用。使用本方中病即止,不宜过用。

6. **至宝丹** 清热开窍,化浊解毒。以神昏谵语,身热烦躁,痰盛气粗为证治要点。此药为蜜丸制剂,每丸重 1.5g。口服每次 2 丸,每日 2 次,温开水送服,昏迷者可鼻饲给药。

(四)针灸疗法

1. **针刺疗法** 选用少商、尺泽、合谷、商阳、少泽、曲池、天鼎、丰隆、扶突等穴,每次 2~3 穴,用泻法以疏散邪热。

2. **放血疗法** 用三棱针在穴位处刺入放出少量血液,促使热毒随血外泄。取少商、商阳、十宣等穴,重者每 3~4 小时可重复针刺。或患处放血,直接宣泄患处邪毒,出血泄热,排脓消肿。

3. **穴位注射** 天突穴刺入 4~5 分深,注射 0.1~0.3ml 肾上腺素,一般 5~15 分钟后可缓解呼吸困难。

4. **耳针疗法** 取咽喉、神门、平喘等穴,留针 15~30 分钟,每日 1~2 次。

(五)其他特色疗法

1. **外治疗法** 急喉风要在短期内达到开通气道、缓解呼吸困难的目的,外治是必要手段。

(1)通关法:采用具有辛散挥发、祛痰开窍的药物。可用姜汁灌服通关散,小儿服用喉枣散;对痰阻喉窍、口噤不开者,可用通关散或开喉散吹入鼻中取嚏;或用巴豆压油于纸上,将该纸捻条烧熏以开关通窍。

(2)探吐法:采用祛痰逐水之猛药以醋或姜汁水调和,用翎毛蘸之向喉中搅动以催吐痰涎,如元明醋(元明粉一钱,好淡醋一杯和之)、消清散(马牙硝、蒲黄、僵蚕、梅片、牙皂)等。重者可元明粉、月石、制牙皂研匀,以醋和之灌入,以探吐痰涎。

(3)雾化或蒸汽吸入法:适用于不同程度的呼吸困难,重者可同时吸氧。雾化吸入药物可选用清热化痰平喘一类的中药针剂或抗生素、激素,一般每日1~2次,重症可每隔2~4小时重复一次。也可选用中药银花、薄荷、藿香、佩兰、葱白、紫苏等芳香通窍、清热解毒的药物适量煎煮过滤,取药汁进行蒸汽吸入,有助于祛风清热、消肿通窍。

(4)吹药法:用清热解毒、利咽消肿的中药粉剂吹入患处,以消肿止痛,适用于喉关及口咽部病变,如冰硼散、珠黄散、喉枣散、麝黄散等。

(5)嗋漱法:嗋化常用丸剂,漱口用温汤。有清热解毒,祛腐生肌之功。

(6)中药离子透入:可用黄芩、栀子、连翘、赤芍、丹皮、贝母、天竺黄、大黄等药浓煎后,借助离子透入仪将药从颈前部皮肤导入至喉部病变部位。

2. 擎拿运气法 是擎举、拿穴、运气三者合一的总称,是中医喉科的独特治法,目的是宽喉顺气。首先通过按摩,使经络气血调和,再经过擎举、左右拉开及后攀,使喉部狭窄者可以宽松。

三、西医药常规治疗

对急性喉阻塞患者必须尽快设法解除其呼吸困难。治疗方案必须根据病因、呼吸困难程度、患者一般情况、耐受缺氧的能力和客观条件等全面考虑,当机立断。

1. 病因治疗 最根本的治疗方法是设法消除引起呼吸困难的病因。当诊断确立后,即可进行病因治疗。如及时取出呼吸道异物,解除喉痉挛,切除新生物,切开并引流咽部脓肿,控制哮喘发作,处理心力衰竭,抽出胸膜腔积液或积气等。

2. 对症治疗

(1)一般疗法:需保持安静、取半坐位、吸痰。酌情适当补液,防止失水。

(2)吸氧治疗:吸氧治疗主要作用是提高动脉血氧饱和度,改善低氧血症,减轻因代偿缺氧所增加的呼吸和循环负担。临床指征:呼吸困难,烦躁不安、意识障碍,心率加快、血压升高,皮色改变、出现发绀,严重高热等。

(3)药物治疗:可酌情给予镇静剂、呼吸兴奋剂、肾上腺皮质激素及抗生素等。

(4)手术治疗:一般来说,Ⅰ~Ⅱ度呼吸困难以病因治疗为主,做好气管切开的准备;Ⅲ度呼吸困难,应在严密观察下使用药物治疗,随时做好气管插管和气管切开准备;若药物未见疗效或全身情况变差,或估计短时间内难以消除病因者,则应及时进行气管切开;Ⅳ度呼吸困难宜立即行气管插管或气管切开术。

【特色疗法述评】

1. 现代中医对本病的辨证论治沿袭了历代治痰、热、风的思路,形成了以消风豁痰、清热解毒为代表的内治方法。外治方面则以西医学开通气道的理念和方法为主进行急救,疗效确切可靠。

2. 近年来有关本病的中医方面临床报道较少见到,究其原因一是疫喉和急性重症咽喉疾病的发生和传变已经得到控制,使得临床发展为本病的风险大大减少;二是用某些西医手段可在短时间内解除呼吸困难,如气管插管、气管切开、负压吸痰、吸氧、糖皮质激素的应用,较之古代沿用的外治法疗效更确切,更安全可靠,逐步在临床上取代中医古法。

3. 本病的治疗有很强的时效性,传统中药汤剂往往不能及时应对病情变化,难以在临床上推广。故可考虑开发一些有效的急救中药,制成适合剂型,便于急救时及时使用。

4. 该病是危机重症,儿童多见,具有起病快、病情重、变化迅速的特点。个别发病时一般西医抗生素与激素治疗,但当疫病发生或群体发病时,中医药早期介入治疗对阻断或逆转疾病进程有肯定作用,中医药还有助于预防疫病的发生和传播,但仍需临床研究资料的证实。

【主要参考文献】

1. 刘锦全,罗文晓,伍荣乐. 环甲膜切开术在急性喉阻塞抢救中的应用[J]. 吉林医学,2013,34(1):99-100.

2. 张玉帆. 放血疗法为主治疗急喉风[J]. 针灸临床杂志,1993,9(6):23.

3. 邹胜琴. 急性会厌炎120例临床分析[J]. 四川医学,2011,32(12):1894-1895.

(付文洋)

第七节 喉结核

结核病是由结核杆菌感染引起的慢性传染病,可累及全身多个脏器,但以肺结核最为常见,耳鼻咽喉结核常继发于肺结核或胃肠结核,原发者少见。喉结核乃耳鼻咽喉结核中之最常见者,近年来有增多的趋势。多为继发性,原发性喉结核很少见。本病好发于 20~30 岁的青年男性,然而随着老年肺结核发病率的增高,喉结核的好发年龄也向中老年偏移。

根据本病的临床表现,可将其归类于中医学之喉癣的范畴。喉癣是由肺肾素虚,虚火上炎,熏灼咽喉或痨虫侵蚀所致的以咽喉干痒、溃烂疼痛、腐衣叠生、形似苔藓为主要特征的咽喉疾病。历代文献根据本病症状、病因的不同,而有不同的名称,如"尸咽""尸虫""天白蚁""肺花疮"等。《景岳全书》中描述此病曰:"喉癣证,凡阴虚劳损之人多有此病……宜用前阴虚喉痹之法治之……宜用牛黄益金散吹敷之,仍内服滋补其阴之剂,自可痊愈。"《红炉点雪》曰:"若夫痨症咳嗽则不然,何也……益水清金之法"等,对该病的临床表现、病因病机及治法方药都有比较详细的记载,为后世医家治疗该病提供了一定的理论基础。

由于该病常继发于肺结核,近年来结核病的发病率在全球范围内有所上升,与之相应喉结核的感染人数也在增加,而中西医结合治疗本病的优势已经慢慢凸显出来,并取得了很好的疗效。

【病因病机】

一、中 医

1. **气阴两耗,痨虫蚀喉** 先天不足,嗜欲无度,酒色不节,忧思劳倦,气阴两耗,体虚痨虫入侵,蚀咽损喉发为本病。《古今医统·痨瘵》谓:"凡人平素保养元气,爱惜精血,痨不得而传,惟夫纵欲多淫,若不自觉,精血内耗,邪气外乘。"

2. **肺肾阴虚,虚火上炎** 肺肾素虚或病后失调、体虚,痨虫乘虚蚀肺,病久阴液暗耗,阴虚,咽喉失养,阴虚虚火上炎,灼腐咽喉发为本病。

二、西 医

1. 本病可通过直接接触感染,或循血行或淋巴途径播散而来,其中以接触感染为主。痰中带菌之重症肺结核,其咳出之带菌痰液黏附于喉部黏膜或黏膜皱褶处,结核菌在此经微小创口或腺管开口侵入黏膜深处,并在该处繁殖而致病者,是为接触感染。经血行或淋巴管播散的原发灶大多为泌尿系结核或骨结核。

2. 喉结核的病理变化与身体其他部位发生者相同,基本病变为渗出、变质和增生。一般可分为 3 种类型。①浸润型:黏膜局限性充血、水肿,黏膜下有淋巴细胞浸润,形成结节。②溃疡型:结核结节中央发生干酪样坏死,形成结核性溃疡,常伴有继发性感染。其特点是溃疡周围有不整齐的潜行边缘。病变发展可侵及喉软骨膜,发生软骨膜炎。③增生型:晚期浸润病灶纤维组织增生,病情好转时,可呈瘢痕愈合,部分病灶形成结核瘤。

【临床表现】

一、症　　状

主要症状为声嘶和喉痛。本病早期症状为喉部灼热、干燥等,声嘶为主要症状,开始较轻,以后逐渐加重,晚期可完全失声。喉痛于说话及吞咽时加重,软骨膜受累时疼痛尤剧。喉部病变广泛者,可因肉芽或增生性病变组织以及黏膜水肿等引起喉阻塞,出现吸入性呼吸困难。此外尚有肺结核的症状,如咳嗽、咳痰、发热、消瘦及贫血等。

二、体　　征

喉镜检查时见黏膜肿胀,或充血,或苍白,可有虫蚀状溃疡,溃疡底部为肉芽及白膜,会厌及杓会厌襞可增厚、水肿,肿胀增厚之会厌可因严重溃疡的破坏而致部分缺损。喉部结核性肉芽肿或结核球等增生性病变,易被误诊为息肉或肿瘤。病变累及环杓关节则声带出现固定。喉软骨冷性脓肿向外穿破后久治不愈,颈部可见瘘口。

过去认为,结核病损好发于喉的后部,如杓间区,杓状软骨等,晚近发现,病变也可出现于声带、室带、会厌等处。根据近期的报道,喉前部受侵的现象逐渐增多,如声带的前 2/3 段、会厌等。因此,结核病变可发生于喉的任何部位。

【辅助检查】

1. **动态喉镜**　动态喉镜检查能详细观察声带振动模式的变化,而有助于作出早期正确的诊断。动态喉镜检查下,声门结核患者的声带黏膜波及振动明显减弱或消失。

2. **活体组织病理检查**　活组织病检是喉结核确诊的最有价值的手段。

3. **胸部 X 线检查**　喉结核多继发于浸润性和急性粟粒型肺结核,故应常规行胸片检查。

4. **实验室检查**

(1) PPD 试验:相关文献报道首诊时结核菌素试验(PPD 试验),结核病的阳性率达92%。

（2）结核抗体检测（ELESA）:血清中结核抗体利用了抗原抗体间形成免疫复合物的特异性及免疫复合物中酶标记抗原促反应的增大,具有敏感性高、特异性强的优点。

（3）痰抗酸杆菌检查:痰结核菌阳性是确诊呼吸系统结核病的重要依据。

（4）血沉:结核病者,血沉速度加快阳性率可达75%,可列为常规检查。

（5）痰培养:作为常规检查,一旦发现结核杆菌生长可确诊为呼吸系统结核病,但是阳性率并不高。

（6）PCR结核杆菌DNA检测:采用荧光探针PCR方法检测临床标本中的结核杆菌DNA是快速诊断结核杆菌感染的一种非常有效且有前途的方法,尤其是对于因为结核菌量少,或结核菌发生L型变异而不易分离培养成功的标本更具有实用价值。荧光探针PCR法能够稳定检测10copies结核杆菌基因组DNA,灵敏度高,特异性强。

【诊断与鉴别诊断】

一、诊 断 标 准

1. 病程往往较长,按非结核病治疗效果不佳。
2. 具有声嘶、喉痛,或伴喉部灼热、干燥感,病情缓慢发展。
3. 喉部检查见喉黏膜充血肿胀,色苍白,可有虫蚀状溃疡。
4. 喉黏膜组织病理学检查为结核病改变。
5. 可伴有肺部结核病症状,结核病特异性检查结果阳性。

二、鉴 别 诊 断

1. **西医** 由于喉结核喉部病变不典型,需注意与慢性喉炎、非特异性喉炎、喉癌、喉梅毒、喉麻风等其他喉部疾病鉴别。
2. **中医** 主要是与喉痹、白喉、烂喉丹痧及杨梅喉疳等疾病相鉴别。

【治疗】

一、一 般 措 施

1. 积极防治肺结核。对肺结核病患者应注意检查咽喉部,及早发现喉癣病变,及早治疗。

2. 喉结核患者应尽量避免连续长时间及大声说话,必要时禁声,以减少喉部运动。同时避免咽喉部物理和化学性刺激如烟酒、粗硬、煎炸、腌制、烧烤食品等。

3. 注意心身修养,清心寡欲,慎起居,戒酒色,禁妄想,忌恼怒。

4. 隔离治疗,避免传染。保持室内空气流通,定时进行室内空气消毒。

二、中 医 治 法

(一)辨证论治

辨治思路:本病以"滋补""杀虫"为治疗大法,即滋阴降火、养血润燥、益气生津、兼以杀虫。

1. 气阴两耗,瘵虫蚀喉

主症:咽喉干燥,灼热疼痛。咳嗽无力,痰中带血,血色淡红,气短乏力,声嘶声哑,语声低怯,说话费力,唇红颧赤,潮热盗汗,形体消瘦。舌红少苔,脉细数。检查或见咽喉肌膜苍白或淡红,肌膜或有溃疡,边缘不齐。

治法:益气养阴,生津润燥。

方药:养金汤合生脉散加减。人参、沙参、白蜜各 20g,生地、麦冬各 15g,阿胶、杏、知母、桑皮、五味子各 10g。方中可加百部 10g 杀瘵虫,若时有咯血者,加侧柏叶、茜草根、藕节各 10g 等,以敛血止血。

2. 肺肾阴虚,虚火上炎

主症:咽喉刺痛,日久不愈,吞咽困难,灼热干燥,声嘶重或失音。咳痰稠黄带血,头晕耳鸣,午后颧红,潮热盗汗,心烦失眠,手足心热。舌红少津,脉细数。检查或见咽喉肌膜溃疡深陷,边缘呈鼠咬状,上覆灰黄色伪膜,叠若虾皮。

治法:滋养肺肾,降火润燥。

方药:月华丸加减。天冬(去心,蒸)、生地(酒洗)、麦冬(去心,蒸)、熟地(酒蒸,晒)、山药(乳蒸)、百部(蒸)、沙参(蒸)、川贝母(去心,蒸)、真阿胶各 30g,茯苓(乳蒸)、獭肝、广三七各 15g,用白菊花 60g(去蒂)、桑叶 60g(经霜者)熬膏,将阿胶化入膏内和药,稍加炼蜜为丸,如弹子大。可加桔梗 15g、生甘草 6g,宣肺利咽;加知母 10g 泻火。亦可选用百合固金汤加减。

以上方药,水煎服,每日 1 剂,一日 2~3 次,饭后温服。

(二)特色专方

1. 百合固金汤
百合 25g,麦冬 16g,生地 12g,熟地 10g,当归 12g,芍药 1g,桔梗 16g,贝母 12g,甘草 6g。本方具有养阴润肺、止咳化痰的功效。适合于肺阴亏虚者。

2. 喉痨汤加味
麻黄、附子、桃仁、地龙各 10g,细辛 3g,虎耳草 30g,共煎汤剂,每毫升含生药 1.15g。每次 20ml,日 3 次,口服,可连服用 7~15 日。本方具有以滋阴清火、解毒杀虫的功效。

3. **秦艽鳖甲散** 鳖甲 25g,知母 15g,当归 15g,秦艽 15g,柴胡 12g,地骨皮 12g,青蒿 10g,胡黄连 12g,乌梅 10 枚。日 1 剂,水煎服,可连续服用 7~14 日。本方具有滋阴养肺,清热降火的功效,适用于阴虚火旺重者。

4. **保真汤** 熟地 25g,黄芪 30g,茯苓 16g,白术 16g,陈皮 12g,黄柏 12g,知母 12g,莲心 12g。每日 1 剂,水煎 3 次取汁,兑匀分 3 次服。本方温补脾肾,补益精血,主治肺痨后期阴阳两虚者。

（三）中药成药

1. **痰热清注射液** 痰热清注射液是一种高效、低毒、安全的抗结核、抗菌消炎中药注射液,其主要成分黄芩、金银花、连翘,是中药中用于结核病的常用药。现代药理实验证实对结核分枝杆菌有抑制、杀灭作用。

2. **益肺止咳胶囊** 主要成分为石吊兰浸膏、百部浸膏、猫爪草、白及、三七、百合、蛤蚧等。有散结消肿、收敛生肌、养阴润肺、止咳祛痰、扶正驱邪之功效,提高机体免疫功能。

（四）外治法

1. **含漱** 选用具有养阴清热、祛腐解毒的药物(如麦冬、甘草、薄荷等)煎水含漱,可清利咽喉。

2. **吹药** 选用具有祛腐生肌、解毒止痛的中药散剂喷患部,使腐去痛止,咽喉清利。常用药如冰硼散、锡类散等。

3. **含服** 选用具有养阴清热、养阴利咽的药物制成丸剂或含片含服,以清利咽喉。

4. **雾化吸入** 选用清热解毒、养阴利咽的药物(如乌梅、绿茶、生甘草、薄荷等),水煎,取过滤药汁 20ml 作雾化吸入,每日 2 次。

（五）针灸疗法

可采用局部与远端取穴相结合的方法。局部可取人迎、水突、廉泉等穴;远端可取足三里、三阴交等穴;若喉癣日久,元气大伤者,可加取肺俞、脾俞、肾俞、膈俞等穴。每日针 1 次,留针 20 分钟,用平补平泻或补法。

还可采用穴位注射、穴位磁疗、氦-氖激光穴位照射等疗法,取喉局部穴位,如廉泉、人迎、大迎、水突、气舍,每次选 2~3 穴。穴位注射取复方丹参注射液、当归注射液、鱼腥草注射液等,每次注射 0.5~1ml 药液,隔日 1 次。磁疗,每次 20 分钟,每日 1 次。氦-氖激光穴位局部照射,每次每穴照射 5 分钟,每日 1 次。7 次为 1 个疗程。

三、西医药常规治疗

早期、联合、规律、全程是所有结核病治疗的总原则,喉结核亦不例外,但应根据不同的病理特征及病程的各时期调整抗结核方案。

1. **全身抗结核药物治疗**　常用的药物有异烟肼、链霉素、利福平、乙胺丁醇、对氨基水杨酸钠等。应注意早期用药,联合用药,病情轻者两种药物、重者三种或四种药物联合应用。同时可联用免疫调节剂,通过提高机体免疫力,达到加快病变吸收、空洞闭合及痰菌阴转,提高治愈率的目的。常用免疫调节剂有卡介苗、斯奇康、乌体林斯、转移因子口服液等。

2. **局部治疗**　雾化吸入抗结核药物或(和)糖皮质激素。

3. **支持疗法**　注意全身及喉部休息,减少说话;增加营养。

4. **手术治疗**　声带纤维组织增生明显致声哑者可行支撑喉镜下声带病变整复术。颈淋巴结明显肿大者可行摘除。声门下气管狭窄出现严重呼吸困难者应及时行气管切开术。

5. **关于糖皮质激素的应用问题**　过去严禁将其应用于结核病患者。但随着抗结核药物的不断开发和应用,以及对结核病免疫反应的新认识,目前认为,在强有力的抗结核药物控制下,糖皮质激素对减轻过强的变态反应,改善重症患者的症状,促进病灶吸收等方面,具有明显的辅助作用。

【特色疗法述评】

1. 喉结核是由结核分枝杆菌引起的以喉部受感染组织肉芽肿形成和细胞介导的变态反应为特征的慢性细菌感染性疾病,分为原发性喉结核和继发性喉结核。近20年来随着化学药物的广泛应用、细菌耐药、环境污染、流动人口增多等原因,结核分枝杆菌发生了变异,耐药菌株产生,艾滋病、糖尿病以及其他免疫缺陷疾病的出现,导致结核病发病率逐步上升,结核休眠菌的复苏进一步扩大了其流行趋势。喉结核作为最常见的肺外结核病变,发病率也有逐步增多趋势,因此,临床医生要提高对喉结核的认识,尽早进行有效治疗。

2. 喉结核的治疗包括全身治疗及局部治疗等。而全身化疗是所有结核病的基本治疗。随着化学药物的不合理应用和其他人为因素,耐药结核病日益增多,耐多药结核的增多对全球结核病的控制造成了严重威胁。因此如何选择药物,制订合理、高效、低毒的化疗方案是治疗喉结核的关键。早期、适量、联合、规律、全程是所有结核病治疗的总原则。但应根据不同的病理特征及病程的各时期调整抗结核方案。

3. 中医药在结核病的治疗方面有着丰富的经验。主要从整体治疗和对症治疗两个方面入手。临床上可分为肺阴亏虚、阴虚火旺、气阴耗伤、阴阳两虚等多种证型,故以滋阴为治疗大法,兼顾气虚、阳虚等证候。同时,因五脏的整体关系,亦有医家从培土生金、金水相生等方面论治。

4. 结核病本身是一种难治性疾病,但随着医疗事业的发展,这种传染病已经得到控制并可达到临床治愈的效果。中医药在治疗肺结核方面有其独特的优势,扶正补虚是其独到之处,有利于改善患者的身体状况,提高自身免疫力。同时,对于难治性结核的治疗、抗结核化疗副反应的缓解等方面均有明显效果。但中医药杀灭病原菌的作用较弱,抗结核化疗药仍是治疗结核病的重要药物。中西医联合治疗结核病,既可杀灭病原菌,控制病情,又可改善患者自身状态,提高治愈率,改善预后。中西医配合将是治疗肺结核的新途径。

【主要参考文献】

1. 白玉萍,刘红刚.喉结核的研究现状[J].国际耳鼻咽喉头颈外科杂志,2006,30(5):309-312.

2. 张彩萍.喉结核的治疗进展[J].江西医药,2009,44(1):88-90.

3. 郑钰晖.中医药治疗肺结核的研究进展[J].实用中医内科杂志,2012,26(9):98-99.

4. 赵晓春.痰热清注射液联合抗结核药物治疗喉结核的疗效观察[J].临床医学,2007,27(7):41.

5. 高德杰,丁瑞东,刘永利.加替沙星和左氧氟沙星治疗耐多药肺结核的临床对比观察[J].基层医学论坛,2007,11(30)B版:216.

(梅祥胜 王晓培)

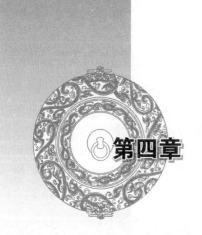

第四章 外耳疾病

第一节 先天性耳前瘘管

先天性耳前瘘管是一种常见的先天性耳科疾病,瘘管为盲管,开口多位于耳轮脚前,少数可在耳郭之三角窝或耳甲腔部。瘘管盲端可深达腭扁桃体、外耳道或耳后沟乳突皮肤下。管壁内衬复层鳞状上皮细胞并有毛囊、汗腺、皮脂腺等附件,可产生分泌物自管口溢出或招致感染。

中医古籍无此病名,根据本病的临床表现,古籍所载耳前发与本病相似,现代医家多称之为耳瘘、耳漏、耳前瘘、耳门瘘管等。如清·陈士铎《洞天奥旨》曰:"耳前发者,发于两耳之间,乃悬厘、客主人之穴也。虽曰耳发,实生于耳之外,非生于耳之中。"隋·巢元方《诸病源候论》共记载有34种不同瘘病,并对各种瘘病的病因病机有详细的论述,其中在论述诸瘘的病因时提到瘘"亦发于两腋下,及两颞颥间,初作喜不痛不热,若失时治,即生寒热也"。颞颥,即耳前至颧骨间之部,故瘘多发于此,当与耳前瘘管相似。又如《疡科心得集》曰:"耳瘘生于耳根翎上,女孩穿耳穿伤者多此症,溃脓最难收口,必升药条提之,历久方愈。"因耳前瘘管亦有发于耳垂者,故此论之耳瘘亦当包括耳前瘘管。

中医自古就有治疗本病的记载,《备急千金要方》与《太平圣惠方》对于瘘病均有所论述,并收载有众多治瘘方药。《医宗金鉴》中的红升丹、白降丹、腐尽生肌散等,对耳前瘘管均有一定的治疗作用。

【病因病机】

一、中 医

本病的病因古代无专门论述,现代医家表达有所不同,但大多学者认同先天不足、正衰邪滞两大方面。如王德鉴《中医耳鼻咽喉口腔科学》将本病病因病机归结为禀赋不足、先天缺损,或气血耗伤,邪毒滞留所致。《干氏耳鼻咽喉口腔科学》认为"因肝胆经积热上犯,外受风邪"而发为肿疡。《中医耳鼻咽喉科临床手册》则归结为"先天不足,胎毒蕴积,碍耳发育,积毒成瘘",湿热上蒸,积留瘘管"以及瘘毒久留,耗伤气血"所致。《中医耳鼻咽喉科学》中则归结为"禀赋不足、复感邪毒"及"气血耗伤、托毒无力"。

1. **禀赋不足,复感邪毒**　本病的发生,首缘于母体胎中肾气不足,影响耳部发育,出生后遗留耳前瘘管,日久浊邪结聚,加之风热邪毒侵袭,壅遏气血,而成本病。

2. **气血耗伤,托毒无力**　耳瘘日久,反复发作,耗伤气血,邪毒滞留不去,致使正不胜邪,托毒无力,经久难愈。

由此可知,先天不足、邪毒侵袭,气血不足、邪毒留滞是本病的主要病机,病位在耳前或耳郭,因此处隶属于肝胆经,所以也强调邪毒为肝胆经积热所化。

二、西　医

西医学认为本病为一种常染色体显性遗传病,为胚胎早期形成耳郭的第1、2鳃弓的6个小丘样结节融合不良或第1鳃沟封闭不全所致。遗传特征为常染色体显性遗传,并具有不规则显性。瘘管是一种可有分支而弯曲的盲管,管腔盖有复层鳞状上皮及毛囊、汗腺、皮脂腺等,因此容易形成分泌物排出,一旦感染,则红肿痛而化脓,并可反复发作。根据临床症状,先天性耳前瘘管可分为单纯型、感染型和分泌型。

【临床表现】

一、症　状

一般无症状。或有时出现局部痒感、微痛感。

二、体　征

单纯型:出生时耳前即可发现瘘管;无红肿热痛及分泌物流出。

分泌型:挤压时可有少许稀薄黏液或乳白色皮脂样物自瘘口溢出,无明显红肿热痛。

感染型:瘘口周围红肿,按之疼痛;瘘口溃破时,按压时可有少许脓性分泌物自瘘口溢出。

【辅助检查】

可用钝头探针探查瘘管走向及深度;或用钝头针向瘘管内注入亚甲蓝或甲紫液,行彩超检查确定瘘管走向及位置。

【诊断与鉴别诊断】

一、诊 断 标 准

1. 出生后即在耳前发现有瘘管开口,瘘管多为单侧性,也可为双侧。

2. 一般无自觉症状;若染毒,则局部红肿疼痛,且常反复发作。

3. 耳前瘘开口多位于耳轮大脚的前缘,少数亦可位于耳甲腔及外耳道等部位。

4. 检查可知瘘管为盲管,管道长短不一,可呈分支状,挤压时有少量白色黏稠性或干酪样分泌物从管口溢出。

二、鉴 别 诊 断

1. **西医**　本病一般不易与其他疾病相混淆,首次发病应注意与耳疖相鉴别;因瘘管较深而并发感染者,应注意与外耳道疖、耳后脓肿、扁桃体周围脓肿相鉴别。

2. **中医**　主要是与耳部疮痈疖肿相鉴别。

【治疗】

一、一 般 措 施

1. 先天性瘘管而无邪毒外袭者,不需治疗,注意观察瘘管变化。

2. 忌食辛辣炙煿之品,并保持局部清洁卫生,防止感染。

3. 气血不足、邪毒滞留所致的耳瘘,必须尽早治疗,以防脓肿范围扩大,损伤耳郭。

二、中医药治疗

（一）辨证论治

1. 禀赋不足,复感邪毒

主症:瘘口及周围皮肤红肿疼痛,沿瘘管走向扩散,瘘口可有脓液溢出,或伴有发热、头痛,舌质红,苔黄,脉数。

治法:清热解毒,消肿止痛。

方药:五味消毒饮加减。金银花 20g,紫花地丁、蒲公英、野菊花、紫背天葵各 15g。热毒甚者,可加黄连 6g,板蓝根 15g;血热者,可加丹皮 12g,赤芍 15g,生地黄 15g 等;已成脓而排泄不畅者,可加皂角刺 12g,穿山甲 6g,赤芍 15g 等。

2. **气血不足,驱邪无力**

主症:瘘口及其周围溢脓,经久不愈,脓液清稀;全身或伴见疲倦乏力、纳呆、头昏等症;舌质淡红,苔白或黄,脉细数。

治法:益气养血,托毒排脓。

方药:托里消毒散加减。党参 12g,茯苓、白术、黄芪、白芍、当归、金银花各 15g,桔梗 9g,白芷、皂角刺、川芎各 10g,炙甘草 6g。有纳差、便溏等症者,加薏苡仁 15g,砂仁 10g;脓液黄浊者,可加黄芩 12g,蒲公英 15g,野菊花 9g。

以上药物水煎服,每日 1 剂,早晚分服。

(二)特色专方

1. **耳瘘膏** 大黄,黄柏,姜黄,白芷,南星,陈皮,苍术,厚朴,甘草,青黛,石膏。用法:未形成脓肿者直接用耳瘘膏外敷;已形成脓肿者先予切开排脓,用生理盐水 +3% 双氧水冲洗脓腔后,用耳瘘膏外敷,纱布包扎。每天冲洗换药 1 次。疗程 7~14 天。

2. **透脓散** 生黄芪、当归、穿山甲、皂刺。若邪毒盛加蒲公英、金银花、连翘;气虚加党参、白术;血虚加白芍、熟地;阴虚加沙参、玉竹、生地、花粉;阳虚加肉桂;色暗滞加桃仁、红花、丹参;肉芽生长加海藻、昆布、桃仁、红花。每日 1 剂,水煎至 450ml,每次 150ml,每日 3 次,口服。本法适用于久不收口的耳前瘘管感染。根据病情,需化脓、提脓时,穿山甲、皂刺用 3~6g,用于消散、吸收时,用 9~15g;其他药物用常规用量。

(三)其他特色疗法

1. **外敷法**

(1)耳瘘感染,局部红肿疼痛者,可用如意金黄散醋调外敷,或用紫金锭研粉醋调外敷,每日 2 次。

(2)湿润烧伤膏治疗:紫草、黄芩、黄柏、黄连、乳香、没药、冰片及蜂蜜,煎熬成膏,将纱布剪成 2cm×4cm 大小的小方纱,每隔 5 层方纱涂布 0.5cm 厚的膏药,放入换药盒中高压蒸汽消毒 30 分钟备用,即成湿润烧伤膏。局部直接采用中药湿润烧伤膏外敷;若有脓肿、肉芽、坏死组织,则先行切开排脓充分引流,清除肉芽、坏死组织,再给予中药湿润烧伤膏外敷。经过 5~9 天治疗,全部治愈,瘘管封闭良好,皮肤未见瘢痕增生。

2. **挂线疗法** 中医传统的挂线疗法是利用橡皮筋或丝线的张力,使局部血行阻滞,组织坏死,达到瘘管慢性切开的目的。常用的药物有升丹、红升丹等。

（1）升丹治疗方法:瘘管感染脓肿成熟未切开排脓者,于脓肿下端纵行切开排脓,充分暴露脓腔,五五丹药线（煅石膏、升丹以 5∶5 比例配制）插入脓腔内,祛腐拔毒,每日换药 1 次,7~15 天后,脓液逐渐减少,瘘管内上皮腐蚀脱落,形成腐肉,用小刮匙刮除脓腔内腐肉,用九一丹药线（煅石膏、升丹 9∶1 比例配制）置入疮面腔内或疮面撒入九一丹药粉,直至疮面愈合。

（2）红升丹治疗方法:耳门瘘在耳门前形成肿疡或溃疡后是最好的挂线时机。局部常规消毒后,用 2% 盐酸普鲁卡因注射液（经皮试阴性）或 1% 利多卡因注射液做浸润麻醉后,预先在圆形缝合针针孔穿上一粗丝线,末端缚扎一橡皮筋,然后用持针器夹住缝合针的尖端部连同缝线,用钝端从耳门瘘原来的外口,向耳前肿疡或溃疡处探查并穿出,轻轻拉出橡皮筋,两头拉紧,在与皮肤交界处,用止血钳夹住,在止血钳下方,用粗丝线收紧橡皮筋,并以双重结结扎之。然后在缩扎处 1.5cm 处剪去多余的橡皮筋,松开止血钳,把橡皮筋头固定于伤口的一侧,棉垫压迫止血。药物治疗压迫止血后,用凡士林纱布条蘸红升丹细末少许,压在橡皮筋与皮肤之间,纱布盖敷固定。第 2 天照前换药,2~3 次后待瘘管管壁自然脱落,用生肌 1 号散盖贴,1~2 天换药 1 次,至愈。一般在 2 周左右可痊愈。挂线后如有疼痛,除给一般止痛药外,无须任何药物内服。

3. 拔瘘条治疗　水银、明矾、火硝、食盐、皂矾各 15g,制成药条。沿瘘管方向轻轻放入药条,反复数次,直至复层鳞状上皮全部脱落,方可收口痊愈。

4. 龙血竭粉治疗　碘伏消毒创面后,用 1% 利多卡因注射液 5ml 行创面局部浸润麻醉,用刮匙彻底清除肉芽组织,用 3% 碘酊液烧灼创面后,将混有龙血竭粉的凡士林纱条填塞创面。以后每隔 1 天用龙血竭粉凡士林纱条换药一次,直至创面完全愈合。创面愈合后,应及时行手术摘除瘘管以防止复发。

5. 康复新液治疗　脓肿切开排尽脓液后,用冲洗泪道用的钝针头注射器抽取 3ml 的康复新液,冲洗瘘管及切开的脓腔,缓慢地推注,边冲洗边用无菌棉球擦拭,可见混有豆渣样脓血性液体自切口处流出。如果反复感染者多见异常增生的肉芽组织,可用刮匙把肉芽组织清理干净,用 0.1% 安多福棉签将切口及其周围再次消毒后,在切开脓腔处放置无菌纱条引流,外以无菌纱布覆盖固定。次日换药时除了同法换药外,加用康复新液弄湿无菌纱布覆盖在伤口上外敷,每日 3 次。疗程 5 天以内为宜。

6. 紫草膏治疗　紫草、当归、防风、地黄、白芷、乳香、没药。常规清洁创面后,术腔置紫草膏油纱条压实,不留死腔,再用无菌纱布包扎,隔日换药 1 次,直至脓性分泌物消失。

三、西医药常规治疗

（一）静止期

无症状或无感染时可不做特殊治疗,注意保持瘘管口处干洁卫生。

（二）感染期

应积极抗炎治疗,必要时手术治疗。

1. 选用敏感抗生素局部和全身治疗　对反复发生感染的瘘管,宜行耳前瘘管切除术。治疗方法有手术切除、化学药物烧灼或脱管锭治疗等,各种疗法均已彻底清除瘘管组织为原则。在手术治疗中,务必将瘘管一次彻底切除,避免感染复发。

2. 手术切除法　瘘管感染而形成脓肿则应切开排脓。脓液基本干净后应行手术彻底切除瘘管。手术时可先于瘘管内注入亚甲蓝,围绕瘘管做梭形切口,分离瘘管周围组织,凡亚甲蓝着色管壁及瘢痕组织均予以全部切除。

【特色疗法述评】

1. 本病属于先天性外耳疾病,根据其临床表现常分为单纯型、感染型和分泌型,单纯型无须治疗,后两者则应积极治疗,防止损及耳郭软骨。

2. 目前本病的治疗主要以西医抗感染及手术切除为主要治疗方法,中药外敷具有较好疗效,在病初起时及时应用可避免感染发展,进而可避免手术;中药传统治疗如挂线等方法由于其治疗过程较烦琐,近年来应用范围不广。

3. 本病主要以预防感染发作为主。多针对感染型,应全身应用抗生素治疗;反复发作者,可在感染消退后手术切除瘘管,因为感染致瘘管上皮组织破溃,术后常易复发,所以生活中应保持外耳道的干燥清洁。

4. 近年来中西医结合治疗本病得到了一些重视,利用中药预防或控制其发作,而后在静止期利用手术治疗本病,相互配合可以减少抗生素的应用,并提高治愈率,防止复发。

5. 随着近代科技的发展及投入医用,物理方法治疗本病得到了推广应用,超短波、氢-氖激光、磁疗等行局部照射,可使患者避免传统手术带来的创伤,无瘢痕形成,且可使治疗费用降低,适用于无反复感染发作的年轻患者。

【主要参考文献】

1. 周姚萍. 耳瘘膏治疗耳前瘘管感染疗效观察[J]. 浙江中西医结合杂志,2012,22(2):140-141.

2. 周玉霞,于君平,刘秋.透脓散治疗耳前瘘管感染 70 例分析[J].实用中医内科杂志,2003,17(3):206.

3. 陈欣欣,黄健,朱思平.湿润烧伤膏治疗小儿先天性耳前瘘管感染期 38 例疗效观察[J].云南中医中药杂志,2006,27(3):12.

4. 李晓青.中西医结合治疗顽固性耳瘘[J].江苏中医药,2002,2(10):10.

5. 王亚平.龙血竭粉外用治疗先天性耳前瘘管并感染 56 例分析[J].中国误诊学杂志,2008,8(1):183.

6. 刘碧霞,李玉云,陶佳.康复新液不同用药时间在儿童耳前瘘管换药中的疗效观察[J].浙江中医药大学学报,2013,37(1):94-96.

7. 郭树繁,贾春芒,张晓莉.紫草膏治疗先天性耳前瘘管感染化脓临床观察[J].辽宁中医学院学报,2005,7(5):477.

（李凡成　多　鹏）

第二节　化脓性耳郭软骨膜炎

化脓性耳郭软骨膜炎是耳郭软骨膜的化脓性炎症。本病多为耳郭损伤,如外伤、手术伤,耳针治疗或耳郭穿刺抽液等继发感染所致,在发病后引起病变部位红肿热痛、流脓等症状,如处理不当,严重者可导致耳郭"菜花耳"样畸形。由于其发病后变化较快,失治后给患者带来较严重后果,引起人们的重视。

根据本病的临床表现,相当于中医的断耳疮、耳发、耳疽、耳轮生疮等病,属于临床常见的外耳疾病之一。隋·巢元方《诸病源候论》最早论述此病:"断耳疮,生于耳边,久不瘥,耳乃取断,此亦月食之类,但不随月生长为异。此疮亦是风湿搏于血气所生,以其断耳,因以为名也。"明·王肯堂《证治准绳》中记载:"或问:耳叶生疽,何如? 曰:是名耳发疽,属手少阳、三焦经风热所致。六七日渐肿,如胡桃或如蜂房之状,或赤或紫热如火,痛彻心是也。"其中描述的症状来看,与本病极为相似。明·孙志宏在《简明医彀》中指出,本病的发生与大怒触动厥阴肝经、风热燥火有关,并指出"用柴胡清肝之类兼小柴胡汤,次服加味地黄丸"治疗。

近年来,随着对本病研究的深入,以及对病因的重视,本病发生率已在逐步降低,而在发生后,及时使用抗生素及中药清热解毒治疗,基本上可以避免严重并发症的发生。在治疗本病的研究中,中药内治与外治相结合或中药外治与西药静滴相结合,若遗留外耳畸形等后遗症,再行手术治疗,已经成为本病的主要治疗方法。

【病因病机】

一、中　医

本病主要因耳郭外伤,如金刃损伤、毒虫咬伤、耳郭冻伤,或耳郭痰包盲行切井后染毒所致。耳部为少阳经脉所循,少阳与厥阴互为表里。故邪毒侵袭,内应肝胆,早期邪毒侵耳,病位多在少阳,进一步发展,则与肝火燔耳有关,后期溃脓,气血受损,多由气血不足,邪滞耳郭所致。

1. **风热邪毒,侵袭耳郭**　耳郭外伤或耳郭痰包妄行切开,复风热邪毒侵袭耳部经脉,阻碍经气,壅遏气血而成。

2. **气血壅滞,热毒搏结**　素嗜辛辣厚味,火热蕴积于内,复感邪毒,内应于肝胆,内外合邪,上灼耳郭;或断耳疮早期失治,邪毒壅盛,入侵肝胆,内外热毒燔灼耳郭,火炽肉腐,发为本病。

3. **气血不足,邪滞耳郭**　素体虚弱,或热毒炽盛期失治误治,耗伤正气,气血不足,驱邪不力,余邪留滞,以致病势缠绵,久不收口。

由上可知,本病主要以耳郭外伤为诱因,风热邪毒入侵,引动肝胆之火,热毒搏结于耳,化腐成脓而为本病,失治误治或素体正气不足,可致本病缠绵不愈。病位在耳,与肝胆经关系密切。

二、西　医

本病系耳郭软骨膜和软骨急性化脓性炎症,常因耳郭外伤、虫咬或血肿继发感染所致,也可由外耳道炎症蔓延而来。常见致病菌为绿脓杆菌及金黄色葡萄球菌,炎症反应可导致软骨坏死从而引起外耳畸形,愈后耳郭增厚,卷曲变形,甚至形成菜花耳。

【临床表现】

一、症　状

本病起病急,进展较快。早期耳郭灼热、肿痛感,体温升高,全身不适。继而局部肿痛加剧,尤以夜间痛甚。后期破溃后可有脓液流出。

二、体　征

初起时可见耳郭红肿,触之稍硬;继而触痛明显,耳郭焮红、漫肿可大于正常耳郭数倍;若已成脓,则耳郭可呈紫红色,触之有波动感。破溃后,可见脓液不断流出。愈后可留有耳郭畸形。

【辅助检查】

本病根据病史及临床症状即可诊断,不需特殊检查。发病后可行血常规检查以判断感染严重程度,成脓后可行穿刺脓液送细菌培养以确定病原菌指导治疗。

【诊断与鉴别诊断】

一、诊 断 标 准

1. **病史**　多有耳损伤、手术、耳针、耳郭痰包、蚊虫叮咬等病史。
2. **局部症状**　初起时耳郭发热、疼痛,进而呈波动性跳痛,拒按。
3. **体征**　初起时患处红肿,按之稍硬,随即除耳垂外整个耳郭肿胀发紫,成脓后按之有波动感。脓成后则耳郭软骨渐而破坏,腐烂,卷缩等。
4. **全身症状**　可伴见发热畏寒,或但热不寒,口渴,心烦,小便短赤,大便干结等。

二、鉴 别 诊 断

1. **西医**　本病当与耳郭假性囊肿及虫蚊性皮炎相鉴别。
2. **中医**　本病初起主要与耳郭痰包合并感染、耳郭丹毒等相鉴别,破溃后与耳郭疮痈相鉴别。

【治疗】

一、一 般 措 施

1. 注意耳部卫生,避免受到损伤。
2. 耳部损伤、手术及运用耳针时,要严格实行无菌操作,以防感染。
3. 要及时治疗耳部及耳周围的病变,以免诱发本病。
4. 发病后,勿用手或不卫生的物品揉捏触碰耳郭及其周围,减少对病变部位的刺激。
5. 溃脓后,要适时清除脓液及结痂,保持引流通畅。

二、中医药治疗

中医药自古就有治疗本病的记载且方法众多,现仍以中药内服配合外敷为主,此外,也有针灸、物理等疗法。

(一)辨证论治

1. 风热邪毒,侵袭耳郭

主症:患部红肿疼痛,灼热,拒按;检查见耳郭上部局限性隆起,皮肤色红,按之较硬;可伴见畏寒发热、尿黄便结等症,舌红,苔黄,脉弦数。

治法:疏风清热,解毒消肿。

方药:仙方活命饮加减。金银花、赤芍各 15g,归尾、贝母、天花粉、皂角刺各 12g,陈皮、防风、乳香、没药各 9g,白芷、穿山甲、甘草各 6g。大便秘结可加生大黄 6g,芒硝 3g;热毒壅盛加黄连 6g,黄芩 12g,板蓝根、蒲公英各 15g。

2. 气血壅滞,热毒搏结

主症:耳郭焮红,漫肿可大于正常耳郭数倍,疼痛拒按,甚则如锥刺,夜不能寐;若脓已成,触之有波动感;伴见发热、口渴饮冷、心烦易怒、尿黄、大便干结等症,舌红,苔黄厚,脉滑数。

治法:清热解毒,凉血消肿。

方药:普济消毒饮加减。黄芩、连翘、牛蒡子、白僵蚕各 12g,黄连、马勃、升麻、甘草各 6g,人参、橘红、桔梗、柴胡各 9g,玄参、板蓝根各 15g。局部按之硬者,加赤芍、丹皮各 12g;局部按之软或溃口流脓者,加皂角刺、穿山甲各 9g;大便秘结者,加大黄 6g,芒硝 9g。

3. 气血不足,邪滞耳郭

主症:耳郭色暗红,轻度肿胀,溃口不收,流脓不止,脓液稀薄,味腥秽,夹有死骨,伴见倦怠乏力;舌淡,苔薄黄,脉细数或细缓。

治法:扶正祛邪,托里排脓。

方药:托里消毒散加减。党参、白芍、当归、连翘各 12g,茯苓、白术、黄芪、金银花各 15g,桔梗 9g,白芷、皂角刺、川芎各 10g,炙甘草 6g。脓液色黄者,加黄芩、栀子各 10g;舌红口干、阴液不足者,加天花粉、玄参各 15g,麦冬 10g;便秘者,加首乌 15g,麻仁 9g。

以上方药,水煎服,每日 1 剂,早晚分服。

(二)特色专方

本病急性发作期多属热毒为患,故临床治疗时多采用清热解毒类方药,而在选方时则临证医生有自己的思维习惯,故而有习惯用方。如干祖望认为本病的发生是内有肝胆积热,化火上炎,外有风热火毒,乘虚而入,故分为肝胆火热上攻、气虚血滞邪恋两型论治,前者用清热泻火,解毒消肿法,方用黄连解毒汤等,后者用益气化瘀解毒法,方用四圣饮加减。

1. **二味拔毒散**　雄黄 100g、白矾 100g、蜈蚣 10 条、香油适量。将上药共研为细末,过 6 号筛,以香油调成糊状。取本品搽患处,每日 5~10 次;发热,口苦咽干,溲赤便秘者加服龙胆泻肝汤加减。

2. **龙胆泻肝汤加减**　龙胆草、木通、柴胡、当归、生甘草各 6g,栀子、黄芩、生地黄、紫花地丁、车前子各 9g,泽泻 12g,金银花、蒲公英各 15g。若证属肝胆火炽时,可内服此方。清肝泻火、解毒消肿之效。

(三)中药成药

1. **紫金锭**　主要成分为山慈菇、朱砂(水飞)、五倍子、雄黄(水飞)、红大戟、穿心莲、千金子、三七、冰片、丁香罗勒油。本品有解毒、消炎的作用。适用于红肿疼痛而脓未成时,以本品调醋适量涂患处,日 3 次。

2. **如意金黄散**　主要成分为天花粉、黄柏、姜黄、白芷、大黄、厚朴、陈皮、甘草、苍术、南星。本品有清热解毒,消肿止痛的作用。适用于初起脓未成或脓成未溃时。用法:上药研粉,用醋或葱酒调敷;亦可用植物油或蜂蜜调敷。一日数次。

3. **九一丹**　石膏(煅)7g,黄灵药 3g,本品有提脓生肌之效。适用于切开排脓后。用法:上药共研极细末,切开排脓后,脓腔用消毒液或黄连煎液冲洗干净,涂敷本品,日数次。

4. **生肌散**　主要成分:象皮、血竭、赤石脂、乳香、龙骨、冰片、没药。本品有解毒、生肌的功效。适用于断耳疮久溃不愈、肌肉不生、久不收口者。应注意本品溃烂初期禁用。用法:患部用温开水洗净后,撒药少许,或用温开水调敷,日数次。

(四)针灸疗法

本病的针灸疗法研究不多。有报道用艾灸法治疗本病,方法:患者侧卧,患耳朝下,用一圆柱形硬纸筒,上端罩住耳郭,点燃艾条置纸筒中灸之,效佳;治疗中保持艾条距耳郭 10cm,以免灼伤。

(五)其他特色疗法

1. **外治法**　外治法是治疗本病的重要手段,常用的外治法有手术疗法、敷药、外洗等。

(1)外敷法:脓未成时,可用紫金锭、冲和散(《外科正宗》:炒紫荆皮 150g、炒独活 90g、炒赤芍 60g、白芷 30g、石菖蒲 45g,研粉)、如意金黄散等醋或酒调敷;脓成后,可用九一丹、七三丹等调敷;溃后久不收口者,可用生肌散、三石散等调敷患处。

(2)外洗法:脓成切开排脓后,可用黄连或黄柏煎液冲洗脓腔,可以起到抗炎、促进伤口愈合的作用。

（3）手术疗法：脓成后，应及时切开排脓，有死骨者彻底清除坏死组织，置八二丹药线引流，再辅以抗感染治疗或中药外敷。

2. **物理疗法**　本病初起脓未成时，可以用紫外线、红外线局部照射，以减轻炎症，促进局部血液循环。

三、西医药常规治疗

（一）脓肿未形成时

在脓肿未形成时，应及时全身使用抗生素控制感染。根据病因首选对绿脓杆菌有效的药物，如羧苄西林、多黏菌素、环丙沙星等。配合局部药物湿敷或理疗，以减轻炎症，促进局部血循环。

（二）脓肿形成后

脓肿形成后，应尽早切开引流，并彻底清除坏死组织，并根据脓液细菌培养及药敏试验结果选用药物。若软骨坏死范围较广，愈合后遗留耳郭畸形，则可适期行耳郭整形术。

1. 脓肿切开，切口若在耳郭前面应顺耳郭上下方向做弧形切口，若在耳郭后面则以横切口为宜，以减少血管损伤。切开后，清理病变组织，反复冲洗后，在脓腔上下端各置一管。上管作为冲洗用，下管为引流用。每日以生理盐水及敏感抗生素冲洗两次，待炎症控制、脓腔缩小无脓后再拔除冲洗管与引流管，并加压包扎，使之闭合。

2. 若就诊时间较晚，软骨坏死范围较广，愈合后耳郭畸形难免，则可按上法清创后，试行硅胶支架埋置以预防和减轻耳郭挛缩。清创术后一般继续静脉用敏感抗生素2周左右，直至完全愈合。有需要者，可在愈合3个月后，适期行耳郭整形术。

【特色疗法述评】

1. 本病为耳部急症，如延误治疗则有造成外耳畸形的不良后果。目前，急性期治疗主要以西医抗感染为主，如果遗留耳郭畸形，则可行耳郭整形术。而大量研究表明，在本病初起时，使用中药外敷具有良好的疗效，且经济易行；而在溃脓后长期不愈时，配合中药治疗，效果远好于单独使用西药抗炎。

2. 治疗本病最关键在于预防发病及发病后把握治疗时机，防止遗留耳郭畸形。预防耳郭及邻近组织感染即可极大降低本病的发病几率，而一旦发病，要及时治疗，在成脓后要立即行切开排脓以避免严重的并发症。

3. 鉴于我国目前临床中抗生素滥用较普遍，在本病的治疗当中，要发挥中医药简、便、廉、验的优势。即使在使用抗生素时,也应以选择敏感抗生素为主,配合中药内服外敷,既可提高疗效,又可减轻患者经济负担及身体不适,值得进一步研究推广。

【主要参考文献】

1. 胡连生,李凡成.中医耳鼻咽喉科学[M].北京:中国中医药出版社,2004.
2. 汤洪.艾条治疗耳郭化脓性软骨膜炎[J].江西医学院学报,1998,38(1):99.

(李凡成　多　鹏)

第三节　耳郭假性囊肿

耳郭假性囊肿亦称耳郭软骨间积液,是一种非化脓性浆液性囊肿。表现为耳郭侧面局限性囊肿,因其囊壁无上皮层,故称假性囊肿。本病在我国较为常见,发病率高于其他国家和地区,白种人患者甚少,原因不明。患者以男性居多,发病年龄一般在30~40岁,多发生于一侧耳郭。

根据本病的临床表现,一般将其归属于中医耳壳痰包、耳壳流痰的范畴。古代医籍中无本病的相关记载,明·陈实功《外科正宗》云:"痰包,乃痰饮乘火流行凝注设下,结而匏肿,绵软不硬,有妨言语,作痛不安。用利剪当包剪破,流出黄痰,若蛋清稠黏难断……"其所论虽未言舌下痰包,但与本病证候特征颇为相似,故以为名;因其发生于耳壳,故称其为耳壳痰包。高等院校教材《中医耳鼻喉科学》耳壳流痰曰:"耳壳流痰是指发生于耳壳部位的流痰,以耳壳局部肿起而皮色不变,按之柔软,不热不痛为特点。"《中国医学百科全书》及一些临床报道均以"耳壳流痰"为名。谭敬书主编的全国高等中医院校函授教材《中医耳鼻喉科学》首称本病为"耳郭痰包"。按中医词典解释,"流痰"指骨关节的破坏性病变,与本病的性质、特征差别很大,而"痰包"则较好地表达了本病。故以耳壳痰包为名,既能体现其发病部位,又能反映其病机与致病特点,目前已基本为诸医家所认同,对本病的病因病理和辨证论治的认识亦趋一致。

近年来,随着中西医研究的深入及新技术的应用,本病的治疗手段越来越多,而中西医结合治疗本病的优势正逐渐体现出来,值得进一步挖掘。

【病因病机】

一、中 医

因古代对本病没有明确记载,关于本病的病因病理也就未见专论。从"痰包"等论述中可知本病的发生与痰饮凝注等因素有关,从而多认为本病多因脾失健运,水湿内停,复因耳壳受到挤压、冻伤等,致脉络受损,经气痹塞,湿浊凝聚耳壳而成。

二、西 医

本病病因尚不明确,目前认为与机械性刺激、挤压有关,造成局部微循环障碍,引起组织间的无菌性炎性渗出而发病。

病变多位于耳郭上部外侧凹面,即舟状窝处,耳甲腔内很少。根据囊肿切面层次,及皮肤、皮下组织、软骨膜、软骨、薄层纤维、囊肿、内无细胞层衬里,故囊腔系位于软骨夹层之内,而并不在软骨膜之下,病理组织学观点认为称作软骨间积液较为恰当。早在 1846 年 Hartmann 即认识到该病为软骨内囊肿,Engle(1966 年)认为是软骨内组织退行性变液化所致,Hansen(1967 年)、Santos(1974 年)则认为是先天性发育不良所致,即胚胎中第 1、2 腮弓 6 个耳丘融合异常,遗留下潜在组织间隙。朱利相等(1992 年)对 42 耳进行组织学观察发现,12 耳软骨间有潜在的含有血管、淋巴管的组织结构,可能此即发生假性囊肿的组织基础。

【临床表现】

一、症 状

多无明显症状,可有轻度胀痛不适感或麻木感,若感染,则有疼痛。

二、体 征

多为一侧发病,耳郭上舟状窝、三角窝等处不明原因出现椭圆形或丘形隆起,皮肤色泽正常,或略显淡黄色,触之有波动感,不痛,透明度良好。穿刺可得淡黄色浆性液体,抽净液体 1~2 日后又可隆起复发。病变久者,局部肤色多变为暗红增厚等。

【辅助检查】

无特殊检查。行穿刺可得淡黄色浆性液体,略有黏性,易溶于水,不溶于乙醚,白蛋白含量较高。抽出液体培养无细菌生长。

【诊断与鉴别诊断】

一、诊 断 依 据

不明原因出现的速发耳壳无痛性、局限性隆起,皮色不变,按之有波动感,穿刺可有淡黄色液体,液体抽出后肿胀立消,但不久即再次发病如前。

二、鉴 别 诊 断

1. **西医** 本病应与化脓性耳郭软骨膜炎相鉴别。
2. **中医** 本病主要与断耳疮早期相鉴别。

【治疗】

一、一 般 措 施

1. 平时注意保护耳部,防止过度挤压及受伤。
2. 局部处理本病时,应严格注意无菌操作,以防感染。

二、中医药治疗

中医药治疗本病以中药内服配合外敷为主,此外,也有针灸、物理等疗法。

(一)辨证论治

1. 痰浊凝聚

主症:耳壳凹面肿胀,大小不一,按之如裹,皮色不变,日久不消,无痛,微痒或麻胀,多偶然发现;全身症状不明显,舌淡红,苔白或腻,脉缓滑。

治法:健脾祛湿,化痰散结。

方药:导痰汤加减。半夏、枳壳、郁金、黄芩、僵蚕、茯苓、大枣各 10g,浙贝母 15g,陈皮、甘草各 6g。局部麻、胀感明显者,加地龙 10g,瓦楞子 15g;局部有灼热者,加栀子 10g,半枝莲 15g;局部暗红增厚者,加当归、桃仁、丹皮各 10g。

2. 邪毒侵袭

主症:患部红肿疼痛,灼热,拒按;检查见耳壳上部局限性隆起,皮肤色红,按之较硬,穿刺可获脓性分泌物;可伴有畏寒发热,尿黄便结等症,舌红,苔黄,脉弦数。

治法:清热解毒,消肿散结。

方药:仙方活命饮加减。金银花、陈皮各9g,乳香、没药、赤芍药、当归尾、防风、贝母、甘草、皂角刺、穿山甲、大花粉各6g。若红肿痛甚,热毒重者,加蒲公英15g,紫花地丁、野菊花、连翘各10g;血热者加丹皮15g;气虚者加黄芪15g;便秘者,加大黄6g,芒硝10g。

以上方药,水煎服,每日1剂,早晚分服。

（二）特色专方

1. **芙蓉膏** 芙蓉叶、大黄、黄连、黄芩、黄柏、泽兰各80g,冰片2g,研细,凡士林调膏,敷患处,纱布包扎,2~3天一换。本方具有清热解毒消肿功效。适用于本病有感染或热象较明显时。

2. **芒硝粉** 芒硝50g,生大黄15g,乳香、没药各3g,研细末,醋调外敷,日换药1次。本方具有清热解毒的功效。适用于本病有热象或穿刺抽液后。

3. **中药糊** 牡蛎粉2份,磁面粉3份,元明粉1份,大黄粉1份,甘遂粉1/5份,混合备用。用时以蛋清调成糊状,涂患处,日换药1次。本方具有化痰散结兼以清热的功效。适用于本病兼有热象或积滞者。

（三）中药成药

如意金黄散:姜黄160g,大黄160g,黄柏160g,苍术64g,厚朴64g,陈皮64g,甘草64g,生天南星64g,白芷160g,天花粉320g。本品有清热解毒,消肿止痛的作用。适用于本病有痒痛感等出现感染症状时。用法:上药研粉,用醋或葱酒调敷;亦可用植物油或蜂蜜调敷。一日数次。

（四）针灸疗法

1. **针刺** 可用直径2~3mm、长15mm的不锈钢针,在酒精灯上烧红后灼刺入囊肿,使其形成两个开放性小口,挤压净囊液,盖敷料,加压包扎,第三、七日各换药1次,10~15日囊肿基本消失,烧灼孔愈合。

2. **艾灸** 艾条悬灸患处,至局部皮肤潮红,有灼热感为度,每日1次。本法可活血通络,但有感染者忌用此法。

（五）其他特色疗法

1. **外治疗法** 古代医籍中无本病的外治法记载,现代医著中对于本病的外治法主要有抽液后压石膏模及手术、玄明粉湿敷等方法。在《中医五官科外治法》中对于本病的各种外治法从中药外敷法、固定法、磁疗法、针灸等进行了系统的介绍。

（1）压石膏模法：将痰包周围皮肤严格消毒，以无菌注射器针头刺入痰包内，抽尽包内浊液，无菌纱布遮盖患部，然后用调匀的石膏糊敷布，纱布加压包扎固定，1周左右除去，多可获愈。

（2）热蜡疗法：操作同上，材料改用55~60℃石蜡液代替石膏糊。

（3）中药外敷疗法：中药外敷疗法是临床中常用疗法。①对囊肿局部常规消毒，用6号尼龙丝贯穿对口引流，外露端留出0.5cm，便于钳夹。同时对阴证者外敷"二黄一白栀子膏"（栀子、大黄、白矾、雄黄，按8∶4∶4∶1的比例研末，与凡士林调成50%软膏），对阳证者，外敷药膏中去雄黄，每隔2~3日换药1次。②用芙蓉膏（芙蓉叶、大黄、黄连、黄芩、黄柏、泽兰各80g，冰片2g，共为细末，与适量凡士林搅匀），2~3日换药1次。③也可用玄明粉液湿敷，或用如意金黄散调敷。④亦有报道用南通蛇药外敷治疗本病，取效迅捷。

（4）抽液疗法：患处常规消毒，用适当大小注射器针头抽尽痰包内液体，然后加压包扎（用纱布卷成适当大小，压于肿块处）24~28小时，以防复发。

2. 物理疗法　随着现代科学技术的进步，应用物理疗法治疗本病的报道逐渐增多，且大都取得了良好的疗效。常用的有磁疗、激光、紫外线、冷冻、注药、透热、超短波、电离子疗法等，临床中可酌情选用。

（1）磁疗：局部消毒抽液后，用钕铁永磁体两片，异名极对置于病变部位，胶布固定，连续贴敷。3~10天为1疗程。因磁线可影响局部组织渗透性和酶的活性，促进液体吸收，一般于1~2周后囊肿即可消散闭合。

（2）激光治疗：可用二氧化碳、Nd-YAG等激光治疗仪，酌情选用适当波长、功率、光斑直径、功率密度及治疗时间。一般每日1次，10次为1疗程。

（3）冷冻治疗：局部消毒，抽尽囊液。选择与囊肿大小相似的冷冻头，采用接触冷冻法，稍加压力，以1分钟为1个冻融，至局部呈白色冰冻组织即可，不需麻醉。

（4）紫外线治疗：局部消毒，抽尽囊液后，用YZ-4型冷光紫外线治疗仪，功率50W，垂直照射患处，每日1次，首次用4个生物剂量，第2~3次用5个生物剂量，以后每次用6个生物剂量。

（5）微波开窗法治疗：用微波刀头将囊肿表面开窗后，挤出囊液，将刀头在囊腔内反复插入4~5次，使其尽量彻底破坏囊壁组织，然后加压包扎。

三、西医药治疗

无症状小囊肿，早期忌触摸挤压，1~2周后可自行消散，否则可逐渐扩大。囊肿较大者可采用手术治疗。术中必须将囊肿外壁软骨切除，否则囊肿不易闭合黏着。术后应用广谱抗生素治疗，以防止继发感染。

【特色疗法述评】

本病是临床常见病,一般发病无任何诱因,也无明显症状,目前病因不明,且对其发病机制也有不同看法,这些都为彻底治疗本病带来一定的困难。

近些年来,本病的西医治疗主要以手术及物理疗法为主要方法,中医主要以内服中药结合外敷为主要治疗方法。而西医的治疗方法易复发,中医药则弥补了这方面的不足,且中医的外治法疗效肯定。因此,结合中西医方法治疗本病,可以明显提高本病的治愈率,并降低其复发率。而随着科技的发展,物理治疗手段也逐渐增多,为本病的治疗拓宽了途径。

综上所述,在临床上,我们要在继续研究本病的病因及病理机制的同时,进一步整合目前各种治疗方法,为彻底治愈本病提供一条可以推广的临床路径。

【主要参考文献】

1. 樊忠,王天铎.实用耳鼻咽喉科学[M].济南:山东科学技术出版社,1996.

2. 李凡成,翦新春.现代中西医结合实用眼耳鼻咽喉口腔科手册[M].2版.长沙:湖南科学技术出版社,2010.

3. 肖志军.火针治疗浆液性耳郭软骨膜炎[J].南昌:江西医药,1991,26(1):3.

4. 汪冰.中医五官科外治法[M].济南:济南出版社,1999.

5. 宋小花.芒硝外敷治耳郭浆液性软骨膜炎验案[J].广州:新中医,1997,1:29.

6. 刘胜,谢贻峰.南通蛇药外敷治疗耳郭浆液性软骨膜炎174例[J].郑州:河南中医药学刊,2002,17(5):62-64.

7. 徐小群.微波开窗治疗耳郭假性囊肿[J].北京:中西医结合杂志,2007,16(29):4332.

(李凡成 多 鹏)

第四节 外耳道炎及疖

外耳道炎是由细菌感染所引起的外耳道弥漫性炎症。可分为两类:一类为局限性外耳道炎,又称外耳道疖;另一类为外耳道皮肤的弥漫性炎症,又称外耳道炎。任何年龄均可发病。常见致病菌为金黄色葡萄球菌、链球菌、绿脓杆菌等。挖耳或异物损伤、药物刺激、化脓性中耳炎的脓液或游泳、洗澡等水液浸渍,易引发急性外耳道炎。其他疾病如慢性化脓性中耳炎、贫血、维生素缺乏、糖尿病等亦可导致本病的发生。急性外耳道炎如治疗不及时或不得当会转为慢性。常在夜间和(或)清晨发作、加剧,多数患者可自行缓解或经治疗缓解。本病发病率高,为耳科临床常见病、多发病之一。

根据本病的临床表现,一般将其归类于"耳疮""耳疖"范畴,属于急性外耳炎症性疾病。《诸病源候论》说:"耳疮候……风热乘之,随入于耳,与血气相搏,故耳生疮。"《疡科选粹》说:"厥阴肝经,血虚风热,或肝经燥火风热,皆能致耳生疮。"总属"热""毒"范畴。

外耳道炎西医多采用内服抗生素及局部用药治疗。随着中医、中西医结合研究的不断深入,外耳道炎在临床经验的积累方面,取得了较好的成果。急性期或慢性期中西医结合治疗,均具有自身优势和特点。

【病因病机】

一、中　医

中医认为本病多因挖耳等损伤耳道,风热之邪乘机侵袭;或因污水入耳,脓耳之脓液浸渍染毒而发;或为肝经湿热上结耳道,熏灼肌肤而发。

1. **风热邪毒外侵**　风热邪毒侵犯耳窍,或因污水入耳,伤及肌肤,阻滞经脉,气血凝聚而致本病。

2. **肝胆湿热上蒸**　肝胆湿热上结耳道,熏灼肌肤,故致局限性红肿,疼痛较剧。若邪毒阻滞脉络,则耳前后痰核肿大疼痛。

3. **血虚风燥,耳窍失养**　脾胃素虚,化源不足,或风热湿邪久羁耳窍,外损肌肤,内伤阴血,以致耳失所养,病程缠绵。

二、西　医

细菌感染乃本病主要病因,常见者如铜绿假单胞菌、金黄色葡萄球菌及其他需氧及厌氧菌等。

【临床表现】

一、症　状

耳内不适、瘙痒、疼痛,重者可出现剧痛、耳道堵塞。

二、体 征

急性者外耳道呈局限性或弥漫性充血、肿胀,表皮糜烂。可有稀薄分泌物,继而变为稀脓性或脓性分泌物。严重者耳周淋巴结肿大、压痛,并出现全身不适。

慢性者外耳道皮肤充血或增厚,或覆有痂皮,痂皮下有少许脓液或碎屑,有时揭去痂皮会出血;鼓膜可混浊、增厚、标志不清。

【辅助检查】

分泌物检测:将分泌物做细菌培养和药物敏感试验有助于了解感染的微生物种类及对其敏感的药物。

【诊断与鉴别诊断】

一、诊 断 标 准

1. 外耳道瘙痒、疼痛,在咀嚼时疼痛加重,可伴头痛。
2. 外耳道皮肤充血、肿胀,或糜烂、渗液。

二、鉴 别 诊 断

1. **西医** 本病应与急、慢性化脓性中耳炎,急、慢性外耳道湿疹或急性药物性皮炎等疾病相鉴别。
2. **中医** 应与脓耳、旋耳疮等疾病相鉴别。

【治疗】

一、中 医 治 疗

(一)辨证论治

1. 风热侵袭

主症:耳部灼热疼痛,张口、咀嚼或牵拉耳壳压迫耳屏时疼痛加剧。检查见耳道局限性红肿,隆起如椒目。全身证见恶风发热,头痛,周身不适,舌质红,苔白,脉浮数。

治法:疏风清热,解毒消肿。

方药:仙方活命饮。银花、防风、连翘、白芷、当归、赤芍、浙贝母、乳香、没药、穿山甲、皂角刺、野菊花、黄芩各10g,生甘草5g。

2. 肝胆湿热

主症:耳部疼痛较剧,痛引腮脑,耳前或耳后痰核肿大疼痛,如疖肿阻塞耳道,可出现暂时听力减退。检查耳道见局限红肿,高突如半球状,顶部可见黄色脓点,周围肌肤红赤,破后有少许脓血流出。全身可有发热或寒热往来,口苦咽干,小便短黄,大便秘结,舌质红,苔黄腻,脉弦数。

治法:清泻肝胆,解毒消肿。

方药:龙胆泻肝汤加减。龙胆草、栀子、黄芩、柴胡、生地、车前子、泽泻、木通、当归、赤芍各10g,生甘草5g。肿痛甚加乳香、没药、皂角刺以活血消肿止痛;热毒甚加银花、野菊花、蒲公英清解热毒;大便秘结加酒制大黄、玄明粉通腑泻热。

3. 血虚风燥,耳窍失养

主症:病程较长,多有耳痒、耳痛反复发作,全身症状不明显,外耳道皮肤潮红、增厚、皲裂,或覆有痂皮,痂皮下有少许脓液或碎屑,有时揭去痂皮会出血;舌质淡,苔白,脉细数。

治法:养血润燥。

方药:地黄饮子加减。人参、生地黄、黄芪、天门冬、麦门冬、枳壳、石斛、枇杷叶、泽泻、炙甘草、当归、银花各10g。

(二)外治法

1. **黄连滴耳液** 黄连,枯矾,甘油,冰片。先将黄连煎水两次,浓缩为1 000ml,滤过液加入枯矾再滤,再加入甘油、冰片即成。清洁外耳道后,以黄连滴耳液滴入耳道浸泡,每次5~10分钟,每日3次。

2. **芩柏滴耳液** 黄芩、黄柏等量,以麻油浸泡24小时后煎至药呈黑黄色,去渣加冰片,枯矾末,过滤即成。滴或涂入外耳道,每日1~2次。

3. **甘草酊** 以甘草酊(方见外耳湿疹节)滴耳,1日3次。

4. **冰黄酊** 冰片、黄柏、薄荷。以75%乙醇浸泡黄柏饮片24小时(以浸没黄柏饮片为度),过滤后加入冰片、薄荷。取药液滴耳,然后喷撒青黛粉于患处,每日1次。

(三)中药成药

1. **万应胶囊** 黄连、熊胆、麝香等。口服,一次1~2粒,1日2次,3岁以内小儿酌减。

2. **肿痛安胶囊** 三七、天麻、僵蚕、白附子(制)、防风、羌活、天南星(制)、白芷。祛风化痰,行瘀散结,消肿定痛。可用治外耳道之肿痛。

（四）针灸疗法

耳痛较甚者，可针刺合谷、内关、少商等穴，以疏通经络，泻热止痛。

（五）其他特色疗法

1. 外耳道激光照射疗法 照射功率可根据激光器型号的不同选用3~6mW为宜。照射距离5cm左右，光斑直径为1.5~2mm，照射时间10分钟，每周连续照射3~5次，耳痛症状持续者坚持1~2周的治疗。

2. 局部超短波埋疗 超短波能对人体产生一系列生物学效应和治疗作用，能加强局部血液和淋巴液的循环，使毛细血管壁的通透性增强，让营养物质、药物及白细胞、抗体等容易进入病灶，增强了抗病能力；同时加速带走局部的废物、致炎及引起疼痛的物质，还可降低组织的兴奋性，减少渗出，促进水肿吸收；同时不利于细菌的生长繁殖，起到了间接抑菌的作用。并加速炎症消失。

二、西医治疗

1. 依据临床感染表现，选用抗菌药或抗真菌药，炎症较轻时，可用酸性滴耳液（如酚甘油、硼酸、过氧化氢等），感染较重时可用抗菌滴耳剂。

2. 口服抗菌药物适用于一般重症感染，或免疫缺陷者、糖尿病、年迈者中至重度感染及并发中耳炎患者。可联合应用抗生素和类固醇糖皮质激素药物。

3. 对症治疗疼痛及其疼痛引起的各种不适，轻、中度疼痛可用非甾体抗炎药及对乙酰氨基酚等，严重疼痛者可用镇痛药。

【**特色疗法述评**】

1. 正常外耳道皮肤因耵聍、皮脂分泌及上皮角质层的保护，有较强的抵抗微生物的能力，当某些原因使外耳道皮肤抵抗力下降时，致病微生物侵入而可发生炎症。影响外耳道皮肤抵抗力下降的原因主要有：①游泳或洗浴的水液浸渍造成上皮软化、肿胀、破裂、角质层破坏，使致病微生物侵入而造成感染。②搔挖造成外耳道上皮损伤，致使微生物侵入表皮，甚至真皮层。③中耳炎脓性分泌物的持续刺激，造成外耳道上皮损伤和感染。④外耳道皮肤在变态反应性湿疹的基础上继发感染。

治疗耳道疾病方法众多，如以2%乙酸溶液预防急性外耳道炎，或与90%~95%乙醇等比例混合后使用，制剂中加入皮质激素还可用于治疗轻症感染。但此类制剂在炎症皮肤可引起蛰痛或刺激反应，现已少用，目前多使用含抗菌药物的滴耳剂。用药前应清除耳中垢物，以保证滴耳液顺利透入上皮组织，天气寒冷时，还应将药物平衡至室温，以减少刺激，滴药后患耳向上并保持数分钟以利药物进入患处。

慢性弥漫性外耳道炎中医认为多因肝胆湿热盛,亦可因外邪引动肝胆湿热循经上蒸,内外湿热火毒蒸灼耳窍而为病。所以中药中诸如蛇床子、艾叶、石菖蒲、薄荷、黄柏、黄芩、苦参、地肤子、茵陈、土荆皮、栀子、金银花等药物有很好清热祛湿泻火的作用,黄柏与苦参、蛇床子、苍术共同使用可止痒、除湿、镇静,消肿止痛。根据药理研究发现苦参具有抗组胺的作用,能够使肥大细胞释放过敏物质减少。

2. 运用现代医学来研究中医药治疗机制得了不少的进展,临床疗效方面,中医药具有缓效、稳效、持久的特点,其防治结合,寓治于防,充分显示出中医药的优势和特点。而西医药则给药途径方便、控制病情迅速、控制感染效果好,这显然是目前中医药所不及的。因此,如何研究出高效、稳定的中药制剂、改善给药途径是值得重视的研究领域。有关本病的基础和临床研究还有待进一步开展,许多问题还有待进一步解决。

【主要参考文献】

黄选兆,汪吉宝,孔维佳.实用耳鼻咽喉头颈外科学[M].2版.北京:人民卫生出版社,2011.

（曹　志）

第五节　外耳道真菌病

外耳道真菌病又称真菌性外耳道炎,是指真菌进入外耳道引起的皮肤感染,有时可合并细菌感染。一般好发于气候温暖潮湿的地区和季节。外耳道真菌病致病菌多为真菌,常见致病菌有:曲霉菌、青霉菌、白丝酵母菌为多。它的感染方式分为空气传播和自体接种两种。在外耳道潮湿（游泳、中耳流脓）、长期应用抗生素滴耳液、气候温热可诱发本病。外耳道真菌病属于耳鼻喉科的常见病、多发病,临床治疗方法多,疗效各异。

古人没有真菌概念,根据本病的临床表现,将其归类于"耳疮"范畴。

【病因病机】

一、中　医

1. **风热邪毒外侵**　风热邪毒侵犯耳窍,或因污水入耳,挖耳伤肌,阻滞经脉,气血凝聚而为病。

2. **肝胆湿热上蒸** 嗜食辛辣厚味,或情志不舒,肝胆蕴热,上结耳道,熏灼肌肤而为病。

二、西 医

本病病因为真菌感染。常见的致病菌有酵母菌、念珠菌、芽生菌、曲霉菌、毛霉菌、放线菌、青霉菌等。

【临床表现】

一、症 状

外耳道不适,胀痛或奇痒。由于真菌大量繁殖,堆积形成团块可阻塞外耳道引起阻塞感。患者感外耳道潮湿,外耳道阻塞,鼓膜受侵,患者可有听觉障碍,耳鸣,甚至眩晕。可有局部疼痛。有些真菌引起的改变以化脓和肉芽肿为主。严重的可致面瘫。

二、体 征

外耳道皮肤潮红糜烂,界限清楚,表面覆白色或奶油样沉积物或见有菌丝。

【辅助检查】

分泌物检测:分泌物涂片、真菌培养,可以帮助判断致病菌的种类,必要时需做活组织检查,有助于鉴别诊断和治疗。

【诊断与鉴别诊断】

一、诊 断 标 准

1. 外耳道不适,胀痛或奇痒。

2. 由于真菌大量繁殖,堆积形成团块可阻塞外耳道引起阻塞感,外耳道潮湿。

3. 可有局部疼痛,外耳道阻塞,鼓膜受侵,患者可有听觉障碍,耳鸣,甚至眩晕。

4. 外耳道内有菌丝,菌丝的颜色可为白色、灰黄色、灰色或褐色,外耳道皮肤潮红糜烂,界限清楚,表面覆白色或奶油样沉积物。

二、鉴别诊断

1. **西医** 本病应与急、慢性化脓性中耳炎,急、慢性外耳道湿疹等疾病相鉴别。

2. **中医** 应与脓耳、旋耳疮等疾病相鉴别。

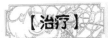【治疗】

一、西医治疗

1. 用生理盐水或双氧水清洗真菌团块及痂皮,用干棉签拭干后,局部涂达克宁等抗真菌药物。

2. 外耳道皮肤肿胀、渗液时,向外耳道置入 5% 醋酸铅溶液的小棉条,每日更换 1~2 次。

3. 保持外耳道干燥。

4. 戒除挖耳习惯。

5. 病情严重者要静脉给予抗真菌药物治疗。

二、中医治疗

（一）辨证论治

1. 风热侵袭

主症:耳部灼热疼痛,张口、咀嚼或牵拉耳壳压迫耳屏时疼痛加剧。检查见耳道局限性红肿,隆起如椒目,并可见外耳道有表面覆白色或奶油样沉积物。全身证见恶风发热,头痛,周身不适,舌质红,苔白,脉浮数。

治法:疏风清热,祛痒消肿。

方药:消风散加减。当归、生地、防风、知母、苦参、胡麻、荆芥、苍术、牛蒡子、石膏各 10g,蝉蜕 15g,通草、甘草各 5g。

2. 肝胆湿热

主症:耳部疼痛较剧,耳前或耳后痰核肿大疼痛,耳道瘙痒,检查耳道见局限红肿,外耳道皮肤出现白色丝样物,表面有脓性分泌物,周围肌肤红赤。全身可有发热或寒热往来,口苦咽干,小便短黄,大便秘结,舌质红,苔黄腻,脉弦数。

治法:清泻肝胆,解毒消肿。

方药:龙胆泻肝汤加减。龙胆草、栀子、黄芩、柴胡、生地、车前子、泽泻、木通、当归、赤芍各 10g,生甘草 5g。肿痛甚加乳香、没药、皂角刺以活血消肿止痛;热毒甚加银花、野菊花、蒲公英清解热毒;大便秘结加酒制大黄、玄明粉通腑泻热。

（二）滴耳法

1. 虎耳草滴耳液 清洁外耳道后,以虎耳草滴耳液(虎耳草,苦参,甘油,冰片,先将虎耳草、苦参煎水两次,浓缩为 500ml,滤过液加入枯矾再滤,再加入甘油、冰片即成)滴入耳道浸泡,每次 5~10 分钟,每日 3 次。

2. 鹅不食草浸液 鹅不食草 5g 碾碎,浸泡于 10ml 香油 1 周,滴或涂塞入外耳道,每日 1~2 次。

（三）中药成药

肿痛安胶囊:祛风化痰,行瘀散结,消肿定痛,本品用于风痰瘀阻引起的牙痛、咽喉肿痛、口腔溃疡及风痰瘀血阻络引导起的痹病,本品有行瘀散结,消肿定痛之功效,可用治外耳道之肿痛。

（四）针灸疗法

耳痛较甚者,可针合谷、内关、少商等穴,以疏通经络,泻热止痛。

（五）其他特色疗法

1. 外耳道激光照射疗法 照射功率可根据激光器型号的不同选用 3~6mW 为宜。照射距离 3cm 左右,光斑直径为 1.5~2mm,照射时间 10 分钟,每周连续照射 3~5 次,耳痛、耳痒症状持续者坚持 1~2 周的治疗。

2. 红外线治疗 电源电压:110V/220V,功率:50/60Hz。红外线对人体产生一系列生物学效应和治疗作用,使用红外线治疗能及时有效地控制炎症的发展。

【特色疗法述评】

自然界中存在种类繁多的真菌,尤其是在温度高、湿度大的热带和亚热带地区,滋生繁殖更快。正常人的外耳道处于略偏酸性的环境,如由于耳内进水或不适当地用药,改变了外耳道 pH 值,有利于真菌的滋生。游泳、挖耳等引起外耳道的炎症,中耳炎流出的脓液的浸泡,外耳道分泌物的堆积和刺激,真菌得以滋生繁殖。全身性慢性疾病,抵抗力下降,或全身长期大剂量应用抗生素,都为真菌的滋生提供了条件。近年来抗生素的不正确使用和滥用,也增加了真菌感染的机会。

现在真菌性外耳道炎的治疗主要以西医为主,主要给予局部抗真菌药物,如氟康唑结合派瑞松一起涂抹外耳道以抗真菌,坚持疗程一般疗效较好。

中医认为耳疮多因肝胆湿热盛者,亦可因外邪引动肝胆湿热循经上蒸,内外湿热火毒蒸灼耳窍而为病。中药中诸如虎耳草、鹅不食草、蛇床子、黄柏、黄芩、苦参、地肤子等共同使用具有止痒、除湿、镇静,消肿止痛功效。

运用现代医学来研究中医药治疗机制,提高了中西医结合治疗各种常见病、多发病的临床疗效。中医药如何研究出高效、稳定的中药制剂、改善给药途径是值得重视的研究领域。有关外耳道真菌病的基础和临床研究还有待进一步开展,许多问题还有待进一步解决。

【主要参考文献】

黄选兆,汪吉宝,孔维佳.实用耳鼻咽喉头颈外科学[M].2版.北京:人民卫生出版社,2011.

(曹 志)

第六节 耳带状疱疹

耳带状疱疹是由水痘-带状疱疹病毒引起的以侵犯面神经为主的疾病。因 Ramsey Hunt(1907)首先描述了本病的症状,故又称 Hunt 综合征。近年来血清学检测发现,除水痘-带状疱疹病毒外,患者往往还并发单纯疱疹病毒的感染。本病不常见,青年及老年患者居多。病变常累及一侧,受凉,疲劳,机体抵抗力下降为重要诱因。

根据本病的临床表现,一般将其归类于中医学"抱头火丹""蜘蛛疮"范畴。出自《疡科心得集》,是始发于头面部的丹毒。多为风热化火而成。《外科启玄》称为"蜘蛛疮"。

【病因病机】

一、中 医

本病的发病诱因较多,常与外感邪毒、肝胆风热或湿热熏蒸等有关。本病的形成多由情志不畅,肝气郁结,久而化火;或饮食不节,脾失健运,湿浊内生郁而化热,湿热内蕴,复因外感毒邪,以致湿热火毒蕴积肌肤而生。年老体弱者,常因血虚肝旺、湿热毒盛、气血凝滞以致疼痛剧烈。

1. 肝胆风热犯耳 外感风热邪毒侵袭,内应肝胆,随脉入耳,与气血搏结,致生本病。

2. 肝胆湿热熏耳 素有肝胆郁热,复因外感风热邪毒深入,或情志不畅,肝气不疏,气郁化火,外感毒邪,循经而发,引动肝胆湿热,循经上蒸,搏结于耳,故见皮肤起疱疹,多沿肝经循行路线分布,皮色鲜红,浸润明显。若湿热痹阻,可致窍络不通,或肌肉经筋失养,出现耳聋、口眼㖞斜等症。

二、西 医

1. 由带状疱疹病毒或水痘-带状疱疹病毒感染所致。亦可同时伴有单纯疱疹病毒Ⅰ型(HSV-1)感染。其主要诱因为受凉、疲劳及机体的抵抗力下降等。

2. 水痘是由水痘-带状疱疹病毒在无免疫保护的宿主引起的感染。病毒活化学说认为,当宿主的细胞免疫功能降低,早先感染的病毒,即移行到脊神经节或脑神经的感觉神经节、延髓外侧脑神经节保持休眠状态的病毒,再次活化所致。

【临床表现】

一、症 状

1. **前驱症状** 全身不适、低热、头痛、食欲不振等。

2. **耳痛及神经痛** 首先出现耳郭、耳道内和耳后剧烈疼痛,烧灼样疼痛,有时如三叉神经痛,但无扳机点。可放射至咽部及面部。神经痛可持续数月甚至数年。

3. **疱疹** 耳郭(以耳甲腔为重)、耳道口、外耳道及耳后皮肤出现疱疹,进而局部皮肤充血、肿胀、糜烂及水疱。大多数疱疹出现于面瘫之前。

4. **面瘫** 耳带状疱疹的面瘫发生率为4.5%~9%(亦有报道为3%~9%)。面瘫严重开始起病时可能为部分性面神经麻痹,在数日或2~3周迅速发展为完全性面瘫。高峰期为10~14天。

5. **听力受损症状** 一般为轻中度感音神经性耳聋。伴有耳鸣、听觉过敏。

二、体 征

疱疹出现前,局部皮肤有淡红色丘疹,以后逐渐变成许多小疱,小疱可互相融合,如自行溃破则有血清渗出,最后干燥结痂。面瘫患者可见患侧额纹小时,眼睑闭合不全,鼻唇沟变浅,颜面部向健侧㖞斜。

【辅助检查】

1. **血常规检查** 患者血液中淋巴细胞增多。

2. **血流变学检查** 血沉可增快。

3. **面神经检查** 患耳同侧出现重度周围性面瘫,需要进行面神经损伤程度、面神经变性程度的一系列神经电生理检查,包括面神经电图(2~3周内)、面肌电图(2~3周后)等,以及面神经损伤部位确定:流泪试验、味觉试验、镫骨肌支反射、颌下腺流量测定等。

4. **听力学检查** 纯音听阈测试显示为感音神经性耳聋,一般为轻中度。

5. **前庭功能检查** 平衡障碍,眼球震颤。红外视频眼震电图显示患侧前庭功能减退。

6. **增强磁共振成像检查** 可见面神经,尤其是膝状神经节部位长T_2信号。

【诊断与鉴别诊断】

一、诊 断

根据病史及局部检查,如能发现耳部疱疹,诊断一般不难。

二、鉴 别 诊 断

1. **西医** 本病需与贝尔麻痹鉴别。贝尔麻痹无耳部疱疹,故在急性期不难鉴别。如果面瘫恢复较慢而耳部疱疹已经痊愈,需要询问有无疱疹病史。必要时需除外其他引起周围性面瘫的疾病。

2. **中医** 主要是与脓耳致面瘫等疾病相鉴别。

【治疗】

一、一 般 措 施

1. 增强信心,调整心态。

2. 饮食注意。避免辛辣刺激性食物,清淡饮食,多喝水,宜食用蔬菜水果。保持大便通畅。

3. 增强机体的抵抗力,加强锻炼。避免受凉、过度劳累和精神压力大等诱因,预防感冒。

4. 如合并面瘫,患者应注意保护眼睛,注意用眼卫生,夜间睡眠时用眼罩保护眼睛。

5. 注意休息,眩晕患者应卧床休息,避免摔倒。

二、中医治疗

（一）辨证论治

1. 肝胆风热犯耳

主症:耳部灼痒、疼痛,或有红斑、疱疹。伴周身不适,微发热,烦躁口苦,咽干,苔薄黄,脉浮弦数。

治法:疏散风邪,利胆清热。

方药:柴胡栀子散加味。柴胡、栀子、丹皮、茯苓、赤芍、牛蒡子、当归各10g,川芎6g,甘草5g。热甚者,加菊花、防风各10g。

2. 肝胆湿热熏耳

主症:耳部剧痛,红斑、丘疹或水疱,烦躁易怒,口苦咽干,胁胀不适,舌红,苔黄,脉弦数或滑数。

治法:清肝解毒利湿,通络止痛。

方药:龙胆泻肝汤加减。龙胆草、栀子、黄芩、泽泻、车前草、当归、柴胡、生地各10g,木通、甘草各5g,酌加板蓝根、大青叶、贯众增强抗病毒作用。耳部神经痛剧,加白蒺藜、乳香、没药之类,以柔肝祛风、行气通络止痛。口眼㖞斜者,合牵正散或三蚣散之类祛风通络。

3. 气滞血瘀

主症:耳部剧痛,红斑、皮肤结痂或痂皮脱落,伴疲劳或烦躁,舌红,苔黄,脉弦涩。

治法:活血化瘀,通络止痛。

方药:桃红四物汤加味。桃仁、红花、当归、川芎、赤芍、熟地各10g。口眼㖞斜者,合牵正散或三蚣散之类祛风通络。

以上方药,水煎服,每日1剂。

（二）特色专方

1. 血府逐瘀汤 当归、生地、红花、牛膝各9g,桃仁12g,枳壳、赤芍、甘草各6g,柴胡3g,桔梗、川芎各4.5g。

2. 普济消毒饮 黄芩15g,黄连15g,陈皮6g,甘草6g,玄参6g,柴胡6g,桔梗6g,连翘3g,板蓝根3g,马勃3g,牛蒡子3g,薄荷3g,僵蚕2g,升麻2g。

3. 泻肝消丹饮 柴胡、金银花、蒲公英、连翘、苦参、土茯苓、苍术、黄芪、赤芍、当归、马齿苋、生甘草。

4. 清热止痛汤 龙胆草、白花蛇舌草、虎杖、蒲公英、金银花、夏枯草、赤芍、浙贝母、桃仁、玄参、紫花地丁、连翘、甘草。

（三）中药成药

1. 龙胆泻肝颗粒　清肝胆，利湿热。本品用于肝胆湿热所致的头晕目赤，耳鸣耳聋，耳部疼痛，胁痛口苦。开水冲服，一次1袋，一日2次。

2. 逐瘀通脉胶囊　破血逐瘀、通经活络。口服。一次2粒，每日3次，4周为一疗程。适用于带状疱疹合并面瘫或后遗神经痛者。

3. 活络效灵丹　活血祛瘀、通络止痛。方中当归补血润燥且能活血；丹参可以降低血液黏稠度，降低红细胞聚集性，使血流量加速和毛细血管网开放增加而具有改善微循环的作用，可促进组织的修复与再生；乳香、没药活血通络，消炎止痛；适用于带状疱疹合并面瘫或后遗神经痛者。

（四）针灸疗法

实证宜针，常用穴位有翳风、曲池、合谷、阳陵泉、太冲、血海等，面瘫加刺颊车、下关，每日1次，留针30分钟。有助于止痛、促进痊愈和面神经功能恢复。在急性期（1~2周）不宜用强刺激。

（五）其他特色疗法

1. 热敷、理疗、面部按摩等　在急性期可采用温热疗法、磁疗或电磁疗法、超短波或微波、激光、红外线照射和直流电药物离子导入等辅助治疗。恢复期可采用物理治疗如肌肉按摩及训练。面肌痉挛者可用镁离子导入、痉挛肌肉运动点阻滞疗法，如注射苯酚溶液、肉毒杆菌毒素等。

2. 灸法

（1）艾灸：采用艾条回旋灸法局部熏灸，在皮损部位及其周围皮肤处，同时点燃2支艾条作广泛性回旋灸，以患者感觉灼烫但能耐受为度，灸治时间每次约30分钟，据皮损面积大小酌情掌握。每天1次，7次为1个疗程。

（2）灯草灸：灯心草性甘、淡、微寒，归心、肺、小肠经，具有清心除烦、利水通淋之功；生菜油在民间以其祛外邪、清心火的作用而常用于刮痧，其与灯心草共用于灸法而获祛邪解毒、清热除湿之效。用灯心草围灸法治疗，选取皮损部位水疱群上、下、左、右、中间五处穴位的正常皮肤，局部常规消毒后，灯心草蘸少许植物油，点燃后，垂直对准患处的周围及中间点快速按下，即可听到"啪"的声响，皮肤如有溃破者可涂阿昔洛韦软膏外用。

（3）隔蒜灸：隔蒜灸可提高机体免疫力，具有消肿、止痛、拔毒的功能。采用隔蒜灸加围刺的方法，将独头大蒜切0.3~0.4cm厚，上用针刺小孔，艾叶搓成绒状，做成艾炷，蒜片放于疼痛患处，上置艾炷，点燃，当皮肤感觉灼热不能忍受时，可移动，每片蒜上灸3炷。针灸局部围刺，针尖刺向病灶中心，施捻转泻法，留针30分钟，10天为一个疗程。

3. 穴位注射法　用得宝松注射液1ml加2%利多卡因4ml，取患侧夹脊穴，配阿是穴,每穴注药 1~2.5ml,10 天为一个疗程,或用穴位注射结合针灸治疗,丹参注射液 2ml 与维生素 B$_{12}$ 1ml,混合为 3ml,在阿是穴、太冲、阳陵泉注射 0.5~1ml;针灸用局部围刺,足三里、曲池、大椎、内关、支沟常规针刺,用泻法,得气后留针 30 分钟。

穴位注射、穴位割治、激光照射等治疗方法,适宜于急性发作期轻、中度患者的施治;慢性持续期、缓解期亦可实施。

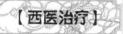

一、药 物 治 疗

1. **糖皮质激素**　可在急性期减轻面神经的炎性反应和消肿,使之在固定管径的面神经骨管内受压减轻,从而减轻了面神经因水肿增粗而受到面神经骨管压迫、微循环障碍的程度,为该病的首要和主要的药物治疗。

2. **抗病毒药物**　可干扰疱疹病毒 DNA 聚合酶,抑制 DNA 复制。常用阿昔洛韦,亦可用更昔洛韦、泛昔洛韦或万乃洛韦(洛韦)。耳部及周围疱疹用阿昔洛韦软膏涂抹局部,每日 1~3 次。

3. **神经营养药**　维生素 B$_1$ 和维生素 B$_{12}$ 等肌内注射或口服。

4. **改善面神经微循环的药物**　采用银杏叶提取物或其他扩张血管、改善微循环的药物静脉注射或口服。

5. **止疼药**　耳剧痛时可以适当应用止疼药。

二、手 术 治 疗

可根据病情采用面神经减压术、眼部手术,当面瘫为完全性永久性面瘫并出现面肌萎缩时,可采用面部整形手术。

【特色疗法述评】

耳带状疱疹是以红斑和水疱为主要临床表现的发疹性皮肤病,常伴有不同程度的神经痛,或者合并面瘫,中医认为该病的病因病机不外乎情志内伤,兼感毒邪,肝郁化火,火毒外泛肌肤所致;或因饮食不节,脾失健运,湿蕴化热,复感毒邪,以致湿热火毒蕴积肌肤而发;病程日久则余毒未尽,久病入络气滞血瘀,不通则痛等。现代医学以抗病毒,消炎止痛,营养神经等药物治疗耳带状疱疹,但部分患者疗效较差,且易遗留不同程度的后遗神经痛,或导致面瘫症状难以缓解。中医学对该病认识由来已久,长期以来对其病因病机形成了比较成熟的认识,中医药的治疗逐渐系统化和特色化,中药内服、外用、针灸、穴位注射等治疗具有较好的临床疗效,能有效地缩短疗程,缓解症状,并有效地减少后遗神经痛的发生,对面瘫恢复疗效肯定,值得进一步深入研究。

【主要参考文献】

1. 马莲. 头颈部综合征[M].北京:人民卫生出版社,2006.

2. 李学佩. 神经耳科学[M].北京:北京大学医学出版社,2007.

3. 赵立新. 桃红四物汤加味治疗老年带状疱疹后遗神经痛 35 例[J].河北中医,2009,31 (4):562.

4. 张彦敏,冯洲. 血府逐瘀汤加减治疗带状疱疹后遗神经痛 52 例[J].湖南中医杂志, 2005,21(4):50.

5. 李健. 普济消毒饮治疗带状疱疹 71 例临床观察[J].皮肤病与性病,2006,28(1),32.

(李韵霞)

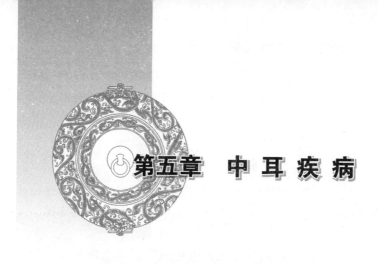

第五章 中耳疾病

第一节 大疱性鼓膜炎

大疱性鼓膜炎又称出血性大疱性鼓膜炎，是病毒感染引起的鼓膜和邻近鼓膜的外耳道皮肤的急性炎症。以耳痛、鼓膜起血疱为主要特征。本病好发于儿童及青年人，多为单侧，常见于冬季。

中医文献中无大疱性鼓膜炎病名，因其症状主要为耳痛，历代的古典医著中所论及的"耳中卒痛""耳卒热痛""耳内疼痛""耳忽大痛"等证候中，可能包括了本病在内。《中医耳鼻咽喉科学》教材中，论述了本病的病因病机及辨证论治。

【病因病机】

一、中 医

本病多为风热时邪犯耳或肝胆火毒灼耳而为病。

1. **风热犯耳** 风热时邪外侵，首先犯肺，肺经受邪，循经上犯耳窍，搏结于鼓膜而为病。

2. **肝胆火毒** 素有肝胆郁火，风热时邪外侵，引动肝胆火热，火毒循经上灼耳窍，燔灼鼓膜而为病。

二、西 医

一般认为系病毒感染所致，可发生于上呼吸道其他病毒性感染之后，多与流感流行有关。

【临床表现】

一、症　状

1. **耳痛**　为本病之主要症状。耳痛往往突然发生,并迅速加重,这种耳深部疼痛为胀痛或刺痛,持续性,一般甚剧烈,可伴同侧头痛及颞部疼痛。大疱破裂后,耳痛可渐减轻。

2. **耳溢液**　大疱破裂后,耳内可流出淡黄色或略带血性的浆液性分泌物,量一般不多。

3. **听力下降**　一般不重,为传导性。

4. **耳鸣及耳内闷胀感**　耳痛发生前后,可出现低音调耳鸣,或有耳内闷胀感,或堵塞感等。

5. **眩晕**　不多见。

6. **全身症状**　可有低烧,乏力,全身不适等。

二、体　征

1. 外耳道及外耳道骨部皮肤充血,重者可延及整个外耳道皮肤。

2. 鼓膜松弛部充血,重者松弛部膨出。疱疹多位于鼓膜后上方,呈圆形或椭圆形,大小不一,数目不等,数个小疱疹可互相融合,最后变为单个大疱疹;疱疹多为红色、暗红或蓝色,亦可呈淡黄色或灰白色;疱疹壁薄而软,容易溃破。疱疹溃破后,局部呈暗红色,可有少量渗血,但鼓膜不会出现穿孔,1~2天后创面有薄痂覆盖,可迅速愈合,不留瘢痕。疱疹以外的鼓膜正常。

3. 乳突疾病早期,乳突可有轻压痛。

【辅助检查】

1. 血常规基本正常,或者有轻度病毒感染表现。

2. 听力检查听力一般变化不大,多为轻度传导性聋。

【诊断与鉴别诊断】

一、诊断标准

1. 多有流感病史。

2. 耳深部疼痛,耳内闷胀感或堵塞感。

3. 外耳道深部皮肤充血肿胀,鼓膜充血,以松弛部为重,并有血疱,鼓膜后上部或外耳道前后壁可见一个或数个大小不同的紫色或红色血疱,血疱破溃,流出血性分泌物。

二、鉴别诊断

1. **西医**　本病应与急性化脓性中耳炎、颈静脉球体瘤等疾病相鉴别。

2. **中医**　主要与一般耳胀及脓耳等疾病相鉴别。

【治疗】

一、一般措施

1. 加强体育锻炼,增强抗病能力。

2. 预防流感。

3. 注意耳部清洁,避免污水入耳。

二、中医中药治疗

(一)辨证论治

1. 风热犯耳

主症:患耳疼痛剧烈,耳胀,听力减退。伴发热恶寒、头痛、鼻干、鼻塞、喷嚏等,舌质红,苔薄黄,脉浮数。检查见鼓膜及邻近外耳道皮肤充血,鼓膜后上方见红色血疱,若血疱破裂,则外耳道可见血性分泌物流出。

治法:疏风散邪,清热解毒。

方药:银翘散合五味消毒饮加减。连翘、荆芥穗、牛蒡子各 12g,银花 15g,桔梗、竹叶、淡豆豉各 9g,薄荷、野菊花、蒲公英、紫花地丁、生甘草各 6g。

2. 肝胆火毒

主症:患耳疼痛剧烈,痛引同侧头部及面颊。伴目赤,口苦咽干,大便秘结,尿黄,舌质红,苔黄,脉弦数。检查见外耳道内段及鼓膜充血,鼓膜后上方可见血疱,若血疱破溃,则见外耳道有血性分泌物流出。

治法:清泻肝胆,解毒泻火。

方药:龙胆泻肝汤加减。龙胆草、木通、柴胡、生甘草各 6g,黄芩、栀子、生地黄、车前子各 9g,泽泻 12g,当归 3g。血疱溃破出血者,去当归,加牡丹皮、赤芍各 9g,白茅根 6g。

以上方药,水煎服,每日 1 剂,早晚空腹温服。

（二）特色专方

1. **小柴胡汤** 柴胡、黄芩、法半夏各 10g,板蓝根、蒲公英各 15g,生地黄 12g,甘草、龙胆草各 6g,仙鹤草、牡丹皮、赤芍各 10g,车前草 20g。水煎服,每日 1 剂。《灵枢·口问》曰:"耳者,宗脉之所聚也。"小儿脏腑娇嫩,形气未充,风热邪毒循经耳,而发此病,用小柴胡汤易取效。

2. **荆防败毒散** 荆芥 30g,防风 10g,羌活 9g,独活 6g,柴胡 15g,桔梗 9g,枳壳 10g,茯苓 12g,川芎 9g,甘草 9g。本方具有解表散寒,祛风止痛的作用,适用于风毒时邪在肺经所致的大疱性鼓膜炎。

3. **柴胡清肝汤** 生地 15g,当归 10g,赤芍 10g,川芎 10g,柴胡 10g,黄芩 10g,山栀子 10g,天花粉 15g,防风 10g,牛蒡子 10g,连翘 10g,甘草 3g。便秘加酒军、玄明粉以通腑泻热。具有养血清火,疏肝散结的作用,适用于内外火毒灼伤耳膜所致的本病。

4. **黄连解毒汤** 黄连 9g,黄柏 6g,黄芩 6g,栀子 12g。苦寒解毒,适用于重症大疱性鼓膜炎患者。

5. **菊花茶调散** 川芎 9g,荆芥 9g,白芷 9g,羌活 9g,甘草 6g,细辛 3g,防风 9g,薄荷 3g,茶叶 15g,菊花 15g,僵蚕 6g,银花 9g。具有疏风止痛功效,适用于辨证为风热侵袭,邪毒循经上行,聚结耳窍经脉所致的本病。

（三）中药成药

1. **龙胆泻肝丸** 由龙胆、柴胡、黄芩、栀子、泽泻、木通、车前子、当归、地黄、炙甘草组成。每次 5g,每日 3 次。清肝泻火,适用于肝胆热毒症。

2. **黄连上清丸** 由黄连、栀子（姜制）、连翘、荆芥穗、白芷、菊花、薄荷、川芎、石膏、黄芩、黄柏（酒炒）、酒大黄等组成。每次 5g,每日 3 次。清热泻火通便,适用于热毒壅盛的上焦实热。

3. **清开灵冲剂** 主要由珍珠母、栀子、水牛角、板蓝根、黄芩苷、金银花等组成。每次 1 包,每日 3 次。清热泻火疏邪,适用于邪毒外袭症。

4. **银黄口服液** 由金银花提取物、黄芩提取物制成。每次 1 支,每日 3 次。清热泻火疏邪,适用于邪毒外袭症。

5. **抗病毒口服液** 主要由板蓝根、石膏、芦根、地黄、郁金、知母、石菖蒲、广藿香、连翘等组成。每次 1 支,每日 3 次。清热祛湿,凉血解毒。

6. **金莲花颗粒** 由金莲花提取加工而成。开水冲服,一次 1 袋,一日 2~3 次。清热解毒。

7. **双黄连注射液** 金银花、黄芩、连翘为主要成分制成。每次 80ml,1 日 1 次,静脉点滴,可起到加强抗炎和抗病毒作用。

8. **复方细辛液** 荜茇 3g,白芷 3g,细辛 3g,花椒 3g,高良姜 3g,冰片 3g。研细末后置 60% 乙醇 30ml 中浸泡 1~2 日,过滤备用。每日滴耳 3 次,每次

1~3滴。

（四）针灸疗法

可针刺听宫、听会、耳门、外关、曲池、合谷、阳陵泉、侠溪等穴，每次选2~3穴，用捻转泻法，不留针。耳痛剧烈者，可用三棱针点刺耳尖或少商、商阳放血，并可针刺同侧合谷、曲池等止痛。

（五）其他特色疗法

1. **滴耳法** 用清热解毒的中药制成的滴耳液滴耳。如黄连滴耳液等。黄连100g、含冰片1.5g、麝香0.5g的甘油混合剂10ml滴耳，每天3~4次。清热解毒，适用于疱疹未溃时。

2. **挑刺法** 可在无菌操作下挑破血疱，缓解耳痛。

3. **熨法** 可用煎煮后中药的药渣布包热熨患耳前后；或用栀子、青盐、商陆根各30g，炒热装布袋热熨患耳前后。

4. **He-Ne激光照射** 将激光管口对准外耳道口直接照射鼓膜，每天1次，每次10分钟，5次为1疗程。

三、西医药常规治疗

治疗原则为缓解耳痛，清洁耳道，防止感染。

1. 耳痛剧烈、大疱未破者，可在无菌操作下挑破血疱，使耳痛缓解。必要时可服用止痛剂。

2. 为防继发细菌感染，可局部应用抗生素滴耳液滴耳，必要时可考虑全身应用抗生素。

3. 局部透热疗法可促进液体吸收，加速血疱消退。

【特色疗法述评】

1. 本病属病毒感染，西医治疗基本上属于对症治疗，而中医辨证治疗更具优势，若中药配合针刺治疗，则收效更捷，既可迅速缓解症状，又能预防继发感染，对于鼓膜上的大疱，大多1~2天内可自行破溃，必要时可配合在无菌操作下刺破血疱。

2. 转移因子可使未致敏的淋巴细胞转化为致敏淋巴细胞，扩大机体的细胞免疫功能。同时无抗原性不良反应，对于治疗病毒、细菌感染有较好的辅助效果。有学者报道转移因子对大疱性鼓膜炎具有缩短病程、消炎、止痛和加快治愈的作用。但其剂量及应用范围尚有不同观点。

3. 本病主要表现为耳内剧痛，常突然起病，因夜不能眠而急于就诊，仔细检查鼓膜见后上方有红色大疱即可确诊，须注意与其他容易引起耳痛的疾病相鉴别,如外耳道炎、外耳道疖、耳带状疱疹、急性化脓性中耳炎等,对于儿童患者尤其要注意耐心检查以作出正确的诊断。

4. 本病属自限性疾病,病程较短,一般预后良好,很少发生后遗症。积极治疗可促进痊愈,防止并发症,缩短病程。

【主要参考文献】

1. 阮岩.中西医结合耳鼻咽喉科学[M].广州:广东高等教育出版社,2007.

2. 刘蓬,邱宝珊.耳鼻咽喉急症诊疗精要[M].北京:中国医药科技出版社,2005.

3. 许庚.耳鼻咽喉科疾病临床诊断与治疗方案[M].北京:科学技术文献出版社,2010.

4. 黄成林.He-Ne激光治疗大疱性鼓膜炎60例[J].中国激光医学杂志,2005,9(2):127.

5. 扈祚良.复方细辛液治疗大疱性鼓膜炎55例[J].中西医结合杂志,1988,8(12):746.

6. 吉晓滨,梁赐芳.急性大疱性鼓膜炎[J].中国医学文摘·耳鼻咽喉科学,2004,19(5):280-282.

(李 莉)

第二节 鼓膜穿孔

鼓膜穿孔主要是指由暴力案件,交通事故或气压改变所致的中耳创伤,因鼓膜是一种薄膜组织,当受到外力冲击时极易穿孔。

中医学属"耳门漏管"范畴。明代张介宾《景岳全书》曰:"窍闭者,必因损伤,或挖伤者,或雷炮之震伤者……"

【病因病机】

一、中 医

本病的发生,与耳膜菲薄易受外力的冲击而破裂有关。多因针棒或挖耳直接伤及耳膜,或因掌击耳部,或暴震时气浪入耳间接伤及耳膜,颞骨骨折亦可致鼓膜破裂损伤。

二、西 医

常因直接或间接的外力作用所致。

1. **直接损伤** 如挖耳、耳部检查和治疗时操作不当戳伤,昆虫进外耳道后对鼓膜的损伤,颞骨骨折可使鼓膜撕裂。

2. **间接损伤** 气压急剧变化时也可使鼓膜受压破裂,如爆震伤、掌击耳部时冲击波的冲击。

【临床表现】

一、症 状

受伤后突感耳痛,耳鸣耳聋,耳内胀闷感,或有少量血从外耳道流出。如伴有内耳损伤,则有眩晕、恶心、呕吐等迷路症状,耳聋更甚。如鼓膜穿孔系颞骨骨折引起,则耳道出血量多,还可能有脑脊液耳漏和其他颅脑损伤表现。

二、体 征

外耳道内常有血迹或少量血痂。鼓膜穿孔,部位多在紧张部的前下象限或后下象限,松弛部一般不发生穿孔。新鲜的鼓膜穿孔,常伴有出血或附有血凝块,小的穿孔可被血凝块覆盖,但也有穿孔而不发生出血者。鼓膜多呈裂隙状穿孔,多为单发,也可多发或累及数个象限。穿孔可呈梭形、三角形、环形、卵圆形或肾形,穿孔边缘多不整齐,边缘出血或有血痂附着。

【辅助检查】

听力检查 传导性聋,波及内耳则可呈混合性聋。

【诊断与鉴别诊断】

一、诊 断 标 准

1. **病史** 有耳部或头部受伤史。

2. **耳部症状** 耳痛,耳鸣耳聋,耳内胀闷感,或有少量血从外耳道流出等症状。

3. **检查** 鼓膜可见不规则裂隙穿孔,有时附有血痂。

二、鉴 别 诊 断

1. **西医** 本病应与急慢性化脓性中耳炎等炎性疾病所致的鼓膜穿孔相

鉴别。

2. **中医**　主要与脓耳等所致的耳膜穿孔相鉴别。

【治疗】

一、一 般 措 施

1. 保持耳内干燥与洁净。

2. 忌污水入耳,防止外耳-中耳感染。

3. 注意避免感冒,勿用力擤涕,保持鼻腔呼吸通畅。

4. 禁用外耳道冲洗或滴药。

二、中 医 治 疗

(一)辨证论治

主症:一般有明确的外伤史。突觉短时耳痛,耳鸣耳聋,耳闭塞感,或有少量出血。局部检查见外耳道有血迹及血痂,耳膜有不整齐的穿孔。听力检查呈传导性或混合性聋。

治法:活血祛瘀,行气通络。

方药:桃红四物汤加味。桃仁、石菖蒲、川芎、当归、赤芍各 10g,红花 8g,生地 12g,香附 6g。若感染流脓者,可合五味消毒饮以清热解毒。

(二)特色专方

1. **鼓膜再生液**　黄芩、黄柏、赤芍、黄芪、白及各 10g,血竭 6g。均研末,加麻油 50ml,浸泡 24 小时。加热至黑黄色,取滤油。患者平卧,患耳向上,用鼓膜再生液 0.5ml 滴外耳道,用鼓气耳镜加压 1 次或 2 次,静卧 5 分钟。陈旧性鼓膜穿孔无炎症表现者可先用卷棉子蘸 50% 三氯醋酸涂抹穿孔边缘。每日 1 次,10 日为 1 个疗程。

2. **耳炎灵**　先将外耳道清洗,有脓性分泌物需清洗中耳腔后,用耳炎灵(含黄连、黄芩、黄柏、大黄、苦参各 20g。加香油 500ml,浸 24 小时,炸至药呈黑黄色,去渣,加石蜡 50ml,冰片 6g,搅匀)浸棉球,贴敷患处,用 3~5 天(无炎症用 1 天);再用碘仿纱条贴敷患处,用 15~20 天后观察效果。

3. **云南白药油纱布**　清创,用 75% 乙醇消毒,用云南白药油纱布(含凡士林 20ml,液状石蜡 5ml,加热,加云南白药粉,冰片 2mg,混匀,涂于纱布上,冷却后,剪成鼓膜大小贴片,消毒)平铺于鼓膜上,封闭穿孔处。颅底骨折脑脊液外漏停止 5 日后贴补。

4. **愈聋汤**　磁石 30~40g(先煎),龙胆草 10~15g,石菖蒲 10~12g,枸杞子

15~18g,狗脊、栀子、泽泻各10~15g。水煎服,每日1剂,服3次,7天为1疗程,疗程间不停药。穿孔病程短加防风、荆芥各9~12g,天竺黄16g。肾虚型者加补骨脂9~12g,女贞子、菟丝子各10~15g。

（三）中药成药

1. **洁尔阴**　用3%过氧化氢溶液洗净,拭干后滴入洁尔阴5滴,日3次。滴耳2~5日。

2. **正骨紫金丹**　鼓膜修补术期间,进服正骨紫金丹,其作用是活血化瘀而促使加速愈合。每服1粒(重9g),用开水烊化饮服,每天分2次进服。

3. **参麦注射液**　早期应用抗生素预防感染,在此基础上加用参麦注射液20ml(与250ml生理盐水混合),静脉滴注,1日1次,至鼓膜完全愈合为止,最长不超过20日。

4. **九华生肌膏**　取与鼓膜穿孔处面积大小合适、渗有九华生肌膏的棉片贴于鼓膜上,如穿孔边缘颜色发白,可先用1%丁卡因棉片表面麻醉后,再用小刮匙搔刮鼓膜边缘,形成新鲜创面再贴补。九华生肌膏有效成分有滑石、月石、硼砂、冰片等,具有吸附和收敛作用,可保护润滑创面,吸收分泌物,促进结痂。

（四）针灸疗法

取翳风、外关、中渚(左侧)穴。进针用泻法,留针10分钟,隔日1次。

（五）其他特色疗法

1. **激光疗法**　将氦-氖激光光导纤维外端,佩戴消毒耳镜片直接放入耳内进行照射,日1次,每次10分钟。14次为1疗程,每疗程间隔1周。

2. **注射疗法**

（1）用3%双氧水冲洗,拭净耳道分泌物后,用α-糜蛋白酶干粉直接吹入,外用1%龙胆紫涂搽,日1次。

（2）α-糜蛋白酶5mg加灭菌水2ml,肌注,日1次,普鲁卡因青霉素80万单位。肌注,日2次。过敏者用盐酸林可霉素600mg肌注,日2次,1周为1疗程,注射1~2疗程。

3. **药膜疗法**

（1）黄芩、黄芪、赤芍各适量。先用1%新洁尔灭清洁外耳道。药加水浓煎,去渣取液浓缩,加蜂蜜调制成药膜,以极细棉签蘸50%三氯醋酸沿穿孔边缘轻轻涂搽烧灼至出现0.5~1mm白边,将药膜剪成较穿孔直径大2mm圆片用镊子夹药膜贴敷其上,对痛觉敏感者可用2%丁卡因作表面麻醉,1周后再贴。贴敷1~10次。

（2）板蓝根50g,青黛30g,冰片6g,薄荷冰1.2g。先将板蓝根水煎两次,去渣取液,浓缩成50ml,加余药及蜂蜜适量制成药膜,剪成圆片,贴敷穿孔处,5天后再贴。治外伤性中、小穿孔。

（3）大蒜膜适量。采用蒜膜刺激鼓膜增生术。先以 75% 乙醇棉棒擦洗外耳道，除去皮屑及耵聍，注意勿使乙醇进入鼓室。按穿孔大小，用手术刀剥取蒜膜，用枪状镊子将蒜膜附在穿孔位置上，如有缝隙错位，可用棉棒轻轻正位。蒜膜补上时有刺激感，霎时消失。补后用脱脂棉堵塞外耳道，7 天至 2 个月复诊观察鼓膜生长情况，根据情况可用抗生素控制炎性反应。

4. **烧灼法** 可用 50% 三氯醋酸烧灼穿孔边缘，促其愈合。

5. **贴补法** 1% 丁卡因表面麻醉鼓膜，用鼓膜钩针挑刺裂缘 1 周，局部有少许渗血，将卷曲的鼓膜拉平复位，靠局部渗血将裂缘粘连。将修剪后大于穿孔 1 周的鸡胚膜粘连贴补于穿孔表面，以酒精棉球封塞耳道口。贴补物一般在 1~3 个月内自行脱落，鼓膜自行愈合。

6. **喷敷法** 铜绿、炉甘石各 3g，珍珠粉、槐耳各 1g，蜈蚣 1 条，冰片 0.1g。药研末混匀，用淡盐水洗净，拭干脓性分泌后，取药末 1g，喷敷穿孔处，日 1 次。

三、西医药常规治疗

1. 首要者为防止感染。禁止游泳、滴耳药，防止水流入耳内，以免将细菌带入中耳。全身应用抗生素，避免用力擤鼻，以防感染从咽鼓管传入。

2. 穿孔一般可在 2~3 周内自行愈合，对不愈合者，行贴补法或手术修补鼓膜穿孔。

3. 外伤性鼓膜穿孔继发感染者，则按化脓性中耳炎处理。

【特色疗法述评】

1. 鼓膜外伤性穿孔主张保守治疗，但愈合需要 1~3 个月，为加速穿孔愈合，学者提出贴膜干预。但也有学者认为过度干预可增加感染机会。只要有效预防感染，保守治疗及贴膜治疗对中耳感染率的影响无明显差异。

2. 外伤性鼓膜穿孔治疗方式多种多样，临床治疗上主要有保守治疗和手术治疗。保守治疗主要应用血管扩张药、改善微循环、营养神经药物及中医药物治疗，保守治疗无效时采用手术治疗。绝大多数的外伤性穿孔可于 3~4 周内自愈。较大而不能自愈的穿孔可行鼓膜修补术。

3. 鼓膜穿孔愈合主要依赖鼓环及锤骨柄干细胞的增殖和移行以缩小穿孔，上皮干细胞的增殖和移行取决于鼓膜局部血液供应，全身应用改善微循环药可扩张耳深动脉及相应静脉血管，增加鼓膜血液供应，加速鼓膜上皮增殖和移行。扩张血管药物具有降低毛细血管通透性、改善微循环、降低血黏度及抗自由基、抗感染等作用。改善微循环药对穿孔愈合有促进作用，再加上手术治疗可以使外伤性鼓膜穿孔的愈合率明显提高。

【主要参考文献】

1. 李世文,康满珍.当代妙方[M].北京:人民军医出版社,2010.

2. 涂鑫.药膜贴补耳鼓膜穿孔88例[J].中国中西医结合杂志,1995,15(6):352.

3. 邓启如.云南白药油纱布片贴补治疗外伤性鼓膜穿孔73例观察[J].中国中西医结合耳鼻咽喉科杂志,1998,6(1):34.

4. 张卫红.自制鼓膜再生液治疗鼓膜穿孔68例[J].中国中西医结合杂志,2001,21(4):315.

5. 王文安.中国民间医术绝招:五官科部分[M].呼和浩特:内蒙古人民出版社,1997.

6. 周宁谦.愈聋汤为主治疗鼓膜穿孔46例[J].江苏中医,1994,15(10):15.

7. 邢勇.参麦注射液在治疗创伤性鼓膜穿孔中的应用[J].中国眼耳鼻喉科杂志,2010,10(6):395.

8. 吴钟琪.临床症状鉴别及诊疗[M].北京:人民军医出版社,2006:643-644.

9. 楼正才,胡云星,张艳慧,等.创伤性鼓膜穿孔不同修复方式的临床观察[J].临床耳鼻咽喉头颈外科杂志,2011,25(1):20-22.

10. 黄庆琳,陈剑波.外伤性鼓膜穿孔的诊断及愈合[J].中国眼耳鼻喉科杂志,2007,7(6):384.

11. 熊观霞,雷文斌,李扬,等.人重组表皮生长因子促进鼓膜创伤愈合的动物实验研究[J].听力学及言语疾病杂志,2006,14(3):216-218.

12. 陈春光.外伤性鼓膜穿孔治疗方式研究[J].中国医学创新,2012,9(15):104-105.

(李　莉)

第三节　分泌性中耳炎

　　分泌性中耳炎是以中耳积液及听力下降为主要特征的中耳非化脓性炎性疾病。又称为渗出性中耳炎、卡他性中耳炎、浆液性中耳炎、黏液性中耳炎、非化脓性中耳炎等,如中耳积液甚为黏稠者称为胶耳。本病可分为急性和慢性两种,急性者病程延续6~8周未愈者即可认为进入慢性期,也可表现为缓慢起病即进入慢性期。本病很常见,小儿的发病率比成人高,是引起小儿听力下降的原因之一。据统计,80%的学龄前儿童有过分泌性中耳炎病史,而6个月至4岁间为高发期,1岁以内的发病率可高于50%,到两岁时可超过60%。虽然多数分泌性中耳炎可在3个月内自行消退,但有高达30%~40%的复发率,并且5%~10%的患儿可持续1年或1年以上。患儿的发病率随年龄增长和咽鼓管功能的完善而逐渐下降。

本病相当于中医的"耳胀、耳闭"。耳胀作为病名，见于近代《大众万病顾问》："何谓耳胀？耳中作胀之病，是谓耳胀"，其中列举了病源、症状及治法，该病名一直沿用至今。耳胀为本病初起之时，耳内作胀为主，可有疼痛，多由风邪侵袭而致，因此又有"风聋"之称。耳闭作为病名，早见于明代《医林绳墨》："耳闭者，乃属少阳三焦之经气之闭也。"又说："或有年老，气血衰弱，不能全听，谓之耳闭。"耳胀多为病之初起，耳闭多为病之久者，多为耳胀反复发作，邪毒滞留耳窍，迁延日久转化而致。

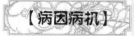
【病因病机】

一、中　医

本病初起，多由风邪侵袭，经气痞塞而致，迁延日久，则与邪毒滞留及脏腑失调有关。

1. **风邪外袭**　生活起居失慎，寒暖不调，风邪乘虚而袭。风邪外袭，首先犯肺，耳窍经气痞塞而为病。风邪外袭多有兼夹，其属性不外寒热两类。风寒外袭，肺失宣降，津液不布，聚而为痰湿，积于耳窍而为病；若风热外袭或风寒化热，循经上犯，结于耳窍，以致耳窍痞塞不宣而为病。

2. **肝胆湿热**　外感邪热，内传肝胆；或七情所伤，肝气郁结，气机不调，内生湿热，上蒸耳窍而为病。

3. **脾虚湿困**　先天禀赋不足，素体虚弱，或饮食失节，劳倦内伤，脾虚失运，水湿停聚，泛溢耳窍，发为本病。

4. **气血瘀阻**　邪毒滞留于耳窍，日久不愈，阻于脉络，气血瘀阻，耳窍经气闭塞而为病。

二、西　医

本病病因尚未完全明确。目前一般认为主要与咽鼓管功能障碍、感染和免疫反应等有关。

1. **咽鼓管功能障碍**　一般认为咽鼓管阻塞或功能障碍是本病的基本原因。引起咽鼓管阻塞的常见原因为机械性阻塞，如腺样体肥大、肥厚性鼻炎、鼻咽部肿瘤或淋巴组织增生、长期鼻咽部填塞等。

2. **感染**　本病常继发于急性上呼吸道感染，故认为本病可能与细菌或病毒感染有关。

3. **免疫反应**　由于中耳积液中细菌培养的阳性率较高，炎性介质-前列腺素的存在，并在积液中检出细菌的特异性抗体和免疫复合物以及补体系统等，提示慢性分泌性中耳炎可能属于一种由感染免疫介导的病理过程。可溶性免疫复合物对中耳黏膜的损害（Ⅲ型变态反应）可为慢性分泌性中耳炎的致病原因之一。Ⅰ型变态反应与分泌性中耳炎的关系尚不明确。

【临床表现】

一、症　状

1. **听力下降**　急性分泌性中耳炎病前大多有感冒史，以后听力逐渐下降，伴自听增加。当头位变动，如前倾或偏向患侧等，此时因积液离开蜗窗，听力可暂时改善。慢性者起病隐匿，患者常说不清发病时间。小儿患者多由家长发现反应迟钝、学习成绩下降而就医。一侧耳患病者，可长期不被发现。

2. **耳痛**　起病时可有耳痛。小儿常在夜间发作，哭闹不已，次晨耳痛减轻，一般持续 1~2 天，耳痛即消失。成人耳痛大都很轻，或无明显耳痛。慢性者耳痛不明显。

3. **耳内闭塞感**　耳内闭塞感或闷胀感是成人患者的常见主诉之一，按捺耳屏后该症状可暂时减轻。

4. **耳鸣**　部分患者有耳鸣，多为间歇性，如"噼啪"声，或低音调"轰轰"声。当头部运动，打哈欠或擤鼻时，耳内可出现气过水声。

二、体　征

急性期，鼓膜松弛部充血，或全鼓膜轻度弥漫性充血。鼓膜内陷，表现为光锥缩短，变形或消失，锤骨柄向后上移位，锤骨短突明显向外突起。鼓室积液时，鼓膜失去正常光泽，呈淡黄、橘红或琥珀色，慢性者可呈灰蓝或乳白色，或有钙化斑，鼓膜紧张部有扩张的微血管。若液体不黏稠，且未充满鼓室，可透过鼓膜见到液平面。有时尚可透过鼓膜见到气泡影，做咽鼓管吹张后气泡可增多、移位。积液甚多时，鼓膜向外隆凸，鼓膜活动度不同程度受限。少数可见鼓膜菲薄、透明，为纤维层萎缩所致。

【辅助检查】

1. **听力测试**

（1）音叉试验：Rinne test（-），Weber test 偏向患侧。

（2）纯音听阈测试：示传导性听力损失。听力下降程度不一，重者可达40dB，轻者 15~20dB，甚至听阈无明显提高。听力损失一般以低频为主，少数患者可出现感音神经性听力损失。

（3）声导抗测试：声导抗对诊断有重要价值。平坦型（B型）是分泌性中耳炎的典型曲线，负压型（C型）示鼓室负压，咽鼓管功能不良，其中部分有积液。

2. 颞骨CT　鼓室内有低密度影，乳突部分或全部气房内积液，有些气房内可见液平面。

3. 小儿可做X线头部侧位拍片，了解腺样体是否增生、肥大。

4. 成人做详细的鼻咽部检查，了解鼻咽部病变，特别注意排除鼻咽癌。

5. 鼓膜穿刺术。诊断性穿刺可以明确鼓室有无积液及其性状。

【诊断与鉴别诊断】

一、诊 断 标 准

根据病史及临床表现，结合听力学检查结果，诊断一般不难。必要时可做颞骨CT扫描，或在无菌操作下做鼓膜穿刺术而确诊。

1. 耳闷耳胀感。

2. 听力减退。

3. 鼓膜内陷（锤骨柄向内后上方向移位）、鼓膜反光增强、鼓膜积液征象（鼓膜琥珀色、液平面、气泡）。

4. 声导抗检查为B型或C型曲线。

5. 鼓室内有积液。

6. 颞骨CT扫描可见中耳腔、乳突鼓窦及气房内积液征象也是分泌性中耳炎诊断的直接依据。

二、鉴 别 诊 断

1. 西医　本病应与鼻咽癌、脑脊液耳漏、外淋巴瘘、胆固醇肉芽肿、粘连性中耳炎等疾病相鉴别。

2. 中医　本病应与外耳道阻塞（如外耳道异物、耵耳等）及鼻咽肿物所导致的耳堵塞感相鉴别。

【治疗】

一、一 般 措 施

1. 加强体育锻炼，增强体质，积极防治感冒及鼻腔、鼻咽慢性疾病。

2. 患伤风鼻塞及其他鼻病出现严重鼻塞时,应避免乘坐飞机或潜水,以防疾病的发生。

3. 掌握正确的擤鼻方法,以免邪毒窜入耳窍。

4. 急性期应及早彻底治疗,以免转为慢性

5. 儿童患本病常不易觉察,应重视宣传教育,提高家长及教师对本病的认识,以便早期发现,早期治疗。

二、中 医 治 疗

(一) 辨证论治

1. 风邪外袭

主症:耳内堵塞感,多伴有听力减退及自听增强,患者常以手指轻按耳门,以求减轻耳部之不适。全身可伴有鼻塞、流涕、头痛、发热恶寒等症,舌质淡红,苔白,脉浮。检查多见耳膜微红、内陷或有液平面,耳膜穿刺可抽出清稀积液,鼻黏膜红肿。

治法:疏风散邪,宣肺通窍。

方药:风寒偏重者,宜疏风散寒,宣肺通窍,方用荆防败毒散加减。荆芥、川芎、前胡桔梗、羌活各9g,柴胡12g,枳壳5g,茯苓10g,独活、防风、甘草各6g。风热外袭者,宜疏风清热,散邪通窍,方用银翘散加减。连翘、荆芥穗、牛蒡子各12g,银花15g,桔梗、竹叶、淡豆豉各9g,薄荷(后下)、生甘草各6g。头痛甚者加桑叶10g、菊花9g;咳嗽咽痛加前胡9g、杏仁6g、板蓝根12g;耳胀堵塞甚者,加石菖蒲10g以加强散邪通窍之功;窍内积液多者加车前子12g、木通6g以清热利湿。

2. 肝胆湿热

主症:耳内胀闷堵塞感,耳内微痛,或有听力减退及自听增强,或耳鸣。患者烦躁易怒,口苦口干,胸胁苦闷,舌红苔黄腻,脉浮数。检查可见耳膜色红或橘红色、内陷或见液平面,耳膜穿刺可抽出黄色较黏稠的积液。

治法:清泻肝胆,利湿通窍。

方药:龙胆泻肝汤加减。龙胆草、木通、柴胡、生甘草各6g,黄芩、栀子、生地黄、车前子各9g,泽泻12g,当归3g。本方药物多为苦寒之性,多服、久服皆非所宜,药到病除即止。耳堵塞闭闷甚者可酌加苍耳子6g、石菖蒲10g化浊开闭。

3. 脾虚湿困

主症:耳内胀闷堵塞感,日久不愈。可伴有胸闷纳呆,腹胀便溏,肢倦乏力,面色不华,舌质淡红,或舌体胖,边有齿印,脉细滑或细缓。检查可见耳膜正常,或见内陷、混浊、液平。

治法:健脾利湿,化浊通窍。

方药:参苓白术散加减。人参、白术、茯苓、山药各15g,扁豆12g,炙甘草、莲子肉、薏苡仁各9g,砂仁(后下)、桔梗各6g。若耳窍有积液黏稠量多者,可加藿香9g、佩兰6g以芳香化浊;积液清稀而量多者,宜加泽泻9g、桂枝12g以温化水湿;肝气不舒,心烦胸闷者,选加柴胡、白芍各9g、香附6g,以疏肝和肝通耳窍;脾虚甚者,加黄芪15g以补气健脾。

4. 气血瘀阻

主症:耳内胀闷阻塞感,日久不愈,甚则如物阻隔,听力可逐渐减退。舌质淡黯,或边有瘀点,脉细涩。检查见可耳膜内陷明显,甚则粘连,或耳膜增厚,有灰白色钙化斑。

治法:行气活血,通窍开闭。

方药:通窍活血汤加减。桃仁12g,红花9g,赤芍6g,川芎10g,麝香(可用人工麝香代)0.15g,老葱3根,黄酒250ml。临床上,常加石菖蒲9g、通草6g、路路通10g,或配合通气散加减治疗;耳内如物阻隔,鼓室积液较多,经久不愈,舌暗红,或有瘀点者可用通窍聪耳丸加减治疗。

以上方药,水煎服,每日1剂,早晚空腹温服。

(二)特色专方

1. **防风通圣散** 防风、荆芥、连翘、麻黄、薄荷、川芎、当归、白芍、黑山栀、大黄、芒硝各15g,石膏、黄芩、桔梗各30g,甘草60g,滑石90g。作用:疏风退热,泻火通便,适用于风热壅盛,表里俱实者。

2. **通气散** 柴胡20g,香附15g,川芎15g。功能疏肝理气。治肝郁气滞所致的耳胀耳闭。

3. **益气聪明汤** 黄芪、人参各15g,蔓荆子、葛根、白芍各9g,黄柏、升麻、炙甘草各6g。功能健脾益气,治疗因脾胃虚弱,运化失职,湿邪积滞耳窍而致的分泌性中耳炎。

4. **陈夏六君子汤** 党参、白术、茯苓各15g,陈皮5g,半夏、苏子、白芥子、莱菔子、石菖蒲各10g。功能补脾健胃,理气化痰,治疗因脾胃虚弱,运化失职,气虚痰多而致的分泌性中耳炎。

(三)中药成药

1. **龙胆泻肝丸** 由龙胆、柴胡、黄芩、栀子、泽泻、木通、车前子、当归、地黄、炙甘草组成。每次6g,每日3次。治疗肝胆湿热型分泌性中耳炎。

2. **耳聋丸** 由龙胆、黄柏、大黄、栀子(姜制)、石菖蒲、当归、芦荟、黄芩、黄连等组成。每次2丸,每日2次。适用于肝胆实证之耳胀、耳闭。

3. **通窍耳聋丸** 由柴胡、龙胆、芦荟、熟大黄、黄芩、青黛、栀子(姜炙)、天南星(矾炙)、陈皮、当归、木香、青皮(醋炙)等组成。每次6g,每日2次。适用于肝胆湿热之证。

4. **补中益气丸** 由炙黄芪、党参、白术(炒)、当归、升麻、柴胡、陈皮、炙甘草组成。每次 8 丸，每日 3 次。适用于脾虚湿困之证。

5. **六味地黄丸** 由熟地黄、山茱萸、牡丹皮、山药、茯苓、泽泻组成。1 次 1 丸，1 日 3 次，口服。适用于耳内胀闷堵塞感日久不愈，伴腰酸腿软、头晕、失眠、五心烦热等证。

6. **金匮肾气丸** 由熟地黄、茯苓、山药、山茱萸、牡丹皮、泽泻、桂枝、附子等组成。1 次 1 丸，1 日 3 次，口服。适用于耳内胀闷堵塞感日久不愈，伴腰酸而形寒肢冷。

7. **蓝芩口服液** 由板蓝根、黄芩、栀子、黄柏、胖大海组成。1 次 10~20ml，1 日 3 次。蓝芩口服液具有抗病毒，清热解毒，消肿的特殊功效，对于肺胃实热证所致的上呼吸道炎症有较好的作用，能有效阻断病毒的复制和繁殖，对多种呼吸道病症及肠道病毒引起的疾病均有较好的治疗作用。

(四) 针灸疗法

可采用局部取穴与远端取穴相结合的方法。耳周取听宫、听会、耳门、翳风；远端可取合谷、内关，用泻法，留针 10~20 分钟，每日 1 次。脾虚表现明显者，加灸足三里、脾俞、伏兔等穴，肾虚加刺三阴交、关元、肾俞，用补法或加灸。

(五) 其他特色疗法

1. **耳针** 取内耳、神门、肺、肝、胆、肾等穴位埋针，每次选 2~3 穴；也可用王不留行籽或磁珠贴压 3~5 日，经常用手轻按贴穴，以维持刺激。

2. **穴位注射** 取耳周穴位耳门、听宫、听会、翳风等做穴位注射，药物可选用丹参注射液、当归注射液、柴胡注射液、毛冬青注射液等，每次选用 2 穴，每穴注射 0.5~1ml 药液，可隔日 1 次，5~7 次为 1 疗程。

3. **艾灸** 虚寒患者，局部可取听宫、听会、翳风，远处可依辨证分别取合谷、内庭、足三里、脾俞、三阴交、肾俞等穴艾灸，每日 1 次。

4. **穴位磁疗** 对有耳鸣的患者，可在翳风、听宫等穴贴上磁片，或加用电流，以疏通经络气血，减轻耳鸣，每日 1 次，每次 20 分钟。

5. **针刺"耳中"穴** 用 2 寸长毫针，经外耳道口刺入鼓膜后下部。该方法治疗鼓室内没有积液者较佳，有积液者效差，听力恢复也不多。

6. **超短波理疗、氦-氖激光照射** 有助于清除中耳积液，改善中耳的通气引流。

7. **滴鼻法** 使用芳香通窍类的药液滴鼻，使鼻窍及耳窍通畅，减轻堵塞，并有利于耳窍积液的排出。常用的中药滴鼻剂有滴鼻灵、鹅不食草滴鼻剂、柴胡滴鼻剂等改善通气引流；风热明显者可加用双黄连注射液或板蓝根注射液等用生理盐水稀释后滴鼻，每日 2~3 次。

8. **滴耳法** 多用于耳内胀痛者。药如清热解毒之黄连滴耳液、冰酒液、虎耳草液等滴耳。

9. **耳膜按摩疗法** 适用于疾病后期,耳膜红肿已退,耳膜内陷,耳胀闷不减者。

10. **塞药法** 适用于鼓膜内陷者。以棉球蘸麝香末少许塞于外耳道,塞药前应先清洁、干燥外耳道。

三、西医药常规治疗

原则是清除中耳积液,改善中耳通气引流,积极进行病因治疗。

(一)改善中耳通气

1. **滴鼻** 1%麻黄素液或呋喃西林麻黄素液滴鼻。

2. **咽鼓管吹张法** 可采用捏鼻鼓气法、波氏球法或导管吹张法。合并急性上呼吸道感染时忌用。

(二)清除中耳积液

1. **鼓膜穿刺** 抽液用针尖斜面较短的 7 号针头,在无菌操作下自鼓膜前下方刺入鼓室,抽吸积液。必要时可重复穿刺抽液。

2. **鼓膜切开术** 液体黏稠,穿刺抽吸无效者,可做鼓膜切开术。鼓膜切开后吸尽鼓室内液体,积液黏稠者,可注入适当的药液,如 α-糜蛋白酶、透明质酸酶等。

3. **鼓室置管术** 分泌物黏稠,经上述处理无效;病情迁延,长期不愈或反复发作;或估计咽鼓管功能不能于短期内恢复正常者,可经鼓膜留置通气管,留置时间长短不一,待咽鼓管功能恢复,即可取管。

(三)病因治疗

1. **积极治疗鼻咽或鼻腔疾病** 如腺样体肥大者,行腺样体切除术;下鼻甲后端肥大者,行下鼻甲后端部分切除术。

2. **抗生素治疗** 急性期可选用抗生素,预防或控制感染。

3. **类固醇激素药物** 可用地塞米松或泼尼松口服,做短期治疗。

【特色疗法述评】

1. 中医药治疗耳胀耳闭重视从整体出发,注重辨证与辨病相结合,局部和整体相联系,具有一定的优势。治疗本病以通利耳窍为原则。新病多实邪困阻耳窍,病久则可兼有体虚或虚实夹杂之证。实则应祛邪通窍,虚则应补虚通窍,虚实夹杂则应扶正祛邪,病久见气滞血瘀证者,则应行气活血通窍。可配合外用药滴鼻、针灸、按摩等治疗方法。通过中医辨证治疗为主,往往可收到较好的疗效。尤其是对于小儿,临床辨证以脾虚失运、湿浊困耳为多见,通过服用健脾利湿的中药治疗,必要时配合鼓膜穿刺抽液,大多效果明显。一般来说,使用中药治疗后,抗生素与类固醇激素的使用并非必需。对于经系统中医治疗 3 个月以上不愈者,可考虑行鼓膜切开及鼓室置管术。鼻咽部有阻塞性疾病者,应给予相应的治疗。

2. 在发病机制研究方面,过去认为本病以咽鼓管机械性阻塞为主,而现在认为咽鼓管的清洁与防御功能障碍及免疫因素等都与本病的发病有很大的关系,也是慢性分泌性中耳炎反复不愈的重要原因。

3. 分泌性中耳炎为自限性疾病,具有一定的自愈率。2004 年美国的儿童学会、家庭医师学会和耳鼻咽喉-头颈外科学会发表的分泌性中耳炎的诊断和处理指南推荐,临床医师应严密观察尚无危险的患儿,从分泌性中耳炎出现或诊断之日起,一直观察 3 个月。分泌性中耳炎能否自愈与病因和积液的时间有关。对于处于观察阶段的非高危患儿,应制订改善患儿聆听和学习环境的措施和方案,定期复查。

【主要参考文献】

1. 熊大经,刘蓬. 中医耳鼻咽喉科学[M]. 北京:中国中医药出版社,2012.

2. 李云英,刘森平. 耳鼻咽喉科专病中医临床诊治[M]. 2 版. 北京:人民卫生出版社,2005.

3. 张源潮. 免疫病学[M]. 北京:科学出版社,2011.

4. 郭雄伟. 陈夏六君子汤合三子养亲汤治疗分泌性中耳炎 55 例[J]. 中国乡村医药杂志,2006,13(5):55-56.

5. 王丽丽. 中医药治疗分泌性中耳炎进展研究[J]. 中医耳鼻喉科学研究杂志,2009,8(3):3-5.

6. 张艳英,何世祺,潘洁红. 蓝芩口服液联合氦氖激光治疗儿童分泌性中耳炎的疗效探讨[J]. 中国医药指南,2012,10(8):572-573.

（李　莉）

第四节　急性化脓性中耳炎

急性化脓性中耳炎是中耳黏膜的急性化脓性炎症。临床常见多发病,其发病无年龄、性别的区别,但以 1~6 岁年龄段发病率最高,其后随年龄的增大发病率逐渐降低,40岁以后很少发生急性脓耳。有调查显示,在小学生中发病率约为0.5%~4.3%,5~16岁学童发病率可高达3%,5岁以下者高达5%~10%,农民的发病率约为1.6%。急性化脓性中耳炎的患者约占耳鼻咽喉科门诊患者的2.1%,但由于抗生素的广泛应用与卫生条件的改善,其发病有下降趋势。

急性化脓性中耳炎属于中医学"脓耳"范畴,相当于"急脓耳"。关于本病,病名颇多,有"耳疳""聤耳""耳底子""震耳"等之谓。《内经》最早论及脓耳,《灵枢·厥病》:"耳痛不可刺者,耳中有脓",这是类似于急性脓耳症状的最早记述。晋·葛洪《肘后备急方》则明确指出:"聤耳,耳中痛,脓血出。"隋·巢元方《诸病源候论》说:"……亦令脓汁出,皆谓之聤耳,久不瘥,即变成聋也。"关于本病的治疗,《外科大成》说:"耳疳者,耳内流出脓水臭秽也……由足少阴虚热者,四物汤加牡丹皮、石菖蒲及地黄丸滋补之;由少阳风热者,蔓荆子散、交感丹清之。"近年来,随着中医、中西医结合研究的不断深入,急性化脓性中耳炎在基础理论研究、临床经验等方面,均取得了可喜的进步。中西医结合治疗,能有效缓解症状,防止变证的发生或迁延成慢性。

【病因病机】

一、中 医

本病发病的病因,多因邪毒侵袭所致,与正气不足,卫外不固有一定关系。

1. **风热外侵,湿阻耳窍** 多因起居不慎,受凉劳累,或沐浴、洗头等污水入耳;风热外邪挟湿侵袭,阻于耳窍;或哺乳时乳汁灌入耳中,致湿热外邪循经阻于耳窍。

2. **肝胆湿热,壅塞清窍** 素有肝胆湿热内蕴,复受风热外邪,致外邪引动内热,湿随热升,循经上达耳窍。

二、西 医

1. 由各种原因引起的身体抵抗力下降,全身慢性疾病以及邻近部位的病灶疾病(如慢性扁桃体炎、慢性化脓性鼻窦炎等),小儿腺样体肥大等均是本病的诱因。本病的主要致病菌为肺炎链球菌、流感嗜血杆菌、乙型溶血性链球菌及葡萄球菌、绿脓杆菌等,前两者在小儿多见。

2. 急性化脓性中耳炎的感染途径有三:

(1)咽鼓管途径:最常见,急性上呼吸道感染时(如急性鼻炎、急性鼻咽炎、急性扁桃体炎等),炎症通过咽鼓管蔓延侵入中耳腔;急性传染病期间(如猩红热、麻疹、百日咳、流行性感冒、肺炎、伤寒等），致病微生物也可经咽鼓管侵入中耳；亦可经咽鼓管发生其他致病菌的继发感染；在不洁的水中游泳或跳水，不适当的擤鼻、咽鼓管吹张、鼻腔冲洗，以及鼻咽部填塞等，致病菌可循咽鼓管侵犯中耳；婴儿哺乳位置不当，如平卧吮奶，乳汁可经短而宽的咽鼓管流入中耳。

（2）外耳道-鼓膜途径：因鼓膜外伤，不符合无菌操作的鼓膜穿刺或鼓室置管，致病菌可从外耳道侵入中耳。

（3）血行感染：极少见。

【临床表现】

一、症　状

全身症状表现轻重不一。可有畏寒、发热，精神不振，食欲减退。小儿症状较重，常有高热惊厥、呕吐、腹泻等消化道症状。耳流脓一旦出现，体温即逐渐下降，全身症状明显减轻。

耳痛：是急性化脓性中耳炎的必有症状。可突然出现患耳疼痛，迅速加剧，如钻似刺，待鼓膜穿孔后耳痛迅速减轻。

耳内流脓：是急性化脓性中耳炎鼓膜穿孔后的必有症状。穿孔后在短时间内可见脓夹血，其后则为脓性，随病情好转而为黏液脓性、黏液性。

耳鸣及听力下降：患耳可有搏动性耳鸣，听力逐渐下降。耳痛剧烈者，轻度的耳聋可不被患者察觉。鼓膜穿孔后听力反而提高。如病变侵及内耳，可出现眩晕。

二、体　征

鼓膜检查：发病初期，可见鼓膜充血；鼓膜穿孔前，局部可见小黄亮点，鼓膜穿孔后则有脓液溢出。

乳突部触诊：可有轻度触压痛。

【辅助检查】

一、听　力　检　查

呈传导性耳聋，听力损失可达 40~50dB。

二、血液分析

白细胞总数增多,多形核白细胞增加,穿孔后血象可逐渐恢复正常。

【诊断与鉴别诊断】

一、诊断标准

1. 儿童多见,多继发于上呼吸道感染、急性传染病、擤鼻不当、游泳、跳水,病菌可经咽鼓管进入中耳,也可继发于鼓膜外伤。

2. 耳痛、耳鸣、听力减退,患儿常哭闹不安、摇头、抓耳、发热、白细胞增高,鼓膜穿孔,流出分泌物后,全身症状减轻。

3. 偶可引起眩晕、恶心、呕吐、腹泻或脑膜刺激症状。

4. 耳镜检查,鼓膜充血、膨隆,穿孔后分泌物搏动涌出,上鼓室病变可见松弛部穿孔,坏死型者鼓膜迅速溶溃,形成大穿孔。

5. 听力检查呈传导性耳聋。

二、鉴别诊断

1. **西医** 本病应与外耳道炎、急性鼓膜炎等疾病相鉴别。
2. **中医** 主要是与耳疖、耳疮等疾病相鉴别。

【治疗】

一、一般措施

1. 加强体育锻炼,增强抗病能力,可坚持跑步、打太极拳等,适时增添衣被,防止外邪侵入。同时积极预防和治疗上呼吸道感染。

2. 广泛开展各种传染病的预防接种工作。

3. 正确的哺乳姿势。哺乳时应将婴儿抱起,使头部竖直;乳汁过多时应适当控制其流出速度。

4. 鼓膜穿孔及鼓室置管者禁止游泳,洗浴时防止污水流入耳内。

二、中医药治疗

（一）辨证论治

1. **风热外侵,湿阻耳窍**

主症:有急性上呼吸道感染病史,继之出现耳痛,耳闷胀塞,听力下降等。

如为婴幼儿则哭吵不安,或晚间惊哭,搔耳,甚者有呕吐,高热抽搐等。苔薄黄,脉数。检查鼓膜急性充血,色暗红色,外凸。血白细胞升高。

治法:疏风清热,祛湿通窍。

方剂:银翘散。银花、竹叶、连翘各20g,淡豆豉、薄荷、荆芥穗各10g,牛蒡子、桔梗、苇根各15g,生甘草3g。婴幼儿高热搔耳,抽搐者,加服安宫牛黄丸;耳内疼痛剧烈,有成脓趋势者,加穿山甲、皂角刺、生黄芪;耳闷胀者,加苍耳子、石菖蒲、通草;耳痛、口苦者,加龙胆草、黄芩、黄柏、穿山甲、皂角刺。

2. 肝胆湿热,壅塞清窍

主症:耳内胀痛,成脓时为跳痛或刺痛,听力下降,耳中流出黄脓,耳痛、头痛、发热减轻,面红目赤,便结溲赤,苔黄腻,脉弦数。检查鼓膜急性充血,中央性穿孔,有脓流出,黏稠色黄。X线摄片示乳突部气房阴影加重。

治法:清肝利胆,化湿通窍。

方剂:龙胆泻肝汤。龙胆草、黄芩、当归、栀子、川木通、柴胡各10g,车前子、生地各15g,泽泻20g,甘草3g。黄脓多者,加薏苡仁、冬瓜仁、白芷、生黄芪。

以上方药,水煎服,每日1剂。

(二)特色专方

1. 肾热汤　治肾热,背急挛痛,耳出脓血或生肉塞之,不闻人声。磁石、白术、牡蛎各五两、甘草一两、麦冬六两、生地黄汁一升、芍药四两、葱白一升、大枣十五枚。上九味以水九升,煮取三升,分三服。

2. 蔓荆子散　治内热,耳出脓汁。川升麻、木通、赤芍、桑白皮(炒)、麦冬、生地黄、前胡、甘菊、赤茯苓、蔓荆子、甘草(炙,等分)。上件锉散。每服三钱,姜枣煎,食后、临卧服。

3. 荆芥连翘汤　治风邪上壅于耳,热气聚,则肿而生痛成脓。荆芥、连翘、防风、当归、川芎、白芍、柴胡、黄芩、枳壳、山栀、白芷、桔梗(各七分),甘草(五分),食后温服。

4. 犀角饮子　治风热上壅肿痛,日久脓出。水牛角屑、木通、玄参、菖蒲、赤小豆、赤芍、甘菊(各一钱),甘草(五分),姜(三片)。水煎服。

5. 仙方活命饮　治一切疮疡,未成者即散,已成者即溃,又止痛消毒之良剂也。亦治脓耳耳痛,或已溃脓,或未溃脓。白芷、贝母、防风、赤芍、当归尾、甘草节、皂角刺(炒)、穿山甲(炙)、天花粉、乳香、没药(各一钱),金银花、陈皮(各三钱)。上用酒一大碗,煎五七沸服。

(三)中药成药

1. 复方银花颗粒　含金银花、连翘、黄芩等,每次10g,每日2~3次。清热解毒。适用于耳痛、鼓膜充血,或耳内脓液黄浊。

2. 黄连上清片　含黄连、大黄、栀子(姜制)、黄芩、菊花、连翘、蔓荆子

（炒）、荆芥穗、薄荷、黄柏（酒炒）、防风、旋覆花、石膏、桔梗、白芷、甘草、川芎等。每次 6 片，每日 2 次。清热通便，散风止痛。适用于五官疾病而见头晕目眩耳鸣，局部红肿疼痛，大便秘结，小便短赤。

3. **当归龙荟片**　含青黛、芦荟、龙胆、黄芩、木香、栀子、大黄、当归、黄柏、黄连等，每次 4 片，每日 3 次。清肝泻火，解毒通便。适用于肝胆火热证，发热，耳痛剧，大便秘结。

4. **耳聋丸**　含龙胆、黄柏、大黄、栀子（姜制）、石菖蒲、当归、芦荟、黄芩、黄连等。每次 1 丸，每日 2 次。清肝泻火，利湿通窍。适用于上焦湿热，头晕头痛，耳聋耳鸣，耳内流脓黄浊。

5. **功劳去火片**　含功劳木、黄柏、黄芩、栀子等，每次 4~5 片，每日 2~3 次。清热解毒。适用于发热、耳痛、耳脓黄浊量多、鼓膜充血。

（四）针灸疗法

以局部取穴为主，配合远端取穴。常用穴位有耳门、听会、翳风、外关、曲池、合谷、足三里、阳陵泉、侠溪、丘墟等穴。每日 1 次，以泻法为主。每次留针 25~30 分钟。耳痛明显，用三棱针刺患侧耳垂，放血 10 滴。

（五）局部疗法

1. **滴鼻法**　适用于急性化脓性中耳炎见耳内堵闷，或有鼻塞不通等症。鱼腥草液、双黄连粉针剂溶液、银黄注射液或抗生素滴鼻液之类滴鼻，消除鼻窍邪毒，以免邪毒窜耳。侧卧偏头位，使药液达到咽鼓管咽口处，以宣通耳窍，促进中耳腔的通气引流。

2. **止痛法**　早期，鼓膜尚未穿孔，耳痛重者，用 2% 石炭酸甘油滴耳（鼓膜穿孔后禁用）；穿孔后耳内疼痛明显者。用虎耳草汁滴耳，或鱼腥草液、双黄连粉针剂溶液、银黄注射液之类滴耳，每日 3 次，解毒止痛。

3. **清洁法**　主要针对耳内流脓情况，以及时清除耳内脓液，保持耳内干燥或耳脓引流通畅，促进邪毒消散与病情好转。可用 3% 双氧水或淡白醋（凉开水、食用白醋各半）清洗耳内脓液，至干净为止。清洁次数应根据脓液多少而定，耳脓量多者，每日宜 3~5 次，耳脓液量少者，每日 1~3 次。清除耳脓后，再行滴药法（脓多时暂不宜吹药粉）。

4. **滴耳法**　主要针对耳内流脓，采用药物滴耳的方法，根据脓液性质与量的多少，可选用不同滴耳剂。

（1）水溶性滴耳液：适用于急性化脓性中耳炎鼓膜穿孔后，耳脓稠浊、量多者，可用鱼腥草液、双黄连粉针剂溶液、银黄注射液之类滴耳，或用西药抗生素滴耳液，每日 4~5 次；根据临床报道，还可用自制滴耳液如：

参连滴耳液：苦参 3 份，黄连 2.5 份，大黄 1.7 份，乌梅 2 份，按中药注射液工艺流程制剂，每毫升含生药 0.1g，滴耳，每日 2 次。

复方黄连滴耳液:黄连 100g,水煎浓缩 60ml,加冰片 1.5g,麝香 0.5g,甘油混合剂 10ml,注射用水 10ml,每次 3~6 滴,每日 2 次。

芙蓉滴耳液:芙蓉叶、生大黄、丹参各 200g,水煎浓缩致 200ml,加甘油 20ml,蒸馏水 10ml,每次滴入 2~3 滴,每日 1~2 次。

银连液:金银花 30g,川黄连 30g,黄柏、蝉蜕、地肤子、薄荷各 30g,水煎浓缩备用,滴耳。

螵麝冰连液:海螵蛸 1g,麝香 0.03g,冰片 0.3g,黄连 1.5g,置一小瓶内加注射用水适量浸泡,如脓液中夹有血液者加红花 0.5g。每日 3 次,每次 5 滴。

(2)脂溶性滴耳液:适用于急性化脓性中耳炎后期,耳内脓液黏浊量少。常用抗生素油剂滴耳液。一次滴耳后药物在局部保留时间较长,每日滴 2 次即可。根据临床报道,中药油剂滴耳液很多,如:

耳炎灵滴耳油:大黄、黄芩、黄连、黄柏、苦参各 20g,冰片(研面)3g,麻油 500ml,液状石蜡 1 000ml。制法:先将前五味药放入油锅内,浸泡 24 小时,然后加热炸药至黑褐色为度,滤净药渣,加入石蜡、冰片面,搅匀,过滤,分装 10ml 滴瓶内备用。适用于急性脓耳或慢性脓耳,耳内脓液黄浊。

参柏油:冰片 4 分,枯矾 6 分,苦参、黄柏各 10g(研粉过筛),共研粉,麻油放入铁锅内烧开,冷却数分钟后,将药末倒入麻油中调匀。每次 2~3 滴,每日 2 次。

5. **吹药法**　可用溶解性强的药粉(药物研粉,过 100 目筛,装瓶备用)吹入耳内(进入鼓室内)。以喷粉器吹入最佳,薄薄一层即可,不宜太多,否则堵塞了鼓膜穿孔,妨碍脓液引流,反致产生变证。每日 1~2 次即可。常用的粉剂有:

珠黛散:珍珠、青黛、硼砂、寒水石、冰片;龙矾散:煅龙骨、煅明矾;冰麝散:冰片、麝香、龙骨、樟丹、黄连、牡蛎;冰黛散:黄连、冰片、青黛。

6. **药捻插耳法**　红升丹 60g,冰片 3g,麝香 1.5g,研细末,用脱脂棉搓成长 2~3cm,直径 1mm 的棉捻,消毒备用。洗耳道后,以 75% 乙醇浸湿棉捻,并在药粉中蘸匀放置外耳道底部,与鼓膜保持约 2mm 距离,每日换药 1 次,连续 4~5 日。

7. **鼓膜涂药法**　鼓膜中央性中小穿孔,中耳腔干燥无脓,先清洁外耳道,再在鼓膜穿孔边缘涂抹去腐膏(当归、紫草、白芷、血竭,麻油煎熬成膏,加入少许麝香即成),每周 1 次,连续 3 次左右。然后向耳内吹入聪耳再生散(三七 3g,血竭 6g,儿茶 1g,龙骨 6g,石膏 2g,赤石脂 6g,乳香、没药各 1g,冰片少许),每次约 0.01g,每日 1 次,以促进鼓膜愈合。

8. **外敷法**　如耳后红肿疼痛者,局部以醋调紫金锭外敷,或芙蓉膏搽涂。

三、西医药常规治疗

1. 全身使用抗生素，大剂量、足疗程，以免病程迁延，转成慢性。

2. 局部用药　早期可用减充血剂滴鼻，促进咽鼓管通畅；中期耳痛剧而鼓膜未穿孔时，可滴用 2% 石炭酸甘油以止痛。鼓膜穿孔后，配合局部抗生素滴耳药治疗。

3. 鼓膜切开　鼓膜红赤，外突明显，应穿孔尚未穿孔，或虽穿孔而穿孔尚小，脓液引流不畅，宜行鼓膜切开或扩大创口，促进引流通畅，有利于病情好转，预防病情加重或并发症的产生。

4. 病因治疗　积极治疗鼻与咽部疾病。

【特色疗法述评】

1. 本病为临床常见、多发疾病，及时诊断、及时治疗有助于提高治愈率，防止本病迁延成慢性或发生颅内外严重并发症。运用中西医结合防治本病，有助于缩短疗程。

2. 现代中医针对以化脓性中耳炎、乳突炎为主要内容的脓耳病证研究，在病因病机研究方面取得显著发展。对脓耳病因病机认识的方法，一是从整体辨证认识，二是从局部辨证认识，二者结合。局部辨证主要是针对鼓膜的改变，耳脓状态，包括耳脓的性质、量、色泽、气味等情况进行局部证候的分析与认识。

3. 现代中医临床对本病的治疗积累了较丰富的用药经验，形成了一些常用方及其加减变化。如龙胆泻肝汤等。同时也采用中西医结合治疗，或配合局部治疗。目前关于龙胆泻肝汤治疗急性化脓性中耳炎的研究较为深入和广泛。也有学者提出应用早期、中期、后期（恢复期）的三期辨证思想治疗急性化脓性中耳炎。

4. 本病属外证，外治之法必不可少。现代中医临床对脓耳的外治亦很多，其中使用最多的是清洁法、滴药法、吹药法。以黄连为主要成分的局部用药在临床中开展了广泛地研究，结果证实有效率与局部使用沙星类滴耳液效果类似。

5. 急性化脓性中耳炎是临床常见、多发病，该病治疗不当易转变成慢性或引起严重的颅内外并发症，合理用药与综合治疗是控制病情的关键。有关本病的中西医结合治疗报道虽然很多，亦取得了较好的疗效，但关于本病的研究至今缺乏高质量、大规模的临床研究，而具有特效的重复性强的中成药制剂尚未出现，故需广大中医药工作者进一步开展大量临床与理论研究工作。

【主要参考文献】

1. 何永照,姜泗长.耳科学[M].上海:上海科学技术出版社,1983.
2. 范铧.龙胆泻肝汤治疗急性化脓性中耳炎52例[J].浙江中医杂志,1999,(1):437.
3. 徐惠玲.中西医结合治疗化脓性中耳炎56例疗效观察[J].西南国防医药,2007,17(4):467.
4. 高树玲.双黄连粉针剂治疗小儿急性化脓性中耳炎临床观察[J].中国中西医结合耳鼻咽喉科杂志,2001,(1):38.
5. 焦红波,刘海英,焦念学.耳炎灵治疗急慢性中耳炎200例[J].中医外治杂志,2002,(1):48-49.

(谢 慧)

第五节 急性乳突炎

急性乳突炎是继发于急性化脓性中耳炎的乳突气房、黏膜及其骨质的急性化脓性炎症。多发生于气化型乳突,儿童多见。本病多由急性化脓性中耳炎发展而来。自抗生素广泛应用以来,发病已明显减少。但由于耐药菌株的感染、宿主免疫力的下降及患者对多种抗生素过敏而影响用药等因素,近年来此病发生似有增加趋势。

根据本病的临床表现,一般将其归类于中医学"脓耳""耳根毒"范畴,关于本病,病名颇多,有"耳后附骨痈""耳后疽""耳后发疽""夭疽锐毒"等称谓。隋·巢元方在《诸病源候论》说:"附骨痈,是风寒搏血脉入深,近附于骨也……其状无头,但肿痛。"这是类似本病症的最早记载。清·吴谦《医宗金鉴》说:"此证生于耳后折之间。"现代医著中,全国高等中医院校教材《五官科学》(3版)最早将本病与中医"耳根毒"联系起来,全国高等医药院校试用教材《中医耳鼻喉科学》中将其定名为"耳根毒",也有医家考历代医著对于"耳根毒"的论述,认为其发病部位应是耳下淋巴结炎或二腹肌下脓肿,而"耳后疽"则与急性乳突炎的发病部位相当,故全国高等中医院校函授教材《中医耳鼻喉科学》将其改称为"耳后疽"。《中医耳鼻喉口腔科临床手册》则将其称为"耳后痈"。

近年来,随着中西医结合研究的不断深入,急性乳突炎无论在基础理论,还是临床经验的研究方面,都取得了一定的成果。中西医结合治疗,能有效缓解症状,防止迁延成慢性。

【病因病机】

一、中 医

现代中医各家大都认为本病属急性脓耳火热邪毒炽盛而发病,由于本病多发于小儿,故正气不足,邪恋耳窍也是常见证型。

1. 火毒炽盛,燔灼完骨 急性脓耳火热邪毒炽盛,加以肝胆湿热熏蒸,血热肉腐骨蚀,脓液浸渍,流溢于耳后完骨中而成。

2. 正气不足,邪恋耳窍 耳后疽已溃,脓血溃流,气血亏损,正气不足,驱邪不力,毒恋于耳部及完骨部。

二、西 医

西医学认为本病病因主要与以下三个方面有关:

1. 致病菌毒力较强、耐药、对常用的抗生素不敏感是急性乳突炎的重要原因之一。主要致病菌有肺炎球菌、乙型溶血性链球菌及流感嗜血杆菌等。

2. 患者抵抗力较弱,如猩红热、麻疹等急性传染病或糖尿病等疾病合并急性化脓性中耳炎时易诱发本病。

3. 引流不畅 包括中耳脓液向外引流不畅及乳突气房解剖结构异常等。

【临床表现】

1. **症状** 在急性化脓性中耳炎恢复期中,耳痛,耳聋加重,耳流脓增多或突然减少,全身症状明显加重。

2. **体征** 乳突部皮肤轻度肿胀,潮红,鼓窦外侧壁及乳突尖明显压痛,骨性外耳道后上壁红肿,塌陷。

【辅助检查】

一、听 力 检 查

呈传导性耳聋,听力损失可达 40~50dB。

二、血 液 分 析

白细胞总数增多,多形核白细胞增加,穿孔后血象可逐渐恢复正常。

三、影像学检查

乳突 X 线拍片见气房模糊,脓腔形成后房隔不清,融合为一透亮区。

【诊断与鉴别诊断】

一、诊　断　标　准

1. 有急脓耳病史。

2. 发热、头痛、耳内及耳后区疼痛加重,耳后完骨部肿胀触痛及耳郭移位,或肿处穿溃形成瘘管。

3. X 线乳突照片示有阳性体征。

二、鉴　别　诊　断

1. **西医**　本病应与外耳道炎等疾病相鉴别。

2. **中医**　主要是与耳疖等疾病相鉴别。

【治疗】

一、一　般　措　施

1. 加强体育锻炼,增强抗病能力,可坚持跑步、打太极拳等,适时增添衣被,防止外邪侵入。

2. 预防急性乳突炎的发生,重点在于积极、及时地治疗急性中耳炎。

3. 急性乳突炎发生后,在一定时间内将自行溃破,向外扩展,应及时去医院施行单纯乳突凿开术,将其中耳、乳突处的化脓物质引流物清除干净,以防向外扩展,形成耳后脓肿,向内扩展形成脑膜炎等颅内并发症。

4. 应提高患者身体健康素质,加强营养,提供充足的蛋白质、维生素饮食,增强抵抗力,保持敷料整洁直至伤口愈合。

二、治　　疗

（一）辨证论治

古人对本病的辨证施治一般按痈疽论治,现代医著中,对于本病的辨证施治观点基本一致。主要分为热毒炽盛与正虚邪恋。

1. 火毒炽盛,燔灼完骨

主症:脓耳急性发作病程中,耳内流脓突然减少,耳痛及耳后疼痛加剧,外耳道后上方红肿塌陷,耳后肿胀,耳后沟消失,耳郭向前下外方移位,完骨部红肿压痛,或有波动感。伴发热、头痛,口渴,舌质红,苔黄,脉数有力;或见口苦咽干,烦躁易怒,脉弦滑数。

治法:清解热毒,消肿散痈。

方药:仙方活命饮加减。银花、蒲公英、当归尾、赤芍、乳香、没药、陈皮、白芷、防风、浙贝母、皂角刺各 10g,穿山甲 5g,天花粉 15g,甘草 3g。若大便秘结,加大黄、芒硝泻火通便;肝胆热盛者,加黄芩、栀子、龙胆草之类清肝泻火,或改用龙胆泻肝汤加减。

2. 正气不足,邪恋耳窍

主症:耳后完骨部已溃脓,时溢浊脓不止,疮口淡暗。伴倦怠乏力,口微干,苔微黄,脉弦缓。

治法:补益气血,托里排脓。

方药:托里消毒散加减。黄芪 20g,川芎、白芍、白术、白芷、炙甘草、银花、连翘、陈皮、皂角刺各 10g,茯苓、党参、当归各 15g,桔梗 12g。

以上方药,水煎服,每日 1 剂。

(二)特色专方

1. 黄连消毒饮 黄连、黄芩、当归梢、苏木、黄柏、人参、知母、陈皮、独活、防风、藁本、防己、炙甘草各 5g,连翘、桔梗、当归、生地黄各 10g,羌活、黄芪各 15g,甘草梢 3g,泽泻 9g。上俱作一服。水三盏,煎减一半,去滓,入酒少许再煎,食后温服。本方能解热毒,消肿止痛。

2. 抑肝消毒散 山栀、黄芩、连翘、防风、荆芥、甘草、赤芍、当归尾、灯心、金银花各 10g,渴加天花粉 15g。适用于肝风郁滞,耳内生疮有脓者。

(三)中药成药

1. 一清颗粒 由黄连、大黄、黄芩等组成,每次 7.5g,每日 3~4 次。清热泻火,解毒化瘀,凉血止血。适用于火毒血热所致耳鼻咽喉疔疮疖肿,红肿疼痛,身热烦躁、大便秘结等证。

2. 二丁颗粒 由紫花地丁、半边莲、蒲公英、板蓝根等组成。每次 20g,每日 3 次。清热解毒。适用于火热毒盛所致热疔痈毒等证。

3. 香砂六君丸 由木香、砂仁、人参、白术(炒)、茯苓、炙甘草、陈皮、半夏(制)、生姜、大枣组成,每次 6~9g,每日 2~3 次。益气健脾,和胃。适用于脾虚食少腹胀,便溏等伴慢性乳突炎者。

4. 茯苓白术丸(党参白术丸) 由党参、白术、茯苓、山药(炒)、莲子、白扁豆(炒)、薏苡仁(炒)、陈皮、砂仁、桔梗、炙甘草组成。每次 6~9g,每日 2~3 次。

健脾益气,和胃化湿。适用于脾虚湿困,纳差腹胀便溏,体虚神疲,面色萎黄等伴慢性乳突炎者。

(四)针灸疗法

本病多因风中火热毒之邪侵袭少阳,致少阳经气失于疏泄,血瘀气滞,痛则不通,发为本症。少阳经脉绕络耳周,本经络所过,"以痛为腧"的原则,选用少阳经穴为主。热毒炽盛者选耳尖、少商放血,全身选中渚、合谷、曲池,针用泻法,正虚邪恋者局部选用翳风、天柱,全身可选中渚、外关、丰隆、足三里,平补平泻。

(五)其他特色疗法

1. **外敷法** 完骨部红肿疼痛、尚未溃破者,局部以醋调紫金锭外敷,或芙蓉膏搽涂。

2. **切开排脓** 脓已成,应及时切开排脓,已自行溃破者应予清创,并置橡皮引流条或八二丹药线引流,外敷如意金黄散之类;脓已净,改为生肌散外敷。

三、西医药常规治疗

1. 全身使用抗生素,大剂量、足疗程,以免病程迁延,转成慢性。

2. 局部用药 早期可用减充血剂滴鼻,促进咽鼓管通畅;中期耳痛剧而鼓膜未穿孔时,滴用2%石炭酸甘油以止痛。鼓膜穿孔后,配合局部滴药治疗。

3. 乳突凿开 急性乳突炎,应在严格控制感染的情况下,适时行乳突凿开术,清除病灶;若化脓性中耳炎伴耳后疼痛,X线检查见有乳突骨质坏死,形成空腔、积脓,应尽早行乳突切开排脓。乳突凿开有利于加强排脓,并可预防并发症。

4. 病因治疗 积极治疗鼻与咽部疾病。

【**特色疗法述评**】

1. 中医药治疗本病的历史悠久,在抗生素在中国广泛应用之前,中医中药治疗有效地保障了人民健康,近年来由于抗生素在急性化脓性中耳炎的普遍应用,急性乳突炎及其并发症的发生已较前明显减少,所以近年来对于本病的研究较少。但急性乳突炎仍是临床上存在的严重感染,并有引起严重并发症的可能,中医治疗尤其是中医外治仍然具有较大优势,对于消除红肿、减少切开和促进切口愈合方面具有不可替代的优势。

2. 西医学对急性乳突炎的治疗曾提出如下建议:①患者如有耳痛,耳周肿胀或其他耳科并发症表现,即使近期无急性中耳炎发作史也应考虑有急性乳突炎的可能;②如有发热、耳郭前移、耳道狭窄及出现并发症者应考虑手术治疗；③辅助检查：如听力曲线对诊断有参考价值，CT检查对手术治疗的方式和范围有指导意义；④鼓膜切开是有效的治疗方法并可进行细菌培养，但并非所有患者均需要。首先给予广谱抗生素治疗，24~72小时症状无改善者应考虑手术治疗。对急性乳突炎及时的诊断和积极的治疗有助于预防并发症的发生。我们认为，只要患者出现耳痛、耳后红肿，即可按本病进行中药内服外用，能够有效地减轻症状，防治迁延或引起其他并发症。

3. 正因为本病的隐匿性和严重并发症可能，所以在考虑本病之初，就应该积极开展中西医结合治疗，中医外治药物及内服方剂有助于减轻症状。目前关于本病的中医药防治研究极其缺乏，中医耳鼻咽喉工作者今后需要进一步、系统地研究本病的防治。

【主要参考文献】

王永钦. 中医药高级丛书：中医耳鼻咽喉口腔科学［M］. 2版. 北京：人民卫生出版社，2011.

（谢　慧）

第六节　慢性化脓性中耳炎

慢性化脓性中耳炎是中耳黏膜、骨膜或深达骨质的慢性化脓性炎症，常与慢性乳突炎合并存在。本病极为常见，临床上以耳内反复流脓、鼓膜穿孔及听力减退为特点。可引起严重的颅内、外并发症而危及生命。

慢性化脓性属于中医学"脓耳"范畴，关于本病，病名颇多，有"耳疳""聤耳""肾疳""震耳"等之谓。《内经》最早论及脓耳，《灵枢·厥病》说："耳痛不可刺者，耳中有脓"，晋·葛洪《肘后备急方》则明确指出："聤耳，耳中痛，脓血出。"这是类似于急性脓耳症状的最早记述。隋·巢元方《诸病源候论》说："……亦令脓汁出，皆谓之聤耳，久不瘥，即变成聋也。"关于本病的治疗，《外科大成》说："耳疳者，耳内流出脓水臭秽也……由足少阴虚热者，四物汤加牡丹皮、石菖蒲及地黄丸滋补之；由于少阳风热者，蔓荆子散、交感丹清之。"

近年来，随着中医、中西医结合研究的不断深入，慢性化脓性中耳炎无论在基础理论研究，还是临床经验的积累方面，均取得了可喜的成果。中西医结合治疗，能有效缓解症状，防止变证的发生。

【病因病机】

一、中　医

多由急性脓耳反复发作,或失治演变而成。

1. **脾虚湿盛,湿泛耳窍**　脾虚则水湿不运,湿邪黏滞,泛溢清窍,致耳内流脓。

2. **肾元亏虚,腐骨蚀耳**　肾为先天之本,肾元不足,无以滋润温养耳窍,清窍失养,易为邪犯。虚则骨质酥脆,不堪脓液浸润,腐骨形成。

二、西　医

1. 急性化脓性中耳炎延误治疗和用药不当等。

2. 乳突发育不良,病变发生后很难消散。

3. 继发于急性传染病如猩红热、麻疹和肺炎等,中耳黏膜急性坏死,炎症侵及鼓窦乳突,尤其是继发于耐药性较大的变形杆菌和绿脓杆菌感染,治疗非常困难。

4. 鼻、咽部慢性疾病和鼻窦炎、扁桃体炎及增殖体肥大等,炎性分泌物易于进入咽鼓管内,而且病变妨碍了咽口引流。

5. 慢性周身疾病如贫血、糖尿病、肺结核和肾炎等,机体抵抗力减弱。

6. 患有过敏性疾病,如上呼吸道黏膜变态反应性水肿、渗出,累及咽鼓管和中耳。

7. 上鼓室发生胆脂瘤、听骨坏死或鼓室外侧壁破坏。

【临床表现】

一、症　状

1. 流脓的性质和时间因病变轻重有所不同,轻者为黏脓性,间歇性,时好时坏;重者呈持续性,为黄稠脓液且有臭味。

2. 急性发作中可有头痛,耳痛,头晕和发热,严重时可出现面瘫和脑膜炎等症状。

3. 临床常根据其临床表现及预后分为三型:

单纯型:最常见,多由于反复发作的上呼吸道感染时,致病菌经咽鼓管侵入鼓室所致。临床特点为耳流脓,多为间歇性,呈黏液性或黏液脓性,一般不臭,量多少不等,上呼吸道感染时,脓量增多,鼓膜穿孔多为紧张部中央性,大小不一,但穿孔周围均有残余鼓膜,鼓室黏膜粉红色或苍白,可轻度增厚,耳聋为传导性,一般不重。

骨疡型:又称坏死型或肉芽型,多由急性坏死型中耳炎迁延而来,此型特点:耳流脓多为持续性,脓性间有血丝,常有臭味,鼓膜紧张部大穿孔可累及鼓环或边缘性穿孔,鼓室内有肉芽或息肉,并可经穿孔突于外耳道,传导性聋较重。

胆脂瘤型:胆脂瘤非真性肿瘤,而为一位于中耳,乳突腔内的囊性结构,由于囊内含有胆固醇结晶,故称胆脂瘤,耳长期持续流脓,有特殊恶臭,鼓膜松弛部或紧张部后上方有边缘性穿孔,从穿孔处可见鼓室内有灰白色鳞屑状或豆渣样物质,奇臭,一般有较重传导性聋,如病变波及耳蜗,耳聋呈混合性。

二、体 征

鼓膜检查:早期鼓膜为中央圆形或肾形穿孔,偶可见到松弛部及边缘部小穿孔。具体而言,又分为三类:

1. **单纯型** 鼓膜穿孔位于紧张部,大小不一,中央性穿孔,穿孔大时锤骨柄可暴露或被腐蚀。急性炎症时,残余鼓膜及鼓室黏膜可充血水肿,静止期黏膜呈淡粉红色,光滑润泽,无肉芽。

2. **骨疡型** 鼓膜紧张部大穿孔或边缘性穿孔,自穿孔可见鼓室内有肉芽或息肉,或有长蒂息肉自穿孔处脱出而堵塞于外耳道,严重影响引流。此型称危险型,易发生并发症。

3. **胆脂瘤型** 鼓膜为松弛部或紧张部后上边缘性穿孔,穿孔内可见灰白色鳞屑状或豆渣样物,味奇臭。穿孔有时为痂皮所覆盖,检查时须去除痂皮,以防漏诊。此型亦称危险型,易发生并发症。

乳突部触诊:可有轻度触压痛。

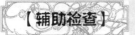
【辅助检查】

一、听力检查

呈传导性或混合性耳聋。一般而言,单纯性多为轻度至中度传导性聋。骨疡型和胆脂瘤型易出现混合性聋。其感音神经性聋有以下特征:可发生于任何频率,但高频更明显;与年龄密切相关,随年龄的增长,患耳骨导阈值升高;高频骨导阈值随病变范围的扩大而升高。

二、影像学检查

可行乳突 X 线摄片或颞骨 CT 等检查,慢性单纯型乳突常为硬化型,而无骨质缺损破坏。骨疡型乳突为硬化型或板障型,伴有骨质缺损破坏。胆脂瘤型检查常提示上鼓室、鼓窦或乳突有骨质破坏区,边缘多浓密、整齐,即胆脂瘤形成。

【诊断与鉴别诊断】

一、诊 断 标 准

1. 有急性化脓性中耳炎病史,病程超过 2 个月。
2. 主要症状为耳内流脓,听力减退。
3. 单纯性化脓性中耳炎 鼓膜中央性穿孔,有脓性分泌物,不臭,乳突 X 线摄片无骨质破坏及胆脂瘤形成。
4. 骨疡型中耳炎 鼓膜有边缘性穿孔或松弛部穿孔,听骨链受破坏,分泌物臭,鼓室黏膜充血、肿胀、增厚,或有肉芽、息肉,乳突 X 线摄片有骨质破坏。
5. 胆脂瘤型中耳炎 多为鼓膜后上边缘性穿孔,有白色豆渣样臭分泌物,X 线摄片有胆脂瘤空洞。

二、鉴 别 诊 断

1. **西医** 本病应与结核性中耳炎、中耳癌等疾病相鉴别。
2. **中医** 主要是与耳闭、耳聋等疾病相鉴别。

【治疗】

一、一 般 措 施

1. 加强体育锻炼,增强抗病能力,可坚持跑步、打太极拳等,适时增添衣被,防止外邪侵入。同时积极预防和治疗上呼吸道感染。
2. 洗澡或游泳时耳朵内如果进水,可能容易滋生细菌,若已进水时,可以用棉棒清洁,但深度不要太深。
3. 家中如果有人抽烟、擦油漆或点香时,应该保持空气流通,这样可防止上呼吸道黏膜受到刺激而引起肿胀而诱使本病复发。

二、治　疗

（一）辨证论治

1. 脾虚湿盛，湿泛耳窍

主症：耳内流脓缠绵日久，脓液清稀，量较多，无臭味，多呈间歇性发作，听力下降或有耳鸣。全身可见有头晕、头重或周身乏力，面色不华，纳少便溏，舌质淡，苔白腻，脉缓弱。检查可见耳膜色浊或增厚，有白斑，多有中央性大穿孔，通过穿孔部可窥及鼓室黏膜肿胀，或可见肉芽、息肉。

治法：健脾渗湿，补托排脓。

方剂：托里消毒散加减。黄芪 20g，党参、茯苓、桔梗、当归、生地黄、金银花各 12g，白术、炙甘草、川芎、白芷、皂角刺各 9g。

2. 肾元亏损，腐骨蚀耳

主症：耳内流脓不畅，量不多，耳脓秽浊或呈豆腐渣样，有恶臭气味，日久不愈，反复发作，听力明显减退。全身可见头晕、神疲、腰膝酸软，舌淡红，苔薄白或少苔，脉细弱。检查可见耳膜边缘部或松弛部穿孔，有灰白色或豆腐渣样臭秽物，颞骨 CT 多示骨质破坏。

治法：补肾培元，祛腐化湿。

方药：肾阴虚者，用知柏地黄丸。熟地黄、知母、黄柏各 24g，山茱萸、山药各 12g，泽泻、茯苓、丹皮各 9g。若肾阳虚者，用肾气丸：干地黄 24g，山药、山茱萸各 12g，茯苓、泽泻、丹皮各 9g，桂枝、炮附子各 3g。可在处方基础上选用桃仁、红花、乳香、没药、泽兰、穿山甲、皂角刺、马勃、鱼腥草、板蓝根、金银花等进行加减。

以上方药，水煎服，每日 1 剂。

（二）特色专方

1. **加味地黄丸**　治肝肾阴虚疮证，或耳内痒痛出水，或眼昏痰气喘嗽，或作渴发热，小便赤涩等证。山药、山茱萸、牡丹皮、泽泻、茯苓、熟地黄、柴胡、五味子（各另为末，等分）。

2. **补中益气汤**　黄芪 10g，甘草 6g，人参 6g，当归身 6g，陈皮 6g，升麻 6g，柴胡 6g，白术 9g。上件药共咀。都作一服，水二盏，煎至一盏，量气弱气盛，临病斟酌水盏大小，去渣，食远，稍热服。治体虚，耳出脓水。

3. **六君子汤**　治胃气虚弱，或因克伐以致肿不消散，溃不收敛者。人参、白术、茯苓各 6g，甘草（炙）9g，陈皮、半夏各 9g。姜枣，水煎服。

（三）中药成药

1. **香砂六君丸**　党参、白术（炒）、茯苓、半夏（制）、陈皮、甘草、木香、砂仁组成。每次 6~9g，每日 2~3 次。益气健脾，和胃。适用于脾虚食少腹胀，便溏等证。

2. **茯苓白术丸（党参白术丸）** 党参、山药（炒）、薏苡仁（炒）、甘草（蜜炙）、白术、莲子、陈皮、桔梗、白扁豆（炒）、砂仁、茯苓组成，每次 6~9g，每日 2~3次。健脾益气，和胃化湿。适用于脾虚湿困，纳差腹胀便溏，体虚神疲，面色萎黄等证。

3. **大补阴丸** 熟地黄、知母（盐炒）、黄柏（盐炒）、龟甲（制）、猪脊髓组成。每次 1 丸或 6g，每日 3 次。滋阴降火。适用于阴虚火旺，腰膝酸软，耳鸣耳聋，咽干舌燥，耳内流脓，量少，黄浊或臭。

4. **归芍地黄丸** 当归、白芍（酒炒）、熟地黄、山茱萸（制）、山药、牡丹皮、泽泻、茯苓组成。每次 9g 或 1 丸，每日 2~3 次。滋肝肾，补阴血，清虚热。适用于肝肾两亏，阴虚血少，头晕目眩，耳鸣咽干，午后潮热，腰腿酸痛，脚跟疼痛等证。

5. **龟鹿二胶丸** 龟甲胶、鹿角胶、巴戟天、补骨脂（盐炒）、续断、杜仲（盐炒）、熟地黄、当归、白芍、枸杞子、五味子、山药、山茱萸、麦冬、芡实、肉桂、附子（炮附片）、牡丹皮、泽泻（盐浸麸炒）、茯苓。每次 1 丸或 20g，每日 2 次。温补肾阳，填精益髓。适用于肾阳不足，精血亏虚，梦遗滑精，腰腿酸软，筋骨无力，眩晕耳鸣，尿多，肢冷畏寒。

6. **苁蓉补肾丸** 肉苁蓉、锁阳、莲须、熟地黄、菟丝子（炒）、茯苓、何首乌（酒蒸）、淫羊藿（炙）、酸枣仁（炒）、白术（麸炒）、猪脊髓（蒸熟）、羊鞭组成。每次 9g，每日 2 次。补肾壮阳。适用于肾阳不足，腰膝酸软或痛，阳痿遗精，耳鸣耳聋等证。

（四）针灸疗法

以局部取穴为主，配合远端取穴。常用穴位有耳门、听会、翳风、足三里、外关、阳陵泉、肾俞、命门、太溪、委中，脓液黄浊加刺曲池。补法或平补平泻，留针 30 分钟，每日 1 次。另外，对阳虚邪滞证可用艾条温和灸百会、翳风、肩髃，每穴灸 5 分钟，每日 1 次，连续 3~5 日，必要时间或几日后再行。

（五）其他特色疗法

慢性脓耳在急性发作期的中医外治可以参照急性脓耳进行。

此外，对一些慢性单纯性中耳炎渗出较多者，某些含有枯矾类的外用滴剂或散剂有助于收涩干耳。

1. **核桃仁冰片滴耳液** 核桃仁适量，冰片少许。将核桃仁捣烂（或蒸熟），用洁净纱布包好加压挤油约 15ml，加入冰片（1~1.5g），不断搅和，使其溶解。用时，常规消毒后滴入药液 2~3 滴，再用棉球将外耳孔堵住，每日 3 次，连用 5~10 日。

2. **露蜂房散** 露蜂房 30g，黄柏 15g，枯矾 6g，冰片 3g。前二味放瓦上焙黄，研末，再加后二味，共研细末，装瓶。用时，先按常规消毒，然后用麦（草）

管或小纸管将药末吹入耳内,或用麻油调匀,滴入耳内 3~5 滴,均每日 2 次。

3. **猪胆汁散** 猪胆汁 50g(鲜品),枯矾 25g,冰片 5g。先将冰片、枯矾分别研成极细粉,胆汁浓缩至 1/3,稍冷,倒入盛有枯矾的乳钵中,研磨均匀后,烘干或自然干燥,然后将冰片粉加入一起研磨均匀,烘干或自然干燥,然后将冰片粉加入一起研磨均匀,过 100 目筛即得。用时,先按常规消毒,然后用麦(草)管或小纸管将药粉轻轻吹入耳内,每日或隔日 1 次,每次用量 0.1g。

4. **枯矾散** 枯矾 6g,冰片 1.2g,五倍子 1.5g。共研细末。用时,先常规消毒后,再用麦(草)管或小纸管将药末吹入耳内,每日 3 次。

三、西医药常规治疗

1. **局部治疗** 据国内慢性化脓中耳炎脓培养,细菌多为金黄色葡萄球菌,嗜血性流行性感冒杆菌,而且抗青霉素强的革兰阳性菌不断增多,用一般广谱抗生素口服或静注已难奏效,特别是中耳乳突黏膜下血管已瘢痕纤维化,局部血液内药物达不到有效浓度,相反却使细菌产生了耐药性,故局部用药反较有利,可取脓培养做药敏,选用有效药物,常用制剂和用法基本同急性化脓中耳炎,但仅适用Ⅰ型或Ⅱ型慢性中耳炎,用药前一定要清除外耳道脓痂,患耳朝上侧卧,滴药后取排气置换法,推压耳屏,最好用吸引器抽引干净,然后推压药液迫使进入鼓室乳突腔内,有的长期流脓的Ⅰ型中耳炎,经定期合理的治疗后,1~2 个月内即能痊愈,否则,用药不当和不坚持每日定时滴药,难以达到治愈目的。

2. **手术治疗**

(1)慢性单纯性及骨疡性中耳炎:①去除周围感染病灶的手术:影响鼻通气的鼻甲肥大,鼻息肉,鼻中隔偏曲等,应予手术切除和矫正,慢性鼻窦炎应进行根治,慢性扁桃体炎和增殖体肥大应予切除,尤其是小儿增殖体肥大和发炎,是中耳炎长期不愈的原因,切除后往往中耳炎也加速痊愈。②鼓室成形术:目的在于清除病变,重建听力,该类手术包括鼓膜修补术、上鼓室乳突凿开术、鸟听骨式术及全鼓室与小鼓室修建术,如手术部位涉及乳突,则宜加行乳突根治术。

(2)严重骨疡性和胆脂瘤中耳炎手术:因患骨髓炎、肉芽及胆脂瘤等病变,应清除病变以达到干耳为主,在可能条件下再改善听力,有胆脂瘤者,必须彻底清除病变以预防发生颅内外并发症。

【特色疗法述评】

1. 本病为临床常见、多发疾病,及时诊断、及时治疗有助于提高治愈率,防止本病发生颅内外严重并发症。充分运用中西医结合防治本病,有助于缩短疗程。

2. 现代中医针对以化脓性中耳炎、乳突炎为主要内容的脓耳病证研究,在病因病机研究方面取得显著发展。根据以上教材以及其他有关重要参考医著的观点,对脓耳病因病机认识的方法,一是从整体病机认识,二是从局部病机认识,二者结合。局部病机主要是针对鼓膜的改变,耳脓状态,包括耳脓的性质、量、色泽、气味等情况进行局部病机的分析与认识。

3. 现代中医临床对本病的治疗积累了较丰富的用药经验,强调本病的治疗应以外治为主,配合内治法,常用治疗方案包括蔓荆子汤内服合红棉散外用、托里消毒散配合局部清洁法与滴药法(如托里消毒散配合鱼酶松滴剂)等,也有报道用自拟方剂治疗慢性化脓性中耳炎,方剂中大多包含四君或托里消毒散之方义,含有山药、黄芪、白术、茯苓、金银花、皂角刺等药味。

4. 本病之外治在治疗中居于重要地位,外治之法常不可少。现代中医临床对脓耳的外治亦很多,其中使用最多的仍然是清洁法、滴药法、吹药法。大多选用以枯矾、黄连等为主要成分的局部用药,此类制剂有助于收涩干耳,同时不容易发生耐药性及局部真菌感染。

5. 慢性化脓性中耳炎是临床常见病、多发病,该病治疗不当易影响听力或引起严重的颅内外并发症,合理用药与综合治疗是控制病情的关键。有关本病的中西医结合治疗报道虽然很多,亦取得了较好的疗效,但关于本病的研究至今缺乏高质量、大规模的临床研究,同时,如何有效地、有步骤地将中、西医治疗结合起来,是今后临床工作的方向。

【主要参考文献】

1. 郭萍,王庚美. 蔓荆子汤合红棉散治疗慢性化脓性中耳炎 110 例[J]. 河北中医,2003,(7):508.

2. 吴志学,郭伟,陈玉. 中西医结合治疗慢性化脓性中耳炎的疗效观察[J]. 中国中西医结合耳鼻喉科杂志,2003,11(3):136.

3. 张建平,苏志宏. 鱼酶松滴剂加中药治疗慢性化脓性中耳炎[J]. 湖北中医杂志,2002,(6):24.

4. 罗克强. 中医辨证论治及中西医结合治疗慢性化脓性中耳炎[J]. 中国中西医结合耳鼻咽喉科杂志,2004,(6):305.

5. 焦红波,刘海英,焦念学. 耳炎灵治疗急慢性中耳炎 200 例[J]. 中医外治杂志,2002,(1):48-49.

6. 俞军,徐泳,宋琴珠. 参连滴耳液治疗慢性化脓性中耳炎 101 例疗效观察[J]. 新中医,

1999,（9）:14-15.

7. 顾真,王陈应,王德福,等 . 如意耳炎粉治疗化脓性中耳炎 101 例临床观察［J］. 中国中西医结合耳鼻咽喉科杂志,2000,（4）:198.

（谢　慧）

第七节　耳源性并发症

　　耳源性并发症是指急、慢性化脓性中耳乳突炎向邻近或远处扩散而引起各种并发症。本病发病急、病情重,常危及生命,是耳鼻咽喉科危重症之一。一般将耳源性并发症分为两类:颅外并发症及颅内并发症。

　　颅外并发症较常见的有耳后骨膜下脓肿、迷路炎、耳源性面瘫等,颅内并发症较常见的有乙状窦血栓性静脉炎、硬膜外脓肿、脑膜炎、脑脓肿等,严重的颅内并发症可危及患者生命。

　　耳源性并发症属于中医学"脓耳变证"范畴,脓耳变证是指由脓耳变生的病证。多因脓耳邪毒炽盛,扩散走窜所致,病情较为复杂、严重,甚则危及生命。古人关于脓耳变证的记载较多,如《医宗金鉴》指出:"此证生于耳折之间,无论左右,属三焦经风毒,兼胆经怒火上炎而成。初起如粟,渐增肿痛,小者为杏,大者如桃。若红肿有头,焮热易溃,稠脓者为顺;若黑陷坚硬,脊痛引脑,甚则顶、颊、肩、肘俱痛,不热迟溃,紫血者为逆……又有初起失于托里,或误食寒凉,则毒不能外发,遂攻耳窍,脓从耳窍出者,名为内溃,属虚,多服十全大补汤。大抵少年得此证者,其愈最缓,老年得此证者,易于成漏",指的应是耳后骨膜下脓肿。如清代《王旭高临证医案》谓:"风毒内攻入脑,走入耳窍,疼痛出脓,脓出不爽,盘及耳后项间,硬肿不消,此盘耳痈也。"指的应是耳下颈深部脓肿。胡龟伯《医学举隅》谓:"口眼㖞斜,亦由风邪外袭,多由耳内疳腐……或头颈痈疖,溃而受风,风邪皆能袭入隧道,致少阳阳明经引缩,致成㖞僻之疾。"指的应是耳源性面瘫。《诸病源候论》:"凡患耳中策策痛者,皆是风入于肾之经也,不治流入肾,则猝然变脊强背直,或痉也。若因痛而肿生痈疖,脓溃邪气歇,则不成痉。所以然者,足少阴为肾之经,宗脉之所聚,其气通于耳。上焦有风邪,入于头脑,流至耳内,与气相击,故耳中痛。耳为肾候,其气相通,肾候腰脊,主骨髓,故邪流入肾,脊强背直也。"指的应是耳源性颅内并发症。常见的脓耳变证有耳后附骨痈、脓耳面瘫、脓耳眩晕及黄耳伤寒等。

　　随着抗生素的广泛使用,耳源性并发症现在发病率较小,但是,在农村或偏远地区,由于对慢性化脓性中耳炎的重视不够,仍然有耳源性并发症的散在发生。中西医结合治疗有助于减轻症状,阻断危候的发生。

耳后骨膜下脓肿

耳后骨膜下脓肿是指慢性化脓性中耳乳突炎急性发作或急性融合性乳突炎时,乳突腔内蓄积的脓液经乳突外侧骨皮质破溃区流入耳后骨膜下方,形成耳后骨膜下脓肿。脓肿穿破骨膜和皮肤则形成耳后瘘管,可长期不愈。本病儿童多见。属于中医学"耳后附骨痈"范畴。古代医籍中的耳后附骨痈、耳后疽、耳根毒、夭疽锐毒、耳后发疽等病证中有类似本病的记载。西医的化脓性中耳乳突炎并发耳后骨膜下脓肿可参考本病进行辨证施治。

【病因病机】

一、中　医

本病在脓耳的基础上发生。急者多因脓耳火毒壅盛,缓者病程缠绵,多有气血亏虚。

1. **热毒壅盛,灼腐完骨**　脓耳火热邪毒炽盛,肝胆湿热内壅,脓毒本应循耳道外泻,若引流不畅,致热毒壅盛内攻,灼腐完骨,脓毒流窜耳后,血肉腐败而为痈肿。

2. **气血亏虚,余毒滞耳**　肾元虚损,邪毒滞耳,则耳后附骨痈反复发作,流脓不止;久病气血不足,耳后痈肿穿溃,疮口不敛,流脓不止,而形成耳后瘘管。

二、西　医

金黄色葡萄球菌侵入组织或血管内所致。

【临床表现】

一、症　状

可有急性化脓性中耳炎病史,耳后皮肤红、肿、疼痛,可伴同侧头痛及发热等全身症状。

二、体　　征

耳后乳突红肿压痛,并有波动感,耳郭向前下方耸起,肿起处穿刺可抽出脓液。脓肿穿破骨膜和皮肤,可形成瘘管。外耳道可见肿胀,外耳道后上壁骨质塌陷,耳膜穿孔,有黄稠或污秽脓液。

【辅助检查】

1. **血液分析**　白细胞总数增多,多形核白细胞增加。
2. **影像学检查**　乳突 X 片或 CT 扫描有骨质破坏。

【诊断及鉴别诊断】

一、诊　断　标　准

1. 有化脓性中耳炎病史。
2. 耳痛较剧,流脓黄稠,耳后红肿疼痛,伴高热头痛和全身不适。
3. 耳后乳突红肿压痛,并有波动感,耳郭向前下方耸起,肿起处穿刺可抽出脓液。
4. 脓肿穿破骨膜和皮肤,可形成瘘管。
5. 外耳道可见肿胀,外耳道后上壁骨质塌陷,耳膜穿孔,有黄稠或污秽脓液。
6. 乳突 X 片或 CT 扫描有骨质破坏。

二、鉴　别　诊　断

1. **中医**　本病应与耳疖及原发于耳后的痈肿相鉴别。
2. **西医**　本病应与耳根痈、颈痈相鉴别。

【治疗】

一、一　般　措　施

1. 积极、及时地治疗急慢性化脓性中耳炎,是预防本病的关键。
2. 本病发生后,需密切注意生命体征变化,并防止其向内扩展形成脑膜炎等颅内并发症。

3. 应提高患者身体健康素质,加强营养,提供充足的蛋白质与维生素饮食,加强抵抗力,保持敷料整洁直至伤口愈合。

二、中 医 治 疗

(一)辨证论治

1. 热毒壅盛,灼腐完骨

主症:脓耳病程中,耳流脓突然减少,耳内及耳后疼痛加剧,全身可有发热、头痛、口苦咽干、尿黄便秘等症,舌质红,苔黄厚,脉弦数或滑数。检查见外耳道后上壁塌陷,有污秽脓液或肉芽,耳膜穿孔,耳后完骨部红肿、压痛,甚则将耳郭推向前方,数天后肿处变软波动,穿溃溢脓。

治法:泻火解毒,祛腐排脓。

方药:初起可用龙胆泻肝汤。龙胆草、黄芩、栀子、川木通、柴胡各 10g,车前子、生地各 15g,泽泻 20g,当归 5g,甘草 3g。若痈肿溃破脓出,宜仙方活命饮(《校注妇人良方》),白芷、贝母、防风、穿山甲、乳香、没药、赤芍药各 6g,当归尾、皂角刺、天花粉各 9g,金银花、陈皮各 12g,甘草 3g。

2. 气血亏虚,余毒滞耳

主症:脓耳日久,耳后流脓,反复发作,缠绵不愈。或兼头晕乏力,面色苍白,唇舌淡,脉细。检查见耳后痈肿溃破,溃口经久不愈,形成窦道,脓稀色白,疮口暗淡。

治则:补益气血,托里排脓。

方药:托里消毒散加减。党参、茯苓、当归、生地黄、桔梗、金银花各 12g,白术、炙甘草、川芎、白芷、皂角刺各 9g,黄芪 20g。

以上方药,水煎服,每日 1 剂。

(二)特色专方

1. **黄连消毒饮**　黄连 5g,黄芩 5g,黄柏酒洗 5g,人参 5g,知母 5g,羌活 15g,独活 5g,防风 5g,藁本 5g,连翘 10g,黄芪 15g,炙甘草 5g,当归 10g,生地黄 10g,陈皮 5g,甘草梢 3g,泽泻 9g,防己 5g,当归梢 5g,苏木 5g,桔梗 10g。上俱作一服,水三盏,煎减一半,去滓,入酒少许再煎,食后温服。本方能清解热毒,消肿止痛。

2. **抑肝消毒散**　山栀、黄芩、连翘、防风、荆芥、甘草、赤芍、当归尾、灯心草、金银花各 10g,渴加天花粉 15g。适于肝风郁滞,耳内生疮有脓者。

3. **补中益气汤**　黄芪 10g,甘草 6g,人参 6g,当归身 6g,陈皮 6g,升麻 6g,柴胡 6g,白术 9g。上件药共咀。都作一服,水二盏,煎至一盏,量气弱气盛,临病斟酌水盏大小,去渣,食远,稍热服。

（三）中药成药

1. **当归龙荟片**　含青黛、芦荟、龙胆、黄芩、木香、栀子、大黄、当归、黄柏、黄连、等，每次4片，每日3次。清肝泻火，解毒通便。适用于肝胆火热证，发热，耳痛剧，大便秘结。

2. **耳聋丸**　含龙胆、黄柏、大黄、栀子（姜制）、石菖蒲、当归、芦荟、黄芩、黄连等。每次1丸，每日2次。清肝泻火，利湿通窍。适用于上焦湿热，头晕头痛，耳聋耳鸣，耳内流脓黄浊。

3. **茯苓白术丸**　由党参、山药（炒）、薏苡仁（炒）、甘草（蜜炙）、白术、莲子、陈皮、桔梗、白扁豆（炒）、砂仁、茯苓组成，每次6~9g，每日2~3次。健脾益气，和胃化湿。适用于脾虚湿困，纳差，腹胀便溏，体虚神疲，面色萎黄等证。

（四）中医特色疗法

1. **耳局部处理**　同"脓耳"。

2. **外敷**　耳后红肿者可用如意金黄散、紫金锭等药以醋调敷患处。

3. **排脓**　痈肿表面波动成脓者，应予切开排脓，并放置引流条，每日换药；对已自行溃破者，应予扩创引流，每日换药。

4. **手术**　可行中耳乳突手术清理脓耳乳突病灶，有耳后窦道者，一并切除。

三、西医常规治疗

1. 全身应用广谱抗生素及抗感染药物。

2. 局部脓肿切开引流。按耳后常规进路切口，如已形成瘘管，应通过瘘孔切开皮肤、皮下组织，达骨膜下脓腔，彻底引流。脓液作细菌培养及药敏试验。

3. 尽早行中耳乳突手术，彻底清除病灶。并发于慢性化脓性中耳乳突炎者宜将手术分期举行。第一期以引流、消炎为主，即只作切开引流和乳突凿开术，待炎症消退后，再行第二期手术。第二期手术通常为乳突根治术，但如炎症控制良好，骨炎现象不明显，也可在乳突、鼓室等处病灶彻底清除的基础上施行鼓室成形术。并发于急性化脓性中耳乳突炎者，行单纯乳突切开术，将隐匿在气房内的脓液充分引流。

耳　源　性　面　瘫

耳源性面瘫多由急、慢性化脓性中耳炎的炎症侵袭引起面神经水肿，或胆脂瘤型中耳炎胆脂瘤破坏面神经骨管，直接压迫、损伤面神经所致。属于中医学"脓耳面瘫"范畴。

【病因病机】

一、中 医

面部脉络循行耳中及耳之前后,若脓耳失治,日久病深,邪毒潜伏于里,灼腐耳内脉络,致使脉络闭阻不通,则可导致面瘫。

1. **热毒壅盛,蒸灼络脉** 肝胆热盛,热毒上攻,与耳内气血搏结,致使脉络闭阻,气血阻滞,肌肤失养,而致筋肉弛缓不收。

2. **气血亏虚,湿毒阻络** 脓耳日久,气血亏虚,无力驱邪,湿毒困结耳窍,闭阻脉络,使面部肌肤失养而为病。

二、西 医

1. **急性化脓性中耳乳突炎** 引起面瘫者约占1%。多见于儿童,在病之早期多因炎症蔓延到面神经周围腔隙或神经本身,或通过面神经管的先天性裂缺,致面神经局限性充血和水肿。

2. **慢性化脓性中耳乳突炎** 引起面瘫者占5%~6%。多由于胆脂瘤型或骨疡型中耳乳突炎腐蚀面神经骨管,使神经受压迫、损伤、水肿或断裂所致。

3. **中耳乳突和内耳手术损伤** 手术中或手术后即刻出现的面瘫,多提示面神经严重损伤。手术数日出现的迟发性面瘫,其原因有感染、纱条填塞过紧、骨管内出血、牵拉鼓索神经引起逆行性面神经水肿等,此时面神经多有暴露。至于在手术中因局麻药物注射于面神经出茎乳孔周围而引起的面瘫,多在数小时内自行恢复。

【临床表现】

一、症 状

1. 多有脓耳或耳部手术、外伤史。

2. 患侧面肌运动功能减退或丧失,不能提额皱眉、闭眼,患侧口角下垂,鼓腮、吹口哨漏气;口涎外流,不能自收;在说话、发笑、闭眼、露齿时面容不对称。

二、体 征

单侧周围性面瘫,面部两侧不对称,患侧面肌运动丧失。其表现为患侧不能蹙额、皱眉、闭眼，久之下睑外翻，可出现结膜和角膜炎症，患侧鼻唇沟变浅，口角下垂并偏向健侧，在说话、发笑、做露齿动作时明显，不能吹口哨，鼓腮时漏气等。

【辅助检查】

一、电 诊 断

1. **神经兴奋性试验** 用面神经刺激仪，以每秒 1 次、时程 1ms 的方波电脉冲刺激茎乳孔以下神经主干，分别测定引起各面肌挛缩的最小电流强度（刺激阈），两侧对比，如两侧相差 2~3.5mA 时即表示患侧有神经变性，为手术指征。注意，此试验对双侧面瘫、不完全性面瘫和 3 天内的完全性面瘫不适用。

2. **肌电图检测** 用针电计插入面肌内记录其动作电位。正常时面肌自主运动出现随意运动电位（双相或三相电位），面瘫时随意运动电位消失。神经变性或肌肉除神经后出现纤颤电位，神经再支配后出现多相电位。因肌电图在面瘫后 14 天内记录不出去神经电位，故对早期定性诊断无价值。

二、定 位 检 查

1. **流泪试验** 用 0.5cm × 5cm 的滤纸两条，将一端折叠，在无麻下放入双眼已吸干了的下睑穹窿中部，不用任何刺激，5 分钟后比较两侧滤纸浸湿的长度，如两侧相差 30%~50%，或两侧流泪长度相加不超过 2.5cm 者为异常，提示膝神经节以上损害。

2. **味觉试验** ①准备装有甜（糖）、酸（醋）、苦（麻黄碱）、咸（食盐）等味溶液小瓶，让患者伸舌，用纱布包住患者舌尖，拭去舌面过多的唾液，然后用棉棒分别蘸小瓶中的溶液，涂两侧占前 2/3 处，让患者写出感觉到的味道。②电味觉测定仪：电味觉仪阴极放在患者手中，阳极放在舌侧。先试健侧，逐渐增加电流直到患者感有金属味出现，正常味阈为 50~100mA。如患侧比健侧增大 50% 以上为异常，提示病变在鼓索神经分支以上。

3. **颌下腺流量试验** 局麻后将细塑料管分别插入口底两侧颌下腺管口内，然后口含柠檬酸、醋酸或维生素 C 刺激，计数 1 分钟两侧导管分泌流出涎液滴数，两侧比较，用百分比计，如 1 分钟内健侧唾液分泌不足 10 滴，应延长时间至分泌 10 滴为止，如患侧比健侧分泌减少 25% 以上为异常，提示鼓索神经支以上有病变。

4. **镫骨肌声反射** 用声导抗仪测试镫骨肌声反射，如果受检者双耳听力正常，患侧镫骨肌声反射消失，提示病变部位在镫骨肌神经以上；镫骨肌声反射存在,提示病变部位在镫骨肌神经以下。

三、其他检查

酌情行纯音测试、前庭功能检查、影像学检查(颅脑颞骨 X 线平片、CT 扫描和 MRI 等)以协助诊断。

【诊断及鉴别诊断】

一、诊断标准

1. 有化脓性中耳炎病史或耳部手术、外伤史。

2. 符合单侧周围性面瘫诊断标准:

(1)患侧额纹消失,不能蹙额与皱眉;

(2)患侧眼睑闭合不能或不全,闭眼时眼球向外上方转动,显露白色巩膜称 Bell 征阳性;

(3)鼻唇沟变浅,口角下垂,露齿时嘴角歪向健侧;

(4)口轮匝肌瘫痪,不能鼓腮、吹哨;

(5)颊肌瘫痪,常易贮留食物;

(6)角膜反射、瞬目反射减弱或消失;

(7)可伴有耳郭及外耳道感觉减退,患侧乳突部疼痛,舌前三分之二味觉减退,或听觉过敏现象。

二、鉴别诊断

1. **西医** 本病应与中枢性面瘫等疾病相鉴别。

2. **中医** 主要是与口僻等疾病相鉴别。

【治疗】

一、一般措施

1. 加强体育锻炼,增强抗病能力,可坚持跑步、打太极拳等,适时增添衣被,防止外邪侵入。同时积极预防和治疗上呼吸道感染。

2. 鼓膜穿孔及鼓室置管者禁止游泳,洗浴时防止污水流入耳内。

3. 由于眼睑闭合不全或不能闭合,瞬目动作及角膜反射消失,角膜长期外露,易导致眼内感染,损害角膜,因此眼睛的保护非常重要,减少用眼,外出时戴墨镜保护,同时滴一些有润滑、消炎、营养作用的眼药水,睡觉时可戴眼罩或盖纱块保护。

4. 局部护理,热敷祛风。以生姜末局部敷于面瘫侧,每日 1/2 小时;温湿毛巾热敷面部,每日 2~3 次,并于早晚自行按摩患侧,按摩时力度要适宜、部位准确;只要患侧面肌能运动就可自行对镜子做皱额、闭眼、吹口哨、示齿等动作,每个动作做 2 个八拍或 4 个八拍,每天 2~3 次,对于防止麻痹肌肉的萎缩及促进康复是非常重要的。此外,面瘫患者应注意不能用冷水洗脸,避免直接吹风,注意天气变化,及时添加衣物,防止感冒。

二、中医治疗

(一)辨证论治

1. 热毒壅盛,蒸灼脉络

主症:口眼㖞斜,耳内流脓,耳痛剧烈。全身可见发热头痛,口苦咽干,尿赤便秘,舌质红,苔黄,脉弦滑数。检查见耳膜充血、穿孔,流脓稠厚味臭,完骨部有叩压痛。

治法:清热解毒,活血通络。

方药:龙胆泻肝汤。龙胆草、黄芩、栀子、川木通、柴胡各 10g,泽泻 20g,车前子、生地各 15g,当归 5g、甘草 3g。

2. 气血亏虚,湿毒阻络

主症:耳内流脓日久,渐发生面瘫,初起面部运动失灵,弛缓不收,日久患侧肌肤麻木,肌肉痿痹。全身见食少便溏,肢倦无力,唇舌淡白无华,舌苔白腻,脉细弱或涩。检查见耳膜松弛部或边缘性穿孔,脓液污秽臭味,有肉芽或息肉。

治法:托毒排脓,祛瘀通络。

方药:托里消毒散合牵正散。黄芪 20g,党参、茯苓、桔梗、当归、生地黄、金银花各 12g,白术、炙甘草、川芎、白芷、皂角刺各 9g,白附子、白僵蚕、全蝎(去毒)各 3g。若面瘫日久,气血亏虚,脉络瘀阻,可用补阳还五汤:黄芪生 125g,当归尾 6g,赤芍 5g,地龙、川芎、红花、桃仁各 3g。

以上方药,水煎服,每日 1 剂。

(二)特色专方

1. 蔓荆子散

治内热,耳出脓汁。川升麻、木通、赤芍、桑白皮(炒)、麦冬、生地黄、前胡、甘菊、赤茯苓、蔓荆子、甘草(炙,等分)。上件锉散。每服三钱,姜枣煎,食后、临卧服。

2. 乌附星香汤

制川乌、制白附子、制南星、木香各 10g。每日 1 剂,水煎服,1 日 3 次,饭后服。制川乌、制白附子、制南星应先煎 1 小时,待药液不麻口后再加其他药物煎 10 分钟即可。

3. **复正散** 白附子 15g,全蝎 6g,白僵蚕、川芎、干地龙、明天麻、双钩藤、鸡血藤、胆南星、丹皮各 9g,防风、白芍各 15g,蜈蚣 2 条,甘草 5g。上药共研细末,贮瓶备用。每日 3 次,每次服 3~6g,温开水送服。若病重者改用水煎服,每日 1 剂,日服 3 次。

(三) 中药成药

1. **牵正散** 含青黛、卢荟、龙胆、黄芩、木香、栀子、大黄、当归、黄柏、黄连等,每次 4 片,每日 3 次。清肝泻火,解毒通便。适用于伴肝胆火热证,发热,耳痛剧的面瘫,大便秘结。

2. **华佗再造丸** 含当归、川芎、白芍、红参、五味子、南星、冰片等。每次 1 丸,每日 2 次。活血化瘀、行气止痛。适用于痰瘀阻络之中风恢复期和后遗症,所致半身不遂,拘挛麻木,口眼歪斜,言语不清等。

(四) 针灸疗法

1. **针刺及灸法** 以翳风、地仓、合谷为主穴,配阳白、太阳、人中、承浆、颊车、下关、四白、迎香、大椎、足三里等,针刺或用电针治疗。气血虚者,可用灸法。

急性期(发病 7 天以内):针刺以循经远取穴为主,单纯面部表情肌瘫痪,无耳后或患侧头痛者取内庭、曲池;伴有耳后或患侧头痛者取合谷、太冲、足临泣、外关。穴取双侧,针用泻法。

恢复期(发病 7 天后):针刺以远道取穴和局部邻近取穴相结合。远道取穴足三里、合谷,取双侧,针用补法;临近面部取穴翳风、下关、牵正、太阳、阳白、攒竹、丝竹空、地仓、颊车、迎香、颧髎,以上穴位均取患侧,面部选穴交替使用,由少到多,浅刺、轻刺到强刺激,用平补平泻手法得气后,选上述两穴为一组,采用电针治疗仪,用 4 组导线分别连接地仓与迎香、牵正与翳风、攒竹与丝竹空、颧髎与太阳,每次选 1~2 组,选用疏密波型,强度以患者面部肌肉微见跳动而能耐受为度。每次留针 30 分钟。再用艾条贴近温针灸太阳、阳白、攒竹、地仓、颊车、迎香、颧髎,每穴 2 分钟。每日一次,10 次为一个疗程。每疗程结束后休息 2 天,再进行下一疗程,共治疗三个疗程。

2. **穴位注射治疗** 采用 5ml 注射器,配 6 号针头,吸取弥可保注射液 1ml,取翳风、下关、颊车、颧髎、牵正等穴位,每穴注入 0.5ml,每次选取两个穴位。每日一次,10 次为一个疗程。

3. **皮肤针治疗** 用皮肤针叩刺攒竹、丝竹空、阳白、地仓、颊车、颧髎、合谷等穴,以局部微红为度,每日或隔日一次。此治疗适用于恢复期及后遗症期。

4. **刺络拔罐治疗** 用皮肤针叩刺攒竹、丝竹空、阳白、地仓、颊车、颧髎、合谷等穴,以局部微红为度,每日或隔日一次。此治疗适用于恢复期及后遗症期。先用梅花针叩刺阳白、地仓、颊车、颧髎，再加拔火罐，采用闪罐法，不留罐。每周 3 次，适用于恢复期。

5. 穴位贴敷治疗 将马钱子锉成粉末，撒适量于胶布上，然后贴于穴位处，5~7 日换药一次。或用白附子研细末，加少许冰片做面饼，贴敷穴位，每日一次。适用于恢复期及后遗症期。

（五）其他特色治疗

耳局部处理同"急性化脓性中耳炎"。

三、常规西医治疗

1. 急性化脓性中耳炎引起的面瘫，为神经炎性水肿所致，一般经保守治疗，多能恢复，常用消炎药物、激素、神经营养药物，血管扩张药，配合理疗。

2. 属胆脂瘤或骨质破坏所引起者，应立即行乳突根治术，清除病变，并进行面神经探查、减压术或面神经移植术。

迷　路　炎

迷路炎为耳部感染侵入内耳骨迷路或膜迷路所致，是化脓性中耳乳突炎较常见的并发症。属于中医学"脓耳眩晕"范畴。

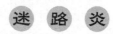

【病因病机】

一、中　医

1. **肝胆热盛，风扰耳窍** 肝胆热毒炽盛，蔓延入里，热盛生风，风火相煽，扰乱清窍而为病。

2. **脾虚湿困，蒙蔽耳窍** 脓耳病久，脾气虚弱，运化失职，湿浊内困耳窍，致使耳窍功能受损而发眩晕。

3. **肾精亏损，邪蚀耳窍** 肾精亏损，骨失所养，脓耳邪毒日久蚀损骨质，内攻耳窍，致平衡功能失司，眩晕频作。

二、西　医

1. 耳部感染，侵入内耳骨迷路或膜迷路。

2. 病毒感染患病后，血清测定单纯疱疹、带状疱疹病毒效价都有显著增高。

3. 前庭神经遭受刺激，前庭神经遭受血管压迫或蛛网膜粘连，甚至因内听道狭窄而引起神经缺氧变性,因激发神经放电而发病。

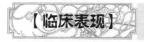
【临床表现】

一、症　状

1. 长期或慢性耳内流脓。

2. 迷路炎的症状,根据病变部位不同,分为三类:

(1) 局限性迷路炎:阵发性或激发性眩晕,偶伴恶心、呕吐,眩晕多在快速转身、屈体、行车、耳内操作(如挖耳,洗耳等)、压迫耳屏或擤鼻时发作,持续数分钟至数小时不等,中耳乳突炎急性发作期症状加重。听力减退:耳聋的性质和程度与中耳炎病变程度一致,瘘管位于鼓岬者则呈混合性聋。

(2) 浆液性迷路炎:眩晕伴恶心、呕吐,平衡失调为本病的主要症状,患者喜卧向患侧(眼震快相侧),起立时向健侧倾倒。耳深部疼痛。听力明显减退,为感音性聋,但未全聋。

(3) 化脓性迷路炎:眩晕,自觉外物或自身旋转,恶心,呕吐频繁,患者闭目,卷缩侧卧于眼震快相侧,不敢稍事活动。平衡失调。耳鸣,患耳全聋。

二、体　征

1. **鼓膜检查**　发病初期,可见鼓膜充血;鼓膜穿孔前,局部可见小黄亮点,鼓膜穿孔后则有脓液溢出。

2. **各类迷路炎体征**

(1) 局限性迷路炎:眩晕发作时可见自发性眼震,方向向患侧,此乃患侧迷路处于刺激状态之故。

(2) 浆液性迷路炎:眼震为水平-旋转性,因患侧迷路处于兴奋,激惹状态,故眼震快相向患侧,晚期患侧迷路功能明显减退,眼震快相指向健侧。

(3) 化脓性迷路炎:自发性眼震,快相向健侧,强度较大,躯干向眼震慢相侧倾倒,当眼震快相从健侧转向患侧时,应警惕有颅内并发症之可能。体温一般不高,若有发热,头痛,同时伴脑脊液变化(如白细胞增多,脑脊液压力增高等)者,示感染向颅内扩散。

【辅助检查】

1. **听力计检查**　混合性或感音神经性耳聋。

2. 瘘管试验

（1）局限性迷路炎：瘘管试验阳性，瘘管被病理组织堵塞时可为阴性。

（2）浆液性迷路炎：瘘管试验可为阳性。

（3）化脓性迷路炎：因迷路已破坏，故瘘管试验阴性。

3. 前庭功能检查

（1）局限性迷路炎：前庭功能一般正常或亢进，检查时不宜采用冷热水试验，以免感染扩散。

（2）浆液性迷路炎：前庭功能有不同程度的减退。

（3）化脓性迷路炎：前庭功能减退。

【诊断与鉴别诊断】

一、诊 断 标 准

1. 可有脓耳病史。

2. 眩晕阵发性发作，感觉自身及外物旋转，恶心呕吐，喜闭目静卧，稍事活动眩晕更甚；眩晕可由转身、行车、低头屈体、挖耳、压耳屏等动作时激发；脓耳发作期症状加重；听力下降。

3. 耳膜穿孔多位于松弛部或边缘部，鼓室内有污秽黏脓及豆腐渣样物或肉芽，味臭。

4. 听力检查为传导性聋或混合性聋，瘘管试验阳性。

5. 眩晕发作时可见自发性水平性眼震，早期快相向患侧，后期快相转为向健侧。

二、鉴 别 诊 断

1. **西医** 三类迷路炎需相互鉴别。

2. **中医** 主要是与耳眩晕等疾病相鉴别。

【治疗】

一、一 般 措 施

1. 根治急慢性化脓性中耳炎，是预防本病发生的关键。

2. 眩晕发作期，应卧床静养，注意观察病情变化，及时对症处理，以防发生耳源性颅内并发症。

二、中　医

（一）分型论治

1. 肝胆热盛，风扰耳窍

主症：眩晕剧烈，恶心呕吐，动则尤甚，耳痛，耳内流脓黄稠，耳鸣耳聋。伴口苦咽干，急躁易怒，便秘尿赤，或有发热、头痛、目赤，舌质红，苔黄，脉弦数。检查见耳膜充血、穿孔，流脓色黄稠厚，完骨部有叩压痛。

治法：清热泻火，解毒息风。

方药：龙胆泻肝汤合天麻钩藤饮加减。龙胆泻肝汤：龙胆草、黄芩、栀子、川木通、柴胡各 10g，生地、车前子各 15g，泽泻 20g，当归 5，甘草 3g。天麻钩藤饮：天麻、栀子、黄芩、杜仲、益母草、桑寄生、夜交藤、茯神各 9g，川牛膝、钩藤各 12g，石决明 18g。

2. 脾虚湿困，蒙蔽耳窍

主症：眩晕反复发作，头额重胀，耳鸣失聪，流脓日久，缠绵不愈，脓液腐臭。可伴胸闷泛恶，痰涎多，倦怠无力，纳少便溏，面色萎黄，舌质淡红，苔白润，脉缓弱或濡滑。检查见耳膜松弛部或边缘性穿孔，脓液污秽臭味，有肉芽或息肉。

治法：健脾祛湿，涤痰止眩。

方药：托里消毒散合半夏白术天麻汤加减。托里消毒散：党参、茯苓、桔梗、当归、生地黄、金银花各 12g，白术、炙甘草、川芎、白芷、皂角刺各 9g，黄芪 20g。半夏白术天麻汤：半夏（制）4.5、天麻各 4.5g，白术（炒）6g。

3. 肾精亏损，邪蚀耳窍

主症：眩晕时发，或步态不稳，耳鸣耳聋，耳内流脓持续，经久不愈，脓液污秽味臭，或有豆腐渣样物。或伴精神萎靡，腰膝酸软，健忘多梦，舌质淡红或红绛，脉细弱或细数。检查见耳膜松弛部或边缘性穿孔，脓液污秽臭味或可见白色豆腐渣样物，有肉芽或息肉。

治法：补肾培元，祛邪排毒。

方药：偏于肾阴虚者，可用六味地黄丸加减。熟地黄 24g，山茱萸、山药各 12g，泽泻、茯苓、丹皮各 9g。临床应用时可酌加石决明、生牡蛎各 12g 以滋阴潜阳止眩。偏于阳虚者可用肾气丸加减：干地黄 24g，山药、山茱萸各 12g，茯苓、泽泻、丹皮各 9g，桂枝、炮附子各 3g。

以上方药，水煎服，每日 1 剂。

（二）特色专方

1. **钩藤散**　治肝厥头晕，清头目。钩藤半两、陈皮半两、半夏半两、麦门冬半两、茯苓半两、人参半两、甘菊花半两、防风半两、甘草一分、石膏一两，上方为细末,每服四钱,水一盏半,生姜七片,煎八分,去滓温服。

2. 半夏白术天麻汤 治头旋恶心烦闷,气喘短促,心神颠倒,兀兀欲吐,目不敢开,如在风云中,苦头痛眩晕,身重如山,不得安卧,并皆治之。半夏一钱半、白术二钱、天麻一钱、茯苓一钱、橘皮一钱、苍术一钱、人参一钱、神曲一钱、麦糵(炒)一钱、黄芪一钱、泽泻一钱、干姜半钱。

3. 天麻半夏汤 治风痰内作,胸膈不利,头旋眼黑,督督欲吐,上热下寒,不得安卧。天麻一两、半夏一两、橘皮七分、柴胡七分、黄芩五分、甘草五分、前胡五分、黄连三分、茯苓三分。上九味共咀,都为一服,水二盏,生姜二片,煎至一盏,去粗温服食去,忌酒面生冷物。

4. 香橘饮 治气虚眩晕。木香二钱、白术二钱、半夏曲二钱、橘皮二钱、白茯苓二钱、缩砂仁二钱、丁香五分、甘草五分。

5. 补中益气汤 治头眩晕属脾气下陷,清阳不朝于巅。黄芪、甘草、人参、当归、橘皮、升麻、柴胡。

6. 芎归汤 治去血过多,头重目昏,眩晕不省,举头欲倒,唯脉独弱,预见崩疾。大川芎、大当归各三两,上共咀,每服三钱。水一盏半,煎至八分,去滓,不拘时温服。

(三) 中药成药

1. 黄连上清丸 含黄连、栀子(姜制)、连翘、蔓荆子(炒)、防风、荆芥穗、白芷、黄芩、菊花、薄荷、酒大黄、黄柏(酒炒)、桔梗、川芎、石膏、旋覆花、甘草等。疏风泄热,清火解毒。用于头晕、头痛、耳鸣、牙龈肿痛、口舌生疮、咽喉肿痛、暴发火眼、大便燥结、小便赤黄等症。

2. 当归龙荟片 含青黛、芦荟、龙胆、黄芩、木香、栀子、大黄、当归、黄柏、黄连、等,每次4片,每日3次。清肝泻火,解毒通便。适用于肝胆火热证,发热,耳痛剧,大便秘结。

3. 大补阴丸 熟地黄、知母(盐炒)、黄柏(盐炒)、龟甲(制)、猪脊髓组成。每次1丸或6g,每日3次。滋阴降火。适用于阴虚火旺,腰膝酸软,耳鸣耳聋,咽干舌燥,耳内流脓量少黄浊或臭。

4. 苁蓉补肾丸 肉苁蓉、锁阳、莲须、熟地黄、菟丝子(炒)、茯苓、何首乌(酒蒸)、淫羊藿(炙)、酸枣仁(炒)、白术(麸炒)、猪脊髓(蒸熟)、羊鞭组成。每次9g,每日2次。补肾壮阳。适用于肾阳不足,腰膝酸软或痛,阳痿遗精,耳鸣耳聋等证。

(四) 针灸治疗

1. 针灸 根据不同的病因病机,循经取穴,并根据病情虚实而采用不同的手法。

主穴:百会、头维、风池、风府、神门、内关。配穴:风邪外袭者,配合谷、外关;痰浊中阻者,配丰隆、中脘、解溪;肝阳上扰者,配行间、侠溪、肝俞;寒水上泛者,配肾俞、命门;髓海不足者,配三阴交、关元、肾俞;上气不足者,配足三里、脾俞、气海。手法:实证用泻法,虚证用补法,并可配合灸法。

2. **耳针疗法** 可选额、心、交感、神门、肾、胃、肝、脾、内耳、神门、皮质下、交感、内分泌、肾上腺、枕等穴,每次 3~4 穴,强刺激,间歇捻针,留针 20~30 分钟,每日 1 次,或埋针。或用王不留行籽以胶布贴压在以上穴位上,不时按压该穴位以加强刺激。

3. **头皮针疗法** 头皮针疗法,取双侧晕听区、平衡区,针刺,每日 1 次。5~10 次为 1 疗程。或耳穴注射:选上述耳穴 1~2 个,每次每穴注入维生素 B_1 0.2ml,每日 1 次。

4. **穴位注射** 可选用合谷、太冲、内关、风池、翳风、四渎等穴,每次取 2~3 穴,每穴注射 5% 葡萄糖溶液 1~2ml,或维生素 B_{12} 注射液 0.5ml,隔日 1 次。

(五)其他中医特色治疗

1. 耳局部处理同"急性化脓性中耳炎"。

2. 脐疗。药物选用半夏、茯苓、枳实、胆南星、黄芩、生姜、大枣各 10g,陈皮、甘草各 5g。以上诸药共研细末,装瓶备用。用时取药末适量,用米酒调成糊状,如钱币厚,敷于肚脐及脐周,覆盖消毒纱布,外以长、宽各 6cm 的胶布固定。每日换药 1 次。

三、西医药常规治疗

1. **局限性迷路炎** 发作期一般以药物治疗为主,如抗生素加适量地塞米松,静脉滴注。适当的镇静剂,注意休息等。在足量抗生素控制下行乳突手术。

2. **浆液性迷路炎** 并发于慢性化脓性中耳乳突炎者,应在足量抗生素控制下行乳突手术。急性化脓性中耳乳突炎所致之浆液性迷路炎,应以全身抗感染治疗为主,必要时行单纯乳突切开水。对症治疗,如安定、镇静。呕吐频繁时应适当输液,并用适量类固醇激素类药物,如地塞米松等。

3. **化脓性迷路炎** 大量抗生素控制下立即行乳突手术。疑有颅内并发症时,应急行乳突手术,并切开迷路,以利引流。补液,注意水和电解质平衡。

耳源性颅内并发症

耳源性颅内并发症,是指在急慢性化脓性中耳炎基础上,出现的一系列病症,常见的症状有寒战、头痛、眩晕、恶心、呕吐、昏迷等,伴有耳内分泌物突然增加或突然减少,常伴有耳鸣、耳痛、听力减退及耳内搏动感觉等。包括乙状窦血栓性静脉炎、硬膜外脓肿、脑膜炎、脑脓肿等,属于中医学"黄耳伤寒"的范畴。

【病因病机】

一、中　医

脓耳日久病深,邪毒稽留耳窍,浸渍腐蚀骨质,渐成缝隙暗道。若流脓不畅,或复感外邪,脓毒炽盛,脓汁沿腐骨裂隙流窜耳窍之外,以致邪毒深陷,入于营血,闭阻心包,引动肝风而为病。

1. **气营两燔**　脓耳火热炽盛,病势发展,热毒深伏于里,内陷营血,心神受扰而致病。

2. **热入心包**　脓耳热毒深陷,困郁于内,耗血伤津,痰热闭阻心包而致病。

3. **热盛动风**　脓耳热毒炽盛,引动肝风,上扰神明,痰阻脉络而为病。

二、西　医

1. **脓液引流不畅**　如鼓膜穿孔被肉芽、息肉、胆脂瘤或异物等堵塞,鼓膜穿孔太小等,均可导致中耳脓液引流不畅,炎症向邻近组织、器官扩展。

2. **骨质破坏严重**　循破坏缺损的骨壁是最常见的传播途径,如炎症急性发作,中耳脓液引流不畅,感染便可向颅内扩散。

3. **身体抵抗力差**　年幼体弱,营养不良,机体抵抗力下降等,均易使中耳炎症扩散。

4. **致病菌毒力强**　致病菌毒力强、对常用抗生素不敏感或已产生抗药性,是化脓性中耳炎发生各种并发症的原因之一。

【临床表现】

一、症　状

硬脑膜外脓肿、乙状窦血栓性静脉炎、耳源性脑膜炎、耳源性脑脓肿各有其特点:

1. **硬脑膜外脓肿**　脓肿较小者多无明显症状,常在乳突手术中发现。脓肿增大,出现低热,患侧头痛。

2. **乙状窦血栓性静脉炎**　全身症状:典型者先有畏寒、寒战,继之高热,体温可达40℃以上,数小时后大量出汗,体温骤降至正常,体温下降后症状缓解,上述症状每日发作1~2次,如果大量抗生素的应用,此种体温变化可变得不典型,表现为低热。病期较长可出现严重贫血、精神萎靡。

3. **耳源性脑膜炎** 以高热、头痛、呕吐为主要症状。起病时可有寒战,继之发热,体温可高达40℃左右。头痛剧烈,为弥漫性全头痛,常以后枕部为重。呕吐呈喷射状,与饮食无关。可伴精神及神经症状:如烦躁不安、抽搐,重者谵妄、昏迷,以及相关的脑神经麻痹等。

4. **耳源性脑脓肿** 脑脓肿的临床表现可分为4期:

(1)起病期:约数天,有畏寒、发热、头痛、呕吐及轻度脑膜刺激征等早期局限性脑炎或脑膜炎的表现。

(2)潜伏期:持续10天至数周不等。多无明显症状。或有不规则头痛、低热,以及嗜睡、抑郁、烦躁、少语等精神症状。

(3)显症期:历时长短不一,脓肿形成,出现各种症状。

1)中毒性症状:如发热或体温正常或低于正常,食欲不振、全身无力等。

2)颅内压增高症状:头痛剧烈,多持续性,常于夜间加剧;呕吐为喷射状,与饮食无关;意识障碍,如表情淡漠、嗜睡、甚至昏迷;脉搏迟缓,与体温不一致;可出现视乳头水肿;其他:如打呵欠,频繁的无意识动作(挖鼻、触弄睾丸等),性格与行为改变等。

3)局灶性症状:局灶性症状出现可早可晚,亦可不明显。

4)颞叶脓肿:对侧肢全偏瘫;对侧中枢性面瘫;失语症;对侧肢体强直性痉挛,同侧瞳孔散大或出现对侧锥体束征。

5)小脑脓肿:中枢性眼震;同侧肢体肌张力减弱或消失;共济失调,如指鼻不准、错指物位、轮替运动障碍、步态蹒跚等。

(4)终期:常因脑疝形成或脑室炎、暴发弥漫性脑膜炎死亡。

二、体 征

1. **硬脑膜外脓肿** 局部可有叩痛;如脓肿较大,可出现颅内压增高症状。

2. **乙状窦血栓性静脉炎** 感染波及乳突导血管、颈内静脉及其周围淋巴结时,出现患侧耳后,枕后及颈部疼痛,乳突后方可有轻度水肿,同侧颈部可触及索状肿块,压痛明显。

3. **耳源性脑膜炎** 脑膜刺激征:颈有抵抗或颈项强直,甚者角弓反张。凯尔尼格征及布鲁津斯基征阳性。

【辅助检查】

1. **硬脑膜外脓肿** X线乳突摄片,乳突有骨质破坏。

2. 乙状窦血栓性静脉炎

（1）实验室检查：白细胞明显增多，多形核白细胞增多；寒战及高热时抽血作细菌培养，可为阳性。脑脊液常规检查多属正常。

（2）Tobey-Ayer 试验：腰椎穿刺，测脑脊液压力。压迫健侧颈内静脉，脑脊液压力迅速上升，可超出原压力的 1~2 倍。然后压迫患侧颈内静脉，若乙状窦内有闭塞性血栓形成，则脑脊液压力无明显改变或微升。

（3）眼底检查：患侧视乳头可出现水肿，视网膜静脉扩张。压迫正常颈内静脉时，眼底静脉可有扩张，若压迫颈内静脉时眼底静脉无变化，表明颈内静脉有闭塞性血栓形成。此法称 Crowe 试验。

3. 耳源性脑膜炎

脑脊液压力增高、混浊，细胞数增多，以多形核白细胞为主，蛋白含量增高，糖含量降低，氯化物减少。细菌培养可为阳性。血中白细胞增多，多形核白细胞增加。

4. 耳源性脑脓肿

（1）头颅 CT 扫描：可显示脓肿大小、位置等情况，对脑脓肿早期定位诊断具有重要意义。因本法安全、对患者无损伤，现已取代脑血管造影及气脑、脑室造影等。

（2）脑超声波检查：幕上脓肿可出现脑中线波移位。

（3）经颈动脉脑血管造影：对大脑脓肿有诊断意义，但无助于小脑脓肿的诊断。

（4）脓肿诊断性穿刺：除钻颅底刺探查外，尚可经乳突术腔作诊断性穿刺。

（5）颅内压增高者，腰椎穿刺要慎重，以防诱发脑疝。

【诊断及鉴别诊断】

一、诊 断 检 查

1. 化脓性中耳炎病变过程中，出现寒战、头痛、眩晕、恶心、呕吐、昏迷等症状，可伴有分泌物突然增加或突然减少情况，或有耳鸣、耳痛、听力减退及耳内博动感觉等。

2. 体检

（1）全身检查，尤应注意神经系统的全面检查，注意有无颈项强直、凯尔尼格征、巴宾斯基征、腹壁反射、膝反射、运动障碍及小脑症状等。

（2）局部检查，注意乳突部有无红肿、压痛、瘘管形成、颞部叩痛，鼓膜有无充血穿孔、搏动性溢液，外耳道后上壁有无隆起或瘘管。用音叉、电测听检查听力。做前庭功能试验包括自发性眼球震颤、倾倒试验、偏指及瘘管试验等,若病情允许,必要时可做 ENG 检查。

（3）眼科检查,注意有无视神经盘水肿及视野变化。有颅内压增高者,应请神经科会诊。

3. 检验 包括白细胞计数与分类、耳内分泌物培养及药物敏感试验,必要时做血培养。

4. 必要时可做腰椎穿刺脑脊液动力试验检查 脑脊液送常规检查,包括糖、蛋白质、氯化物等测定及细菌涂片、培养。

5. 乳突部 X 线摄片 必要时做颞骨 CT。

6. 头颅超声检查 以排除脑脓肿。摄颅骨平片、脑 CT,必要时做脑血管造影检查或 MRI 检查。

二、鉴 别 诊 断

1. **西医** 本病应与流行性脑膜炎、结核性脑膜炎、脑肿瘤等病相鉴别。
2. **中医** 本病应与暑痉、脑瘤等病相鉴别。

【治疗】

一、一 般 措 施

1. 治疗脓耳是预防本病的关键。
2. 本病变化迅速而危重,应注意密切观察病情变化,保持生命体征稳定。

二、中医药治疗

（一）辨证论治

1. **气营两燔**

主症:耳内流脓臭秽,突然脓液减少,耳痛剧烈,头痛如劈,项强呕吐,身热夜甚,心烦躁扰,甚或时有谵语,舌质红绛,少苔或无苔,脉细数。

治法:清营凉血,清热解毒。

方药:清营汤加减:犀角（现用水牛角 30g 代之）、玄参、麦冬、银花各 9g,连翘、丹参各 6g,生地 15g,黄连 5g,竹叶 3g。

2. **热入心包**

主症:耳内流脓臭秽,耳痛、头痛剧烈,高热不退,颈项强直,呕吐,嗜睡,神昏谵语,舌质红绛,脉细数。

治法:清心开窍。

方药:清宫汤送服安宫牛黄丸或紫雪丹、至宝丹。元参、麦冬各 9g,莲子心

2g,竹叶、连翘各 6g,犀角(水牛角代)30g。

安宫牛黄丸、紫雪丹、至宝丹均为清心开窍之成药,具有苏醒神志之效。安宫牛黄丸重于清热解毒,紫雪丹兼能息风,至宝丹则重于芳香开窍,可酌情选其中之一。

3. 热盛动风

主症:耳内流脓臭秽,耳痛、头痛剧烈,高热,手足躁动,甚则神志昏迷,筋脉拘急,四肢抽搐,颈项强直,或肢软偏瘫,舌质红绛而干,脉弦数。

治法:清热解毒,凉肝息风。

方药:羚角钩藤汤加减。羚角 4.5g,钩藤、茯神各 9g,霜桑叶 6g,菊花、生白芍、生地各 15g,川贝母 12g,竹茹 15g,生甘草 3g。

以上方药,水煎服,每日 1 剂。

(二)特色专方

1. **黄连解毒汤** 治疗气分热盛,但热不寒、头痛。山栀、黄芩、连翘各 12g,知母、葛根、板蓝根各 10g,银花、黄柏、木瓜各 6g。

2. **清瘟败毒饮** 治疗热毒炽盛之头痛、神志昏迷等。生石膏 20g,生地、玄参、丹皮、赤芍药各 12g,黄芩、知母、连翘、大青叶各 10g。

3. **清热熄风汤** 用于本病属热入心营者。生石膏 25g,龙胆草 10g,天竺黄 10g,菖蒲 10g,僵蚕 10g,知母 10g,黄柏 6g,忍冬藤 10g,竹茹 6g,酒军 10g,连翘 12g,滑石 12g。水煎服,每日 1 剂,分 4 次服。

4. **醒脑通络方** 用于本病属清窍失灵,络脉闭塞者。生龙骨、生牡蛎各 15g,石决明 6g,菖蒲 10g,远志 10g,清半夏 6g,威灵仙 15g,桑寄生 10g,茯神 12g,竹茹 6g,知母 10g,黄柏 6g,朱砂 0.5g(分 2 次冲服)。水煎服,每日 1 剂。

5. **复方四黄汤** 用于本病温毒炽烈,高热神昏者。黄连 6g,银花 10g,连翘 10g,甘草 3g,山栀 6g,黄柏 10g,大黄 3g,黄芩 10g,石膏 10g。水煎服,每日 1 剂。

(三)中药成药

1. **黄连上清丸** 含黄连、栀子(姜制)、连翘、蔓荆子(炒)、防风、荆芥穗、白芷、黄芩、菊花、薄荷、酒大黄、黄柏(酒炒)、桔梗、川芎、石膏、旋覆花、甘草等。每次 6g,每日 2 次,温开水送服。疏风泄热,清火解毒。用于头痛、发热等症。

2. **牛黄清心丸** 含牛黄、栀子、黄连、黄芩、郁金、朱砂。清心镇惊。每次 1 丸,每日 2 次,温水送下。小儿酌减。泻火解毒,化痰开窍。用于痰热壅盛,热入心包所致谵语烦躁、高热昏迷、头晕目眩、惊痫抽搐、喉鸣痰涌、舌红苔黄腻、脉滑数。

(四)针灸治疗

穴取百会、太阳、风池,配合合谷、内关,手法中刺激,留针 30 分钟。

（五）其他中医特色治疗

1. 耳局部处理同"急性化脓性中耳炎"。

2. 药浴疗法。青蒿、板蓝根、大青叶、千里光、野菊花各 100g，麻黄、细辛、苏叶、荆芥各 30g。水煎取汁，放入浴盆中，待温时洗浴患儿全身。每日 2~3 次，每日 1 剂，连用 2~3 天。

三、西医常规治疗

1. **硬脑膜外脓肿** 在乳突根治术中发现鼓窦天盖或乙状窦骨板骨质破坏、脓液溢出，应除去骨板至暴露正常脑膜，以利引流。

2. **乙状窦血栓性静脉炎** 及早足量抗生素控制感染。对贫血患者，予输血等支持疗法。及时行乳突手术，探查乙状窦，清除病灶通畅引流。窦内血栓一般不必取出。乳突术后症状不见减轻、患侧颈部压痛明显，或出现转移性脓肿时，应行患侧颈内静脉结扎术。

3. **耳源性脑膜炎** 在足量抗生素及磺胺类药物控制下行乳突探查、根治术，清除病灶，对骨质破坏者，除去骨板至正常脑膜暴露。必要时腰椎穿刺，注入适量抗生素。注意支持疗法及水和电解质平衡。

4. **耳源性脑脓肿** 用足量、敏感的抗生素及磺胺类药物，开始可用大量广谱抗生素，如红霉素与氯霉素、羧苄西林与氨苄西林联合静脉滴注，以后参照细菌培养结果选用适当的抗生素。

颅内压增高时，可用脱水疗法以降低颅内压，如用 20% 甘露醇与 50% 葡萄糖静脉交替注射。或用 25% 山梨醇、30% 尿素，酌情应用类固醇激素类药物等。

及时行乳突探查术，清除乳突病灶，除去破坏的骨板至暴露正常脑膜，自乳突腔穿刺、切开排脓。若病情重笃，有脑疝危象者，可由神经外科先钻颅穿刺抽脓，或做侧脑室引流术，待颅内压降低后再做乳突手术。经反复穿刺抽脓无效或多房性脓肿等，宜请神经外科开颅摘除脓肿。

注意支持疗法及水与电解质平衡。

【特色疗法述评】

由于抗生素在急性化脓性中耳炎的普遍应用，影像学检查在慢性化脓中耳炎中的广泛应用，所以近年来本病的发病日趋减少，所以对于本病的研究较少。但许多并发症一旦发生病情严重，甚至危及患者生命。

正因为本病的隐匿性和严重并发症可能，所以在考虑本病之初，就应该积极开展中西医结合治疗，中医外治药物及内服方剂有助于减轻症状。目前关于本病的中医药防治研究非常缺乏,中医耳鼻咽喉工作者今后需要进一步、系统地研究本病的防治。

【主要参考文献】

1. 熊大经,刘蓬.中医耳鼻咽喉科学[M].北京:中国中医药出版社,2012.
2. 黄选兆,汪吉宝,孔维佳.实用耳鼻咽喉头颈外科学[M].2.版.北京:人民卫生出版社,2011.

（谢　慧）

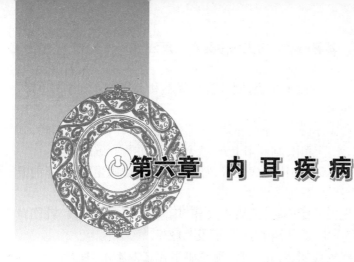

第六章 内耳疾病

第一节 梅尼埃病

梅尼埃病是一原因不明的,以膜迷路积水为主要病理特征的内耳疾病。临床表现为反复发作性眩晕、感音神经性耳聋、耳鸣,可有耳内胀满感。我国曾将该病译为"美尼尔病",1989年我国自然科学名词审定委员会则统一称为"梅尼埃病"。梅尼埃病为耳鼻喉科常见病,因诊断标准不同,所报告的发病率较悬殊。据北京市耳鼻喉科研究所报道,梅尼埃病占耳源性眩晕的61%~64%。发病年龄以中青年居多,患者性别差异不明显,亦有报告显示女性患者略多于男性(1.3:1)。近年来文献指出此病有增加的趋势,可能与空气污染和化学药物中毒等因素增加有关。

梅尼埃病属中医"耳眩晕"范畴。在中医文献中尚有眩运、眩冒、旋晕、头眩、掉眩、脑转、风眩、风头眩、头晕、昏晕等别称。早在《内经》里已有类似耳眩晕的记载,如《灵枢·海论》谓:"髓海不足,则脑转耳鸣,胫酸眩冒,目无所见,懈怠安卧"。《丹溪心法》则描述得更为形象:"眩者言其黑运转旋,其状目闭眼暗,身转耳聋,如立舟车之上,起则欲倒"。

【病因病机】

一、中 医

本病有虚有实,虚者多为肾、脾之虚,如髓海不足、上气不足等;实者,可见于外邪、痰浊、肝阳、寒水等上扰清空为患。

1. **风邪外袭** 风性主动,若因气候突变,或起居失常,致风邪外袭,引动内风,上扰清窍,则可致平衡失司,发为眩晕。

2. **痰浊中阻** 饮食不节,或劳倦、思虑过度,损伤脾胃,致脾失健运,不能运化水湿,内生痰饮。痰浊阻遏中焦,则气机升降不利,清阳不升,浊阴不降,清窍为之蒙蔽,发为眩晕。

3. **肝阳上扰**　情志不遂,致肝气郁结,气郁化火生风,风火上扰清窍,则生眩晕;若素体阴虚,水不涵木,则肝阳上亢,扰乱清空,亦可导致眩晕。

4. **寒水上泛**　素体阳虚,或久病及肾,肾阳衰微,阳虚则生内寒,不能温化水湿,寒水内停,上泛清窍,发为眩晕。

5. **髓海不足**　先天禀赋不足,或后天失养,年老体弱,房劳过度,耗伤肾精,则肾精亏损,髓海空虚,不能濡养清窍,而发为眩晕。

6. **上气不足**　脾气虚弱,运化失常,则气血生化之源不足,且升降失常,清阳不升,可致上部气血不足,清窍失养,而发为眩晕。

二、西　医

目前西医学关于本病的确切病因尚未明确,主要的学说有以下几种:①内淋巴吸收障碍;②免疫反应;③自主神经功能紊乱;④内淋巴生成过多;⑤病灶及病毒感染;⑥内分泌障碍等。这些因素导致膜迷路积水而出现眩晕等症状。

【临床表现】

一、症　状

梅尼埃病的发作常为间歇性,故在发作期症状多,间歇期可无任何症状或很少症状。

1. 发作期表现

(1)眩晕:眩晕是梅尼埃病的主要症状,患者常以此为主诉就诊,眩晕发作急,可为自身或周围物体的旋转、翻滚、摇摆或颠簸感,一般睁眼时感到环境的运动,闭眼时则感到自身的运动。

(2)耳鸣:耳鸣可能是梅尼埃病的最早症状。在病程早期,耳鸣随眩晕的发作而出现,间歇期减轻或消失,耳鸣的性质表现不一,有如铃声、嘤嘤声、嘶嘶声或嗡嗡声,强度一般不超过 15dB。

(3)听力减退:听力在一次发病时有明显减退,随眩晕的消失,听力有所恢复或恢复正常,听力总的趋势是随着屡次发作而每况愈下。

(4)其他症状:患耳闷胀感或压迫感,恶心,呕吐,出汗及面色苍白等自主神经反应是剧烈眩晕发作时的伴随症状。

2. 间歇期临床表现 间歇期长短常因人而异,短者数月,长者数年,亦有每周数次发作者,在间歇期可无任何症状,少数患者可于严重发作后,有轻度平衡功能障碍,有波动性听力减退,在间歇期患耳多遗留程度不同的听力障碍,耳鸣可有可无。

二、体 征

发作期可有自发性水平眼颤,亦有水平旋转型,快相向患侧,闭眼时尤为明显,发作后期眼震方向转向健侧,麻痹型眼震,以后逐渐消失。

【辅助检查】

间歇期可做以下检查:

1. 听觉功能 显示为典型的耳蜗性病变。

(1)纯音测听:早期呈低频感音性聋,中期多呈平坦型,发作期加重,发作后可部分或完全恢复呈波动性听力曲线,晚期呈稳定下降型曲线,发病后5~10年听力损失多在50~70dB。

(2)语言测听:语言听阈和纯音听阈有很好的相关性,由于声音畸变,语言辨别率可下降到40%~70%。

(3)阈上功能检查:双耳交替响度平衡试验(ABLB)阳性,音强辨差阈(DLI)低于0~6dB。短增量敏感指数(SISI)升高达80%以上,提示有听觉重振现象。

(4)声阻抗检查:鼓室图A型,无音衰及声反射衰减,镫骨肌反射阈和听阈间差在60dB以上,亦提示有重振现象。

(5)耳蜗电图:SP/AP振幅比值>37%。

2. 前庭功能检查 早期前庭功能可正常,随着频繁发作其功能逐渐减退,到晚期可完全丧失。

(1)Hallpike冷热变温试验:此法最常用,约有1/3的患者反应正常,1/3反应较弱,另1/3完全丧失。

(2)眼震电图检查:眼震多为水平型,重者为水平旋转型,急性期向对侧,以后转向同侧,称为恢复性眼震。

3. 甘油试验 方法:患者空腹,先测试纯音听阈,1小时后口服甘油(1.2~1.5ml/kg),服药后1、2、3小时再分别复查纯音气导听阈,比较4次所测气导听力曲线。

【诊断与鉴别诊断】

一、诊 断 标 准

1. 发作性旋转性眩晕 2 次或 2 次以上,每次持续 20 分钟至数小时。常伴自主神经功能紊乱和平衡障碍。无意识丧失。

2. 波动性听力损失,早期多为低频听力损失,随病情紧张听力损失逐渐加重。至少 1 次纯音测听为感音神经性听力损失,可出现听觉重振现象。

3. 伴有耳鸣和(或)耳胀满感。

4. 排除其他疾病引起的眩晕,如良性阵发性位置性眩晕、迷路炎、前庭神经元炎、药物中毒性眩晕、突发性聋、椎-基底动脉供血不足和颅内占位性病变等。

二、鉴 别 诊 断

1. **西医** 本病应与突发性耳聋、前庭神经元炎、位置性眩晕等相鉴别。

2. **中医** 主要是与脓耳眩晕、暴聋等疾病相鉴别。

【治疗】

一、一 般 措 施

1. 向患者说明本病虽症状严重,但不会危及生命,解除患者的恐惧心理,鼓励患者加强锻炼,注意劳逸结合。

2. 眩晕发作期间应让患者卧床休息,注意防止起立时因突然眩晕而跌倒。

3. 卧室应保持安静,减少噪声,光线宜暗,但空气要流通。

4. 宜进低盐饮食。

5. 禁烟、酒、咖啡及浓茶。

二、治 疗

(一)辨证论治

本病在眩晕发作期以实证为多见,如风邪外袭、痰浊中阻、肝阳上扰等,亦可见于虚中夹实,如寒水上泛等;在发作间歇期以虚证为多见,如髓海不足、上气不足等。

1. **风邪外袭**

主症:突发眩晕,如坐舟车,恶心呕吐,可伴有鼻塞流涕,咳嗽,咽痛,发热恶风,舌质红,苔薄黄,脉浮数。

治法:疏风散邪,清利头目。

方药:桑菊饮加减。桑叶、菊花、连翘、芦根各15g,杏仁、桔梗各10g,薄荷(后下)、甘草各6g。可加蔓荆子、蝉衣清利头目;眩晕较甚者,加天麻、钩藤、白蒺藜以息风;呕恶较甚者,加半夏、竹茹以降逆止呕。

2. **痰浊中阻**

主症:眩晕而见头重如蒙,胸中闷闷不舒,呕恶较甚,痰涎多,或见耳鸣耳聋,心悸,纳呆倦怠,舌苔白腻,脉濡滑。

治法:燥湿健脾,涤痰止眩。

方药:半夏白术天麻汤加减。法半夏12g,天麻、白术10g,橘红、生姜、大枣各10g,茯苓20g,甘草6g。湿重者,倍用半夏,加泽泻;痰火互结者,加黄芩、胆南星、黄连;呕恶较甚者,加竹茹。亦可选用泽泻汤加味。

眩晕缓解后,应注意健脾益气、调理脾胃以杜绝生痰之源,防止复发,可用六君子汤加减以善后。

3. **肝阳上扰**

主症:眩晕每因情绪波动、心情不舒、烦恼时发作或加重,常兼耳鸣耳聋,口苦咽干,面红目赤,急躁易怒,胸胁苦满,少寐多梦,舌质红,苔黄,脉弦数。

治法:平肝息风,滋阴潜阳。

方药:天麻钩藤饮加减。天麻、杜仲、黄芩、栀子各10g,钩藤、牛膝、桑寄生、夜交藤、茯神各15g,石决明30g,甘草6g。若眩晕较甚,偏于风盛者,可加龙骨、牡蛎以镇肝息风;偏于火盛者,可加龙胆草、丹皮以清肝泄热,或用龙胆泻肝汤以清泻肝胆之火。

因阳亢火盛,每致伤阴,故眩晕缓解后,应注意滋阴养液,以潜降肝阳,可用杞菊地黄丸调理善后。

4. **寒水上泛**

主证:眩晕时心下悸动,咳嗽痰稀白,恶心欲呕,或频频呕吐清涎,耳鸣耳聋,腰痛背冷,四肢不温,精神萎靡,夜尿频而清长。舌质淡胖,苔白滑,脉沉细弱。

治法:温壮肾阳,散寒利水。

方药:真武汤加减。熟附子、白术、生姜各10g,白芍15g,茯苓20g,炙甘草6g。寒甚者,可加川椒、细辛、桂枝、巴戟天等药,以加强温阳散寒的作用。

5. **髓海不足**

主证:眩晕经常发作,耳鸣耳聋,腰膝酸软,精神萎靡,失眠多梦,记忆力差,男子遗精,手足心热,舌质嫩红,苔少,脉细数。

治法:滋阴补肾,填精益髓。

方药:杞菊地黄丸加味。熟地黄、泽泻、茯苓、枸杞子、菊花、山茱萸各 15g,山药 20g,牡丹皮 10g。可加入白芍、首乌以柔肝养肝;眩晕发作时可加入石决明、牡蛎以镇肝潜阳;精髓空虚较甚者,加鹿角胶、龟甲胶以增强填补精髓之力。

6. 上气不足

主证:眩晕时发,每遇劳累时发作或加重,可伴耳鸣、耳聋,面色苍白,唇甲不华,少气懒言,倦怠乏力,食少便溏,舌质淡,脉细弱。

治法:补益气血,健脾安神。

方药:归脾汤加减。黄芪、党参各 30g,龙眼肉 15g,茯苓、酸枣仁各 20g,木香、当归、远志、白术各 10g,炙甘草 6g。若血虚较明显,可选加枸杞、何首乌、熟地、白芍等以加强养血之力;以气虚为主、中气下陷者,可用补中益气汤以益气升阳。

以上方药,水煎服,每日 1 剂。

(二)特色专方

1. **五味合剂**　五味子 10g,酸枣仁 10g,怀山药 10g,当归 10g,龙眼肉 12 个。

2. **补肾益肝汤**　五味子 9g,当归 9g,白芍 9g,生地黄 9g,枸杞子 9g,旱莲草 9g,女贞子 9g,磁石 30g。适用于肝肾阴虚,肝阳偏亢者。若见脾气不足,神疲乏力,可加太子参 15g,黄芪 9g。

3. **定眩汤**　桂枝 6g,茯苓 30g,泽泻 30g,白术 15g,法半夏 20g,人参 10g,天麻 10g。

(三)中药成药

1. **杞菊地黄丸**　功能滋阴补肾。适用于髓海不足者。每次 6g,每天 3 次。

2. **附桂八味丸**　功能温肾壮阳,适用于寒水上泛者。每次 6g,每天 3 次。

3. **归脾丸**　功能健脾益气,补气补血,适用于上气不足者。每次 6g,每天 3 次。

4. **龙胆泻肝丸**　功能清热疏肝,泻火解毒,适用于肝阳上扰者。每次 6g,每天 3 次。

5. **当归注射液**　功能补血活血止痛,适用于气血亏虚、气血瘀滞的耳聋。肌内注射,每次 2ml,每日 1 次。

6. **丹参注射液**　功能活血化瘀,通脉养心,适用于瘀阻耳窍的耳聋。10~20ml 加入 5% 葡萄糖溶液中静脉滴注,每日 1 次。

7. **葛根素注射液**　功能活血通络,适用于各种原因导致的暴聋。每次 400mg,加入 5% 葡萄糖溶液中静脉滴注,每天 1 次。

8. **川芎嗪注射液**　功能活血化瘀,适用于各种原因所致耳脉瘀阻的耳聋。每次 120~160mg,加入 5% 葡萄糖溶液中静脉滴注,每天 1 次。

9. **血栓通注射液**　功能活血化瘀,通脉活络,适用于瘀血阻络的耳聋。每次 25~50mg,用 5% 或 10% 葡萄糖注射液 250~500ml 稀释静脉滴注,每日 1 次。

(四)针灸疗法

1. **辨证选穴**

主穴:百会、头维、风池、风府、神门、内关。

配穴:风邪外袭者,配合谷、外关;痰浊中阻者,配丰隆、中脘、解溪;肝阳上扰者,配行间、侠溪、肝俞;寒水上泛者,配肾俞、命门;髓海不足者,配三阴交、关元、肾俞;上气不足者,配足三里、脾俞、气海。手法:实证用泻法,虚证用补法,并可配合灸法。每日 1 次。

2. **耳针**　可选肾、肝、脾、内耳、神门、皮质下、交感等穴,每次取 2~3 穴,中强刺激,留针 20~30 分钟,间歇捻针,每日 1 次。或用王不留行籽贴压刺激以上穴位。

3. **头皮针**　取双侧晕听区针刺,每日 1 次,5~10 次为 1 疗程。

4. **穴位注射**　可选用合谷、太冲、内关、风池、翳风、四渎、足三里、丰隆等穴,每次取 2~3 穴,每穴随证注射黄芪注射液或丹参注射液 0.5ml,隔日 1 次。

5. **艾灸**　眩晕发作时,直接灸百会穴 30~50 壮,或悬灸至局部发热知痛为止。

6. **穴位敷贴**　用吴茱萸或肉桂、附子细末适量,白醋调和,敷贴于涌泉穴,有引火下行的作用。

三、西医药常规治疗

1. **药物治疗**　可采用镇静剂、血管扩张剂、脱水剂、糖皮质激素等对症治疗。

2. **手术治疗**　长期保守治疗无效者,可采用手术治疗。

【特色疗法述评】

梅尼埃病是耳鼻喉科常见病和多发病,由于其具有反复发作性,发作时天旋地转,伴耳鸣,给患者带来很大的痛苦。关于本病的病理学改变为膜迷路积水,已得到许多学者的证实,但该病的确切病因尚未明确,近年来通过研究得出一些成果,主要认为与内淋巴吸收障碍,或免疫反应,或自主神经功能紊乱,或感染等因素有关。在治疗方面,主要以镇静、抗眩晕、脱水、血管扩张、激素、支持疗法为主,若保守治疗无效,可选择手术治疗,但手术具有一定的损害性,如损害听力,或复发等,故一定要严格控制手术的适应证。

中医药在治疗梅尼埃病方面,具有一定的优势,通过辨证分型,服用中药、中成药,配合针灸、耳针、按摩等治疗,效果不错。在发作期,我们主张中西医结合治疗,以提高疗效。但如何提高疗效,并在中药的剂型,给药途径等方面如何改革,值得我们再进一步努力。

在梅尼埃病的缓解期,中医药治疗较西医优势更明显。中医可根据患者的情况,予服中药,或中成药,或结合针灸、穴位敷贴、耳针等,并结合食疗,调补气血,提高机体的免疫力和抵抗力,减少该病复发的机会。

近几十年来,国内学者对梅尼埃病作了很多研究,对梅尼埃病的治疗有很大的贡献。在治疗方面,中医药的报道较多,有辨证分型治疗,有单方验方治疗,有中药新剂型的研制,有民间疗法,还有针灸、穴位注射、耳针、按摩等各种研究报道,疗效都较好,但大部分的研究都缺乏严格的诊断和疗效标准,尤其是在眩晕和耳鸣的客观指标上,缺乏统一和定量的测定数据,造成对疗效评价的科学性、客观性、准确性的影响。故我们应参考西医关于梅尼埃病诊断依据和疗效分级标准,对研究进行分析,这样才能提高疗效评定的客观性和准确性,更好地指导临床治疗。

【主要参考文献】

1. 傅健,牟元丽. 傅培宗治疗梅尼埃病的经验[J]. 四川中医,2009,27(8):3-4.

2. 张正杰,李振华. 国医大师李振华应用健脾祛痰养肝熄风法治疗梅尼埃病[J]. 河南中医,2010,30(1):30-31.

3. 郭健. 王立忠教授治疗梅尼埃病经验[J]. 河南中医,2008,28(12):13-14.

4. 伍小红. 张国伦教授论治梅尼埃病的经验[J]. 中医研究,2010,23(1):67-68.

5. 杨丽君,孙立新. 针灸治疗内耳眩晕症45例临床观察[J]. 中国医药导报,2010(35):68-69.

6. 唐中生. 艾灸百会加耳穴贴压治愈梅尼埃病[J]. 贵阳中医学院学报,2008,30(4):51.

7. 王志敏. 加减半夏白术天麻汤治疗梅尼埃病31例[J]. 浙江中医杂志,2009,44(1):34.

8. 马俊. 苓桂术甘汤治疗梅尼埃综合征94例[J]. 光明中医,2012,27(4):742-743.

9. 杨燕玲. 温胆汤加味治疗梅尼埃病的临床观察[J]. 辽宁中医杂志,2008,36(8):1183-1184.

10. 罗俊. 五苓散加味治疗梅尼埃病56例[J]. 中医中药,2011,18(31):105-106.

11. 安平祥,孙向毓. 泽泻汤加味治疗梅尼埃病38例临床观察[J]. 西部中医药,2012,25(7):51-52.

12. 庞智文.针灸治疗梅尼埃病 12 例［J］.河南中医,2010,30（5）:502-503.

（何伟平）

第二节　感音神经性耳聋

　　感音神经性耳聋为内耳、耳蜗神经、中枢神经通路及听觉中枢的病变导致感受声音障碍。感音神经性耳聋的发病有突然性发病,也有渐进性发病。主要的临床表现为:突然或渐进性单侧耳或双耳听力减退,常伴耳鸣。临床上根据听力损伤程度分为轻度聋、中度聋、中重度聋、重度聋、极重度聋。全球约有 7 亿人口听力损失在中等程度以上（听阈 >55dB）。聋病给个人、家庭和社会带来巨大的痛苦和沉重负担。

　　根据本病的临床表现,一般将其归类于中医学"耳聋"范畴。程度较轻者也称"重听",如《杂病源流犀烛》云:"耳聋者,声音闭隔,竟一无所闻者也;亦有不至无闻,但闻之不真者,名为重听",根据发病的时间长短以及病因病理等不同,在中医古籍中又有暴聋、卒聋、厥聋、久聋、渐聋等不同名称。

【病因病机】

一、中　医

　　感音神经性耳聋有虚实之分,实者多因外邪或脏腑实火上扰耳窍,抑或瘀血、痰饮蒙蔽清窍;虚者多为脏腑虚损、清窍失养所致。

　　1. **风热侵袭**　由于寒暖失调,外感风热,或风寒化热,肺失宣降,致外邪循经上犯耳窍,清空之窍遭受蒙蔽,失去"清能感音,空可纳音"的功能,而导致耳聋或耳鸣。

　　2. **肝火上扰**　外邪由表而里,侵犯少阳;或情志抑郁,抑或暴怒伤肝,致肝失调达,气郁化火,均可导致肝胆火热循经上扰耳窍,引起耳聋。

　　3. **痰火郁结**　饮食不节,过食肥甘厚腻,使脾胃受伤,或思虑过度,伤及脾胃,致水湿不运,聚而生痰,久则痰郁化火,痰火上升,郁于耳中,壅闭清窍,从而导致耳聋。

　　4. **气滞血瘀**　情志抑郁不遂,致肝气郁结,气机不畅,气滞则血瘀;或因跌扑爆震、陡闻巨响等伤及气血,致瘀血内停;抑或久病入络,均可造成耳窍经脉壅阻,清窍闭塞,发生耳聋。

5. **肾精亏损**　先天肾精不足,或后天病后失养,恣情纵欲,伤及肾精,或年老肾精渐亏等,均可导致肾精亏损,肾阴不足,则虚火内生,上扰耳窍;肾阳不足,则耳窍失于温煦,二者均可引起耳聋。

6. **气血亏虚**　饮食不节,饥饱失调,或劳倦、思虑过度,致脾胃虚弱,清阳不升,气血生化之源不足,而致气血亏虚,不能上奉于耳,耳窍经脉空虚,导致耳鸣或耳聋。或大病之后,耗伤心血,心血亏虚,则耳窍失养而致耳聋。

二、西　医

感音神经性耳聋可以是一个单独发生的疾病,也可以由全身性疾病引起。病因较为复杂,目前未能完全明确,总的认为由先天遗传、感染、药物中毒、创伤、噪声、年龄等因素导致内耳听觉损伤所致,部分患者无明确病因。

【临床表现】

一、症　状

轻者听音不清,重者完全失听,可伴有不同程度性质耳鸣。不同病因引起的感音神经性聋可有不同的具体临床症状。

二、体　征

双耳鼓膜大多完整、正常标志存在。先天性耳聋可有耳部发育畸形;老年性耳聋鼓膜可见鼓膜混浊、萎缩或钙化;爆震性耳聋鼓膜可见充血或血瘀点,严重者可见穿孔。

【辅助检查】

1. **音叉试验**　常用音叉作林纳试验(Rinne test,RT)、韦伯试验(Weber test,WT)及施瓦巴赫试验(Schwabach test,ST)。一般患者,RT 为气导大于骨导,一侧重度感音神经性聋时,则 RT 可为气导小于骨导,骨导是对侧健耳听到;WT 为偏向健侧,即健侧骨导较好,如两侧感音神经性聋程度相似,则 WT 仍可居中,两侧程度不同则 WT 偏向听力较好侧;ST 示患侧骨导比正常短。

2. **影像学检查**　感音神经性耳聋影像学检查可以为正常。但 MR、CT 对中耳内耳结构的异常,如先天性内耳畸形、内听道及中枢肿瘤、外伤等可起重要作用。

3. **纯音听阈测定**　感音神经性聋的纯音听阈测定示气骨导均下降,下降的幅度代表听力损失程度,气骨导之间无差距。老年性聋、爆震性聋等病纯音听阈测定以感音性神经耳聋为主,也可出现混合型耳聋。

4. **声导抗测听**　感音神经性聋鼓室压导抗测试一般为 A 型;镫骨肌声反射也可以鉴别传导性和感音神经性聋,而且对耳蜗性或蜗后病变的鉴别提供重要依据。声反射衰减试验阳性,或中耳无病变而声反射消失或反射阈提高均示蜗后病变;交叉声反射阴性,非交叉声反射阳性,则示病变在脑干中线。

5. **电反应测听**　耳蜗电图、听性脑十诱发电位、40Hz 相关电位、多频稳态诱发电位及耳声发射检测相结合可为鉴别耳蜗、蜗后和中枢病变提供依据。

【诊断与鉴别诊断】

一、诊 断 标 准

1. **症状**　主要为听力减退,可出现耳鸣,同时伴有或不伴有眩晕,语言辨别力障碍,声音定向力障碍,听觉过敏,错听及幻听等症状。本病体征大多鼓膜正常,也可见鼓膜混浊,鼓环白色半环形带、钙斑、萎缩性瘢痕等。

2. **检查**　纯音听阈测试大多表现为感音神经性耳聋表现,阈上功能试验、声导抗测试、言语测听、电反应测听及耳声发射及影像学检查,根据病变部位、程度和性质具有不同的表现。

各种不同原因之感音神经性耳聋需在详细收集病史和对各种检查结果综合分析的基础上,才能做出正确诊断。

二、鉴 别 诊 断

1. **西医**　本病应与梅尼埃病、传导性耳聋等引起的听力下降相鉴别。
2. **中医**　主要是与耳胀、脓耳、耳眩晕等疾病相鉴别。

【治疗】

一、一 般 措 施

1. 积极预防与早期治疗引起感音神经性耳聋的各种诱因或疾病,是防治本病的关键。

2. 避免使用耳毒性药物,如氨基苷类抗生素、袢利尿剂等,若因病情必须使用,应严密监测听力变化。

3. 积极开展对新生儿的早期听力评估。

4. 避免噪声刺激。

5. 怡情养性,保持心情舒畅。

6. 注意饮食有节,起居有常。

二、治 疗

(一)辨证论治

耳鸣耳聋可分为实证和虚证两大类,一般来说,起病急、病程短者以实证为多见,常见于风热侵袭、肝火上扰、痰火郁结、气滞血瘀等证型;起病缓慢、病程较长者以虚证为多见,如肾精亏损或气血亏虚等。

1. 风热侵袭

主症:多见于突发性聋,突起耳鸣,如吹风样,昼夜不停,听力下降,或伴有耳胀闷感。全身可伴有鼻塞、流涕、咳嗽、头痛、发热恶寒等。舌质红,苔薄黄,脉浮数。

治法:疏风清热,宣肺通窍。

方药:银翘散加减。金银花 12g,连翘 12g,防风 10g,牛蒡子 10g,淡竹叶 10g,荆芥 10g,薄荷 6g,芦根 15g,桔梗 10g,甘草 3g。可加入蝉衣、石菖蒲以疏风通窍;若无咽痛、口渴,可去牛蒡子、淡竹叶、芦根;伴鼻塞、流涕者,可加苍耳子、白芷;头痛者,可加蔓荆子。

2. 肝火上扰

主症:耳鸣如闻潮声或风雷声,耳聋时轻时重,多在情志抑郁或恼怒之后耳鸣耳聋加重,口苦,咽干,面红或目赤,尿黄,便秘,夜寐不宁,胸胁胀痛,头痛或眩晕,舌红苔黄,脉弦数有力。

治法:清肝泄热,开郁通窍。

方药:龙胆泻肝汤加减。龙胆草 10g,栀子 10g,黄芩 15g,泽泻 10g,木通 10g,车前子 10g,当归 8g,柴胡 10g,生地黄 15g,甘草 6g。可加石菖蒲以通窍。若肝气郁结之象较明显而火热之象尚轻者,亦可选用丹栀逍遥散加减。

3. 痰火郁结

主症:耳鸣耳聋,耳中胀闷,头重头昏,或见头晕目眩,胸脘满闷,咳嗽痰多,口苦或淡而无味,二便不畅,舌红,苔黄腻,脉滑数。

治法:化痰清热,散结通窍。

方药:清气化痰丸加减。黄芩 15g,黄连 10g,茯苓 15g,法半夏 10g,陈皮 6g,胆南星 10g,瓜蒌仁 12g,杏仁 12g,枳实 12g,薄荷 6g,生甘草 6g。可加石菖蒲以开郁通窍。

4. 气滞血瘀

主症:耳鸣耳聋,病程可长可短,全身可无明显其他症状,或有爆震史,舌质暗红或有瘀点,脉细涩。

治法:活血化瘀,行气通窍。

方药:通窍活血汤加减。丹参 20g,葛根 30g,川芎 10g,柴胡 10g,桃仁 10g,枳实 10g,三七末 3g,石菖蒲 10g,毛冬青 30g,路路通 10g,甘草 6g。可加丹参、香附子等以加强行气活血之功。

5. **肾精亏损**

主症:耳鸣如蝉,昼夜不息,安静时尤甚,听力逐渐下降,或见头昏眼花,腰膝酸软,虚烦失眠,夜尿频多,发脱齿摇,舌红少苔,脉细弱或细数。

治法:补肾填精,滋阴潜阳。

方药:耳聋左慈丸加减。熟地黄、磁石各 30g,怀山药、山茱萸、牡丹皮、泽泻、茯苓各 15g,五味子 10g,石菖蒲 12g,炙甘草 6g。亦可选用杞菊地黄丸或左归丸等加减。

若偏于肾阳虚,治宜温补肾阳,可选用右归丸或肾气丸加减。

6. **气血亏虚**

主症:耳鸣耳聋,每遇疲劳之后加重,或见倦怠乏力,声低气怯,面色无华,食欲不振,脘腹胀满,大便溏薄,心悸失眠,舌质淡红,苔薄白,脉细弱。

治法:健脾益气,养血通窍。

方药:归脾汤加减。黄芪、党参各 30g,龙眼肉 15g,白术 10g,茯苓、酸枣仁各 20g,木香、当归、远志各 10g,炙甘草 6g。若气虚为主者,亦可选用益气聪明汤加减。

以上方药,水煎服,每日 1 剂。

(二) **特色专方**

1. **疏风清热汤**　辛夷花 15g,苍耳子 12g,薄荷 4.5g(后下),苦丁茶 15g,白芷 10g,菊花 10g,射干 10g,连翘 12g,银花 15g。日 1 剂,水煎服。治疗肺郁气闭则肾气不能上达于耳的耳鸣、耳聋。

2. **补肾降火方**　生地黄、熟地黄、磁石各 20g,山药、山茱萸、牡丹皮、泽泻、黄连、木通、远志各 10g,黄精、续断、茯神各 15g,枣仁 30g。日 1 剂,水煎服。主治肾精亏虚,心火上亢之耳聋。

3. **开窍通耳汤**　熟地黄 20g,五味子 15g,肉桂 3g,生龙骨 30g,牡蛎 30g,磁石 30g,路路通 15g,丝瓜络 15g。日 1 剂,水煎服。功能引火归原,开窍通耳。主治肾虚耳聋。

(三) **中药成药**

1. **六味地黄丸**　功能滋阴补肾,适用于肾阴虚所致的耳鸣耳聋。每次 10g,每日 3 次。

2. **知柏八味丸**　功能滋阴降火,适用于肾阴虚虚火上炎的耳鸣耳聋。每次 10g,每日 3 次。

3. **启窍丸**　功能滋阴补肾疏肝,适用于肾虚肝郁,水不涵木的耳聋。每次 10g,每日 3 次。

4. **黄芪注射液**　功能健脾益气。适用于脾气虚所致的耳聋。肌内注射,每次 2~4ml,每日 1 次。

5. **当归注射液**　功能补血活血止痛,适用于气血亏虚、气血瘀滞的耳聋。肌内注射,每次 2ml,每日 1 次。

6. **丹参注射液**　功能活血化瘀,通脉养心,适用于瘀阻耳窍的耳聋。10~20ml 加入 5% 葡萄糖溶液中静脉滴注,每日 1 次。

7. **葛根素注射液**　功能活血通络,适用于各种原因导致的暴聋。每次 400mg,加入 5% 葡萄糖溶液中静脉滴注,每天 1 次。

8. **川芎嗪注射液**　功能活血化瘀,适用于各种原因所致耳脉瘀阻的耳聋。每次 120~160mg,加入 5% 葡萄糖溶液中静脉滴注,每天 1 次。

9. **血栓通注射液**　功能活血化瘀,通脉活络,适用于瘀血阻络的耳聋。每次 25~50mg,用 5% 或 10% 葡萄糖注射液 250~500ml 稀释静脉滴注,每日 1 次。

(四)针灸疗法

局部取穴与远端辨证取穴相结合,局部可取耳门、听宫、听会、翳风为主,每次选取 2 穴。风热侵袭者,可加外关、合谷、曲池、大椎;肝火上扰可加太冲、丘墟、中渚;痰火郁结可加丰隆、大椎;气滞血瘀可加膈俞、血海;肾精亏损加肾俞、关元;气血亏虚加足三里、气海、脾俞。实证用泻法,虚证用补法,或不论虚实,一律用平补平泻法,每日针刺 1 次。

(五)其他特色疗法

1. **穴位注射**　选听宫、听会、耳门、翳风、完骨等穴注入药液。根据实证还是虚证,选用丹参注射液、当归注射液、人参注射液。每次选用 2~3 个穴位,每穴注入药液 0.5~1ml。隔天 1 次,10 次为 1 疗程。

2. **穴位敷贴**　取双侧涌泉穴,取吴茱萸粉(碾成极细粉末)20g,用醋调成糊状,每天临睡前敷于双侧涌泉穴,外用纱布固定,次晨起床后除去。每日 1 次。有引火下行的作用,适用于肝火、痰火、虚火上扰所致耳鸣耳聋。

3. **耳针**　耳针取内耳、肾、肝、神门、皮质下等穴位,中等刺激,留针 20 分钟左右。亦可用王不留行籽贴压以上穴位,以调理脏腑功能,达到通窍开闭的目的。

4. **穴位电磁场疗法**　用马蹄形电磁铁贴在耳部的耳门、听宫、听会、翳风等穴上,采用间断磁场(每秒 20 次,平均强度 1 300 高斯),每耳治疗时间 30 分钟,每日 1 次,10 次为 1 疗程。此法是运用电磁原理在耳部造成磁场,通过经络穴位对磁场磁性的感应而疏通气血,调整脏腑功能,祛邪复聪。

5. 推拿按摩

(1)"营治城郭"法:两手接耳轮,一上一下摩擦之,每次可做15分钟左右,此法不仅可治疗耳鸣,而且可作为防病保健。

(2)除耳鸣耳功:平坐,伸一腿屈一腿,横伸两臂,直竖两掌,向前若推门状。扭头项左右各7次。

(3)"鸣天鼓"法:两手掌心紧贴两耳,两手食指、中指、环指、小指对称横按在两侧枕部,两中指相接触到,再将两食指翘起叠在中指上面,然后把食指从中指上用力滑下,重重地叩击脑后枕部,此时闻及洪亮清晰之声如击鼓。先左手24次,再右手24次,最后两手同时叩击48次。此法亦具有疏通经络、运行气血的作用。

(4)鼓膜按摩法:以手中指(或食指)置外耳道口,轻轻捻按,两侧各捻按15~30次,每天3次。具有引动气血流通的作用。

6. 声信息治疗 声信息治疗是根据中医"五音入五脏""气至病所"等理论研制的声信息治疗仪,根据患者的脉象、血压、心率等不同进行辨证施音,利用不同频率及大小的声信息对不同患者进行治疗,从而达到减轻眩晕、提高听力、改善耳鸣症状的目的。根据机器提示选择患者适应证如耳鸣、耳聋眩晕等,设置血压、心率,然后选择左耳或右耳,最后根据患者感受调节声音大小,使患者既无不适感又能达到治疗目的。本方法每次治疗约25分钟,每天一次,5次一个疗程,可连续做3~4个疗程。

7. 声频共振治疗 声频共振治疗是使用声频共振治疗仪,采用全电脑控制的叠加立体共振治疗原理,集声、频、热、电、磁、微细按摩等自然物理因子同步叠加透入于病灶、激活神经毛细胞、改善耳蜗血液微循环、促进药物渗透、充分发挥温热作用,从而达到消除炎症、提高听力、改善耳鸣症状的目的。患者侧卧或坐姿,将治疗药液使用注射器滴满外耳道。将声频治疗头一侧放入患耳,外部使用适当方法固定。将生物导电片贴于对侧面颊的耳门、听宫、听会穴位处压紧。根据患者病情需要选择程式,系统自动输出。治疗结束后,取下导电片及治疗头,请患者耳孔向下,以流出药液,再用棉球吸干残液,保持外耳道内干爽。15天为一疗程,休息3~5天,可做第二个疗程加以巩固。

8. 心理指导 突发性耳聋失治误治或渐进性神经性耳聋的疗效较差,因疗程较长,较多患者对自己的病失去治疗信心,或表现出心浮气躁,故在治疗中也应注意观察患者的情绪及心理状态,要耐心地做好有关思想引导,劝患者心平气静地接受较长时间的治疗,并说明有关的注意事项。这是治疗耳聋的关键。

三、西医药常规治疗

1. **药物治疗** 常用皮质类固醇激素、神经营养剂、血管扩张剂等。
2. **物理治疗** 可采用高压氧、体外反搏、血液光量子疗法等。
3. **助听器** 助听器是一种供重度听力障碍者使用的、补偿听力损失的小型扩音设备。
4. **手术治疗** 植入式听觉装置包括人工耳蜗、振动声桥、骨锚式助听器、听觉脑干植入等人工电子装置，使耳聋的患者恢复听力。

【特色疗法述评】

感音神经性耳聋是一个较为难以治愈的耳科疾病，虽然历代医家对本病的认识较多，并积累了不少的经验，但由于本病的发病原因较为复杂，突发性耳聋可以在无任何诱因的情况下，突然发病或全聋，给患者带来极大的痛苦，甚至对生活失去信心。渐进性神经性耳聋，则因疗效欠满意，给患者的工作、学习和生活带来极大的不便。所以对本病的预防及早期发现，如何进行治疗及提高治愈率等有关问题成为我们研究治疗上的难点。

西医从内耳微循环障碍、病毒感染等尚未证实的假说，运用扩张血管、营养神经、激素、抗病毒等方法治疗，但没有一种方法的疗效得到证实。中医从审证求因的角度认为暴聋的病因病机有风邪袭肺、肝胆火盛、痰火上扰、气滞血瘀、气血不足、肾元亏虚等方面，若对每个患者在整体观念指导下进行详细的四诊观察，从而进行有针对性的治疗。治疗上针对不同的病因病机，按照中医理论辨证施治，并且从饮食、情志、起居等多方面调理及预防，从而达到阴阳平衡，精气调和，则耳目聪明。近年来在辨证施治基础上结合西医疗法，治愈率、总显效率明显提高，与单纯西医治疗组及单纯中医治疗组有显著差异。

中医学博大精深，对于耳聋治疗提出了丰富的方法及渠道，特别是对于耳聋后期治疗记载由为丰富。对于西医治疗感音性耳聋后期束手无策时，中医学提供了新的方法。并且随着现代医学的不断进步，也逐步证明中医学的科学性。传统认为毛细胞的破坏是不可逆的，但近年来有学者发现鸟类耳蜗毛细胞有再生能力。在哺乳动物的模型中也发现螺旋器机械性损伤后能发生静毛细胞的修复。这些研究的新进展，为中西医结合治疗感音性耳聋提供了更为开阔的思路。

目前对突发性聋的临床研究报道大多选用的方法较为单一，缺少综合治疗的研究报道。究竟综合治疗较之单一治疗是否更具优势，是值得探讨的问题，如何将可能有效的方法有机组合起来，使之起相互协调、增强治疗效果的作用,也是中医治疗中值得研究的一个难点。因此,开展突发性耳聋患者中医药治疗方案的优化研究是日后治疗耳聋的一个方向。在老年性聋、突聋康复等方面中医也显示了其独特的优势。在中西医结合诊疗本病的过程中,应重视西医的客观指标,尽早确定疾病的性质及病位,以免耽误病情。在治疗本病的过程中,要运用中西医结合的方法,早期在辨证施治基础上结合现代医学疗法;中后期尽量发挥中医的优势,在中医理论指导下采取各种内外治法结合,尽最大可能减轻患者各项症状,达到最佳临床疗效。

【主要参考文献】

1. 徐轩.试论暴聋的辨证施治[J].光明中医,1997,12(2):18.

2. 王永钦.突发性聋的辨证论治[J].浙江中医杂志,1987,(5):219.

3. 张剑平,张重平.张赞臣治耳聋[J].上海中医药杂志,1988,(10):6.

4. 崔尚志.辨证治疗突发性耳聋17例临床体会[J].黑龙江中医药,1988,(1):22.

5. 周书深,白占清,李颖奇,等.神经性耳聋耳鸣患者接受声信息治疗前后主观听力变化特点的临床研究[J].中国中西医结合杂志,1999,5(4):182.

6. 林汉平.耳穴压丸法治疗神经性耳聋12例[J].实用中医药杂志,2002,18(8):30.

7. 梁辉,李明.耳鸣耳聋的辨证分型论治[J].现代中医药,2009,29:37.

8. 靳晓平.中西医结合治疗突发性耳聋的进展[J].四川中医,2001,19(1):11-12.

9. 朱梅菊.突发性耳聋的中医治疗现状[J].甘肃中医,1995,8(5):46.

10. 王道本.血液光量子疗法综合治疗突发性聋[J].临床耳鼻咽喉科杂志,1999,1(13):14.

(何伟平)

第三节　耳　鸣

耳鸣是指患者自觉耳内或头颅鸣响而周围环境中并无相应的声源。其既是多种疾病的常见症状之一,亦是以耳鸣为主症的一种独立的疾病。其发生机制不明。耳鸣可呈间歇性或持续性,而持续性耳鸣常常给生活和工作带来一系列的不良影响,如影响睡眠、听觉、情绪、工作等或导致抑郁、焦虑、烦躁等心理障碍的产生,这样的心理障碍反过来又可加重耳鸣,形成恶性循环,严重者完全无法睡眠和工作,有的甚至有自杀的倾向。耳鸣的发病率很高,据国外相关调查资料估计,人群中的患病率为10%~30%,由于现代人的生活方式和饮食结构均发生变化,情绪疾病和环境噪声污染的逐步加剧,耳鸣的发病率有上升的趋势。

由于耳鸣的病因与发病机制十分复杂,因此尚缺乏公认的有效治疗手段。目前应用于临床的治疗方法主要有心理咨询、掩蔽疗法、习服疗法、认知行为疗法、药物治疗、电刺激治疗、经颅磁刺激治疗、人工耳蜗治疗等。

耳鸣早在《内经》里已有明确记载,《素问·六元正纪大论篇》云"木郁之发……甚则耳鸣旋转。"《灵枢·口问》指出"耳者,宗脉之所聚也,故胃中空则宗脉虚,虚则下溜,脉有所竭者,故耳鸣。"又《灵枢·海论》曰"髓海有余,则轻劲多力,自过其度。髓海不足则脑转耳鸣。"清代许克昌《外科证治全书》对耳鸣有较全面的描述:"耳鸣者,耳中有声,或若蝉鸣,或若钟鸣,或若火熇熇然,或若流水声,或若簸米声,或睡着如打战鼓,如风入耳。"历代医籍中还有苦鸣、蝉鸣、耳中鸣、耳数鸣、耳虚鸣等不同的名称。

【病因病机】

一、中　医

耳鸣的原因有虚有实,实者多因风邪侵袭、痰湿困结或肝气郁结,虚者多因脾胃虚弱、肾元亏损或心血不足所致。

1. **外邪侵袭**　寒暖失调,风邪乘虚而入,侵袭肌表,使肺失宣降,风邪循经上犯清窍,与气相击,导致耳鸣。

2. **痰湿困结**　素食肥甘厚腻,痰湿内生,困结中焦,致枢纽升降失调,湿浊之气上蒙清窍,引起耳鸣。

3. **肝气郁结**　肝喜条达而恶抑郁,情志不遂,易致肝气郁结,气机阻滞,升降失调,导致耳鸣,肝郁日久可化火,肝火循经上扰清窍,亦可导致耳鸣。

4. **脾胃虚弱**　饮食不节,损伤脾胃,或劳倦过度,或思虑伤脾,致脾胃虚弱,清阳不升,浊阴不降,宗脉空虚,引起耳鸣。

5. **肾元亏损**　恣情纵欲,损伤肾中所藏元气,或年老肾亏,元气不足,精不化气,致肾气不足,无力鼓动阳气上腾温煦清窍,导致耳鸣。

6. **心神不宁**　劳心过度,思虑伤心,心血暗耗,或大病、久病之后,心血耗伤,或气虚心血化源不足,皆可导致心血不足,不能濡养清窍,引起耳鸣。

二、西　医

耳鸣的发病机制尚不十分明确,随着研究的深入,学术界提出了很多可能机制。研究显示相邻神经元之间兴奋性同步排放及毛细胞超量阳离子内流可能是耳鸣产生的机制。另有报道称耳鸣是一种听觉紊乱现象。一般认为,耳蜗是耳鸣的主要病变部位,但大量的证据表明,中枢神经系统大脑皮质参与了耳鸣的产生与维持。耳蜗病变完全恢复之后,耳鸣仍可持续存在,特别是迷路破坏或听神经切断后,一部分患者仍有耳鸣,或者原有的耳鸣反而加重。

【临床表现】

一、症　　状

患者自觉一侧或两侧耳内或头颅内外有鸣响声,如蝉鸣声、吹风声、流水声、电流声、沙沙声、咝咝声、嗡嗡声、唧唧声等,这种声感可出现一种或数种,呈持续性或间歇性,鸣响的部位甚至可出现在身体周围。患者常因听到这种鸣声而引起烦躁、焦虑、抑郁、失眠、注意力不集中等症状,影响学习和工作。

二、体　　征

特发性耳鸣患者检查外耳道及鼓膜通常无特异性阳性体征。

【辅助检查】

耳鸣的检查应包括客观测定和病因检查。

1. 耳鸣的客观测定就是从音调(pitch)、响度(loudness)、音色(拟声词)等方面对耳鸣的音响性质进行检测。由于耳鸣的主观特征,因此对耳鸣的检查需主观与客观相结合。

(1)耳鸣音调匹配:一般耳鸣的音调与病变的性质有关,传音性聋的耳鸣频率一般比感音性聋低,其频谱常相当于听力损失最明显的频率范围,耳鸣最常见的频谱是 3 500~6 900Hz,半数以上属窄带噪声。少数属纯音,某些患者的耳鸣不易匹配。

(2)耳鸣响度匹配:临床上测得的耳鸣响度可与患者所诉的严重程度不符,耳鸣响度和疾病种类无相关性。就患者所受到的干扰程度而言,耳鸣的频率可能比其响度起更重要的作用。

(3)耳鸣的音色:耳鸣拟声语有 15 种,其中"金"最多,其次为"基""肯""皮""夏",5 种似声词占总数的 83.6%,各似声语有相对应的频率区域。

(4)脑干听诱发电反应:耳鸣者的 ABR 与耳聋者难以区别,单纯 ABR 和耳蜗电图尚不能确定耳鸣的存在。

（5）耳声发射：探讨耳鸣与耳声发射关系的研究结果显示：①耳鸣频率与自发性耳声发射频率不一致。②94.8%的感音神经性聋伴耳鸣患者畸变产物耳声发射（DPOAE）在相应频率出现振幅下降或缺失。可以认为这类患者耳鸣是毛细胞早期病理变化的信号，耳声发射能及早地发现并鉴别这种由耳蜗早期病变引起的潜在性听力改变。③在听力正常的耳鸣患者中42%未发现DPOAE改变，耳鸣可能是由蜗后病变引起，抑或其他诸如精神等因素。

2. **病因检查**　全身检查如血压、血糖、脂肪代谢、血液检查、肾功能和甲状腺功能检查、脑血流图等，以排除其他系统疾病所引起的耳鸣。神经系统的检查则可协助耳鸣的中枢诊断及定位。耳科检查更应全面，包括耳部检查、颞骨 X 线检查，必要时包括内耳道造影、CT、MRI 等。近年来，磁脑电图被引入临床，耳鸣者脑磁波 M200 明显延长且分化较差，甚至完全消失，脑磁波 M100/M200<0.5，正常听力值 >0.5，有学者认为 M100/M200 对客观评论耳鸣及判断疗效有价值。

3. **心理学方面的检查**　对主诉有"耳鸣极为痛苦"或"白天亦持续存在耳鸣"的患者应进行这方面的检查。

【诊断与鉴别诊断】

一、诊 断 标 准

1. 以耳鸣为第一主诉，耳鸣必须具备两个基本条件：一是有耳内（单耳或双耳）或头颅有鸣响的声音感觉（如蝉鸣声、吹风声等），二是周围环境中没有产生这种声音的客观来源。

2. 耳鸣对患者的睡眠、生活、工作和学习、情绪等造成了不同程度的影响，这是将耳鸣作为一种疾病进行诊断的主要依据之一。

3. 听力正常或伴有不同程度的感音神经性听力下降。

二、耳鸣严重程度分级标准

依据世界中医药学会联合会中医耳鼻喉口腔科专业标准审定委员会及中华中医药学会耳鼻咽喉科分会推荐的《耳鸣严重程度评估与疗效评定参考标准》（2007 年，青岛），根据耳鸣出现的环境、耳鸣的持续时间、是否影响睡眠和工作、是否影响情绪以及患者自己对耳鸣的总体感受等六个方面进行评分，见下表：

耳鸣严重程度评估指标及评分标准表

评估指标	0分	1分	2分	3分
耳鸣出现的环境	无耳鸣	安静环境	一般环境	任何环境
耳鸣持续时间	无耳鸣	间歇时间大于持续时间	持续时间大于间歇时间	持续性耳鸣
耳鸣对睡眠的影响	无影响	有时影响	经常影响	总是影响
耳鸣对生活及工作的影响	无影响	有时影响	经常影响	总是影响
耳鸣对情绪的影响	无影响	有时影响	经常影响	总是影响
患者对耳鸣严重程度的总体评价	由患者自己根据对耳鸣程度的实际感受进行评分(0~6分)			

备注:根据最近 1 周的表现,出现的时间≤1/5 定义为"有时",≥2/3 定义为"总是",二者之间定义为"经常"。

根据以上各项指标的总评分将耳鸣的严重程度由轻到重分为Ⅰ~Ⅴ级:Ⅰ级:1~6分,Ⅱ级:7~10分,Ⅲ级:11~14分,Ⅳ级:15~18分,Ⅴ级:19~21分。

三、鉴 别 诊 断

1. **西医** 本病应与幻听、客观性耳鸣(如耳周围的血管搏动、肌肉颤动、呼吸气流声等导致的耳鸣)及外耳道阻塞、中耳疾病、鼻咽癌、听神经瘤等疾病引起的耳鸣者相鉴别。

2. **中医** 主要是与耵耳、耳胀、脓耳等疾病相鉴别。

【治疗】

一、一 般 措 施

1. 怡情养性,保持心情舒畅,消除来自工作或生活上的各种压力,解除对耳鸣不必要的紧张和误解,可防止耳鸣的发生及加重。

2. 耳鸣患者,应避免处于过分安静的环境下,适度的有声环境有助于减轻耳鸣。

3. 保持良好的睡眠,有助于防止耳鸣加重。

4. 注意饮食有节,起居有常,顺应天时。

5. 晚上睡前用热水泡脚,有引火归原作用,有助于睡眠及减轻耳鸣。

二、中医治疗

（一）辨证论治

1. 外邪侵袭

主症：耳鸣骤起，病程较短，可伴耳内堵塞感或听力下降，或伴有鼻塞、流涕、头痛、咳嗽等。舌质淡红，苔薄白，脉浮。

治法：疏风散邪，宣肺通窍。

方药：芎芷散加减。川芎、白芷、制半夏、桂枝、厚朴、生姜、木通、苏叶各10g，陈皮6g，细辛3g，苍术、石菖蒲、炙甘草各8g。若湿邪不明显，可去半夏、苍术、厚朴、木通；若偏于风热，可选用桑菊饮加减。

2. 痰湿困结

主症：耳鸣，耳中胀闷，头重如裹，胸脘满闷，咳嗽痰多，口淡无味，大便不爽，舌质淡红，苔腻，脉弦滑。

治法：祛湿化痰，升清降浊。

方药：涤痰汤加减。竹茹15g，党参20g，法半夏、桔梗、枳实、胆南星、陈皮、茯苓各10g，石菖蒲12g，生甘草6g。若口淡、纳呆明显，可加砂仁以醒脾开胃，兼芳香化湿；若失眠，可加远志、合欢皮以安神；若痰湿郁而化热，苔黄腻，可加黄芩。

3. 肝气郁结

主症：耳鸣的起病或加重与情志抑郁或恼怒有关，胸胁胀痛，夜寐不宁，头痛或眩晕，口苦咽干，舌红，苔白或黄，脉弦。

治法：疏肝解郁，行气通窍。

方药：逍遥散加减。柴胡10g，白芍、茯苓、白术各15g，当归8g，甘草、生姜、薄荷各6g。可加丹皮、栀子清肝降火；失眠严重者，可加酸枣仁、远志以安神；大便秘结者，可加大黄以泄热。

4. 脾胃虚弱

主症：耳鸣的起病或加重与劳累或思虑过度有关，或在下蹲站起时加重，倦怠乏力，少气懒言，面色无华，纳呆，腹胀，便溏。舌质淡红，苔薄白，脉弱。

治法：健脾益气，升阳通窍。

方药：益气聪明汤加减。黄芪、党参、白芍、蔓荆子各15g，黄柏、白术、柴胡、炙甘草、升麻各10g，葛根30g。若兼湿浊而苔腻者，可加茯苓、白术、砂仁以健脾祛湿；若手足不温者，可加干姜、桂枝以温中通阳；若夜不能寐者，可加酸枣仁以安神。

5. 肾元亏损

主症：耳鸣日久，腰膝酸软，头晕眼花，发脱或齿摇，夜尿频多，性功能减退,畏寒肢冷。舌质淡胖,苔白,脉沉细弱。

治法:补肾填精,温阳化气。

方药:肾气丸加减。熟地黄、山药、茯苓各20g,熟附子9g,桂枝、泽泻各10g,山茱萸12g。夜尿频多者,可加益智仁、桑螵蛸以固肾气;虚阳上浮而致口苦、咽干者,可加磁石、五味子以潜阳、纳气归肾。

6. 心神不宁

主症:耳鸣的起病或加重与精神紧张或压力过大有关,心烦失眠,惊悸不安,注意力不能集中,面色无华,舌质淡,苔薄白,脉细弱。

治法:益气养血,宁心通窍。

方药:归脾汤加减。党参、黄芪各5g,白术9g,首乌12g,龙眼肉、茯苓、当归、远志、酸枣仁各10g,木香、炙甘草各6g。若心烦失眠、惊悸不安较重者,可加龙齿以镇静安神;若阴血不足,虚阳上扰,心肾不交者,可配合交泰丸(由黄连、肉桂组成)。

以上方药,水煎服,每日1剂。

(二)特色专方

1. 柴胡清肝汤 柴胡10g,生地黄12g,赤芍15g,牛蒡子10g,当归18g,连翘10g,川芎10g,黄芩12g,山栀子10g,天花粉15g,防风10g,甘草3g,菊花10g。每日1剂,水煎,分3次服。功能清肝利胆,解毒开窍。用治胆热上犯之耳鸣、头昏、心烦易怒等实症。

2. 黄芪党参汤 黄芪、党参各20g,炙甘草、当归、白术各10g,升麻、通草各8g,橘皮、柴胡各6g,石菖蒲5g。每日1剂,水煎,分2次服(以饭后约半小时服药为宜)。功能益气养血,补肝肾。主治耳鸣。

3. 生地牡蛎汤 生地、玄参、磁石、牡蛎各30g。每日1剂,水煎服。功能滋阴潜阳。用治耳鸣及听觉不聪,证见耳鸣嗡嗡作响,或如蝉叫者。

4. 黄芪丸 黄芪50g,羌活、白蒺藜(去刺)各25g,黑附子(大者)1个,羯羊肾1对。将羯羊肾焙干,白蒺藜瓦上炒,共研为细末,酒糊为丸,如梧桐大。每服30~40丸,空心,煨葱盐汤送下。治肾虚耳鸣,夜间睡着,如打战鼓,觉耳内风吹,四肢抽搐疼痛。

5. 细辛白芷汤 当归、细辛、川黄、防风、附子、白芷各15g。上药共研为末,以鲤鱼脑髓30g加水合煎3次。取三汁混合浓缩至膏状,备用。滴耳中,并以棉塞耳。每日1次。功能祛风散瘀,通窍止鸣。主治耳鸣耳聋。

6. 聪耳丸 鹿茸30g,巴戟天10g,磁石30g,肉苁蓉15g,肉桂10g,五味子20g,牡蛎15g,小茴香15g。共为细沫,炼蜜为丸,每丸9g。每日早晚各1次,每次空腹用黄酒温服1丸。功能补肾聪耳。用治肾虚耳鸣。

（三）中药成药

1. **逍遥丸** 功能疏肝解郁,行气通窍。适用于肝气郁结者。每次 8 丸,每天 3 次。

2. **金匮肾气片** 功能补肾填精,温阳化气,适用于肾元亏损者。每次 4 片,每天 2 次。

3. **归脾丸** 功能益气养血,宁心通窍。适用于心神不宁者。每次 6g,每天 3 次。

4. **补中益气丸** 功能健脾益气,升阳通窍,适用于脾胃虚弱者。每次 8 丸,每天 3 次。

5. **夏桑菊颗粒** 功能疏风散邪,宣肺通窍,适用于风热外袭者。一次 10~20g,一日 3 次。

6. **金纳多注射液(银杏叶提取物注射液)** 功能活血化瘀,通脉养心,适用于瘀阻耳窍的耳鸣。根据病情,每日 1~2 次,每次 10~20ml,加入生理盐水、葡萄糖或低分子右旋糖酐输液中静脉滴注。

（四）针灸疗法

1. **局部取穴与远端辨证取穴相结合** 局部可取耳门、听宫、听会、翳风为主,每次选取 2 穴。风邪侵袭者,可加外关、合谷、风池、大椎;痰湿困结者,可加丰隆、足三里;肝气郁结者,可加太冲、丘墟、中渚;脾胃虚弱者,可加足三里、气海、脾俞;肾元亏损者,可加肾俞、关元;心神不宁者,可加通里、神门。实证用泻法,虚证用补法,或不论虚实,一律用平补平泻法,每日针刺 1 次。

2. **耳针** 可选肾、肝、脾、内耳、神门、皮质下、交感等穴,每次取 2~3 穴,中强刺激,留针 20~30 分钟,间歇捻针,每日 1 次。或用王不留行籽贴压刺激以上穴位,不时按压以保持穴位刺激。

3. **头皮针** 取双侧晕听区针刺,每日 1 次,5~10 次为 1 疗程。

4. **穴位注射** 可选用听宫、翳风、完骨、耳门等穴,药物可选用当归注射液、丹参注射液、维生素 B_{12} 注射液、利多卡因注射液等,针刺得气后注入药液,每次每穴注入 0.5~1ml,隔日 1 次。

5. **灸法**

（1）艾灸:眩晕发作时,直接灸百会穴 30~50 壮,或温和灸至局部发热知痛为止。

（2）雷火灸:选取双耳部、双耳孔、印堂为灸疗部位。

（3）热敏灸:选取百会、翳明等穴,以灸感渗透为度。

6. **穴位敷贴** 用吴茱萸、乌头尖、大黄三味为末,温水调和,敷贴于涌泉穴,或单用吴茱萸末,用醋调和,敷贴于足底涌泉穴,有引火下行的作用。

7. 推拿按摩

（1）"营治城郭"法：两手接耳轮，一上一下摩擦之，每次可做15分钟左右，此法不仅可治疗耳鸣，而且可作为防病保健。

（2）除耳鸣耳功：平坐，伸一腿屈一腿，横伸两臂，直竖两掌，向前若推门状。扭头项左右各7次。

（3）"鸣天鼓"法：两手掌心紧贴两耳，两手食指、中指、无名指、小指对称横按在两侧枕部，两中指相接触到，再将两食指翘起叠在中指上面，然后把食指从中指上用力滑下，重重地叩击脑后枕部，此时闻及洪亮清晰之声如击鼓。先左手24次，再右手24次，最后两手同时叩击48次。此法亦具有疏通经络、运行气血的作用。

（4）鼓膜按摩法：以手中指（或食指）置外耳道口，轻轻捺按，两侧各捺按15~30次，每天3次。具有引动气血流通的作用。

（5）按揉双侧听宫、听会、翳风穴，每穴按揉200次。刮双侧角孙穴，即以角孙穴为中心，约2寸长的水平线，用拇指指间关节由前向后刮20次。虚证加：①轻擦腰肾，第1~5腰椎棘突间旁开1.5~3寸，取双侧，以擦热为度；②热敷腰部，以肾俞、大肠俞为中心。

8. 心理治疗

对于神经性耳鸣，应特别强调心理治疗。心理治疗的目标与方法有：

（1）通过心理咨询、专科医生解释、参阅相关资料等，对耳鸣的治疗有一个基本正确的认识，从而树立战胜耳鸣信心：耳鸣是可以治疗好的；消除耳鸣不是唯一的治疗目的，在难以完全消除耳鸣的情况下，与耳鸣和平共处，达到能够忍受、不影响情绪、不影响生活、不影响工作，就是可喜的效果。

（2）保持心情舒畅，并注意适当调整脑力活动与睡眠休息时间，对脑力劳动患者，适当增加合适的体育锻炼，从而有利于耳鸣的康复。

（3）精神心理因素明显者，应尽可能接受一定的心理治疗或心理诱导，以纠正过于紧张所造成的心理负效应状态；即使无明显的精神心理因素者，也应在心理上接受或准备接受较长时间受到耳鸣影响的心理准备，从而克服受到耳鸣引起烦躁的不良心理反应，并尽可能采取可以或可能采纳的非药物防治方法。

三、西医药常规治疗

耳鸣的西医治疗方法很多，正因为很多其本身就反映耳鸣治疗的困难，治疗原则是：消除原发病变，从而消除耳鸣，若无法消除耳鸣，则应尽量使失代偿性耳鸣经过治疗转变为代偿性耳鸣，以减轻患者的痛苦。

（一）药物治疗

治疗耳鸣的药物大致分两类：改善内耳功能的药物和抑制耳鸣的药物。

（二）其他治疗

1. **掩蔽疗法**　掩蔽疗法由于其简便和安全性，目前是一种行之有效的方法，其原理是利用与耳鸣匹配的声刺激产生掩蔽效应，以促进患者对耳鸣的适应。

2. **耳鸣习服疗法**　耳鸣习服疗法是目前最好的综合疗法之一，就是通过长期的训练使神经系统重新整合，努力重建听觉系统的过滤功能，降低中枢兴奋性，增加中枢抑制，中止对耳鸣的听觉感受，促使患者对耳鸣适应。适应证：①病因不明的长期严重耳鸣；②耳鸣病因明确但久治不愈，在积极治疗原发病的同时采用本疗法，增加对耳鸣的认同感；③病因治愈后仍遗留耳鸣。方法：由医生定期给予习服训练指导，包括耳鸣不全掩蔽、松弛训练、转移注意力和心理咨询等。本疗法是一种综合治疗措施，长期疗效达 80%~90%。习服疗法需每天进行，患者应长期（1~2 年）坚持训练。

3. **认知行为疗法**　认知行为治疗的基础是贝克提出的情绪障碍认知理论，他认为认知是行为和情绪的基础，人们的适应性或者适应不良性行为和情感类型是经过认知过程而产生的。具体就是说，由耳鸣引发的情绪和睡眠障碍中，认知因素起到了很关键的作用。

4. **生物反馈疗法**　生物反馈作为一种现代治疗技术，是 20 世纪 60 年代从实验心理学中发展起来的。它是在电子仪器的帮助下，将身体内部的生理过程、生物电活动加以放大，并以视觉或者听觉的形式呈现出来，使主体得以了解自身的机体状态，并学会采用某种方法，在一定程度上控制和矫正不正常的生理心理变化。

5. **音乐疗法**　音乐疗法是通过聆听、欣赏乐曲，影响人体心理生理状态产生兴奋或者抑制的情绪反应，从而对耳鸣达到治疗的作用。

【特色疗法述评】

耳鸣是困扰人类生存质量常见的顽症之一。现在有很多方法可以用来帮助患者应对耳鸣，但直到目前为止，尚没有一种得到医学界公认的有确切疗效的治疗方法，这是由于对耳鸣机制尚缺乏足够的认识。还有，我们对于引起耳鸣的病因是否进行了认真的排查，也就是说，我们是否真正做到了认真地去寻找了有原因的耳鸣的病因或疾病。对于特发性耳鸣，现有的治疗主要围绕着如何能使耳鸣缓解或者减轻耳鸣对患者的影响，很难通过治疗使症状从根本上消失。因此，在治疗中应提出"康复治疗和保健服务"的模式。

耳鸣是多种病因导致的临床症状，其病因及发病机制复杂多样。由于目前对多数耳鸣患者无法进行分组，导致了耳鸣研究往往仅限于单纯的耳鸣症状,而将各种耳鸣混杂研究,对耳鸣的临床研究将很难获得确定的结果。建立合理的耳鸣患者分组,可以为寻求针对某一耳鸣亚组的有效治疗奠定基础。初步的数据显示了这样一个趋势:假设把耳鸣分为多个亚组,其中一个亚组患者的耳鸣非常严重,耳鸣非常响亮,而且持续存在;另一个亚组患者的耳鸣每天有变化,而且在噪声环境中耳鸣恶化,那么很可能存在一种治疗,它对某一耳鸣亚组无效而对另外的耳鸣亚组有效。

中医治疗耳鸣有其独特之处,既注重整体调节,又强调辨证论治。中药(内服或外用)、针灸、穴位注射、埋线、按摩等各种中医方法治疗耳鸣,具有简单、方便、价廉等优点,易于为患者所接受,且均有一定的疗效。许多文献报道显示了用中医药疗法治疗耳鸣的良好前景。时至今日,在耳鸣的各种治疗方法中,中医治疗仍受到人们的普遍关注。但是中药因需煎煮耗时,部分患者无法接受,影响疗效,因此,如何研究出高效、稳定的中药制剂、改善给药途径是值得重视的研究领域。有关本病的基础和临床研究还有待进一步开展,许多问题还有待进一步阐明。尤其是如何进一步开展中西医结合防治本病的研究,包括病因、病理、治法、药物等,乃是今后重点探索的内容。

耳鸣系耳科难治证之一,一般来说,病程短者,治疗较易,病程久者,较难完全消失。部分耳鸣虽不能完全消失,但只要消除了因耳鸣所导致的烦躁、焦虑、抑郁、失眠、注意力不集中等继发症状,也可视为临床治愈。

【主要参考文献】

1. 孔维佳,王洪田,余力生,等.耳鸣的诊断与治疗[J].临床耳鼻咽喉头颈外科杂志,2010,24(3):132-134.

2. 刘蓬.耳鸣程度分级与疗效评定标准的探讨[J].中国中西医结合耳鼻咽喉科杂志,2004,12(4):181-183.

3. 王洪田.耳鸣的诊断治疗新进展[J].实用医学杂志,2005,21(2):114-116.

4. 崔红,王洪田.耳鸣心理学问题的诊断与治疗[J].听力学与言语疾病杂志,2010,18(4):312-319.

5. 艾星,陈晓巍.耳鸣的诊断与治疗研究进展[J].中华医学杂志,2009,89(28):2008-2010.

6. 刘蓬,李明.对耳鸣疗效评价的思考[J].中华耳鼻咽喉头颈外科杂志,2008,43(9):710-713.

7. 王海荣.针刺颈椎夹脊穴治疗耳鸣35例[J].四川中医,2008,26(3):123.

8. 鄢路洲.针刺辨证治疗神经性耳鸣80例[J].针灸临床杂志,2005,21(9):15.

9. 周钢.针刺结合穴位注射治疗顽固性耳鸣56例[J].上海针灸杂志,2005,24(12):24.

(何伟平)

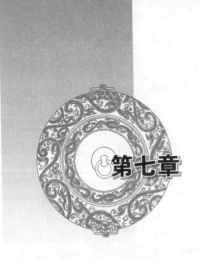

第七章　耳鼻咽喉肿瘤

第一节　耳 部 肿 瘤

　　按肿瘤所在部位，可将耳部肿瘤分为外耳肿瘤、中耳肿瘤和内耳肿瘤。按病理类型可分为瘤样病变、良性肿瘤和恶性肿瘤。所谓瘤样病变，是指瘤样组织增生，形成肿块，增生的细胞分化正常，除去增生原因后，细胞停止增生，但其易与肿瘤混淆。

　　耳部肿瘤发病情况有如下特点：发病率较低；良性瘤比恶性瘤常见，良性瘤以乳头状瘤最常见，恶性瘤以鳞状细胞癌最常见；原发性者多于继发性，原发于外耳者多属良性，原发于中耳者多属恶性。

耳　　瘤

　　耳瘤是发生于外耳道内的良性肿物，因肿物堵塞耳窍，可出现耳堵塞感，听力减退，耳鸣或耳痒。多由中外耳道慢性疾病如慢脓耳、耳疮、异物长期留存以及经常挖耳，或病毒感染引起。本病相当于西医学的外耳道乳头状瘤，多发于20~40岁之间，男性多于女性，无地域性与明显季节性。其他如耵聍腺瘤、外耳道骨瘤、外耳道胆脂瘤、外耳道肉芽等亦可参考本病论治。

　　古代医籍中无耳瘤之名。有关"耳痔"的记载，至明代始有论述。如《疮疡经验全书》简述了耳痔、耳蕈的病机及提出了内服、外敷、针灸等治疗方法。有些医籍较具体地描述了耳痔、耳蕈的症状，如《证治准绳》说"有耳蕈耳痔则不作脓，亦不寒热，外无痈肿，但耳塞不通，已上缠绵不已，令人耳聋"。清代许多医籍对本病都有专节论述。

　　在现代医著中，《中医耳鼻喉科学》在耳鼻咽喉口腔常见肿瘤中将"耳蕈"列于良性肿瘤之内，《中国医学百科全科·中医耳鼻咽喉口腔科学》中则论述有"耳痔"条目，并曰："外耳道内生长的良性肿物，称为耳痔"。所论基本与本节所指"耳瘤"类似。王德鉴《中医耳鼻咽喉口腔科学》对于耳痔有较为详细的论述。有些医著则沿用西医"外耳道乳头状瘤"之名,如《现代中医耳鼻咽喉口齿科学》等,《中医耳鼻咽喉科临床手册》则将其称为"外耳道瘤",所论均与本节所论耳瘤类似。

【病因病机】

一、中　医

清代不少外科医籍对本病都有专节论述,病因病机方面,多循前人之说,认为与肾火、肝火、胃火有关。如《医宗金鉴》说:"俱有肝经怒火,肾经相火,胃经积火而成"。

1. **肝经湿热**　肝气郁结,疏泄失常,久郁化火,或脓耳脓液浸润耳窍,湿浊邪毒阻塞脉络,日积月累,渐成肿块。

2. **肾经虚火**　素体肝肾不足,肾阴不足致虚火上炎;复因挖耳等损伤耳道,耳窍易感邪毒,邪毒与虚火、气血结聚耳窍而成。

3. **脾胃蕴热**　素体脾胃虚弱或饮食劳倦伤脾,脾失健运,运化失司,湿热痰浊阻滞,郁而化热,上蒸耳窍而成。

二、西　医

病因不明,一般认为本病的发生与病毒感染有关。当外耳道皮肤受到炎症、经常挖耳等外伤刺激后,局部皮肤抵抗力降低,病毒感染而致病。

【临床表现】

一、症　状

1. **耳堵塞感和听力下降**　早期无明显症状,随肿物逐渐长大,则出现耳堵塞感或听力下降,并可伴有耳鸣等症状。

2. **耳痒**　多由于肿物刺激或反复挖耳刺激引起。

3. **耳痛**　肿物压迫外耳道,可出现疼痛。

二、体　征

1. 外耳道内有肿物,色红、淡红、灰白或棕色,形状大小不一,表面凹凸不平,状如蘑菇、枣核、樱桃、桑椹,甚至肿物向外生长至耳门外,堵塞整个外耳道。

2. 出血或流脓水。肿物表面溃烂或挖耳损伤合并感染时可出现出血或流脓水。

【诊断与鉴别诊断】

一、诊 断 标 准

1. 外耳道阻塞感,发痒或耳痛。
2. 检查见外耳道有肉样赘生物,表面凹凸不平,状似桑椹或蘑菇。
3. 组织活检为良性肿瘤。

二、鉴 别 诊 断

1. **西医** 本病应与外耳及中耳恶性肿瘤相鉴别。
2. **中医** 主要与耳菌相鉴别。

【治疗】

一、一 般 措 施

1. 根治慢脓耳、耳疮等,及时取出外耳道异物。
2. 保持耳道清洁,及时清除耳道污物、脓液、异物等。
3. 禁烟酒,忌食辛辣食品。

二、中 医 治 疗

(一)辨证论治

1. 肝经湿热

主症:患耳堵塞感明显,听力下降,耳痒痛,或耳出脓水或血水,耳瘤色鲜红或深红,触之痛甚;全身或见口苦咽干,头晕目眩,舌质红,舌苔黄腻,脉弦滑。

治法:疏肝解郁,清热活血。

方药:丹栀逍遥散加减。柴胡、白芍、薄荷、丹皮、栀子、当归、白术各10g,生姜、甘草各6g。若气血痰浊互结,宜加入莪术、法半夏各9g,炙南星、郁金、浙贝母、瓜蒌各10g等以活血化瘀散结。

2. 肾经虚火

主症:患耳微痛微痒,堵塞感,耳内肿物淡红、质脆;全身或见眩晕,手足心热,腰膝酸软,舌质淡红,少苔,脉细。

治法:滋阴补肾,降火散结。

方药:知柏地黄丸加减。知母、黄柏、牡丹皮、泽泻各 10g,熟地黄、山茱萸(制)各 30g,山药、茯苓各 20g。肿物坚硬加三棱、皂角刺各 9g 以活血化瘀,溃脓散结。

3. 脾胃蕴热

主症:耳中堵塞感明显,听力下降,或耳中疼痛,耳瘤色红,出血;全身可见头重,口中黏腻,脘腹满闷,舌体胖,苔黄腻,脉濡数。

治法:燥湿化痰,清热散结。

方药:加味二陈汤加减。法半夏 9g,陈皮、茯苓、黄连、黄芩各 10g,甘草 6g。全方清热化痰,散结消瘤。若胃纳差,宜配神曲、麦芽等各 15g;湿热明显宜加龙胆草、栀子、车前子等各 9g,清利火热湿邪。

以上方药,水煎服,每日 1 剂。

(二)外治法

1. 外耳道乳头状瘤一经发现最好手术切除,切除后可用鸦胆子油、干扰素涂布创面,亦有用硝酸银化学烧灼或用电烧灼者有助于减少复发。

2. 外耳道乳头状瘤手术后,用微波烧灼创面,使创面凝固。微波具有治疗部位边界清楚,无出血,无焦痂,无即刻反应等优点,并能弥补因肉眼下搔刮创面而遗有残留之缺点,既可止血,使术野清晰,又可预防残留而致复发。使用微波时,关键要掌握分寸,功率不可过大,烧灼时间不可过长,以免引起水肿,造成瘢痕狭窄。

3. 也有不切除瘤体,直接用 5-氟尿嘧啶注射瘤体基底让其坏死脱落的,有时需反复注射。

4. 用电离子手术治疗机电凝烧灼,出血少,视野清楚,术后用碘仿纱条填压外耳道以预防外耳道狭窄。多功能电离子手术治疗机的治疗原理是利用等离子体火焰使触头与组织间的温度瞬间达 3 000℃左右,迅速将组织气化或碳化而切割病变组织。其优点为:①微创,安全,患者痛苦小;②定位精确;③出血量少;④适应证广:对各种疣类、色痣、化脓性肉芽肿、脂溢性角化、单纯性血管瘤、文身、皮角等均有良效。该治疗机具有长、短火挡,长火止血,短火烧灼。

5. 采用 ND:YAG 激光治疗外耳道乳头状瘤,手术操作方法简单,止血效果,手术时间短,患者痛苦少,术后恢复快,复发率低。小的病灶或单发病灶一次切除,瘤体大,侵犯范围广者可采取分期 ND:YAG 激光切除,避免一次性大面积切除造成的创面不易愈合,甚至造成术后瘢痕,引起外耳道狭窄。

6. 耳内镜技术在外耳道乳头状瘤手术中的应用。近年来耳内镜尤其是硬管耳内镜在耳科的推广应用,为耳科的临床治疗提供了崭新的工具。并把创伤小,术后恢复快,视野清楚等微创观念引入耳科,必将使耳科诊疗技术提高一个新台阶。耳内镜提供了良好的照明,放大高分辨图像,配以适当的镜长及口径,并将耳内镜显微器械改良,辅以电凝,可以非常接近病变进行细致的观察及手术,做到有的放矢,彻底地切除病变,避免不必要的外耳道正常的皮肤及黏膜的损伤,出血少,视野清楚,操作方便,治愈率高。

【特色疗法述评】

任何肿瘤都是全身疾病的局部表现,手术只是一种局部的治疗方法,手术后的大量复发和转移病例足以说明,仅局部治疗难以使肿瘤得到根除。而中医辨证论治,从整体出发,对患者的全身状况进行系统的调理,扶正祛邪,标本兼治,可以根治肿瘤且愈后不易复发。故而,较小的良性肿瘤或肿瘤切除术后宜应用中医治疗。

【主要参考文献】

1. 郑文. 微波配合鸦胆子油治疗外耳道乳头状瘤临床观察[J]. 吉林医学,2013,34(2):822-823.
2. 孙增银,薛迎春. Nd:YAG激光治疗外耳道乳头状瘤疗效观察[J]. 中国耳鼻咽喉颅底外科杂志,2006,13(1):74-75.
3. 曾帮兵. 耳内镜在外耳道乳头状瘤摘除术中的应用[J]. 四川医学,2007,28(9):1049-1050.

（雷剑波）

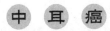

中耳癌不常见,约占耳部癌肿的1.5%,占全身癌的0.06%。可原发于中耳,或由原发于外耳道、鼻咽、颅底或腮腺等处的癌肿侵犯中耳。亦可因乳腺、胃肠道等处肿瘤远处转移所致。到肿瘤的晚期,很难确定肿瘤的原发部位。本病多发于40~60岁之间,性别与发病率无显著差别,无地域性与明显季节性。可有慢脓耳、耳疮病史,或耳瘤反复发作史和经常挖耳史。

本病在古代医籍中称为"耳菌"。《外科证治》曰:"耳菌形如蘑菇,头大蒂小"。《疡科心得集》说:"耳菌,耳口中发一小粒,形红无皮,宛如菌状,不作脓,亦不寒热,但耳塞不通,缠绵不已,令人全聋"。

【病因病机】

一、中　医

1. **湿热困结**　慢脓耳湿毒不去,日久化热,脓汁长期浸渍耳窍,血肉腐烂,耳滋生菌瘤。
2. **肾阴虚火**　慢脓耳邪毒久稽,更兼素体阴虚,耳失濡养,阴虚火旺,虚火上炎灼耳,血腐肉损久积,发为菌瘤。
3. **气血瘀阻**　慢脓耳邪毒滞留耳窍,致气血运行不畅,脉络瘀阻,邪瘀相结而成菌瘤。

二、西　医

约 80% 的中耳癌患者有慢性化脓性中耳炎史,故认为其发生与炎症有关。因中耳炎症使得鼓室黏膜上皮因血循环及营养障碍,可转变成复层鳞状上皮。此外,该癌肿可能有 60%~90% 起源于胆脂瘤上皮。中耳乳头状瘤亦可发生癌变。

【临床表现】

一、症　状

1. **耳聋耳鸣**　呈渐进性发展。
2. **耳痛**　耳内流血或脓血性分泌物,耳深部剧烈疼痛或胀痛,持续不止。
3. 可有耳下、耳后质硬固定之肿块,晚期有张口困难,复视,吞咽困难,面瘫,言语不清等症状。

二、体　征

局部检查见鼓室或耳道内有质软而脆的不规则肿物,生长迅速,易出血。组织活检示恶性病变。

【诊断与鉴别诊断】

一、诊　断　标　准

1. 中耳炎患者出现血性分泌物者,突然出现面瘫者。

2. 中耳或外耳道内有肉芽、息肉样组织及乳头状新生物,经切除后迅速复发或触之易出血者。

3. 耳深部持续性疼痛者。

4. 颅底及颞骨 X 线片、CT 及 MRI 等影像学检查有助于病变的诊断。

5. 耳内分泌物涂片检查有癌细胞及病理检查为确诊中耳癌的可靠方法。

二、鉴 别 诊 断

1. **西医** 本病应与中耳腔良性肿瘤等疾病相鉴别。
2. **中医** 本病主要应与耳瘤相鉴别。

【治疗】

一、一 般 措 施

1. 注意耳部卫生,戒除挖耳习惯。
2. 根治慢脓耳、耳疮,及时取出耳道异物。
3. 禁烟酒,忌食辛辣食品。

二、治 疗

(一)辨证论治

1. 湿热困结

主症:耳流脓日久,脓血腥臭,量较多,耳痛不止,耳鸣耳聋,耳内有肉芽状肿物,色红,易出血;或见头重,体倦,纳少腹胀,大便时溏,舌淡,苔黄腻,脉濡数。

治法:祛湿清热,解毒散结。

方药:龙胆泻肝汤加减。龙胆草、栀子、黄芩、车前子、泽泻、木通、当归各10g,生地30g,柴胡9g,甘草6g等。湿热流窜,颈部出现肿块,宜配用山慈菇、猫爪草、半枝莲、白花蛇舌草各15g以清热利湿,解毒散结之力。疼痛甚者,加赤芍、丹皮、制乳香、制没药各10g以活血止痛。

2. 阴虚火结

主症:患耳流脓日久,流脓血腥秽,耳痛较轻,绵绵不止,耳内有肿物淡红,质脆而易出血,眩晕耳鸣,腰膝酸软,五心烦热,虚烦失眠,舌质红,少苔,脉细。

治法:滋养肝肾,降火散结。

方药:知柏地黄汤加减。熟地黄、知母、黄柏各24g,山茱萸、山药各12g,泽泻、茯苓、丹皮各9g。如流脓血腥秽量多,宜配加马勃、半枝莲、白花蛇舌草、鱼腥草等各15g清热解毒。如面瘫、张口困难者,加蜈蚣、僵蚕、白芍、地龙、钩藤等各 10g 息风镇痉。头痛,面颊疼痛者,加露蜂房,白蒺藜、蔓荆子、藁本等各 9g 以解毒祛风止痛。

3. **气血瘀阻**

主症:耳鸣耳聋,耳胀痛或刺痛,流血性脓液,耳肿物暗红质稍硬,触之易出血,或有面瘫,头痛,舌质红或有瘀点,脉细涩。

治法:行气活血,软坚散结。

方药:丹栀逍遥散加减。柴胡、白芍、薄荷、丹皮、栀子、当归、白术各 10g,生姜、甘草各 6g。适当加配三棱、莪术各 15g,昆布 9g,穿山甲、生牡蛎各 30g 攻坚散结;水蛭 6g、桃仁 10g 破血逐瘀,攻坚消结。

以上方药,水煎服,每日 1 剂。

(二)外治疗法

1. **涂药法**　用硇砂散、鸦胆子油、蟾蜍丸、六神丸、白降丹涂敷于菌体,日 3 次,或将药物蘸于纱条上敷于肿瘤处,日换药 1 次。

2. **手术法**　早期行肿瘤手术切除与乳突根治术,术前术后配合放射治疗。

(三)物理疗法

1. **放射疗法**　可采用 ^{60} 钴,或 4~6mV 的高能 X 线、电子直线加速器等进行放射治疗。有报道采用电子直线加速器配合手术治疗 13 例外耳道癌和中耳癌,结果采用肿瘤切除合乳突扩大根治术,加术前、术后放疗的 3 年生存率为 66%;5 年生存率 50%;而单纯放疗的 3 年生存率为 50%,无 5 年生存者;单纯肿瘤切除术加放疗的 1 年生存率为 33%,无 3 年生存者。提示肿瘤切除合乳突扩大根治术,加术前术后放疗的疗效较好。另有报道采用手术、放疗治疗中耳癌 19 例,结果 3 年生存率为 31.2%,5 年生存率为 10.5%,结论为手术为主配合放化疗的综合措施是治疗中耳癌的最佳方法,乳突术腔的定期观察和处理时防止复发的重要措施,复发后合理治疗仍有一定效果。

2. **超短波、红外线治疗**　染毒红肿可用红外线或超短波局部照射治疗。

【特色疗法述评】

随着临床实践的不断发展,中医中药在恶性肿瘤治疗中的作用日渐显现,恶性肿瘤患者的存活期不断延长,痊愈的患者也日渐增多。目前,恶性肿瘤常用的治疗方法有:手术疗法、抗癌化疗法、抗癌放射疗法、免疫调整疗法、电磁疗法等。这些疗法具有抑制和杀灭癌细胞的作用,但不同程度地损伤人体正气。因此,中医中药在癌症治疗中的作用越来越受到重视,并被广泛运用。中医在恶性肿瘤的治疗过程中以辨证论治为核心,以扶正祛邪为根本原则,以药物疗法、饮食疗法、情志疗法、针灸疗法等多种方法相互配合。扶正祛邪是治疗恶性肿瘤的根本原则,其注重补精、补气、补血、补阴、补阳,兼顾解毒、软坚、理气、化痰、消瘀。扶助正气与解除癌毒贯穿于恶性肿瘤治疗的始终。只有灵活运用扶正与祛邪,才能达到扶正不留邪、祛邪不伤正的满意疗效。在恶性肿瘤的扶正治疗中,首先要重视补益脾胃,这既是扶正的基础,也是祛邪的需要。

【主要参考文献】

1. 陈锡辉. 手术后放疗治疗中耳癌的疗效观察[J]. 临床耳鼻咽喉科杂志,2003,17(7):414.

2. 苏文玲. 12 例中耳癌临床分析[J]. 临床耳鼻咽喉科杂志,2006,20(7):331.

3. 田双莲. 55 例外耳道及中耳癌的临床及疗效分析[J]. 肿瘤研究与临床,2003,15(4):272-273.

(雷剑波)

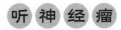

听神经瘤

听神经瘤表现为缓慢进行性耳鸣耳聋,或耳深部疼痛,耳面部感觉异常的一种疾病。无明显地域性、季节性,好发于中年女性,男女之比为 2∶3。多为单侧,双侧者罕见。

中医学中无本病的直接记载,当属于渐鸣、渐聋、劳聋、久聋的范畴。王清任《医林改错》曰:"两耳通脑,所听之声归于脑,脑气虚,脑缩小,脑气与耳窍之气不接,故耳虚聋;耳窍通脑之道路中,若有阻滞,故耳实聋"。因听脉是连接耳与脑的脉络,行走于"耳窍通脑之道路中",故王清任所说的道路中"若有阻滞",导致耳聋,实际上已经指出了本病的发病部位与主要症状,但未能提出其名。

【病因病机】

古代医籍中,对于渐聋、渐鸣久聋病因病理的认识多从正虚邪滞立论,尤其是肾虚、风邪滞留是其主要发病的病机学说。除了王清任提出的"瘀血阻滞"学说以外,缺少对于本病发病机制的专门认识。至于瘤病,古代医家多认为是由于内外因所伤,气血瘀滞,痰湿滞留所致。如《医宗金鉴》曰:"瘤者,随气留住,故有是名也。多外因六邪,荣卫气血凝郁;内因七情,忧怒气,湿痰瘀滞,山岚水气而成,皆不痛痒。"

本病的发生,一般以内因为主,耳肾虚、血瘀、痰浊则是发病的基本病因病理。在其发病过程中,往往虚实错杂,相互为因而成。因肾精为听觉之本,中年肾精渐衰,正不御邪,则邪易留结听脉而为病,故肾虚精亏是其发病之本;痰、瘀结滞则是其发病之标。肾虚精亏,耳失濡养,正气不足,使得痰、瘀乘虚留滞于耳,结聚听脉,渐而成形,而发为听脉瘤。无论是虚或实致病,"结"则是最终病机,故结是本病发生的基本病机特点。

1. **痰浊上犯** 过食辛辣炙煿,肥甘厚味,滋湿生痰,久蕴不去,循经上泛,留滞耳脉,结聚不散,渐而成瘤。

2. **气血瘀阻** 情志不畅,七情郁结,或屡感邪毒,致使耳部气血运行不畅,日久气血瘀阻,耳脉受阻,瘀血留滞不去,渐结成形,而发为听脉瘤。

3. **肾虚痰瘀互结** 素体虚弱,或房劳过度,肾精亏虚,耳脉失养,兼以痰浊内生,气血不畅,日久痰瘀互结,正不御邪,耳发为本病。

【临床表现】

一、症　状

1. **渐进性耳聋耳鸣** 表现为单侧耳聋耳鸣,进展较慢,少数亦有突然耳聋者。耳鸣多呈高音调性,后期可发展为全聋,可有头晕与走路不稳感。

2. **患耳及面、舌感觉异常** 患侧耳内深部疼痛,外耳道后壁感觉减退,或有触痛;同侧舌前 2/3 味觉及角膜反射、咽反射减退或消失;患侧面肌痉挛、麻木、感觉减退,甚或出现面瘫。严重者可有头痛,恶心呕吐等颅内压增高症状。

二、体　征

本病部位隐蔽,一般无明显体征。

【辅助检查】

1. **听力检查** 患耳呈感音神经性聋,高频区下降较为明显;语言识别率下降,有听觉疲劳现象;自描听力曲线多呈Ⅲ、Ⅳ型;声导抗测听显示鼓室导抗正常,镫骨肌反射阈升高或消失,潜伏期延长;脑干听觉诱发电位显示患侧Ⅴ波潜伏期与Ⅰ-Ⅴ波间期较健侧明显延长,甚或Ⅴ波消失。

2. **前庭功能检查** 患侧减弱或消失。

3. **脑脊液检查** 蛋白含量增高。

4. **影像学检查** X线断层、CT 或 MRI 显示患耳内听道扩大、变形,或有骨质破坏。MRI 检出率最高。

【诊断与鉴别诊断】

一、诊 断 标 准

1. 单侧缓慢进行性耳聋耳鸣。

2. 患耳及面部、舌前感觉异常。

3. 听力检查呈单侧感音神经性聋,高频区下降明显。

4. 脑干听觉诱发电位显示患侧Ⅴ波潜伏期于Ⅰ-Ⅴ波间期较健侧明显延长,甚或Ⅴ波消失。

5. 内听道检查显示扩大、变形或骨质破坏。

二、鉴 别 诊 断

1. **西医** 本病应与耳硬化症,眩晕及特发性耳聋相鉴别。

2. **中医** 本病应与耳眩晕相鉴别;突发性者尚应注意与暴聋相鉴别。

【治疗】

（一）辨证论治

1. 痰浊结滞

主症:耳鸣耳聋,逐渐加重,鸣声嗡嗡,眩晕头重,颜面、舌前、咽部麻木,感觉迟钝,身体困倦,纳呆便溏,舌淡胖,有齿痕,苔白腻,脉弦滑或细濡。

治法:涤痰化浊,散结通窍。

方药:涤痰汤加减。制半夏 9g,制南星、陈皮、茯苓、枳实、人参、石菖蒲、竹茹各 10g,生姜、甘草各 6g。诸药相合,共奏涤痰化浊,散结通窍之效。若痰浊较盛,生风伤络,瘤体已大,耳聋较甚,颜面抽搐、麻木者,可合用海藻玉壶汤、牵正散加减,以加重化痰散结,祛风通络之效。

2. 气血瘀阻

主症:耳聋耳鸣,日渐加重,鸣声高尖如笛,耳内疼痛或刺痛,时有头痛,颜面痉挛、麻木,胸胁闷胀或刺痛,妇女月经失调,经色暗红,少腹刺痛,舌暗,或有瘀点,脉细涩。

治法:活血化瘀,通络散结。

方药:血府逐瘀汤加减。生地黄 30g,当归、桃仁、红花、川芎、赤芍、枳实、牛膝、桔梗各 10g,柴胡 9g,甘草 6g。合奏活血化瘀,通络散结。若耳聋已甚,瘤体已大者,酌加三棱、莪术各 15g,穿山甲 30g,水蛭 6g 等,以助化瘀散结消瘤之力。

3. 肾虚痰瘀互结

主症:耳渐鸣渐聋,甚或患耳全聋,耳鸣如蝉,眩晕,步态不稳,颜面麻木,抽搐,甚或面瘫,舌前味觉、咽、角膜反射减退或消失,耳痛,头痛,精神不振,健忘失眠,腰膝酸软,舌淡暗而胖,苔白,脉细弱。

治法:益精补肾,活血化瘀。

方药:左归丸合海藻玉壶汤加减。熟地黄 20g,菟丝子、牛膝、龟甲胶、鹿角胶、山药、山茱萸、枸杞子各 10g,海藻 30g,制半夏 9g,昆布、贝母、陈皮、当归、川芎、连翘、青皮各 10g。二方相伍,既能补肾而培本,又能化痰活血散结。

若精虚及阴,阴虚火旺,痰瘀互结,郁而化热,耳鸣耳聋,眩晕,恶心呕吐,头痛较甚,低热或潮热,舌红苔黄腻,脉细数者,治宜滋阴降火,解毒散结。方药用知柏地黄汤和柴胡清肝汤加减。

若精虚及阳,肾阳肾气亏虚,渐鸣渐聋,腰膝冷痛,形寒怕冷,便溏尿频,舌淡脉弱者,治宜补肾阳,散结活血,方选右归丸或金匮肾气丸加减。

以上方药,水煎服,每日 1 剂。

(二)外治法

经内治不效,或瘤体较大,症状较重者,可行听脉瘤切除术。目前听神经瘤的治疗手段多采用显微外科手术。微创手术具有切口短、开颅创伤小、骨窗小、手术时间短等优点。手术难度与瘤体质地、大小及其与相邻组织间的解剖关系紧密相关。

(三)针灸治疗

1. **耳针疗法**　取内耳、耳中、内分泌、皮质下、心、肾、脑点、脑干等穴,针刺或压穴。

2. **体针疗法**　取听宫、听会、翳风、肾俞、内关、三阴交等穴,中弱刺激。

【特色疗法述评】

听神经瘤起源于听神经鞘,为常见的颅内肿瘤之一,好发于中年人,肿瘤大多数是单侧性,少数为双侧,多为良性。如能切除,常能获得永久治愈。但肿瘤毗邻脑干,经手术操作或阻断循环、术中牵拉、推移压迫小脑或脑干部、术中水肿或脑干移位,常易引起术后面瘫。面瘫又称面神经损伤,表现为病侧表情肌完全瘫痪、额纹消失、眼裂变大、鼻唇沟变浅、口角下垂歪向健侧及病侧不能皱眉、闭眼、鼓气等,进食时,食物滞留于病侧齿颊间,并常有口水流出。面瘫是由于人体气血不足、经脉空虚、风寒之邪乘虚侵袭面部经络,出现经络阻滞、气血运行不畅、经脉失养而致病。治疗上采用针灸、拔罐、穴位敷贴为主,辅以中药内服,可提高神经兴奋性,改善局部血液循环和营养代谢,加强局部肌肉神经功能的恢复。传统中医中药及针灸疗法等在听神经瘤术后恢复有着不可替代的作用。

【主要参考文献】

1. 刑云飞.48例听神经瘤的微创手术治疗体会[J].中国实用医药,2013,24(8):67-68.
2. 王伟.听神经瘤显微手术与面神经保护[J].中国临床神经外科杂志,2013,18(7):385.
3. 张军.听神经瘤的显微外科切除及治疗策略探讨[J].中华耳科学杂志,2013,11(1):10-13.

（雷剑波）

第二节 鼻部肿瘤

鼻腔及鼻窦的良性肿瘤不仅种类繁多,而且分类方法也庞杂,不尽相同。还有较多学者趋向于按组织来源进行分类。但若按其性质则大抵趋于分为真性肿瘤和假性肿瘤两大类:前者包括乳头状瘤、腺瘤、血管瘤、淋巴管瘤、骨瘤、神经源瘤、纤维瘤、脂肪瘤、黏液瘤及牙源瘤等;后者仅指少数类瘤,如囊肿、息肉及膜-脑膨出等。至于内翻性乳头状瘤,有谓之为"癌前病变""癌前状态"或"边缘性肿瘤"者;另有一些肿瘤,如成釉细胞瘤、髓外浆细胞瘤等,许多学者将归为"半恶性""临床恶性"或"低度恶性"肿瘤。甚至有些肿瘤直至现在,其在病理学上的良恶性尚有争议,或者认为其已属恶性肿瘤,如所谓"圆柱瘤",现已定名为"腺样囊性癌"。

一般来讲,良性肿瘤好发于鼻腔,恶性肿瘤则多自于鼻窦。就鼻窦恶性肿瘤而言,则以上颌窦为最多见,甚至可高达60%~80%,其次为筛窦,原发于额窦者少见,蝶窦者罕见。

良 性 肿 瘤

鼻部的良性肿瘤,依其病变性质主要有乳头状瘤、血瘤、骨瘤等名称。可发生于鼻腔、鼻窦等部位。好发于成年人,中青年多见,男女均可发病,无明显地域性和季节性。

古代文献中所述之血瘤、骨瘤、肉瘤应包含有本病。现代各版中医耳鼻喉科学教材将其归属于耳鼻咽喉科良性肿瘤内进行论述,至《中国医学百科全书·中医耳鼻咽喉口腔科学》中始有"鼻及鼻咽血瘤"之名。鼻瘤之名见于

《中医耳鼻咽喉科临床手册》，该书在论述鼻腔及鼻窦良性肿瘤时曰："本病中医分别称为鼻瘤、鼻血瘤、鼻骨瘤"。

【病因病机】

一、中　医

古代医著中有关瘤的发病主要与五脏失调、瘀血、痰浊结滞有关，其中肉瘤与脾、骨瘤与肾、血瘤与心的功能失调有关。

1. **心肺郁热**　肺主鼻，若邪毒屡犯肺脏，滞留不去，郁而化热，或五志化火，心火内蕴，以致心肺蕴热，循经上蒸，结于鼻腔，壅遏气血，渐发为瘤。

2. **痰浊内生**　过食辛辣炙煿，肥甘厚味，致使痰浊内生，上泛于鼻，凝结成有形之物，而发为鼻瘤。

3. **气血瘀阻**　外伤伤鼻，或邪毒袭滞鼻窍，久而不去，壅遏气血，致使气血运行不畅，日久瘀结成形，而发为鼻瘤。

二、西　医

1. **血管瘤**　病因至今未明，有人认为属于真性肿瘤，但较多认为由于很少发生恶变、无转移等特点，从而认为是血管发育过程中血管发育障碍或畸形所致的错构瘤，但与真性血管瘤区分困难。其病因可能与慢性炎症、外伤、内分泌有关。亦有人认为血管瘤为先天性良性肿瘤，与胚胎残余有关，认为鼻中隔血管瘤系胚性母血管细胞所产生。

2. **乳头状瘤**　本病病因和发病机制尚不清楚，学说较多。多数学者认为是一种良性的真性肿瘤，因为它容易复发和恶变成癌。少数认为与炎症刺激和上皮化生以及病毒感染有关，似与变态反应及吸烟无关。

3. **骨瘤**　近年来认为由骨膜之"胚性残余"所发生，故多发生与筛骨（软骨内成骨）和额骨（骨膜内成骨）交接处、蝶骨小翼和额骨眶板之间或上颌窦内。亦有学者认为外伤、炎症刺激引起这些残留组织活跃增生所致。

4. **纤维瘤**　是局部进展性纤维组织肿瘤样增生病变，常不转移，但局部浸润到周围组织，其发病机制未明。

【临床表现】

1. **血管瘤**　鼻出血为其主要症状，可反复发作，亦可为血性鼻涕。肿瘤较大，可有鼻塞及压迫症状，如鼻塞严重、面部畸形、眼球移位、复视、头痛等症状。检查可见在鼻中隔前下部,间或可在鼻底及鼻甲处发现具一小蒂或属广基新生物,常呈暗红色,表面光滑或桑椹状,探针触之易引起严重出血。血管瘤发生于鼻窦时,有时可见中鼻道丰满或有息肉变性样物,中鼻道有血性分泌物等,若误以为鼻息肉摘除,可引起严重出血。鼻窦 X 线或 CT 检查,有时可见上颌窦扩大。活检宜慎重,以免引起严重出血。

2. **乳头状瘤**　患者可表现为鼻塞及鼻内肿块,可伴有流涕,有时带血,也可有面部疼痛和嗅觉异常等;随着肿瘤扩大和累及部位不同,可出现相应的症状和体征。检查见肿瘤外观呈息肉样,表面不平,质较硬,触之易出血。鼻窦 X 线或 CT 扫描对本病无特异性诊断价值,但有助于确定病变部位,了解病变范围及骨质破坏情况。病理检查可见确诊。

3. **骨瘤**　均位于鼻窦内,为鼻窦良性肿瘤中最常见者,以额窦最多见,其次为筛窦,上颌窦较少,蝶窦最少,原发于鼻腔的骨瘤极罕见。多见于青年时期,部分患者到成年后停止增长。肿瘤继续增生增大,可致头痛、鼻塞、患处膨隆,甚或眼球移位、突出。X 线片可见圆形高密度影,正侧位片有利于肿瘤定位。

4. **纤维瘤**　可发生于鼻腔或鼻窦,青年人多见。发于鼻腔者呈进行性鼻塞。瘤体光滑,色淡红或白,广基或带蒂,质硬,不易出血。肿瘤增大压迫骨质,可致骨质吸收引起变形,患处隆起,出现压迫症状;入眶可致眼球移位、面颊部膨隆。齿槽变形等。

【诊断与鉴别诊断】

一、诊 断 标 准

根据上述各种鼻瘤的症状及特征进行诊断,病理有助于确诊。

二、鉴 别 诊 断

1. **西医**　本病应与鼻前庭与鼻窦囊肿、鼻息肉、鼻腔及鼻窦恶性肿瘤等疾病相鉴别。

2. **中医**　主要与鼻部痰包、鼻菌、息肉等相鉴别。

【治疗】

一、一 般 措 施

1. 血管瘤应避免反复触碰,以减少出血。

2. 少食辛辣肥甘食物,戒烟酒。

3. 密切观察肿瘤生长情况,防止恶变。

4. 根治鼻部慢性疾患,以降低肿瘤发生。

二、辨 证 论 治

1. 心肺郁热

主症:瘤体色红或淡红,质软,或稍硬,触易出血,常发衄血或涕中带血,舌尖红,苔薄黄,脉实。

治法:清泄心肺,宣郁散结。

方药:黄芩汤加减。黄芩、栀子、桑白皮、连翘、赤芍、丹皮各 10g,薄荷、甘草各 6g 等。瘤体质硬着,加地龙 10g、穿山甲 30g 以助散结消瘤之力;易出血或常发衄者,加白茅根 15g,大小蓟、茜草各 10g 以凉血止血。若为血瘤,色红易出血者,亦可用芩连二母丸加减,以清泄心火,活血散结。

2. 痰浊凝结

主症:瘤体色白或灰白,质软或硬,或表面粗糙不平,鼻塞嗅减,头闷头重,胸闷,流涕白黏,咳痰黏稠,舌苔腻白,脉滑。

治法:燥湿化痰,散结消瘤。

方药:涤痰汤加减。制半夏 9g,制南星、陈皮、茯苓、枳实、人参、石菖蒲、竹茹各 10g,生姜、甘草各 6g。若瘤体较大而质硬者,加生牡蛎 30g、海藻 30g(去甘草),海蛤粉、昆布各 10g 或合用海藻玉壶汤,以助化痰散结之力;痰蕴化热,舌苔黄腻者,加黄芩、车前子各 10g 以清热化痰。

3. 气血瘀结

主症:瘤体色暗或紫,质硬,表面凹凸不平,鼻塞嗅减,头痛且胀,或有耳闷、面瘫、舌质暗红或生瘀点,脉涩。

治法:活血化瘀,散结消瘤。

方药:血府逐瘀汤加减。当归、生地、桃仁、红花、赤芍、柴胡、川芎、枳壳、牛膝、桔梗各 12g,甘草 6g。瘤体大而质硬,或久而不消者,加三棱、莪术各 15g,土鳖虫、穿山甲各 30g 以助活血散结消瘤之力。

以上方药,水煎服,每日 1 剂。

三、外 治 疗 法

古代无鼻瘤外治法的记载,现代医著中,多主张用手术治疗。临床时,对于发于鼻腔的肿物可涂塞消瘤散、麝黄散或消息灵等,以消肿散结消瘤。对于内外治疗效果不佳者,可行鼻内镜手术切除、激光、电凝固术、冷冻等以去除瘤体。

【特色疗法述评】

　　鼻腔、鼻窦肿瘤的治疗，手术是其最佳选择。传统治疗方法采用鼻侧切开术，有损伤性大并遗留鼻部手术瘢痕的缺陷，给患者造成很大痛苦。近年来随着鼻内镜技术发展，以及在鼻腔、鼻窦病变准确定位上的应用，内镜手术能够准确彻底地切除鼻腔鼻窦肿瘤病灶。此法损伤小，痛苦小，是治疗鼻腔鼻窦肿瘤的好方法。鸦胆子油局部应用，对黏膜面有刺激作用，使肿瘤细胞的细胞核固缩、细胞坏死、脱落，同时配合中药清热解毒，凉血行滞，促进创面愈合，减少复发。术后内服中药以清热凉血，行滞化瘀，促进创口愈合并防止复发。

【主要参考文献】

1. 陈观贵. 鼻内镜手术治疗鼻腔鼻窦内翻性乳头状瘤［J］. 中国内镜杂志，2013，19（2）：184-186.

2. 杜伟强. 鼻内镜下低温等离子射频治疗鼻腔鼻窦内翻性乳头状瘤的疗效分析［J］. 临床耳鼻咽喉头颈外科杂志，2013，27（1）：42.

3. 宋剑武. 人乳头状瘤病毒感染与鼻内翻乳头状瘤的发病及恶变关系的调查分析［J］. 实用预防医学，2013，20（4）：474.

（雷剑波）

鼻　癌

　　鼻癌是指发生于鼻部的恶性病变，临床以其发生部位不同而有不同的证候表现，一般以进行性鼻塞，流血性鼻涕，不规则肿物，或鼻面部肿胀，头痛等为主要特征。好发于中老年。其病可发于外鼻、鼻腔、鼻窦等部位，尤以鼻窦为多。

　　属古代医家所论鼻菌、癌、岩的范畴，此外，所论脑漏、控脑砂的一些症状与本病亦有类似之处。

【病因病机】

一、中　医

　　有关本病的病因病机，主要认识有痰、热、瘀、虚学说。

1. **气血瘀阻**　多因邪毒屡犯鼻窍，或鼻病迁延不愈，日久邪毒滞留，气血运行不畅，或因情志抑郁，气机不畅，妨碍气血运行，久而瘀血内生，积结于鼻，而变生菌肿。

2. **火热上犯**　若环境不洁，空气污浊，毒气熏肺伤鼻，或烟酒过度，火热内生，或情志不畅，胆经蕴热，日久肺热、火毒、胆热上犯于鼻，聚结不散而变生癌肿。

3. **痰浊上泛**　饮食不洁，过食肥甘，或劳伤脾胃，脾胃失调，运化失常，痰浊内生，循经上泛，结滞于鼻，渐而凝结成菌。

4. **气阴两虚**　鼻菌后期，由于癌毒耗伤气血，或因放疗、化疗、伤损气阴，多致气血或气阴两虚，甚或正气匮乏，癌毒肆虐而殒伤生命。

二、西　　医

1. **外鼻恶性肿瘤**　多属皮肤癌，恶性程度低，发展较慢，且易于发现，可得到早期治疗，预后一般较好。

2. **鼻腔及鼻窦恶性肿瘤**　病因未明，可能与下列诱因有关，包括长期慢性炎症刺激、经常接触致癌物质、良性肿瘤恶变、外伤等。

【临床表现】

1. **基底细胞癌**　好发于鼻翼及鼻尖，发展缓慢，不转移。初期为以灰白或淡黄色蜡样结节，表面有鳞屑，不红不痛；结节渐大，中心渐溃，表覆痂皮，痂脱有少量出血，溃疡边缘较硬、界线分明，外围可有色素沉着。病变扩展可破坏鼻、颊及上唇，或深入骨膜。除溃疡型外，尚有结节型。病理检查可确诊。

2. **鳞状细胞癌**　较少见。初期呈疣状或浅表溃疡，渐成难以愈合的红色肉芽状创面，易出血。活检可确诊。

3. **恶性黑色素瘤**　青年多见，多由良性黑痣恶变而成，表面溃疡、渗出、易出血。活检易扩散，故不宜施行。

4. **鼻腔癌**　原发者少见，多由鼻窦之癌菌发展而来。表现为进行性鼻塞，涕中带血或常发衄血，头痛头闷。肿瘤生长很快，表面凹凸不平，呈菜花状，色红，易出血，质硬而脆，伴有溃疡及坏死。晚期可浸入鼻窦及眼眶。病理检查可确诊。

5. **鼻窦癌**　好发于上颌窦，筛窦次之，额窦、蝶窦较少。

（1）上颌窦恶性肿瘤：早期有面颊部疼痛和麻木感，或有窦部胀痛感，一侧鼻流脓血性鼻涕，进行性鼻塞，磨牙部疼痛与松动，拔牙后症状不减。晚期破坏窦壁，累及邻近器官，可见面颊及鼻部畸形，眼球移位及固定，硬腭下及牙槽变形,张口困难,顽固型神经痛及淋巴结转移。上颌窦穿刺有实质感,注入液体不能流动。

(2) 筛窦恶性肿瘤:早期可无症状。侵入眶内可使眼球移位、复试或视力减退,甚或失明,眶内角隆起;侵入鼻腔有单侧鼻塞、血涕、嗅减、头痛等。晚期侵入颅内有剧烈头痛。颌下或同侧颈上淋巴结转移等。

(3) 额窦恶性肿瘤:较少见,早期无症状。向外、下发展时可致前额部及眶内缘隆起,眼向下、外、前移位,突眼,复视,鼻出血,局部肿痛等。

(4) 蝶窦恶性肿瘤:早期无症状。晚期有眼球移位,运动受限,视力减退,鼻出血,头痛,枕后痛等。肿瘤原发者少见,多从邻近发展而来。

【辅助检查】

1. 鼻腔及鼻窦内镜检查可发现肿瘤的原发部位、大小、形状、鼻窦开口情况等。

2. X 线及 CT 检查可见肿瘤阴影及骨质破坏等。

3. 活检及细胞涂片检查可见癌细胞。

【诊断与鉴别诊断】

一、诊 断 标 准

主要依据不同部位鼻菌的症状与检查所见进行诊断,以下几点应引起重视:

1. 外鼻部无痛性溃疡,或创面易出血。

2. 进行性鼻塞、鼻涕带血,持续性头痛。

3. 鼻腔不规则肿物,表面溃烂,易出血。

4. 颜面部疼痛、麻木、肿胀,或牙疼持续不减。

5. X 线及 CT 检查可见肿瘤阴影及骨质破坏等。

6. 活检及细胞涂片检查可见癌细胞。

二、鉴 别 诊 断

1. **西医**　本病应与发生于外鼻、鼻腔、鼻窦的各种先天性、牙源性或潴留性囊肿,鼻窦良性出血性新生物,鼻窦真菌病,三叉神经痛,牙源性上颌窦炎、鼻息肉,上颌骨骨纤维组织异常增殖等疾病相鉴别。

2. **中医**　需与鼻部痰包、鼻瘤等相鉴别。

【治疗】

一、一般措施

1. 保持鼻腔卫生,根治慢性鼻部疾患。
2. 少食辛辣炙煿,禁烟酒。
3. 定期体检,以便早期发现,早期治疗。
4. 改善工作环境,防止粉尘,有害气体污染。
5. 密切观察病情,及时处理鼻出血等。

二、治疗

(一)辨证论治

1. 气血瘀阻

主症:鼻菌癌肿处隆起,或呈结节状,质硬暗红,易出血,血色暗红,头痛或局部刺痛、胀痛、颜面麻木,鼻塞嗅减,涕中带血暗红,或眼球移位固定,目珠胀痛,舌质暗红,或舌下青筋紫暗,或舌生瘀斑、瘀点,脉细涩。

治法:活血化瘀,软坚散结。

方药:血府逐瘀汤和鳖甲煎丸加减。方中以血府逐瘀汤(当归、生地、桃仁、红花、赤芍、柴胡、川芎、枳壳、牛膝、桔梗各12g,甘草6g)活血化瘀,通脉导滞;辅以鳖甲煎丸(炙鳖甲、硝石各12g,蜂房、土鳖虫、丹参、白芍、射干、桃仁、牡丹皮、凌霄花、葶苈子各10g,柴胡、半夏、蜣螂各9g,阿胶、鼠妇虫、黄芩、干姜、大黄、桂枝、厚朴、瞿麦、石韦各6g)活血逐瘀,散结消癌。

2. 火毒聚结

主症:鼻菌癌肿色红,表面溃烂生腐,腐物较多,味臭,易出血,血色鲜红量多,口苦,烦躁,便干溲赤,舌红苔黄腻,脉数。

治法:泻火解毒,消肿散结。

方药:当归龙荟丸加减。芦荟、大黄、甘草各6g,龙胆草、栀子、黄连、黄芩、黄柏、当归、柴胡各10g等。疼痛剧烈者,加乳香、没药、赤芍各10g以活血止痛;癌肿溃烂腐物量多,加半枝莲、白花蛇舌草、龙葵各15g以清热消肿化腐。

3. 痰浊凝结

主症:鼻部癌菌色白、灰白或淡黄,质软或硬,表面凹凸不平,如菜花状,流涕白黏或黏稠,或颜面隆起,颈项恶核质硬,头重头痛,胸闷纳呆,舌体胖大,苔白腻,脉滑。

治法:涤痰化浊,软坚散结。

方药:涤痰汤加减。制半夏 9g,制南星、陈皮、茯苓、枳实、人参、石菖蒲、竹茹各 10g,生姜、甘草各 6g。酌加山慈菇、浙贝母、海浮石、僵蚕、鸡内金、穿山甲各 10g 以助化痰散结消癌。

4. 气阴两虚

主症:癌肿溃烂,日久不敛,或经放疗、化疗、手术后,少气乏力,口咽鼻干燥,头晕目眩,纳差体瘦,舌嫩红少苔,脉细弱。

治法:益气养阴,清泄余邪。

方药:生脉饮加减。人参 10g、麦冬 20g、五味子 10g 益气养阴,加沙参、石斛、天花粉、鳖甲各 10g 以助养阴生津;半枝莲、白花蛇舌草、山慈菇各 15g,法半夏 9g 以化痰抗癌,清泄余邪。少气乏力明显者,加冬虫夏草、灵芝、山药各 10g 以助益气扶正之力。

以上方药,水煎服,每日 1 剂。

(二)外治疗法

1. 敷药法　适用于外鼻菌肿,或波及颜面而发生颜面肿胀者。局部不红不痛者,可敷用阳和解凝膏、生肌玉红膏等;红肿者,敷用如意金黄散、黄连膏。

2. 吹药法　鼻腔菌肿,或外鼻菌种溃烂者,可用消瘤散、锡类散、麝黄散,消肿化腐散等吹、涂于菌肿上,以消肿散结,化腐生肌。

3. 滴鼻法　放疗、化疗后鼻腔干燥者,可滴用鼻炎灵、复方薄荷滴鼻剂等,以润燥养鼻。

4. 放射疗法　用 ^{60} 钴或 4~6mV 的 X 线放射治疗。

5. 手术法　根据病变部位不同采取相应的癌瘤切除术。

【特色疗法述评】

中医学认为,在正常情况下,阴阳之间的平衡由机体内自动调控功能控制,这种功能的正常运转又赖于体内正气的作用。"正气存内,邪不可干","邪之所凑,其气必虚"。癌的发生就是因为癌(邪)干扰了机体内部阴和阳之间的生理平衡,使机体自动调控功能失控所致。一旦这种调控功能失控,体内那些本应"消失"或"凋亡"的细胞便会以"非法"的身份存活下来导致发育异常,助长癌的发生。中医学所谓的"正气"和"阴阳平衡"是人体正常生长的根本。当纠正了机体阴阳失衡的状态时,机体便恢复了正常功能。而用调整阴阳失衡状态来治疗癌症,这一机制是相吻合的。在癌症治疗过程中纠正阴阳失衡的办法,主要依照中医学脏腑辨证和八纲辨证的法则,查明阴阳失衡关键所在,施治时先着眼于补其"不足",即扶正,在机体失衡状态被纠正后,癌症的增殖状态被抑制。通过这种帮助机体内部调控功能恢复正常运行状态所产生的双向调节效应(使癌细胞正常化,增强机体免疫功能),来达到治疗癌症的目的。因此,我们应用阴阳学说中的"谨察阴阳所在而调之,以平为期"的方法,结合临床实践来辨证论治晚期癌症而收到的明显效果,临床在进一步观察中。

【主要参考文献】

1. 陈雷. 晚期鼻腔鼻窦恶性肿瘤的内镜外科治疗[J]. 中华耳鼻咽喉头颈外科杂志,2011. 46(6):469-474.

2. 陈华英. 基层医院开展内镜下鼻腔-鼻窦恶性肿瘤手术的体会[J]. 中国全科医学,2012: 15(17):2008-2009.

3. 韩旭. 鼻窦肿瘤的CT诊断(附20例分析)[J]. 中国临床医学影像杂志,2002:13(6): 440.

(雷剑波)

第三节　鼻　咽　癌

　　鼻咽癌是指原发于鼻咽部恶性肿瘤,为头颈部最常见恶性肿瘤,恶性程度高,自然生存时间平均为18.7个月,起病隐蔽,早期常无明显症状,一般情况下常见回吸性涕中带血、鼻塞、耳鸣及头痛等,中晚期常有颈淋巴结肿大及全身脏器转移。鼻咽癌发病年龄大多在40~60岁之间,男性多于女性,男女患病比例约为3∶1。鼻咽癌发病有明显的种族差异,好发于黄种人(中国、印度尼西亚、马来西亚、泰国、越南、菲律宾),白种人少见,鼻咽癌患者虽然见于五大洲的许多国家和地区,但世界大部分地区发病率较低,一般在1/10万以下,约85%的鼻咽癌病例发生在中国,又以中国的南方地区较高,如广东、广西等省(自治区),特别是广东的中部和西部的肇庆、佛山、中山和广州地区更高,即珠江-西江流域为最高发区。鼻咽癌的发病率由南到北逐渐降低,北方的发病率不高于(2~3)/10万。鼻咽癌的病因包括遗传易感性、饮食环境及EB病毒感染等。其癌变过程相对漫长,涉及多种癌基因、抑癌基因及其相互作用。

　　受限于诊疗设备和医疗技术等原因,古代医家未能准确诊断鼻咽癌,也无"鼻咽癌"病名,但古人已观察到鼻咽癌的相应临床表现。并进行了相应的记述,文献资料可散见于古医籍中的"失荣(营)""石疽""恶核""瘰疬""真头痛"等,其相应的病因、病机及治疗可作为中医鼻咽癌研究的参考。

【病因病机】

一、中 医

本病的主要病因包括：肝肺郁热、气血凝结、火毒困结、痰浊结聚及正虚毒滞。

1. **肝肺郁热** 情志不遂，肝气郁结，郁久化火上冲颃颡；肺开窍于鼻，肺经风热入里，肝肺郁热，搏于颃颡，致颃颡癌成。《张氏医通》认为"原夫脱营之病，靡不本之于郁"，《外科正宗》谓"失荣（鼻咽癌）"成因"或因六欲不遂"。

2. **气血凝结** 肝郁气滞，血行受阻，气血凝滞，积聚颃颡而成。《外科大成》谓"石疽（鼻咽癌）"系"由沉寒客于经络，气血凝结而成"。

3. **火毒困结** 肝郁日久，火毒由生，化火上灼颃颡而成。

4. **痰浊结聚** 脾失健运，痰浊内生，郁火凝痰，痰凝成块，结于颃颡、颈项而成。《外科正宗》谓"失荣（鼻咽癌）"系"郁火所凝，隧痰失道，停结而成"。

5. **正虚毒滞** 禀赋不足，易受邪侵，驱邪无力，邪留日久，脏腑失调，气血不畅，经络阻滞，化生毒邪，侵于颃颡而成。癌成既久，气血渐耗，脏腑日衰，但癌毒内存，结聚于外，亦可表现为正虚毒滞。

目前鼻咽癌公认的治疗方法是以放疗为首选，由于放射线具有极强的杀伤性，性类中医火邪特征，鼻咽癌患者经放疗后造成机体的灼伤，耗气伤阴，可出现肺胃阴虚及脾胃失调，日久则耗精伤血，致气血亏虚及肾精亏损。

二、西 医

鼻咽癌的发生涉及多种原因，但目前公认的原因包括三方面，即遗传因素、EB病毒感染、环境和化学致癌因素。

1. **遗传因素方面**

（1）本病具有种族易感性。黄种人多于白种人，广东籍人高于其他省份籍人，定居外省、国外的广东籍人或其后裔及混血儿鼻咽癌的发病率高于当地居民，国外华人患鼻咽癌比当地居民男性高40倍，女性高50倍。

（2）本病具有家族聚集现象。鼻咽癌有明显的家族聚集现象，超过10%的鼻咽癌患者有家族史，鼻咽癌的遗传易感性可能是发病的一个重要因素。

（3）本病有免疫遗传标记，白细胞抗原（HLA）中A位点的HLA-A2位点与鼻咽癌发生有关。

2. **EB病毒感染** 从Old等（1966）首次用免疫扩散法在鼻咽癌患者的血清中检测到高滴度抗EB病毒抗体以来，经过大量研究，现已基本公认EB病毒感染与鼻咽癌的发生密切相关。全世界大部分人在儿童时期均感染过 EB 病毒,但只有极少部分人成年后会发生鼻咽癌。EB 病毒致病机制尚不完全清楚。机体免疫系统对 EB 病毒感染的控制作用及 EB 病毒逃避机体免疫应答的机制,是研究的重点。机体免疫系统对 EB 病毒感染的控制作用主要通过细胞免疫来实现,近几年研究表明,EB 病毒不仅能感染 B 淋巴细胞,还能感染 T 和(或)NK 细胞,并产生大量的细胞因子。

3. 环境和化学致癌因素　环境因素也是诱发鼻咽癌的一种原因,在广东调查发现,鼻咽癌高发区的大米和水中的微量元素镍的含量较低发区高,在鼻咽癌患者的头发中镍的含量亦较低发区高。也有报道说,食用咸鱼及腌制食物是中国南方鼻咽癌高危因素,且与食咸鱼的年龄、食用的期限额度及烹调方法也有关。经常吸烟、饮酒,食用腌制(如咸鱼和酸菜等)、烟熏、油炸和烘烤等食品可增加鼻咽癌发病的危险性。吸烟可产生大量的有害气体及颗粒物,主要为挥发性亚硝胺、CO、氧化氰、烟焦油、烟碱(尼古丁)等,对人体有很强的致癌作用。

【临床表现】

一、症　状

1. 回吸性涕血　表现为回吸鼻性痰(涕)中带血丝,或擤鼻时涕中带血,持续性存在,或进行性加重,尤其是晨起时第一口痰或第二口痰中带血。中晚期可有明显的鼻出血。

2. 鼻塞　在鼻咽癌早期可出现间歇性鼻塞,当鼻咽癌肿块堵塞一侧鼻后孔,则可出现病变侧持续鼻塞。

3. 耳鸣、听力减退、耳内闭塞感　鼻咽癌发生在鼻咽侧壁或咽鼓管开口附近时,肿瘤压迫咽鼓管可发生单侧性耳鸣或听力下降、耳内闭塞感等。

4. 头痛　头痛为常见症状,占 68.6%,可为首发症状或唯一症状,早期头痛部位不固定呈间歇性,晚期则为持续性(偏)头痛,部位固定。究其原因,早期患者可能是神经血管反射引起,或是对三叉神经第一支末梢神经的刺激所致,晚期患者常是肿瘤破坏颅底或在颅内蔓延累及脑神经所引起。

5. 其他症状　如复视、面麻、颈部淋巴结转移症状、舌肌萎缩和伸舌偏斜、眼睑下垂、眼球固定、视力减退或消失等。亦有患者表现为咽异感症状等。

二、体　征

鼻咽癌体征主要表现为鼻咽部肿块及颈淋巴结转移而表现的颈淋巴结肿

大,若有全身转移,则依转移至具体部位而表现出相应的体征。鼻咽肿块,典型表现为菜花样表面见溃疡,亦可表现为表面光滑的结节或包块,肿块部位多位于鼻咽侧壁及顶后壁。

【辅助检查】

1. **EB病毒血清学检查** 目前普遍应用的是以免疫酶法检测EB病毒的IgA/VCA和IgA/EA抗体滴度,前者敏感度较高、特异度较低;而后者恰与之相反,特异度较高,敏感度相对较低。故对疑似鼻咽癌者宜同时进行两种抗体的检测,目前EB病毒相关抗体检查已在鼻咽癌高发区作为鼻咽癌的早期筛查项目。对IgA/VCA滴度≥1:40和(或)IgA/EA滴度≥1:5的病例,即使鼻咽部未见异常,亦应在鼻咽癌好发部位取脱落细胞或活体组织检查。如一时仍未确诊,应定期随诊,必要时需做多次切片检查。

EB病毒核心抗体的检查,亦作为鼻咽癌的筛查方法之一。

2. **鼻咽影像学检查** 常用鼻咽CT、MRI检查,可了解鼻咽病变情况及病变扩散情况,一般地讲,CT对骨质病变显示得更清楚,而MRI对软组织病变显示得更清楚。特别需要掌握的是鼻咽癌向咽旁间隙的浸润范围,这对于确定临床分期以及制订治疗方案都极为重要,而在这点上MRI检查对早期淋巴结转移有明显的诊断优势。既往的鼻咽侧位片、颅底片等X线检查在临床中已少用。

3. **鼻咽活检及病理确诊** 可采取经鼻腔径路或经口腔径路进行鼻咽活组织检查。活检如为阴性,对仍可疑者需密切随诊观察必要时反复活检。颈部肿块细针穿刺抽吸活检可作为补充。

【诊断与鉴别诊断】

一、诊 断 标 准

1. 病史

(1)患者可具有癌症家族史尤其是鼻咽癌家族史。具有此病史者要高度重视,不具有此病史者也不能放松警惕,癌家族史只能作为参考条件。

(2)地域史:来源于鼻咽癌高发区者,如广东、广西及湖南、江西、福建等地者要高度重视其患鼻咽癌的可能。

(3)EB病毒感染史:患者为EB病毒感染者要警惕其发生鼻咽癌,尤其是常年EB病毒感染者或EB病毒抗体持续升高者更要高度警惕。

2. 症状 具有相应的症状,包括回吸性涕血;耳鸣、听力减退、耳内闭塞感;头痛及其他症状等。

3. 体征 鼻咽内镜检查发现鼻咽部肿块和(或)颈淋巴肿大等。

4. 鼻咽影像学检查 包括 CT、MRI 检查,可了解鼻咽病变情况及病变扩散情况。

5. 鼻咽癌确诊标准 鼻咽组织活检病理确诊为鼻咽癌诊断标准,依据体格检查及影像(包括彩超)检查进行鼻咽癌的分期诊断。最新分期标准为2008 年鼻咽癌分期标准。

二、鉴 别 诊 断

1. 西医 本病应与鼻咽炎、腺样体肥大、鼻咽结核、咽囊囊肿、鼻咽纤维血管瘤、鼻咽恶性肉芽肿及其他病变相鉴别。

2. 中医 本病应与脓耳、鼻衄等相鉴别。

【治疗】

一、中 医 治 疗

(一)辨证论治

1. 肝肺郁热

主症:鼻塞,涕中带血,微咳痰黄,口干,头痛,饮食正常,尿黄便结,检查见鼻咽肿块。舌质红,舌苔薄黄,脉数。

治法:疏肝清肺,泻热解毒。

方药:银翘散。银花、连翘、牛蒡子、黄芩、夏枯草各15g,桔梗、生甘草、桑白皮、黄连、栀子、石上柏各10g。加减:本证多见于鼻咽癌早期,肿块局限于鼻咽腔,无颈淋巴结转移及全身远处转移,现代临床分期多为鼻咽癌Ⅰ期及Ⅱ期。临证可酌加白花蛇舌草20g、半枝莲20g 等目前研究有抗癌作用的中药(以下各证型均可参考此证型进行加减),鼻塞加苍耳子、辛夷各10g。头痛加白芷、羌活各10g;咽喉肿痛加射干、牛蒡子、山豆根、胖大海各15g。

2. 痰浊结聚

主症:咳嗽痰黄,头昏头重,检查见鼻咽肿块,颈部淋巴结肿大,肤色不红,或伴有胸闷体倦。舌质偏胖,舌苔腻,脉滑。

治法:化痰散结,解毒消肿。

方药:清气化痰丸。胆南星、瓜蒌仁、黄芩各15g,辛夷、茯苓、桑白皮、法半夏、杏仁各10g,石上柏20g。加减:本证多见于鼻咽癌颈淋巴结转移,但不伴有火热症者。若见肺热者,加连翘、银花各10g。若见脾虚者加重茯苓用药量至20g。颈淋巴结肿大难消者加生牡蛎30g、夏枯草20g、海藻、昆布、浙贝母各15g。若见痰热者,可酌加壁虎(炙黄)300g,蜈蚣30g,水蛭150g,蟾酥3g,人参100g。各药研粉拌匀,一日服3次,每次5g,配合服用。若颈淋巴结肿大坚硬不消退,可酌情加煅牡蛎、生黄芪各30g,海带、三棱、莪术、浙贝母、玄参、龙胆草各15g,血竭、乳香、没药各6g,配合服用。

3. 气血凝结

主症:头痛,视物模糊或复视,检查见鼻咽肿块,舌质暗红、青紫或见瘀斑瘀点,舌苔薄白,脉细涩。

治法:行气活血,软坚散结。

方药:丹栀逍遥散。丹皮、栀子、苍术、川芎、郁金、柴胡各10g,赤芍、红花各15g,茯苓20g。加减:本证多见于鼻咽癌患者伴有颅底骨侵犯或脑神经受损者。若同时伴有热毒症者,可加黄连10g,七叶一枝花20g,石上柏30g;面麻、舌歪、复视加蜈蚣5条、僵蚕6g、钩藤15g。

4. 火毒困结

主症:头痛,鼻塞,涕中带血,口腔溃烂疼痛,口干,尿黄便结,检查见鼻咽肿块,表面溃烂或见腐膜。舌质红或紫红,苔薄黄或黄腻,脉弦数或数。

治法:泻火解毒,消肿散结。

方药:柴胡清肝汤。黄连、赤芍、牡丹皮毛冬青、连翘、黄芩、牛蒡子、生地黄各15g,栀子、桃仁、柴胡各10g,七叶一枝花20g,石上柏30g,甘草5g。加减:本证多见于火热体质鼻咽癌患者,临床表现为火毒困结症状。若大便秘结者,加大黄10g。

5. 正虚毒滞

主症:鼻咽癌放化疗中后期,精神不振,头晕倦怠,口鼻干燥,消瘦,少气懒言,面色萎黄或苍白,食少纳呆,口淡无味,舌淡红或淡暗,脉细或弱。

治法:调合营血,补虚解毒。

方药:人参养荣汤。人参、白术、茯苓、当归、熟地、白芍、大枣各10g,远志、五味子、石上柏、半枝莲各15g。黄芪、鸡血藤、白花蛇舌草各20g。加减:本证多见于鼻咽癌放化疗急性期过后。放化疗后兼纳差、恶心呕吐,加竹茹、法半夏、陈皮、鸡内金各10g;咽喉疼痛、吞咽困难加薄荷,射干、木蝴蝶各10g;张口困难加丹参、鸡血藤、赤芍各10g;腹胀加大腹皮、砂仁、厚朴各10g。

6. 气阴两虚

主症:鼻咽癌放化疗后,口干咽燥,间有涕血,头昏目眩,耳鸣,气短乏力,舌质红,少苔或无苔,或有裂纹,脉细或细数。

治法:益气养阴。

方药:生脉散合四君子汤。太子参 30g(或西洋参 15g),五味子、麦冬、生地黄、白芍、茯苓各 15g,天花粉 20g,甘草 6g。加减:回吸性鼻涕中带血者加仙鹤草、旱莲草、侧柏叶各 15g;咳嗽无痰者加北沙参 30g、百合 20g、川贝母 10g(另研末、冲服)、桔梗 10g;倦怠无力或白细胞减少至 $3 \times 10^9/L$ 以下者加何首乌、黄精各 20g,补骨脂 15g,鸡血藤、黄芪(或党参)各 30g;兼见腰膝酸软、潮热盗汗者,加女贞子、山茱萸各 10g,枸杞子 20g。

7. 脾胃失调

主症:鼻咽癌放化疗后,面色白或萎黄,神疲乏力,形体消瘦,胃纳欠佳,恶心呕吐,呃逆心烦,便溏,舌淡白,苔薄白,脉细弱。

治法:健脾益气,和胃止呕。

方药:香砂六君子汤。党参、白术、茯苓、当归、香附、白芍、砂仁各 10g,黄芪 20g,鸡血藤 30g。加减:若面麻、舌歪、头痛、复视,加僵蚕 10g,全蝎 5g,蜈蚣 5 条,生南星 10g(注:生南星有毒,具有化痰散结之抗癌功效,使用时宜久煎,一般煮沸 2 小时以上,可减轻毒性,并在餐后服,孕妇慎用);脾虚纳差者,加山楂 15g,山药、麦芽各 20g。

8. 肾精亏损

主症:鼻咽癌放化疗后,头晕目眩,耳聋耳鸣,腰膝酸软,潮热盗汗,咽喉干燥,心烦失眠。舌质红,舌苔少,脉细数。

治法:补肾固本,滋肾降火。

方药:滋水清肝饮加减。熟地黄、生地黄、西洋参、玄参、石上柏、茯苓、半枝莲各 15g,山药、麦冬、女贞、白花蛇舌草子各 20g,泽泻、山茱萸、五味子各 10g,知母、丹皮、栀子各 12g。可随证酌情加减药物。

以上方药,水煎服,每日 1 剂。

(二) 特色专方

1. **钱伯文经验方**　玄参、天冬、天花粉、沙参、玉竹、石斛、蒲公英、野菊花、银花、知母、生地黄、山豆根、板蓝根各 10~20g。适应证:配合放疗鼻咽癌应用。功效养阴生津、清热解毒。

2. **余桂清经验方**　太子参、麦冬、玄参、浙贝、黄芩、天花粉、野菊花各 9g,丹皮、白茅根各 12g,薏苡仁 20g,石上柏、山豆根各 15g,并以三七末 3g(冲服)。适应证:治疗鼻咽癌放疗后。功效清热解毒,益气养阴。水煎服,每日 1 剂。

3. **沈炎南经验方**　夏枯草、生牡蛎各 15g,天花粉、生地黄各 12g,川贝、麦冬、玄参各 9g,天龙 2 条(焙干,研末吞服)。适应证:鼻咽癌放疗后。功效软坚散结,养阴救液。水煎服,每日 1 剂。

4. **朴炳奎经验方**　黄芪 30g,太子参、金荞麦、女贞子、柏子仁、鸡血藤、炒枣仁、穿山甲、白术、夏枯草各 15g,生地黄、麦冬、炒三仙、甘草各 10g,赤芍、山药各12g。适应证:鼻咽癌放化疗副反应。功效益气养阴,养血通络。水煎服,每日1剂。

（三）局部治疗

药膏贴敷:在黑膏药上撒麝香散(麝香1.5g,冰片30g,黄连20g,研末),敷贴局部,3天1次。适用于颈淋巴结转移,颈部包块皮肤未溃烂者。如皮肤溃烂,用铁箍散(芙蓉叶、黄柏、大黄、五倍子、白及等份,制成散剂外用)撒于患处。

（四）针灸按摩治疗

1. 鼻咽癌致头痛

（1）取穴:头维、太阳、下关、四白、合谷、颊车、列缺等穴为主穴,选风池、迎香、太冲、阳陵泉等穴为配穴,每次取穴3~5个。

治法:平补平泻、针刺得气后留针15分钟,每5分钟捻转1次,剧痛者留针可适当延长,每日1次。

（2）取穴:三间、合谷、头临泣。

治法:平补平泻,针刺得气后留针15分钟,每5分钟捻转1次。

鼻咽癌的艾灸疗法一般与针刺疗法结合运用,本疗法对中医辨证为虚寒性疾病者疗效确切,如鼻咽癌疼痛者,可取三间、合谷、头临泣为主穴,根据神经走行路径酌情选择配穴,选用温灸器灸半小时左右,一般结合针刺;放化疗期间呕吐者,可用隔姜灸,取中脘、关元、天枢穴,以艾条隔姜灸至局部发热且能忍受为度,每次20分钟,每日1次或2次,或取神阙、内关和足三里,艾条悬灸;放化疗期间血白细胞减少者,可于腹部隔蒜灸,每次半小时;张口困难者亦可用灸疗,取下关、颊车、听宫、上关等穴,可用隔姜灸,效果更好,但要避免面部皮肤烫伤。

2. 鼻咽癌放化疗期间恶心呕吐

取穴:双侧足三里、内关。

治法:平补平泻法,针刺得气后留针15分钟,每日2次,分别于放化疗前30分钟和放化疗结束后进行。

3. 鼻咽癌放疗后张口困难

取穴:主穴选颊车、听宫、上关,配合曲池、合谷、外关。

治法:针刺得气后留针15分钟,每5分钟捻转1次,每日1次,可配合按摩疗法。

4. 鼻咽癌鼻出血

取穴:合谷、上星、少商、期门。

治法:针刺用泻法。每日1次。不留针。

5. 放化疗期间出现血白细胞减少

取穴:大椎、命门、足三里、三阴交、太溪。

治法:针刺用补法。每日1次。

6. 放射性脑病

取穴:翳风、听宫、巨髎、四白、合谷。

治法:平补平泻,针刺得气后留针15分钟,每5分钟捻转1次。

7. 口咽黏膜放射性损伤

取穴:咽安、廉泉、合谷、足三里、三阴交、然谷、太溪、大钟。

治法:针刺上述穴位(咽安穴位于下颌角下缘颈侧部),弱刺激,用补法,每次留针20分钟,每日1次。

8. 按摩治疗

(1)放疗后张口受限:颞下颌关节部位和颈部软组织按摩,配合揉捏、颈部肌群;具有降低肌紧张,加强局部血液循环,通过感觉纤维恢复这些腧穴所在神经的神经纤维功能,从而改善张口困难。

(2)化疗致恶心呕吐:医者用手掌从患者前胸正中缓缓向下,平推到腹部,同时让患者配合,意想呼气时把气下送至小腹,此为降逆止呕,可反复,约20次。再取内关穴、足三里穴,分别按压3~5分钟,以出现局部酸胀感为宜,每日3次。

二、西 医 治 疗

1. 放射治疗 为治疗本病的首选方法,有常规放疗、立体定位放射治疗、三维适形放射治疗、调强适形放射治疗等方法。多年来,对早期患者的治疗效果明显,5年生存率高达80%以上。

2. 鼻咽癌的化学治疗 近年来有报道,鼻咽癌远处转移通过化疗为主的综合治疗获得长期生存,国内外广泛开展了鼻咽癌辅助化疗、同期化疗、姑息化疗、化疗增敏以及上述不同化疗方式联合使用的临床研究。化疗能够改善肿瘤的局部控制率,减少远处转移,改善患者生存质量和延长生存时间。

【特色疗法述评】

1. **正确认识鼻咽癌的中医治疗** 鼻咽癌为恶性程度较高的肿瘤,由于目前医学界对恶性肿瘤的研究仍无突破性进展,一般认为,恶性肿瘤的病因并非单纯单一的病因所致,恶性肿瘤是经过不同阶段逐渐发展而成的。目前对恶性肿瘤的治疗是建立在杀灭肿瘤细胞的基础上的,在杀伤肿瘤细胞控制肿瘤无限增殖方面,无疑西医的放化疗及手术要优于中医辨证论治,但鼻咽癌的放化疗毒副反应较重,且经根治性放疗后仍有10%左右的病例存在原发肿瘤残留,近1/3左右病例会出现原发肿瘤复发,虽然晚期鼻咽癌采用同期放疗及化疗综合治疗方法,局部控制肿瘤率和生存率比单纯放疗高,但大量临床实践证明,大剂量放、化疗会出现较严重的副反应,导致放化疗不能如期完成而导致放化疗的失败。

中医一直在从事临床治疗鼻咽癌的实践。古代中医治疗鼻咽癌,是治疗类似"鼻咽癌"临床表现的疾病,如"失荣""上石疽"等。随着现代科学的渗入,目前中医治疗鼻咽癌虽然不是主流,但已成为鼻咽癌综合治疗的重要措施之一。中医药治疗鼻咽癌主要体现在两方面,一是中医药对放化疗的减毒增效作用,如:①减轻放疗副作用及后遗症:养阴生津,清热解毒之剂可减轻"热毒"辐射对人体的损伤;②增敏作用:活血化瘀中药可以改善微循环,加速血液循环,阻止肿瘤组织的纤维蛋白聚集,使乏氧情况改善,从而增加放射治疗的敏感度。二是"人瘤共存",调节患者免疫功能,提高患者生存质量。扶正活血中药联合放射治疗能提高机体免疫力、预防转移,明显提高鼻咽癌患者远期生存率。而对于某些晚期鼻咽癌由于出现远处转移,或身体功能状态下降,不能或不愿接受放疗或化疗,则应以中医药治疗为主。中医治疗鼻咽癌,从整体观念出发,进行鼻咽癌治疗时注意考虑全身的整体情况与局部瘤体的关系。在疾病早中期即身体邪盛正未衰时,以攻为主辨证治疗,清热解毒,活血化瘀、软坚散结、以毒攻毒,抑制肿瘤的生长,在疾病中晚期,正气已损,邪气嚣张,扶正培本治疗,寓攻于补。通过"人瘤共存"的治疗方式,促进患者生存质量的提高。

2. **中医治疗优势分析** 癌症尚属难治之症。在我国,很多医学专家主张对鼻咽癌采用以放射治疗为主的综合治疗。鼻咽癌对放射线治疗较为敏感,原发灶和颈部转移可同时完整暴露在照射野范围内,各期鼻咽癌放疗的 5 年生存率达 50%,而手术、化疗存在各自的局限性,因此,放射治疗是目前治疗鼻咽癌的首选方法。病变局限在鼻咽腔的早期病例可给予单纯体外放射治疗,必要时辅以近距离腔内后装放射治疗,晚期患者可加用化学治疗。已有远处转移者以化疗为主,并先期或同期给予转移灶姑息性放疗。放疗后病灶残留或复发病灶根据病情不同选择再程放疗或特殊放疗。

中医辨证论治是鼻咽癌治疗的重要补充,体现在以下几个方面。

(1)可明显减轻鼻咽癌放化疗的副作用。放射治疗是目前治疗鼻咽癌的首选方法,鼻咽癌患者接受放射治疗,在放射线照射、杀伤肿瘤细胞的同时,也损伤了周围正常组织,带来了一系列毒副作用,如口干、鼻咽部干燥、咽喉疼痛、吞咽困难、口腔溃烂、照射区皮肤出现水疱、糜烂、渗液、溃疡、疲倦、虚汗,食欲不振,心慌气短,腰酸腿软等,这些损伤很少单独发生,常以某种或某几种损伤为主。损伤严重者需中断放疗或者减少放射总剂量。同时放疗后肿瘤组织的坏死被体内吸收加上放疗对血细胞的杀伤、对骨髓的抑制致使患者出现全身放疗反应,严重影响了患者的放疗疗效、预后及生存质量。中医的辨证施治在减轻放射治疗的毒副反应方面疗效确切,有着丰富的经验,中医认为放射线属"火邪""热毒",易致阴津亏损,故其基本治则是清热、凉血、养阴、解毒。在放疗中配合应用可减轻放疗副作用,使放疗顺利进行以完成全疗程的放疗;在放疗后辨证运用中药可减轻放疗后的副作用,改善患者的生活质量。

（2）对部分已丧失了放化疗机会的晚期鼻咽癌患者,这部分患者饱受癌痛的折磨,但又不能接受放化疗(全身情况差,不能耐受),中药作用缓和,虽不能有力控制癌症,但却能发挥一定作用,让患者带瘤生存。

（3）中药直接杀伤鼻咽癌细胞。近年的研究证实,中药有直接杀伤癌细胞的作用。唐发清等发现益气解毒颗粒(由黄连、黄芪、白花蛇舌草等组成)能抑制鼻咽癌裸鼠移植瘤的形成,可能是通过抑制细胞内重要的核转录因子、细胞周期、细胞分裂和DNA修复相关的重要信号通路,同时激活了细胞凋亡系统,从而抑制鼻咽癌细胞的分裂和增殖,诱导细胞凋亡,达到抗鼻咽癌的效果。田道法报道黄连单味药及其与不同化学药物联用时均对鼻咽癌上皮细胞HNE3核糖核酸基因(rDNA)活性有强烈抑制作用,且明显优于抗肿瘤化学药物;进一步研究证实了不同组方均有强烈的rDNA活性抑制效应,且可减轻黄连的毒副作用。

（4）中药增强鼻咽癌细胞对放疗的敏感性。放射治疗是目前治疗鼻咽癌的首选方法,但由于肿瘤细胞特别是乏氧肿瘤细胞对放射线不敏感而会影响放射治疗效果。活血化瘀药可以改善微循环,增加血流量,加快血液流速。破坏肿瘤组织周围纤维蛋白的聚集,从而达到改善乏氧组织状态、增加放射敏感度的目的。目前研究认为,田七、毛冬青注射液等皆有放射增敏作用。不仅可使放射剂量减少,而且可使鼻咽部肿块消退增快,效果均优于对照组。

（5）我们近期的研究认为,鼻咽癌的发生是存在着特定体质因素的,主要表现为气虚体质及气郁体质,即这两类体质的患者易于患鼻咽癌,因此在鼻咽癌高发区可对鼻咽癌高危人群(包括癌前病变患者)实施积极的干预治疗,通过积极改善其中医体质因素进而达到防治鼻咽癌高危人群发展成鼻咽癌目的,这在癌症的防治上有着非常积极的意义。

【主要参考文献】

1. 周小军,田道法.鼻咽癌古文献研究[J].中华医史杂志,2001,(2):115-118.

2. 田伟,李立新,郭实士,等.HLA-A2基因亚型与中国南方汉族鼻咽癌相关性研究[J].中国免疫学杂志,2000,16(12):673-677.

3. 李桂源,周鸣,刘华英.鼻咽癌遗传学研究进展[J].中国肿瘤,2006,15(12):797-803.

4. 蔡琳,易应南.两组对照配对研究在鼻咽癌流行病学中的应用[J].中国慢性病预防与控制,1996,4(6):273-276.

5. 唐发清,龚志军,周辉,等.益气解毒颗粒对鼻咽癌裸鼠移植瘤基因表达的影响[J].实用预防医学,2004,11(4):637-640.

6. 田道法.黄连与抗瘤药物对HNE3细胞rDNA活性的抑制作用比较[J].湖南中医学院学报,1990,10(3):152.

7. 周惠嫦,张盘德.吞咽训练配合针灸治疗鼻咽癌放疗后吞咽障碍[J].中国康复理论与实践,2006,12(1):58-59.

8. 谢强,杨淑荣,陈丹,等.转移兴奋灶针灸法为主治疗鼻咽癌放疗后口咽黏膜放射性损伤的临床观察[J].中国中西医结合耳鼻咽喉杂志,2010,18(1):34-36.

9. 彭文静,周小军.中医古籍中头颈部恶性肿瘤患者体质研究[J].中医学报,2012,27(10):1236-1238.

（周小军）

第四节 喉乳头状瘤

喉乳头状瘤是喉部一种非浸润性良性上皮瘤,约占喉部良性肿瘤的90%,临床上分为成人型和幼儿型两种。该病的性别差异不大,可发生于任何年龄。成人型多见于40~50岁年龄组,一般为单发,易恶变;幼儿型喉乳头状瘤发病率为(3.6~4.3)/10万,80%发生于7岁以前,更多集中于4岁以下,一般为多发型,较成人发展快,易复发,很少恶变。喉乳头状瘤有传染性、易复发和自发缓解的特点。儿童喉乳头状瘤随着年龄增长有自愈倾向。

本病临床表现为喉部肿物,临床上主要表现为声嘶,由于喉部检查的受限及喉疾病病理的欠缺,古代一般无确切的喉乳头状瘤的文献,但古代对本病有一定认识,类似本病的文献,可散见于喉喑、久喑等文献中,现今将其归属于中医"喉瘤"或"喉蕈"。

【病因病机】

一、中 医

喉为娇脏,属清窍,居上焦,邪毒入侵,循肺系犯喉,祛邪无力,邪留为患,乃生喉瘤。本病的发生,涉及肺、肝、脾、胃等,多表现为痰浊结聚、气血凝滞、肺胃积热等。

1. 痰浊结聚　邪毒入侵,循肺系犯喉,清窍失养,化痰生浊,祛邪不当,痰浊结聚,壅于声户而成喉瘤。

2. 气血凝滞　肝气郁结,肝失疏泄,邪犯声户,气血乖逆,凝滞而成喉瘤。《图注喉科指掌》记载喉瘤"此症因恼怒伤肝,或迎风高叫,或本原不足,或诵读太急,所以气血相凝,生于喉关内,不时而发。"

3. 肺胃积热　外邪入侵,循经犯肺,兼多啖炙煿之物,积热上攻而瘤成。正如《疮疡经验全书》所云:"喉瘤……此症肺经受热……或多啖炙煿之物,犯之即痛"。《医学心悟·喉瘤》记载:生于喉旁,形如圆眼,血丝相裹,此肺经蕴热所致。

二、西　　医

喉乳头状瘤的病因尚未十分明确,目前公认该病与人类乳头状瘤病毒感染密切相关,此外,与喉乳头状瘤相关的因素还有雌激素水平、慢性炎症刺激等。

1. 病毒感染　目前认为该病与人类乳头状瘤病毒感染密切相关,HPV6和HPV11是小儿喉乳头状瘤的主要致病因素。HPV是一类呈腹状结构的DNA肿瘤病毒,根据DNA的同源性,HPV可分为多种亚型,其中与HPV6、HPV11同源的亚型称为低危型,常引起喉乳头状瘤等良性病变。人类是HPV的唯一天然宿主。

2. 雌激素水平　儿童喉乳头状瘤有随着年龄增长,特别是至青春发育期有自愈倾向。女性患者的多发与自愈与妊娠、绝经期有关。研究发现,本病与内分泌(雌激素水平)有一定关系。

3. 慢性炎症刺激　喉乳头状瘤可能和慢性炎症刺激有关,有学者用电镜观察到喉乳头状瘤细胞吞噬中性粒细胞的征象。

【临床表现】

一、症　　状

1. **声音嘶哑**　为喉乳头状瘤的最常见症状。通常患者声音嘶哑,讲话费力,甚至无法发音。

2. **喉部异感症**　自觉咽喉部不适,异物感。

3. **喉疼痛**　合并感染可有疼痛。

4. **咳嗽**。

5.喉鸣、呼吸困难 喉乳头状瘤体积增大到堵塞气道时,会发生呼吸急促、喉鸣,甚至吸气性呼吸困难。

二、体 征

间接喉镜或电子喉镜检查:喉部有乳头状或桑椹状新生物,表面粗糙不平。好发于一侧声带边缘或声带前联合,或双侧受累。带蒂者可随呼吸气流上下活动。小儿喉乳头状瘤最易发生于声带上,呈蓬松绒毛状或菜花状,多生长于声带、室带、喉室等处,可向喉前庭或声门下蔓延,也可发展至对侧。重者整个喉部、气管、支气管乃至肺实质均受侵犯。

【辅助检查】

1.**CT检查** CT影像表现为规则结节状软组织密度影,边界光滑、锐利,带蒂或广基底。

2.**病理检查** 喉乳头状瘤是来自上皮组织的肿瘤。由多层鳞状上皮及其下的结缔组织向表面呈乳头状突出生长。于横切面上呈圆形或长圆形团块,中心有富有血管的结缔组织,常不侵犯其基底组织,可单发或多发。病理切片或合并免疫组化检查,为最终确诊喉乳头状瘤的方法。

【诊断与鉴别诊断】

一、诊 断 标 准

1.**病史** 儿童型喉乳头状瘤与母亲生殖道HPV感染有关,成人型则可能与性接触有关。

2.**症状** 声音嘶哑、咽喉异物感,部分患者有喉疼痛、咳嗽,严重者有喉鸣、呼吸困难等。

3.**体征** 喉镜检查发现,喉部有乳头状或桑椹状新生物,表面粗糙不平。

4.**病理诊断** 最终须依据病理确诊。

二、鉴 别 诊 断

1.**西医** 本病应与喉尖锐湿疣、声带息肉、喉结核、喉血管瘤、喉纤维瘤、喉淋巴管瘤、喉脂肪瘤鉴别。

2.**中医** 应与喉痹、慢喉喑等相鉴别。

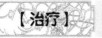

一、中　医　治　疗

（一）辨证论治

1. 痰浊结聚

主症：咽喉不适，喉中哽哽不利，或声音不扬，声音嘶哑，甚则气喘或痰鸣，咳嗽痰多，胃纳差，脘腹胀满，舌体胖或红，苔黄腻，小便黄等。检查喉部肿物，表面不平。

治法：祛痰散结。

方药：二陈汤合消瘰丸，法夏、茯苓、陈皮、玄参、浙贝母各 10g，牡蛎 20g，甘草 5g。若咳痰黄稠，加瓜蒌仁 10g、黄芩 10g；喘鸣甚者，加桑皮 10g、杏仁 10g、苏子 10g。儿童剂量酌减。

2. 气血凝滞

主症：喉中哽哽不利，或声音嘶哑，讲话费力，甚则失声。可伴随有胸闷不舒，脘腹胀痛，胁痛耳鸣。舌质红或暗红，舌边或有瘀点，苔微黄，脉弦或弦滑数。检查喉部肿物暗红。

治法：行气活血消滞。

方药：丹栀逍遥散或会厌逐瘀汤加减。丹栀逍遥散：柴胡、当归、白术、茯苓、甘草、丹皮、栀子各 10g，生姜 5g。会厌逐瘀汤：桃仁、红花、当归、赤芍、生地、柴胡、枳壳、桔梗、甘草、玄参各 10g。临床根据气滞为主还是血凝为主分别处方，灵活用药。

3. 肺胃积热

主症：喉中疼痛，口气臭秽，声音嘶哑，气喘痰鸣。可伴随有口苦咽干、头痛、便秘尿黄，舌质红苔黄，脉弦或弦滑数。检查喉部肿物鲜红或有溃烂。

治法：清泻肺胃。

方药：清咽双和饮加减。银花、桔梗、荆芥、桑白皮、葛根、玄参、浙贝母、归尾、赤芍、丹皮、生地各 10g。可加瓜蒌仁 10g、山慈菇 10g 以加强化痰散结之力。

（二）特色专方

1. 消瘤散（李淑良教授）　由荔枝核、橘核、白花蛇舌草、半枝莲、胖大海、诃子、生月石、海浮石、海藻、昆布、牡丹皮、丹参、黄精、木蝴蝶等组成。脾虚者加炒白扁豆、莲子、鸡内金；肝肾阴虚者加黄精、百合、玉竹。诸药合用，共奏化痰散结、行气活血，兼以补肺益肾之功。适用于小儿喉乳头状瘤。应该注意减少鱼虾、羊肉等发物的摄入。

2. **益气清金汤**(《**医宗金鉴**》)　由苦桔梗、浙贝、麦冬、牛蒡子、人参、白茯苓、陈皮、生栀子、薄荷、甘草、紫苏、竹叶等组成。功用:宣肺清热、化痰利咽。本方适当加减,可用于治疗肺经受热、痰湿凝滞型喉乳头状瘤。

3. **加味二陈汤**(《**医宗金鉴**》)　由法半夏、陈皮、茯苓、甘草、黄芩、金黄连、薄荷、生姜等组成。功用:健脾燥湿、化痰散结。用于治疗脾失健运、湿浊流注型喉乳头状瘤。

（三）中药成药

1. **金嗓利咽丸**　由木蝴蝶、胆南星、蝉蜕、法半夏、厚朴、青皮、枳实、砂仁、槟榔、橘红、神曲、茯苓等组成。功效:疏肝理气、化痰清咽。适应证:治疗痰湿内阻、肝郁气滞所致的慢性咽喉炎、咽部神经官能症、声带小结、声带息肉等病症。肺经伏热,痰浊凝聚型及肝郁气滞,血瘀痰凝型喉乳头状瘤可用本药。

用法用量:每次服 60~120 丸,每日 2 次。

2. **金嗓散结丸**　由马勃、莪术、桃仁、玄参、三棱、红花、丹参、板蓝根、麦冬、浙贝、泽泻、鸡内金、蝉蜕、蒲公英等组成。功效:清热解毒、活血化瘀。适应证:治疗热毒蕴结、气滞血瘀所致的声音嘶哑、声带充血、肿胀等病症。肝郁气滞,血瘀痰凝型喉乳头状瘤可用本药。用法用量:每次服 60~120 丸,每日 2 次。

（四）外治法

1. **鸦胆子油涂抹**　外科手术切除喉乳头状瘤后,以鸦胆子油涂抹于手术创面及瘤体周围,可以促进康复,减少复发。鸦胆子油对正常喉部黏膜无破坏作用,涂布后局部无红肿、溃疡,使用方便,目前在临床上已广泛应用于多种肿瘤的治疗。

2. **雾化吸入法**　将选用的药物加工制成溶液,通过超声雾化器或雾化吸入器的作用变成微小雾滴吸入咽喉口腔内,起到清热解毒、消肿止痛、滋润咽喉的作用。常用鱼腥草、金银花、野菊花,或紫苏、细辛、香薷、薄荷等煎液作吸入。

（五）针灸

多取手太阴肺经、足阳明胃经穴位。常用穴位有百会、少商、合谷、尺泽、关冲、内庭、曲池、天突、足三里、水突、廉泉等。

操作方法:毫针刺,用泻法,井穴点刺出血,每日 1 次,留针 30 分钟。其中少商为手太阴井穴,点刺出血可泻肺热,为治咽喉疾病之主穴;关冲为三焦经井穴,点刺出血,可清泻肺胃之热,清利咽喉;天突为邻近取穴,有宣肺利喉之效;百会直达病所,可调节声带开合,为治失音之要穴。

二、西 医 治 疗

1. 外科治疗　外科治疗是指用手术切除的方法,将喉乳头状瘤组织切除,同时保持周围的正常组织结构。

2. 激光治疗　应用于喉乳头状瘤切除的激光治疗方法很多,包括 CO_2 激光、YAG 激光等。

3. 辅助治疗　免疫调节剂治疗、干扰素治疗、抗病毒药局部注射治疗。

【特色疗法述评】

喉乳头状瘤为临床常见病,现在流行的方法是外科治疗,即以手术治疗为主。但本病在小儿及成人临床意义不同,在小儿主要易于复发,在成人则易于癌变。故防止喉乳头状瘤复发和癌变是治疗的关键,外科治疗发展的方向是尽可能切除肿瘤干净,同时避免损伤正常组织,微创是手术的方向。

中医在喉乳头瘤的防治上积累了一些经验,认为喉乳头状瘤的基本病机为痰浊结聚,或兼有瘀血、肺热、肝郁,化痰散结为基本治法,兼化瘀、清热、解郁。中医介入时机为未病先防和术后在小儿防其复发、在成人防其癌变,未病先防主要是针对喉乳头状瘤高危人群进行,具体方法及经验有待总结及验证。

中西医结合研究则体现在中药(如鸦胆子油)外用于喉乳头状瘤切除术后的创面,以防乳头状瘤的复发,并进行了相应的药效及药理研究,这是充分综合了中西医优势的研究方向,值得肯定。

【主要参考文献】

1. 刘静.李淑良辨证治疗小儿喉乳头状瘤经验[J].世界中医药,2007,2(1):23.

2. 王浴生,邓文龙,薛春生.中药药理与应用[M].2 版.北京:人民卫生出版社,1998.

3. 培根.新编中药学[M].北京:化学工业出版社,2002.

4. 江逊,曾耀英,狄静芳,等.鸦胆子油乳剂对小儿喉乳头状瘤细胞抑制作用的初步研究[J].暨南大学学报,2004,4(1):36-37.

5. 曾旭东,何源萍.微波配合鸦胆子油治疗成人喉乳头状瘤的临床体会[J].中国耳鼻咽喉颅底外科杂志,2005,11(5):362-363.

6. 袁宏伟,黄新辉,李真.微波配合鸦胆子油治疗儿童复发性咽喉乳头状瘤[J].中国煤炭工业医学杂志,2007(2):156-156.

（周小军）

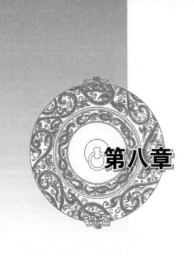

第八章　耳鼻咽喉创伤

近10年来,耳鼻咽喉头颈部创伤与相关学科、边缘交叉学科的联系和互动越来越明显。耳鼻咽喉头颈部创伤学已成为创伤医学的重要组成部分。

耳鼻咽喉、颌面及颈部均为身体的暴露部位,且又为呼吸、消化之通道,无论锐性或钝性外力及有害气体、化学毒物,均可致该处组织器官的损害,造成耳鼻咽喉外伤,常见者有鼻部外伤、咽部灼伤、喉外伤、颈部外伤、耳外伤等。有时合并邻近器官(如颅脑、口腔、眼和颈部及胸部的器官)外伤,故所涉及的问题较为广泛和复杂。严重者可因堵塞气道或引起动脉性出血而致死亡。

第一节　鼻骨骨折

鼻骨骨折为鼻外伤中最常见者。鼻骨骨折多发生于鼻骨下段,此乃因此段骨质薄而宽,且缺乏周围骨质的支撑,比较脆弱,而鼻骨上段厚而窄,较坚固之故。鼻骨骨折可单独发生,严重者可合并鼻中隔骨折,软骨脱位,眶骨骨折等头部的其他外伤。本病可发生于各个年龄段,男性多见,男女发病率之比约为2:1。

中医学对鼻骨骨折的认识有悠久的历史,但无鼻骨骨折之病名。历代文献中多将其归类于架梁穴伤、山根受损、鼻梁骨断。宋·陈言《三因极一病证方论》说:"或堕车马,打扑伤损,致血淖溢,发为鼻衄"。这是古医籍中涉及鼻损伤的最早论述。明代《证治准绳》对鼻损伤的治疗有较详细的论述:"凡两鼻孔伤凹者可治,血出无妨。鼻梁打扑跌磕凹陷者,用补肉膏敷贴;若两鼻孔跌磕伤开孔窍,或刀斧伤开孔窍,用封口药掩伤处,以散血膏贴之消肿"。

【病因病机】

一、中　医

鼻居面中,易遭受撞击、跌撞。外力伤及鼻骨可致鼻骨骨折。如《伤科补要》有"鼻破歪落""骨破碎,肉膜穿破"之述,《医宗金鉴·正骨心法要旨》有"鼻梁骨凹陷"等的记载。

二、西　医

鼻骨骨折多由直接暴力引起。鼻部易遭受撞击、跌撞、枪弹及爆炸弹片的损伤。如运动时的外伤,打架斗殴、交通或工伤事故等。小儿扑跌时鼻部或额部着地等也可引起鼻骨骨折。

【临床表现】

一、症　状

最常见的症状是局部疼痛,鼻出血,鼻梁上段塌陷或偏斜、皮下瘀血。数小时后鼻部软组织肿胀,擤鼻后可出现伤侧下眼睑、颜面部皮下气肿,触之有捻发感,触痛明显。鼻中隔若受累,可见鼻中隔软骨偏离中线,前缘突向一侧鼻腔。若黏膜下出现血肿,则鼻中隔向一侧或两侧膨隆。如继发感染,则引起鼻中隔脓肿,导致软骨坏死,鞍鼻畸形。

二、体　征

1. **移位和畸形**　鼻骨骨折的类型取决于暴力的性质、方向和大小。如打击力来自侧方,可发生一侧鼻骨骨折并向鼻腔内移位,造成弯鼻畸形;如打击力量较大,可使双侧鼻骨连同鼻中隔同时骨折,使整个鼻骨向对侧移位,鼻变曲畸形更为明显;如外力直接打击于鼻根部,则可发生横断骨折,使鼻骨与额骨分离,骨折片向鼻腔内移位。同时可并发鼻中隔和筛骨损伤;如鼻骨受到正前方的暴力打击时,可发生粉碎性骨折及无塌陷移位,出现鞍鼻畸形。

2. **鼻出血**　鼻腔黏膜与骨膜紧密相连,鼻骨骨折常伴有鼻腔黏膜撕裂而发生出血。

3. **鼻呼吸障碍**　鼻骨骨折后可因骨折片移位、鼻黏膜水肿、鼻中隔血肿及血凝块存积等原因,使鼻腔阻塞而出现鼻呼吸障碍。

4. 眼睑部瘀斑 鼻骨骨折后可因组织内出血渗至双侧眼睑及结合膜下而出现瘀斑。

5. 脑脊液外漏 当鼻骨骨折伴有筛骨损伤或颅前凹骨折时,可发生脑脊液鼻漏。初期为混有血液的脑脊液外渗,以后则血液减少或只有清亮的脑脊液流出。

【辅助检查】

1. 鼻骨 X 线检查 一般采用鼻骨侧位片,少数病例须加拍鼻骨正位片。鼻骨骨折在侧位片上可见鼻骨骨缘连线中断,或斜行透亮骨折线。重症骨折可有骨折片移位。粉碎性骨折时常可见碎骨片。鼻骨正位片主要用于辅助侧位片发现轻微骨折,可区别骨折系左侧还是右侧,并可显示骨折片向下塌陷情况。X 线检查阳性可作为鼻骨骨折诊断的重要依据,而 X 线检查阴性时也不能绝对否定鼻骨骨折的存在。条件允许时应行 CT 检查,进一步明确骨折的部位、程度,为伤情鉴定提供可靠的科学依据。

2. CT 检查

（1）CT 检查鼻骨采用冠状位扫描,检查时头部尽量后仰,定位线与鼻背平行,层厚 1~2mm,层距 1~2mm,可显示细微的骨折。观察图像时应注意用骨窗和软组织窗两种窗位。

（2）CT 冠状扫描能在同一平面显示两侧鼻骨,解剖结构清晰,可两侧对比观察。高分辨率 CT 及三维重建可进一步显示两侧鼻骨的细微结构。既可显示线状骨折、一侧多处（粉碎性）骨折或塌陷性骨折,也能同时显示两侧鼻骨情况,更能充分显示骨折的部位和移位（成角）的程度,还可显示鼻中隔的骨折和移位。

【诊断与鉴别诊断】

一、诊 断 标 准

根据临床表现和检查即可作出诊断,鼻骨 X 线侧位片可作为诊断依据。疑有鼻中隔血肿时,可用穿刺抽吸确认。鼻骨骨折的诊断主要根据外伤史,临床特点和局部检查来确定。鼻骨骨折后局部尚未肿胀时,可见移位畸形,扪诊可发现骨折部位。已有明显肿胀后,骨折移位畸形可被掩盖,需经鼻内外仔细检查和鼻骨 X 线正侧位摄片才能确定诊断。

二、鉴 别 诊 断

本病一般有明显的外伤史,但诊断时应与正常的鼻骨变异进行鉴别,以免误诊。鼻骨左右各一块,为不规则梯形骨片。鼻骨构成外鼻的上1/2骨性构架。鼻下部为软骨及软组织结构。鼻骨在解剖上紧邻上颌骨额突、泪骨和额骨鼻突,它们彼此借骨性连接紧密结合在一起,形成正常的鼻额缝、鼻颌缝和缝间骨。鼻骨骨质菲薄,从鼻尖至鼻根骨质又逐渐增厚,加上特殊的解剖部位,外伤时极易骨折,同时易累及邻近骨结构,形成复合型骨折。除正常的鼻骨骨缝有时被误诊为骨折外,鼻骨的正常变异也应引起诊断者的注意。这些正常变异包括鼻骨"内收"或"外撇"状变异,缝间骨以及"驼峰状"或"鹰嘴状"鼻骨尖变异。缝间骨多位于骨缝附近,呈游离的圆形或类圆形小骨片,与鼻骨尖"驼峰状"或"鹰嘴状"变异一样,均呈镶嵌状而非脱出状;鼻骨的"内勾"或"外撇"状变异多表现为两侧鼻骨尖对称性内收或外翘,骨质连续性良好。认识这些鼻骨的正常变异,可减少鼻骨骨折的误诊和漏诊。

【治疗】

一、一 般 措 施

本病应以手法整复为主,使折断塌陷的鼻骨恢复原位,以纠正畸形及保持呼吸的通畅。

二、中医中药治疗

(一)辨证论治

主症:常伴有瘀肿或皮肉破损、衄血。骨折无移位者,外鼻肿胀,皮下青紫,局部可只有疼痛、触痛、或轻微肿胀。若骨折已移位者,多见鼻梁歪曲,或鼻梁正中凹陷如马鞍状。

治法:初期活血祛瘀,行气止痛;中期行气活血,和营生新;后期补气养血,坚骨壮筋。

方药:初期(受伤5天以内),用活血止痛汤(《伤科大成》)。乳香3g,没药3g,当归10g,苏木末10g,落得打10g,川芎10g,红花10g,三七6g,赤芍6g,陈皮6g,地鳖虫9g,紫荆藤9g。有出血者,加仙鹤草10g,白及10g。

中期(受伤5~15天内),用正骨紫金丹(《医宗金鉴》)。红花10g,当归10g,丹皮6g,熟大黄10g,血竭10g,儿茶10g,丁香6g,木香10g,莲子10g,茯苓10g,白芍6g,甘草3g。

后期(受伤 15 天以后),用人参紫金丹(《伤科补要》)。人参 10g,茯苓 10g,当归 10g,甘草 3g,丁香 6g,五加皮 10g,没药 3g,血竭 10g,骨碎补 10g,五味子 10g。

(二)特色专方

1. **塞鼻丹**　此丹治跌打损伤,鼻中流血不止,神气昏迷,牙齿损伤,虚浮肿痛者,及一切衄血之证,皆可用之。朱砂、麝香、丁香、乌梅肉、川乌、草乌、当归、山柰各一钱,乳香三钱,皂角七分。共为细末,独头蒜泥为丸,以丝绵包裹,塞于鼻内。(《医宗金鉴》)

2. **神效当归膏**　此膏敛口生肌,拔毒止痛,并诸疮毒气壅盛,腐化成脓。当归、黄蜡各一两,麻油四两。上将当归入油煎令焦黑,去滓,次入黄蜡,急搅化放冷,以瓷器收贮,用时以旧绢布摊贴。一方用白蜡。(《医宗金鉴》)

3. **消毒定痛散**　治跌打损伤,肿硬疼痛。无名异(炒)、木耳(炒)、川大黄各五钱。共为末,蜜水调涂。(《医宗金鉴》)

4. **加减苏子桃仁汤**　治瘀血内聚,心经瘀热,大肠不燥者。苏子三钱,苏木(末)一钱,红花一钱,桃仁(炒)、麦冬、橘红、赤芍、竹茹、当归(酒洗)各二钱。水三盅,煎一盅,渣一盅。煎八分,温服。(《医宗金鉴》)

(三)中药成药

1. **云南白药胶囊**　化瘀止血,活血止痛,解毒消肿。三七为其主要成分。用于跌打损伤,瘀血肿痛等。口服,一次 0.25~0.5g,一日 4 次(2~5 岁按 1/4 剂量服用;5~12 岁按 1/2 剂量服用)。刀、枪、跌打诸伤,无论轻重,出血者用温开水送服;瘀血肿痛与未流血者用酒送服。孕妇禁用。

2. **云南红药胶囊**　止血镇痛,活血散瘀。含三七、重楼、制黄草、紫金、玉葡萄根、滑叶跌打、大麻药、金铁锁、西南黄芩、石菖蒲等。每粒装 0.25g,口服,一次 2~3 粒,一日 3 次,早、中、晚各 1 次。孕妇禁用。

3. **三七粉**　散瘀止血,消肿定痛。主要成分为三七。口服,一次 1~3g,一日 3 次。孕妇禁用。

4. **独一味胶囊**　活血止痛,化瘀止血。主要成分独一味。每粒装 0.3g,口服,一次 3 粒,一日 3 次。孕妇慎用。

5. **七厘散**　化瘀消肿,止痛止血。含血竭、乳香(制)、没药(制)、红花、儿茶、冰片、人工麝香、朱砂等。口服。一次 1~1.5g,一日 1~3 次。孕妇禁用。

(四)针灸疗法

运用针灸疗法治疗鼻骨骨折,在临床应用得比较少。但对于鼻骨骨折的中、后期,可配合艾灸法,以温通血脉,活血续骨,促使骨折早日愈合。取穴一般以鼻面部和手、足阳明经、督脉等经络的穴位为主,常用穴位如商阳、合谷、曲池、迎香、足三里、印堂、太阳、风池、百会、上星、素髎、颧髎等。每次选用上述穴位 3~6 个,采用艾炷悬灸的方法进行灸治。

（五）其他特色疗法

1. **物理疗法** 鼻损伤没有皮肉破损者,早期可用冷敷,以助止血及防止瘀血扩散。24 小时后改用热敷,以活血散瘀,消肿止痛。或用内服中药渣再水煎,取药液湿热敷。

2. **按摩导引疗法** 按摩、导引是治疗鼻病的常用疗法,但文献未见到用按摩、导引治疗鼻骨骨折的相关记录。

三、西医药常规治疗

1. 对于无移位的单纯性鼻骨骨折不需特殊处理。

2. 骨折复位 应在伤后组织肿胀发生之前复位,不仅使复位准确,且有利于早期愈合。最好在受伤 2~3 小时内复位,若肿胀明显,可暂缓进行,但不能超过 10 天,以免发生错位愈合,增加处理困难。

（1）闭合式复位法:用 1% 丁卡因肾上腺素棉片行鼻腔黏膜表面麻醉,小儿可在全身麻醉下进行,但应注意维持呼吸道通畅。

单侧骨折:可将鼻骨复位钳一叶伸入同侧鼻腔内,一叶置于鼻外,将钳闭合,钳住软组织与骨折片,稍加拧动,并用手指在鼻外协助复位。复位后行鼻腔填塞。如无鼻骨复位钳也可用鼻骨膜分离器或钝头弯血管钳代替。

双侧骨折:可用鼻骨复位钳伸入两侧鼻腔至骨折部位的下后方,向前、上轻轻用力平行抬起鼻骨,此时常可闻及鼻骨复位声;用另一手的拇指和示指在鼻外协助复位。如鼻骨骨折合并有鼻中隔骨折、脱位或外伤性偏曲,可先用鼻骨复位钳的两叶,伸入两侧鼻腔置于鼻中隔偏曲处的下方,夹住鼻中隔,垂直向上移动钳的两叶,脱位、偏曲之处即可恢复正常位置,复位钳向上已达鼻骨下后方时,即按上述方法抬起鼻骨。

鼻中隔须矫正者:可用两叶较宽的钳子夹住鼻中隔使其复位,或在偏曲一侧先填塞,将鼻中隔压向对侧,再填塞对侧鼻腔,必要时在鼻外加以固定。

（2）开放式复位法:做内眦部弧形切口,必要时行两侧内眦部切口,并中间连接成 H 形切口,在直视下根据骨折的情况用电钻穿孔,用不锈钢丝固定在额骨鼻突、上颌骨额突或将两个碎骨片连接在一起,填塞鼻腔。

填塞物如为一般凡士林纱条,在鼻腔滞留时间不可超过 48 小时。

3. 鼻中隔血肿和脓肿的处理 血肿内的血块很难吸收,须早期手术清除,以免发生软骨坏死。切口要够大,可做 L 形切口,彻底引流,术后鼻腔填塞,以防复发,并用足量抗生素。

4. 术后抗生素、止血、消肿等对症治疗。

5. 在恢复期,可用超短波、红外线、红光、频谱治疗仪治疗,以促进血脉流通。

【特色疗法述评】

1. 本病病因明确,易于诊断,对于无移位的单纯性鼻骨骨折不需特殊处理,只需对症处理即可。对于骨折异位者,无论中医还是西医都要进行手法复位。

2. 中医把鼻骨骨折分初、中、晚三个期,初期活血祛瘀,行气止痛;中期行气活血,和营生新;后期补气养血,坚骨壮筋。辨病与辨证相结合,治疗方案更细化,效果更佳。

3. 西医西药在清创缝合、预防感染方面更胜一筹。

【主要参考文献】

1. 朱智泉. 中西医临床耳鼻喉科学[M]. 北京:中国医药科技出版社,2002.

2. 熊大经,严道南. 中医耳鼻咽喉科学[M]. 上海:上海科学技术出版社,2002.

3. 苏振忠. 耳鼻咽喉创伤学[M]. 北京:人民卫生出版社,2004.

(袁晓辉)

第二节 鼻窦骨折

鼻窦骨折以额窦、上颌窦最常见,筛窦次之,蝶窦最少。蝶窦或筛窦骨折常在颅外伤时发生,手术不当也常造成筛窦损伤。鼻窦骨折在不同部位有不同表现,通常都有出血、受伤处压痛、瘀血、肿胀、鼻通气受阻及头痛等,由于眶壁的2/3是由鼻窦所构成,鼻窦骨折可伴眶骨骨折而出现复视、眼球移位、眼内积血、视力下降等。鼻窦外伤可影响到颅脑,轻者脑震荡,重者颅底骨折、脑脊液鼻漏,表现为持续性或间歇性鼻内清水样分泌物,随低头、咳嗽、打喷嚏等动作而加重,有时继发颅内感染。

中医学中无鼻窦骨折病名,只有鼻损伤的相关记载,故可将其归属中医学"鼻损伤"范畴。宋代以前的医著,没有鼻损伤的专论,只有跌扑损伤、金创伤、从高处跌落等论述。宋代以后对于鼻损伤的记载逐渐增多。《伤科补要》《医宗金鉴·正骨心法要旨》均有"若跌扑损伤,血流不止,神气昏迷"的血脉神迷危重表现。对本病的治疗主要以外科治疗为主,内科治疗为辅。

【病因病机】

本病发病原因比较明确,多由直接外力的撞击或枪弹、爆炸伤等引起。鼻窦骨折常合并颅脑外伤,也可与面中段其他骨折并发。

【临床表现】

一、症　状

1. **上颌窦骨折**　面颊部肿胀及疼痛明显,有血肿或瘀血。鼻出血,鼻塞及鼻分泌物增加。眼睑有水肿或血肿,以下睑更为明显,并有结膜充血及结膜下瘀血。根据骨折部位的不同,临床上可引起眼球内陷、视觉功能障碍(复视)、呼吸道阻塞、咬合错位、颜面畸形等症状。

2. **额窦骨折**　额窦前壁未变形者有软组织肿胀,局部压痛。前壁凹陷性者眶上区肿胀,睑部瘀血、皮下气肿。前后壁复合骨折时,常有脑膜损伤,继发颅前窝气肿、血肿或脑脊液鼻漏,引起颅内严重感染。

3. **筛窦骨折**　无开放性伤口者,可见鼻根部及额部肿胀、有鼻出血或脑脊液鼻漏,有额部头痛,或者有眶内发胀、流泪或怕光等症状。若有开放性伤口,则可有鼻骨或额骨的骨质暴露。若后筛房有损伤,则可有头顶部疼痛。伤及视神经管则造成失明。损及筛板,嗅觉大多会丧失。筛状板骨折发生脑脊液鼻漏,由于混杂鼻出血,不易立即发现。2~3天后鼻出血停止,鼻腔继续流较多清水,才发现脑脊液鼻漏。

4. **蝶窦骨折**　主要有枕部头痛,视力减退或嗅觉减退,有失眠或嗜睡等。也可发生严重出血,由鼻咽部流入胃中,甚至发生休克而未发现出血部位。也可能因潜在性出血呛入气管而发生窒息。若外伤累及蝶鞍内的脑垂体后叶,可发生创伤性尿崩症。

二、体　征

1. **上颌窦骨折**　以前壁塌陷性骨折为常见,主要为上颌骨的额突和眶下孔部位。由于软组织肿胀瘀血面部畸形不甚明显,一旦肿胀减轻即显面部塌陷。也可能有开放性伤口,使骨质暴露。

2. **额窦骨折**　按骨折部位分为前壁骨折、前后壁复合骨折和底部骨折。皮肤未裂开者为单纯性骨折,皮肤裂开者为复杂性骨折。前壁线型骨折者,额窦前壁未变形。前壁凹陷性骨折可见前壁塌陷入窦腔内,眶上区肿胀,睑部瘀血、皮下气肿。

3. **筛窦骨折** 单纯骨折很少见，常与面部中段骨折、颅底骨折伴发，合并额窦、眼眶和鼻骨的损伤，即所谓鼻额筛眶复合体骨折。有时可伤及视神经骨管造成该管骨折造成失明。筛窦上壁损伤可发生脑脊液鼻漏，内外壁破裂可损伤筛前动脉发生眶后血肿或严重出血。表现为鼻腔上部出血，鼻根及眼眶部肿胀，内眦距增宽或塌陷畸形，鼻额角变锐。视力障碍，患侧瞳孔散大，光反射消失，但间接反射存在。

4. **蝶窦骨折** 单独发生者罕见，因其位于颅底中央的蝶骨体内，故多合并颅底骨折、后组筛窦骨折和脑脊液鼻漏或耳漏。

【辅助检查】

1. **X 线平片检查拍片** 因颜面部骨质重叠较多，普通 X 线的分辨率有限，为明确诊断，可选用高分辨率 CT。

2. **CT 检查** CT 扫描可清晰显示病变部位、骨折范围、有无移位、血肿、异物等。

【诊断与鉴别诊断】

根据临床表现及影像检查，诊断一般不难，无需鉴别诊断。

1. **上颌窦骨折** 根据受伤病史，结合症状及体征，进行 X 线摄片检查。高分辨率 CT 扫描对诊断上颌窦骨折更有帮助。上颌窦顶壁骨折常可因早期肿胀明显而不易发现，但当肿胀消退后，可有眼球下陷及复视等症状，则应考虑可能有上颌窦顶壁即眼眶底壁骨折。可根据如下几点作为诊断依据：①眼球向上看时有复视；②眼球行内陷；③眶下三叉神经分布区麻木感；④X 线摄片见上颌窦腔显混浊阴影；⑤上颌窦体层 X 线摄片或 CT 扫描，可发现上颌窦顶壁有突向窦腔的阴影。

2. **额窦骨折** 为了确诊额窦骨折的范围，特别要证明额窦后壁有无骨折，最好在受伤后数小时内进行 X 线摄片检查。摄片的位置应采用鼻额位及侧位，两种位置对照观察。头颅 CT 扫描，除观察骨折线的方向、范围及骨折片移位的方向外，同时也可注意到颅内有无血肿或气肿等，以推测前颅窝及脑部的受伤情况。必要时应请神经外科及眼科医师协助诊治。

3. **筛窦骨折** 有明确的外伤史，并有眼眶病变的表现，例如眼睑水肿瘀血，结膜充血瘀血，眼球突出压痛，泪囊窝处肿胀压痛等。X 线摄片或 CT 扫描均可能只见筛窦气房模糊，而骨折线不一定均能显示，颅前窝或眼眶有积气，可提示筛骨部可能有骨折。

4. **蝶窦骨折**　根据头面部外伤后的颅内症状,并须进一步详细做 X 线体层摄片或 CT 扫描方能确诊。X 线摄片上发现颅内气肿或血肿,也是蝶窦骨折的重要体征。

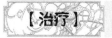

【治疗】

一、一 般 措 施

1. 有伤口者,清创处理后,注意保持局部清洁,以防感染邪毒而加重病情。

2. 进行安全教育,高空或危险作业时做好安全防护,避免发生意外事故。避免发生打斗碰撞,跌仆等。

二、中医中药治疗

主症:以受伤处疼痛、出血、肿胀、瘀血、鼻通气受阻及头痛等为主要临床见症。

治法:初期活血祛瘀,行气止痛;中期行气活血,和营生新;后期补气养血,坚骨壮筋。

方药:初期(受伤 5 天以内),活血止痛汤。乳香、没药各 3g,当归、苏木末、落得打、川芎、红花各 10g,三七、赤芍、陈皮各 6g,地鳖虫、紫荆藤 9g。有出血者,加仙鹤草、白及 10g。中期(受伤 5~15 天内),正骨紫金丹。红花、儿茶、当归、熟大黄、血竭、木香、莲子、茯苓各 10g,丹皮、白芍各 6g,甘草 3g。后期(受伤 15 天以后),人参紫金丹。人参、茯苓、当归、五加皮、血竭、骨碎补、五味子各 10g,丁香 6g,甘草、没药各 3g。

其余疗法可参考"鼻骨骨折"一节。

三、西医药常规治疗

1. **止血**　受伤初期可有大量出血,感染后可发生继发性出血。出血多时可发生休克。昏迷患者血液向后鼻孔流向咽喉进入气管,可发生窒息应特别注意。

2. **清创**　早期彻底清创很重要,可避免发生感染,又可防止瘢痕造成畸形。条件许可时,尽可能于 24 小时内进行清创。

3. **抗感染**　凡鼻窦创伤应作为开放性骨折处理。伤后即给予抗生素或磺胺药物治疗。有脑脊液鼻漏时,选用能透过血-脑屏障的抗生素及磺胺药,如氯霉素、磺胺嘧啶等,并加大全身用量,鼻腔不宜填塞,以防发生脑膜炎及其他颅内并发症。

4. 异物处理 若创口有异物，必须按照先易后难，先急后慢，既积极又慎重的原则，正确掌握手术适应证及手术时机。对某些接近颅底、眼球、咽侧及颈部大血管等处的异物应与有关科合作，以防发生意外。

5. 鼻窦创伤整复原则 鼻窦单纯线性骨折，未造成畸形，不影响功能者，鼻窦保持引流通畅，软组织损伤给予清创缝合，骨折可以不予以处理。凡骨折造成畸形，或愈合后可能有功能障碍者，根据伤情进行处理。

【特色疗法述评】

1. 本病病因明确，易于诊断，对于无移位的单纯性鼻骨骨折不需特殊处理，只需对症处理即可。对于骨折异位者，无论中医还是西医都要进行手法复位。

2. 中医把鼻骨骨折分初、中、晚三个期，初期活血祛瘀，行气止痛；中期行气活血，和营生新；后期补气养血，坚骨壮筋。辨病与辨证相结合，治疗方案更细化，促进创口愈合，效果更佳。

3. 西医西药在清创缝合、预防感染方面更胜一筹。

【主要参考文献】

1. 朱智泉. 中西医临床耳鼻喉科学［M］. 北京：中国医药科技出版社，2002.

2. 熊大经，严道南. 中医耳鼻咽喉科学［M］. 上海：上海科学技术出版社，2002.

3. 苏振忠. 耳鼻咽喉创伤学［M］. 北京：人民卫生出版社，2004.

（袁晓辉）

第三节 咽喉创伤

咽喉创伤是指各种内外暴力导致的咽喉部创伤。可见出血、疼痛、声嘶、呼吸困难、吞咽困难等一系列临床症状。一般可分为咽喉的外部伤和咽喉内部伤两类。咽喉外部伤根据有无皮肤软组织破裂分为闭合性、开放性咽喉外伤。如自缢、扼伤、拳击等引起的咽喉顿挫伤，大多是闭合性咽喉外伤。火器、利器等引起的咽喉部贯穿伤是开放性咽喉外伤，后果一般都很严重。咽喉内伤包括咽喉烫伤、烧灼伤或喉插管伤等。以上各种损伤可合并发生。本病属于中医学的"咽喉损伤"。

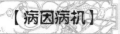【病因病机】

一、中　医

中医称本病为"咽喉损伤"。各种原因所致的咽喉损伤,共同的病机均为脉络受损,气滞血瘀;后期出现气血亏虚;若染邪毒,则可致热毒壅盛。

1. **气滞血瘀**　《素问·阴阳应象大论篇》说:"气伤痛,形伤肿。"气本无形,郁滞则气聚,聚则似有形而实无质,气机不通之处,即伤病之所在,常出现胀闷疼痛。气滞为外无肿形,痛无定处,自觉疼痛范围较广,体表无明确压痛点。血瘀由于咽喉部局部损伤所致。血有形,形伤肿,瘀血阻滞,经脉不通,不通则痛,故血瘀出现局部肿胀疼痛。疼痛性质如针刺刀割,痛点固定不移。血瘀还可在伤处出现肿胀青紫,同时由于瘀血不去,可使血不循经,反复出血不止。在咽喉损伤中,气滞血瘀常同时并见。

2. **热毒壅盛**　咽喉损伤后积瘀化热或肝火炽盛、血分有热引起。临床可见发热、口渴、心烦、舌红绛、脉数等证候,严重者可出现高热昏迷。积瘀化热,邪毒感染,尚可致咽喉局部血肉腐败,酝酿液化成脓。《正体类要》说:"若患处或诸窍出血者,肝火炽盛,血热错经而妄行也。"若血热妄行,则可见出血不止等。

3. **气血亏虚**　可见于咽喉部严重损伤后期、体质虚弱和老年患者。也可由于咽喉损伤,失血过多,新血未及时补充;或因瘀血不去,新血不生所致。其主要证候是气短乏力、自汗、语声低微,面色不华或萎黄、头晕目眩、心悸、手足发麻、心烦失眠、爪甲色淡、唇舌淡白、脉细软无力。咽喉部损伤愈合缓慢,功能长期不能恢复。

二、西　医

1. **闭合性咽喉外伤**　多因交通事故、外伤、自缢、扼伤等使咽喉部受到挤压,导致喉及其周围皮下组织瘀血、肿胀、出血等。若继发感染,则可形成蜂窝组织炎、脓肿、瘘管等。同时,外力可造成喉软骨骨折、组织移位,常伴喉返神经损伤,出现声带麻痹、声嘶。

2. **开放性咽喉外伤**　多因火器、锐器所伤,导致咽喉组织、器官出现开放性伤口、肿胀、出血。

3. **咽喉烫伤、烧灼伤**　吸入高温气体、液体或热蒸汽、误饮强酸强碱等腐蚀性化学物质及战时吸入毒气等,导致咽喉黏膜充血、糜烂。

4. **喉插管伤** 由于气管内插管导致的医源性喉损伤。

【临床表现】

颈部血管多,外伤早期除出血外,容易发生休克、窒息及吞咽障碍,病情多较危急;中期容易感染导致继发性出血;晚期由于组织缺损严重,或感染导致软骨坏死,或因早期伤口处理不当,留下咽、喉、气管、食管瘢痕狭窄,瘘管形成或声带瘫痪等后遗症,严重影响患者呼吸、进食及发声。

1. **闭合性喉外伤** 一般表现有局部疼痛,以吞咽时更明显,可放射到耳部。声嘶,呼吸困难。咯血。可以查见颈前皮肤肿胀,瘀斑,触痛,如喉黏膜撕裂伤严重者可发生局限性皮下气肿,严重者气肿可波及颜面、胸部等部位。喉黏膜充血水肿、黏膜下血肿或黏膜撕裂伤;杓会厌襞移位、声门狭窄或变形等,声带活动受限或固定,喉腔变形或结构欠清。

2. **环甲关节移位** 表现为颈部疼痛,声嘶,吞咽时误吸或呛咳。检查时可见声带呈弓状,缺乏张力,或表现为麻痹。

3. **环杓关节脱位** 表现为明显、持续声嘶。局部疼痛,呼吸困难,喘鸣,吞咽困难。可以查见杓状软骨黏膜和杓会厌襞水肿,掩盖声带突和声带。

4. **开放性喉外伤** 常有出血,呼吸困难,皮下气肿,声嘶等症状。查见颈部有各种伤口。若已穿通喉腔者,呼吸时伤口漏气,出现血性泡沫,同时伴有失声。呼吸困难、甚至休克等。

5. **咽喉部灼伤** 口腔咽喉疼痛,吞咽时疼痛加剧,伴有吞咽困难、流涎等。严重者可有高热、咳嗽、声嘶、喘鸣、呼吸困难等。在儿童常有呼吸困难、烦躁不安、精神不振、嗜睡及其他中毒症状。灼伤喉部则有声嘶和呼吸困难,多见于伤后 5~10 小时;若 2 天后仍未见呼吸困难,即可认为已脱离呼吸困难危险期。检查可见软腭、腭垂、咽后壁、会厌舌面等处黏膜起疱、糜烂或覆盖有白膜,周围黏膜明显充血、水肿。严重灼伤可有全身衰竭、休克表现。

【辅助检查】

1. **喉镜检查** 包括间接喉镜检查、纤维喉镜检查或直接喉镜检查,可以窥见喉内受伤部位、性质及其程度。

2. **喉部影像学检查** 咽喉部 X 线拍片可判断是否存在喉软骨骨折、气管损伤、气胸等。CT 扫描更能了解喉软骨损伤的部位和程度,还可显示出喉部软组织的损伤情况。

【诊断】

根据病史及局部检查结果即可确诊,但须结合喉镜及 X 线检查以对咽喉外伤作细致的分类。

【并发症】

1. **喉梗阻**　最为常见,应及时清理伤口,必须彻底止血,防止喉阻塞及吸入性肺炎。

2. **出血性休克**　局部处理不及时,或伤及颈部大血管,应仔细检查伤口,彻底止血。

3. **感染**　诱发喉软骨膜炎、软骨坏死、颈部感染、血栓性静脉炎等。

【治疗】

一、西医药常规治疗

1. 解除喉阻塞,预防发生窒息　吸出喉及气管内血液及黏液性分泌物,必要时行气管插管并准备气管切开。气管切开不仅便于喉外伤的处理,对喉部严重钝、挫伤所致喉梗阻的预防有积极作用,并有利于治疗。

2. 及时清创、止血　修剪坏死残破组织,探查取出异物。缝合修复喉腔黏膜、软骨膜,缝合固定喉软骨支架。浅表外伤,清创分层缝合,置放引流。

3. 严密观察生命指证　患者血压、脉搏、心率、神志等体征变化,输血、输液、保温等,预防休克的发生。

4. 严重挫伤如喉软骨碎裂、喉狭窄者先行气管切开术后,行喉裂开术。喉软骨骨折的整复应尽早进行。然后喉腔内置硅胶管,扩张喉腔,以防喉狭窄。

5. 鼻饲饮食　减少咽喉活动,不使食物进入喉部,从而减少感染。

6. 药物治疗　适量类固醇激素、抗生素和破伤风抗毒素全身应用。

二、中 医 治 疗

（一）辨证施治

1. **气滞血瘀**

主症:咽喉外伤,局部瘀肿疼痛或有出血,皮下青紫,声音嘶哑,呼吸、吞咽困难。舌暗红,脉涩或弦紧。

治法:活血通络,行气止痛,通利喉窍。

方药:桃红四物汤加减。当归、白芍、桃仁各10g,红花、川芎各6g,熟地、生地各12g。若红肿热痛者加黄芩10g,栀子10g,石膏10g,丹皮10g;若气血亏虚者加鸡血藤10g、茯苓10g、骨碎补10g、黄芪15g、人参6g,原方去生地。

2. 热毒壅盛

证候:咽喉伤口外露,红肿疼痛,黏膜肿胀,声嘶或失音,呼吸、吞咽困难。

治法:泄热解毒,消肿利咽。

方药:清咽利膈汤加减。连翘15g,栀子、牛蒡子、防风、荆芥、玄明粉、玄参、金银花、大黄、黄芩各10g,薄荷5g。可加赤芍10g、丹皮10g,活血消肿。

以上方药,水煎服,每日1剂。

(二)针灸疗法

咽喉疼痛甚者,可行针刺止痛。主穴:合谷、内庭、曲池;配穴:天突、少泽、鱼际,针刺,用泻法,留针10~30分钟。

(三)外治法

初期应冷敷,以帮助止血,制止瘀血扩散;24小时后可改用热敷,以活血散瘀,消肿止痛。可用温水,或内服药物翻渣再煎,热敷;外涂活血行气、祛瘀止痛药物,如万花油、玉龙油,局部涂敷,也可用金黄散调敷。但禁忌用力揉擦,以防再度出血。

【主要参考文献】

1. 王忠植,张小伯.耳鼻咽喉科治疗学[M].北京:北京医科大学中国协和医科大学联合出版社,1997.
2. 黄南桂,卢永德.喉挫伤的处理[J].中华耳鼻咽喉科杂志,1995,30(3):184-185.

(赵江涛)

第四节 耳 外 伤

耳外伤是指耳部遭受外力作用而致的损伤。外力的大小、作用方式、方向不同,耳损伤的部位、程度、临床表现、预后也不同。常见的耳损伤有耳郭及外耳道损伤、鼓膜破裂、耳窍深部损伤、颞骨骨折等,后者若伤势过重,可危及生命。耳外伤属中医"耳损伤"范畴。

【病因病机】

一、中　医

跌打闪挫,伤及耳郭,进而累及深部骨骼耳窍,发生气滞血瘀,阻塞脉络,导致耳郭瘀肿、疼痛,或干扰清窍,失于濡养,继发耳聋、耳鸣、眩晕。在耳郭损伤之际,若瘀滞不散,郁久化热,加上毒邪侵袭,可致瘀热为毒,化火酿脓,发生耳郭痈肿。若伤甚损骨并累及于脑,不仅失血伤津,还可致心神扰乱等严重病症。

中医将其病机分为血瘀耳窍、皮肉破损和骨折脉伤三型。

二、西　医

1. 耳郭为头部显露部分,易遭受各种外力伤害。直接暴力如撞击,常发生于拳击、摔跤等运动及斗殴之际,将导致耳郭挫伤。钝器导致耳郭挫伤时,在外力作用下,可致皮下瘀血或血肿形成,软组织肿胀;因耳郭皮下组织少,血循环差,血肿不易自行吸收,如未及时处理,血肿机化可致耳郭增厚变形。大的血肿可继发感染,引起软骨坏死,导致耳郭畸形。

2. 切割、撕扯、噬咬、戳伤等,往往造成外耳的撕裂损伤,甚至可致耳郭断离。切割伤可致伤缘收缩、软骨暴露;咬伤可致软骨破碎。

3. 鼓膜外伤多由锐器直接损伤,或间接暴力如爆炸气浪、掌击等往往致使鼓膜破裂,也可因咽鼓管吹张、外耳道治疗操作不当引起,后者属医源性鼓膜外伤。其他尚有颞骨纵行骨折等直接引起。

4. 若遭受巨大暴力袭击或强烈震荡如车祸、坠落,则可波及耳窍深部的中耳、内耳损伤,甚至颞骨骨折。内耳震荡时,常有内耳感受器及神经结构的功能受损。颞骨骨折可致位听器结构破坏,并常伴有面神经损伤。

5. 火器伤可致邻近组织外伤、肿胀。若合并感染,则伤口红肿热痛,可形成化脓性感染。

【临床表现】

1. **耳郭外伤**

(1) 耳郭挫伤:表现为局部疼痛,耳郭皮肤擦伤、肿胀,皮下有瘀斑,甚至有血肿。

(2) 耳郭撕裂伤:自觉耳部疼痛明显。局部检查时,轻者见一不同程度的裂口,重者可为耳郭撕裂缺损,甚至全部断离。

2. **鼓膜外伤**　可有耳痛、耳聋、耳鸣,偶伴短暂眩晕。检查可见外耳道有少许鲜血或血凝块。鼓膜穿孔,呈三角形、梭形或不规则裂孔形,一般多位于鼓膜紧张部的后下方。

3. **内耳外伤及颞骨骨折**　可有出血、耳聋、耳鸣、眩晕、脑脊液耳漏、鼻漏、耳鼻漏等症状,甚至出现面瘫。严重者可致昏迷、休克。

4. **并发症**　耳郭的各种外伤,包括烧伤、冻伤、手术切口、针刺、打耳环孔等,如局部皮肤不洁净,可继发感染,引起化脓性耳郭软骨膜炎。

【诊断】

有明确的外伤史。根据病史和检查,诊断一般不难。但若要准确判断损伤情况,还需要仔细进行临床检查,以免遗漏有关伤情。耳外伤后出现耳鸣、耳聋、眩晕、昏迷等表现,更要警惕是否合并有颅脑损伤。

（一）症状

局部疼痛、瘀血、出血、耳鸣、耳聋,甚至眩晕、面瘫。

（二）体征

耳郭呈现青紫肿胀,有瘀血斑块,或耳甲腔及耳郭背侧面紫红色半球状隆起的瘀肿;或见外耳皮肤裂伤、出血,软骨暴露或缺损,甚则耳郭撕脱或离断;鼓膜破裂者可见鼓膜有不规则裂孔,听力检查呈传导性耳聋;耳深部损伤则有耳内流血、脑脊液漏出等表现。

【实验室及其他检查】

1. **影像学检查**　X线或CT可显示有无颞骨骨折及骨折情形。

2. **听力学及前庭功能检查**　可评价听力损伤的性质、程度和前庭功能状况。

【治疗措施】

一、西 医 治 疗

诊治中,应努力恢复耳郭外形,预防感染,以免后遗留耳郭畸形,合并颅脑外伤时,应与相关专科共同诊治。

1. **耳郭瘀肿的处理**　耳郭瘀肿小者,局部严格消毒,以粗针头将积血抽出,加压包扎 48 小时,必要时可反复抽吸。瘀肿大者可行手术切开清除血块,缝合切口加压包扎。术后应用抗生素,严防感染。

2. 撕裂损伤的处理　按外伤处理原则,尽快在严格消毒下,清创对位缝合,破碎软骨应予取除,对撕脱离断组织应尽快彻底清创对位缝合。

3. 鼓膜破裂的处理　禁用外耳道冲洗或滴药。以乙醇消毒外耳道,消毒棉球轻塞外耳道口,较小的外伤性鼓膜穿孔一般于 3~4 周内自行愈合,较大或经久不愈的穿孔可行鼓膜修补术。

4. 耳深部损伤的处理　耳深部损伤往往危及生命体征,因此注意观察和维持生命体征的稳定,保持呼吸道通畅,处理出血,降低颅内压,预防颅内及耳部感染。在严格无菌操作下清除外耳道积血或污物,外耳道口放置消毒棉球。待生命体征稳定后再对症处理。

二、中 医 治 疗

1. 血瘀耳窍

主症:耳郭肿痛,局部呈现瘀血斑块或半球形紫红色瘀肿,外耳道及鼓膜表面有血迹,耳闷。舌质暗红,苔薄白,脉弦。

治法:行气活血,散瘀止痛。

方药:复元活血汤加减。柴胡 15g,天花粉、当归、红花各 10g,甘草 5g,穿山甲 6g,桃仁 15g,大黄 30g。为防止瘀肿染毒,若损伤创口不洁或耳郭漫肿,疼痛不已,可选加山栀子 12g、蒲公英、黄连、黄柏各 10g 等清热解毒药物。

2. 皮肉破损

主症:局部疼痛,可见耳郭破损裂口,或有皮破骨露,甚则耳郭撕脱离断。若伤处不洁,数日损伤处漫肿,皮色渐黑;鼓膜裂伤者则即有耳内轰鸣、耳聋。如出血多,可有头昏或晕厥。

治法:活血祛瘀,止血生肌。

方药:七厘散。七厘散为既可外敷,又可内服之剂。若伤口不洁或有软骨外露,可用五味消毒饮:金银花 20g,野菊花、蒲公英、紫花地丁、紫背天葵子各 15g,送服七厘散,以增清热解毒功效,防止染毒。

3. 骨折脉伤

主症:损伤后猝发耳聋、眩晕、头痛、恶心、呕吐或面瘫,耳内流血或流清水。检查见耳道内血液或清水样液体,鼓膜呈深蓝色,听力检查呈感音性聋或混合性聋,X 线或 CT 显示有颞骨骨折。

治法:活血养血,祛瘀通窍。

方药:桃红四物汤。当归、桃仁、白芍各 10g,红花、川芎各 6g,熟地、生地各 12g。可加黄芪 15g、人参 10g,以益气摄血;耳聋重者加石菖蒲、路路通各

10g 以通经活络。神昏加服苏合香丸、至宝丹以开窍醒神。

以上方药,水煎服,每日 1 剂。

【预防与调护】

1. 着重安全教育,避免意外事故发生。

2. 戒除挖耳习惯,取外耳道耵聍或异物时动作轻巧,避免损伤鼓膜。对能预知的爆震声,应尽量避开或戴防护耳塞。

3. 耳郭瘀肿,应避免用力揉按,以免再度出血,血肿增大。

4. 鼓膜破裂应禁止污水入耳,以防止感染并应避免不恰当擤鼻。

【主要参考文献】

孙长伏,王绪凯,李瑞武,等. 颌面部外伤性缺损的即刻组织瓣重建[J]. 中国医科大学学报,1997,26(2):90-91.

(赵江涛)